当代中医专科专病诊疗大系

不孕不育症诊疗全书

主　审　王　琦　褚玉霞

主　编　孙自学　王利平

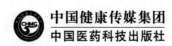

中国健康传媒集团

中国医药科技出版社

内 容 提 要

本书共分为基础篇、临床篇和附录三部分，基础篇主要介绍了不孕不育症的相关理论知识，临床篇详细介绍了女性不孕症、男性不育症以及相关的常见疾病的中西医结合认识、诊治、预防调护等内容，附录包括临床常用检查参考值及开设不孕不育症专病专科应注意的问题。全书内容丰富，言简意赅，重点突出，具有较高的学术价值和实用价值，适合中医临床工作者学习、参考。

图书在版编目（CIP）数据

不孕不育症诊疗全书 / 孙自学，王利平主编 . —北京：中国医药科技出版社，2024.1
（当代中医专科专病诊疗大系）
ISBN 978-7-5214-4176-5

Ⅰ.①不… Ⅱ.①孙… ②王… Ⅲ.①不孕症—中医诊断学 ②不孕症—中医治疗法 ③男性不育—中医诊断学 ④男性不育—中医治疗法 Ⅳ.① R271.14 ② R256.56

中国国家版本馆 CIP 数据核字（2023）第 200780 号

美术编辑　　陈君杞
版式设计　　也　在

出版　**中国健康传媒集团** | 中国医药科技出版社
地址　北京市海淀区文慧园北路甲 22 号
邮编　100082
电话　发行：010-62227427　邮购：010-62236938
网址　www.cmstp.com
规格　787×1092mm $^1/_{16}$
印张　21 $^1/_2$
字数　537 千字
版次　2024 年 1 月第 1 版
印次　2024 年 1 月第 1 次印刷
印刷　三河市万龙印装有限公司
经销　全国各地新华书店
书号　ISBN 978-7-5214-4176-5
定价　**176.00 元**

获取新书信息、投稿、为图书纠错，请扫码联系我们。

《当代中医专科专病诊疗大系》
编委会

朱恪材	朱章志	朱智德	乔树芳	任　文	刘　明
刘　洋	刘　辉	刘三权	刘仁毅	刘世恩	刘向哲
刘杏枝	刘佃温	刘建青	刘建航	刘树权	刘树林
刘洪宇	刘静生	刘静宇	闫金才	闫清海	闫惠霞
许凯霞	孙文正	孙文冰	孙永强	孙自学	孙英凯
纪春玲	严　振	苏广兴	李　军	李　扬	李　玲
李　洋	李　真	李　萍	李　超	李　婷	李　静
李　蔚	李　慧	李　鑫	李小荣	李少阶	李少源
李永平	李延萍	李华章	李全忠	李红哲	李红梅
李志强	李启荣	李昕蓉	李建平	李俊辰	李恒飞
李晓雷	李浩玮	李燕梅	杨　荣	杨　柳	杨　楠
杨克勤	连永红	肖　伟	吴　坚	吴人照	吴志德
吴启相	吴维炎	何庆勇	何春红	冷恩荣	沈　璐
宋剑涛	张　芳	张　侗	张　挺	张　健	张文富
张亚军	张国胜	张建伟	张春珍	张胜强	张闻东
张艳超	张振贤	张振鹏	张峻岭	张理涛	张琼瑶
张攀科	陆素琴	陈　白	陈　秋	陈太全	陈文一
陈世波	陈忠良	陈勇峰	邵丽黎	武　楠	范志刚
林　峰	林佳明	杭丹丹	卓　睿	卓进盛	易铁钢
罗　建	罗试计	和艳红	岳　林	周天寒	周冬梅
周海森	郑仁东	郑启仲	郑晓东	赵　琰	赵文霞
赵俊峰	赵海燕	胡天赤	胡汉楚	胡穗发	柳忠全
姜树民	姚　斐	秦蔚然	贾虎林	夏淑洁	党中勤
党毓起	徐　奎	徐　涛	徐林梧	徐雪芳	徐寅平
徐寒松	高　楠	高志卿	高言歌	高海兴	高铸烨
郭乃刚	郭子华	郭书文	郭世岳	郭光昕	郭欣璐
郭泉滢	唐红珍	谈太鹏	陶弘武	黄　菲	黄启勇
梅荣军	曹　奕	崔　云	崔　菲	梁　田	梁　超
寇绍杰	隆红艳	董昌武	韩文朝	韩建书	韩建涛
韩素萍	程　源	程艳彬	程常富	焦智民	储浩然
曾凡勇	曾庆云	温艳艳	谢卫平	谢宏赞	谢忠礼

靳胜利　雷　烨　雷　琳　鲍玉晓　蔡文绍　蔡圣朝

臧　鹏　翟玉民　翟纪功　滕明义　魏东华

编　　委（按姓氏笔画排序）

丁　蕾　丁立钧　于　秀　弓意涵　马　贞　马玉宏

马秀萍　马青侠　马茂芝　马绍恒　马晓冉　王　开

王　冰　王　宇　王　芳　王　丽　王　辰　王　明

王　凯　王　波　王　珏　王　科　王　哲　王　莹

王　桐　王　夏　王　娟　王　萍　王　康　王　琳

王　晶　王　强　王　稳　王　鑫　王上增　王卫国

王天磊　王玉芳　王立春　王兰柱　王圣治　王亚莉

王成荣　王伟莉　王红梅　王秀兰　王国定　王国桥

王国辉　王忠志　王育良　王泽峰　王建菊　王秋华

王彦伟　王洪海　王艳梅　王素利　王莉敏　王晓彤

王银姗　王清龙　王鸿燕　王琳樊　王瑞琪　王鹏飞

王慧玲　韦　溪　韦中阳　韦华春　毛书歌　孔丽丽

双振伟　甘陈菲　艾春满　石国令　石雪枫　卢　昭

卢利娟　卢桂玲　叶　钊　叶　林　田丽颖　田静峰

史文强　史跃杰　史新明　冉　靖　丘　平　付　瑜

付永祥　付保恩　付智刚　代立媛　代会容　代珍珍

代莉娜　白建乐　务孔彦　冯　俊　冯　跃　冯　超

冯丽娜　宁小琴　宁雪峰　司徒小新　皮莉芳　刑益涛

邢卫斌　邢承中　邢彦伟　毕宏生　吕　雁　吕水林

吕光霞　朱　保　朱文胜　朱盼龙　朱俊琛　任青松

华　刚　伊丽娜　刘　羽　刘　佳　刘　敏　刘　嵘

刘　颖　刘　熠　刘卫华　刘子尧　刘红灵　刘红亮

刘志平　刘志勇　刘志群　刘杏枝　刘作印　刘顶成

刘宗敏　刘春光　刘素云　刘晓彦　刘海立　刘海杰

刘继权　刘鹤岭　齐　珂　齐小玲　齐志南　闫　丽

闫慧青　关运祥　关慧玲　米宜静　江利敏　江铭倩

汤建光　汤艳丽　许　亦　许　蒙　许文迪　许静云

农小宝　农永栋　阮志华　孙　扶　孙　畅　孙成铭

3

孙会秀	孙治安	孙艳淑	孙继建	孙绪敏	孙善斌
杜 鹃	杜云波	杜欣冉	杜梦冉	杜跃亮	杜璐瑶
李 伟	李 柱	李 勇	李 铁	李 萌	李 梦
李 霄	李 馨	李丁蕾	李又耕	李义松	李云霞
李太政	李方旭	李玉晓	李正斌	李帅垒	李亚楠
李传印	李军武	李志恒	李志毅	李杨林	李丽花
李国霞	李钍华	李佳修	李佩芳	李金辉	李学军
李春禄	李茜羽	李晓辉	李晓静	李家云	李梦阁
李彩玲	李维云	李雯雯	李鹏超	李鹏辉	李满意
李增变	杨 丹	杨 兰	杨 洋	杨文学	杨旭光
杨旭凯	杨如鹏	杨红晓	杨沙丽	杨国防	杨明俊
杨荣源	杨科朋	杨俊红	杨济森	杨海燕	杨蕊冰
肖育志	肖耀军	吴 伟	吴平荣	吴进府	吴佐联
员富圆	邱 彤	何 苗	何光明	何慧敏	佘晓静
辛瑶瑶	汪 青	汪 梅	汪明强	沈 洁	宋震宇
张 丹	张 平	张 阳	张 苍	张 芳	张 征
张 挺	张 科	张 琼	张 锐	张大铮	张小朵
张小林	张义龙	张少明	张仁俊	张欠欠	张世林
张亚乐	张先茂	张向东	张军帅	张观刚	张克清
张林超	张国妮	张咏梅	张建立	张建福	张俊杰
张晓云	张雪梅	张富兵	张腾云	张新玲	张燕平
陆 萍	陈 娟	陈 密	陈子扬	陈丹丹	陈文莉
陈央娣	陈立民	陈永娜	陈成华	陈芹梅	陈宏灿
陈金红	陈海云	陈朝晖	陈强松	陈群英	邵玲玲
武 改	苗灵娟	范 宇	林 森	林子程	林佩芸
林学英	林学凯	尚东方	呼兴华	罗永华	罗贤亮
罗继红	罗瑞娟	周 双	周 全	周 丽	周 剑
周 涛	周 菲	周延良	周红霞	周克飞	周丽霞
周解放	岳彩生	庞 鑫	庞国胜	庞勇杰	郑 娟
郑 程	郑文静	郑雅方	单培鑫	孟 彦	赵 阳
赵 磊	赵子云	赵自娇	赵庆华	赵金岭	赵学军

赵晨露　胡　斌　胡永昭　胡欢欢　胡英华　胡家容
胡雪丽　胡筱娟　南凤尾　南秋爽　南晓红　侯浩强
侯静云　俞红五　闻海军　娄　静　娄英歌　宫慧萍
费爱华　姚卫锋　姚沛雨　姚爱春　秦　虹　秦立伟
秦孟甲　袁　玲　袁　峰　袁帅旗　聂振华　栗　申
贾林梦　贾爱华　夏明明　顾婉莹　钱　莹　徐艳芬
徐继国　徐鲁洲　徐道志　徐耀京　凌文津　高　云
高美军　高险峰　高嘉良　高韶晖　郭士岳　郭存霞
郭伟杰　郭红霞　郭佳裕　郭晓霞　唐桂军　桑艳红
接传红　黄　姗　黄　洋　黄亚丽　黄丽群　黄河银
黄学勇　黄俊铭　黄雪青　曹正喜　曹亚芳　曹秋平
龚长志　龚永明　崔伟峰　崔凯恒　崔建华　崔春晶
崔莉芳　康进忠　阎　亮　梁　伟　梁　勇　梁大全
梁亚林　梁增坤　彭　华　彭丽霞　彭贵军　葛立业
葛晓东　董　洁　董　赟　董世旭　董俊霞　董德保
蒋　靖　蒋小红　韩圣宾　韩红卫　韩丽华　韩柳春
覃　婕　景晓婧　嵇　朋　程　妍　程爱俊　程常福
曾永蕾　谢圣芳　靳东亮　路永坤　詹　杰　鲍陶陶
解红霞　窦连仁　蔡国锋　蔡慧卿　裴　晗　裴琛璐
廖永安　廖琼颖　樊立鹏　滕　涛　潘文斌　薛川松
魏　佳　魏　巍　魏昌林　瞿朝旭

编撰办公室主任　高　泉　王凯锋
编撰办公室副主任　王亚煌　庞　鑫　张　侗　黄　洋
编撰办公室成员　高言歌　李方旭　李丽花　许　亦　李　馨
　　　　　　　　　李亚楠

5

《不孕不育症诊疗全书》
编委会

坚持中医思维　彰显特色优势
提高临床疗效　服务人民健康

王　序

中医药学是中华民族的伟大创造，是中国古代科学的瑰宝，也是打开中华文明宝库的钥匙，为中华民族的繁衍生息作出了巨大贡献。党和政府历来高度重视中医药工作，特别是党的十八大以来，以习近平同志为核心的党中央把中医药工作摆在了更加突出的位置，中医药改革发展取得了显著成绩。2019 年 10 月 20 日发布的《中共中央 国务院关于促进中医药传承创新发展的意见》指出，传承创新发展中医药是新时代中国特色社会主义事业的重要内容，是中华民族伟大复兴的大事，对于坚持中西医并重，打造中医药和西医药相互补充协调发展的中国特色卫生健康发展模式，发挥中医药原创优势、推动我国生命科学实现创新突破，弘扬中华优秀传统文化、增强民族自信和文化自信，促进文明互鉴和民心相通、推动构建人类命运共同体具有重要意义。

传承创新发展中医药，必须发挥中医药在维护和促进人民健康中的重要作用，彰显中医药在疾病治疗中的独特优势。中医专科专病建设是坚持中医原创思维，突出中医药特色优势，提高临床疗效的重要途径和组成部分。长期以来，国家中医药管理局高度重视和大力推动中医专科专病的建设，从制定中长期发展规划到重大项目、资金安排，都将中医专科专病建设作为重要任务和重点工作进行安排部署，并不断完善和健全管理制度与诊疗规范。经过中医药界广大专家学者和中医医务工作者长期不懈的努力，全国中医专科专病建设取得了显著的成就。

实践表明：专科专病建设是突出中医药特色优势，遵循中医药自身发展规律和前进方向的重要途径；是打造中医医院核心竞争力，实现育名医、建名科、塑名院之"三名"战略的必由之路；是提升临床疗效和诊疗水平的重要手段；是培养优秀中医临床人才，打造学科专科优秀团队的重要平台；是推动学术传承创新、提升科研能力水平、促进科技成果转化的重要途径；是各级中医医院、中西医结合医院提升社会效益和经济效益的有效举措。

事实证明：中医专科专病建设的学术发展、传承创新、经验总结和推广应用，对建设综合服务功能强、中医特色突出、专科优势明显的现代中医医院和中医专科医院，建设国家中医临床研究基地，创建国家和区域中医（专科）诊疗中心及中西医结合旗舰医院，提升基层中医药特色诊疗水平和综合服务能力等方面都发挥着不可替代的基础保障和重要支撑作用。

《中共中央 国务院关于促进中医药传承创新发展的意见》对彰显中医药在疾病治疗中的优势，加强中医优势专科专病建设作出了规划和部署，强调要做优做强骨伤、肛肠、儿科、皮科、妇科、针灸、推拿以及心脑血管病、肾病、周围血管病、糖尿病等专科专病，要求及时总结形成诊疗方案，巩固扩大优势，带动特色发展，并明确提出用 3 年左右时间，筛选 50 个中医治疗优势病种和 100 项适宜技术等任务要求。2022 年 3 月国务院办公厅发布的《"十四五"中医药发展规划》也强调指出，要开展国家优势专科建设，以满足重大疑难疾病防治临床需求为导向，做优做强骨伤、肛肠、儿科、皮肤科、妇科、针灸、推拿及脾胃病、心脑血管病、肾病、肿瘤、周围血管病、糖尿病等中医优势专科专病。要制定完善并推广实施一批中医优势病种诊疗方案和临床路径，逐步提高重大疑难疾病诊疗能力和疗效水平。可以说《当代中医专科专病诊疗大系》（以下简称《大系》）的出版，是在促进中医药传承创新发展的新形势下应运而生，恰逢其时，也是贯彻落实党中央国务院决策部署的具体举措和生动实践。

《大系》是由享受国务院政府特殊津贴专家、全国第六批老中医药学术继承指导老师、全国名中医，第十三届和十四届全国人大代表庞国明教授发起，并组织全国中医药高等院校和相关的中医医疗、教学科研机构 1000 余名临床各科专家学者共同编著。全体编著者紧紧围绕国家中医药事业发展大局，根据国家和区域中医专科医疗中心建设、国家重点中医专科建设，以及省、市、县中医重点与特色专科建设的实际需要，坚持充分"彰显中医药在疾病治疗中的优势"，坚持"突出中医思维，彰显特色主线，立足临床实用，助提专科内涵，打造品牌专科集群"的编撰宗旨。《大系》共 30 个分册，由包括国医大师和院士在内的多位专家学者分别担任自己最擅长的专科专病诊疗全书的主审，为各分册指迷导津、把关定向。由包括全国名中医、岐黄学者在内的 100 多位各专科领域的学科专科带头人分别担任各分册主编。经过千余名专家学者异域同耕，历尽艰辛，寒暑不辍，五载春秋，终于成就了《大系》。《大系》的隆重出版不仅是中医特色专科专病建设的一大成果，也是中医药传承精华，守正创新进程中的一件大事，承前启后，继往开来，难能可贵，值得庆贺！

在 2020 年"全国两会"闭幕后，庞国明同志将《大系》的编写大纲、体例及《糖尿病诊疗全书》等书稿一并送我，并邀我写序。我不是这方面的专家，也未能尽览《大系》的全稿，但作为多年来推动中医专科专病建设的参与者和见证人，仅从大纲、体例、样稿及部分分册书稿内涵质量看，《大系》坚持了持续强化中医思维和中医专科专病特色优势的宗旨，突出了坚持提高临床疗效和诊疗水平及注重实践、实际、实用的原则。尽管我深知中医专科专病建设仍然不尽完善，做优做强专科专病依然任重道远。但我相信，《大系》的出版必将为推动我国的中医专科专病建设和进一步彰显中医药在疾病治疗中的独特优势，为充分发挥中医药在维护和促进人民健康中的重要作用，产生重大而深远的影响。

故乐以此为序。

国家中医药管理局原局长
第六届中华中医药学会会长 王明恒

2023 年 3 月 18 日

陈 序

由我国优秀的中医学家、全国名中医庞国明教授等一批富有临床经验的中医药界专家们共同协力合作，以传承精华、守正创新为宗旨，以助力国家中医专科医学中心、专科医疗中心、专科区域诊疗中心、优势专科、重点专科、特色专科建设为目标，编撰并将出版的这套《当代中医专科专病诊疗大系》丛书（以下简称《大系》），是在 2000 年、2016 年由中国医药科技出版社出版《大系》第一版、第二版的基础上，以服务于当今中医专科专病建设、突出中医特色、强化中医思维、彰显中医专科优势为出发点和落脚点，对原书进行了修编补充、拾遗补阙、完善提升而成的，丛书名由第一版、第二版的《中国中西医专科专病临床大系》更名为《当代中医专科专病诊疗大系》。其内容涵盖了内科、外科、妇科、儿科、急诊、皮肤以及骨科、康复、针灸等 30 个学科门类，实属不易！

该丛书的特点，主要体现在学科门类较为齐全，紧密结合专科专病建设临床实际需求，融古贯今，承髓纳新，突出中医特色，既尊重传统，又与时俱进，吸收新进展、新理论和新经验，是一套理论联系实际、贴合临床需要，可供中医、中西医结合临床、教学、科研参考应用的一套很好的工具书，很是可贵，值得推荐。

今国明教授诚邀我在为《大系》第一版、第二版所写序言基础上，为新一版《大系》作序，我认为编著者诸君在中华中医药学会常务理事兼慢病分会主任委员、中国中医药研究促进会专科专病建设工作委员会会长庞国明教授的带领下，精诚团结、友好合作，艰苦努力多年，立足中医专科专病建设，服务于临床诊疗，很接地气，完成如此庞大巨著，实为不可多得，难能可贵，爱乐为之序。

中国科学院院士
国医大师　陈可冀

2023 年 9 月 1 日

王　序

    传承创新发展中医药，是新时代中国特色社会主义事业的重要内容，《中共中央 国务院关于促进中医药传承创新发展的意见》明确指出"彰显中医药在疾病治疗中的优势，加强中医优势专科建设"。因此，对中医专科专病临床研究进行系统整理、加以提高，以窥全貌，就显得十分重要。

    2000 年，以庞国明主任医师、林天东国医大师等共同担任总主编，组织全国1000 余位临床专家编撰的《中国中西医专科专病临床大系》发行海内外，影响深远。二十年过去，国明主任医师再次牵头启动《大系》修编工程，以"传承精华，守正创新"为宗旨，以助力建设国家、省、市、县重点专科与特色专科为目标，丰富更新了大量内容和取得的成就，反映了中医专科研究与发展的进程，具有较强的时代性、实用性，并将书名易为《当代中医专科专病诊疗大系》，凡三十个分册，每册篇章结构，栏目设计令人耳目一新。

    学无新，则无以远。这套书立意明确，就其为专科专病建设而言，无疑对全国中医、中西医结合之临床、教学、科研工作，具有重要的参考意义。编书难，编大型专著尤难，编著者们在繁忙的医疗、教学、科研工作之余，倾心打造的这部巨著必将功益杏林，更希望这部经过辛勤汗水浇灌的杏林之树（书）"融会新知绿荫蓬，今年总胜去年红"。中医之学路迢迢，莫负春光常追梦，当惜佳时再登高。

中国工程院院士

国医大师

北京中医药大学终身教授　王琦

2023 年 7 月 20 日于北京

打造中医品牌专科　带动医院跨越发展

——代前言

"工欲善其事，必先利其器。"同样，肩负着人民生命健康和健康中国建设重任的中医、中西医结合工作者，也必当首先要有善其事之利器，即过硬的诊疗技术和解除亿万民众病痛的真本领。《当代中医专科专病诊疗大系》丛书（以下简称《大系》），就是奉献给广大中医、中西医结合专科专病建设和临床诊疗工作者"利器"的载体。期望通过她的指迷导津、方向引领，把专科建设和临床诊疗效果推向一个更加崭新的阶段；期望通过向她的问道，把自己工作的专科专病科室，打造成享誉当地乃至国内外的品牌专科，实施品牌专科带动战略、促助医院跨越式发展，助力中医药事业振兴发展。

专科专病科室是相对于传统模式下的大内科、大外科等科室名称而言的。应当指出的是，专科专病科室亦不是当代人的发明，早在《周礼·天官冢宰》就有"凡邦之有疾病者……则使医分而治之"。"分而治之"就是让精于专科专病研究的医生去分别诊疗。因此，设有"食医""疾医""疡医"等专科医生，只不过是没把"专科专病"诊疗分得那么细和进行广泛宣传罢了。从历代医家著述和学术贡献看，亦可以说张仲景、华佗、叶天士等都是专科专病的诊疗大家。因仲景擅伤寒、叶天士擅温病、华佗擅"开颅术"等，后世与近代的医学家们更是以擅治某病而誉满华夏，如焦树德擅痹病、任继学擅脑病等。因此，诸多名医先贤大家们多是专科专病诊疗的行家里手。

那么，进入 21 世纪以来，为什么说加强中医专科专病建设的呼声一浪高过一浪呢？究其原因大致有四：

首先是振兴中医事业发展、突出中医特色优势的需要。20 世纪 80 年代以后的中医界提出振兴中医的口号，国家也制定了相应的政策，中医事业得到了快速发展。但需要做的事还有很多很多。通过专科专病建设，可以培育、造就一大批高水平的中医、中西医结合专业人才，突出中医特色，总结实用科学的临床经验，推动中医、中西医结合专科专病的深入研究，助力中医药事业振兴发展！

第二是促进中西医协同、开拓医疗新领域的需要。中医、西医、中西医结合是健康中国建设中的三支主要力量，尽管中西医结合在某些领域和某些课题的研究方面取得了一些重大成就和进展，但仍存在着较浅层次"人为"结合的现象，而深层次的基础医学、临床医学等有机结合方面还有大量工作要做。同时，由于现在一些医院因人、财、物等条件的限制，也很难全面开展中西医结合的研究和临床实践。而通过开展专科专病建设，从某些病的基础、临床、药物等系统研究着手，或许将成为开展中西医协同、中西医结合的突破口，逐步建立起基于实践、符合实际的中西医协同、中西医结合的诊疗新体系，以开拓中医、中西医结合临床、教学、科研工作的新领域，实现真正意义上的中西医协同、中西医结合。

第三是服务于健康中国建设和人民大众对中医优质医疗日益增长新要求的需要。随着经济社会的发展和现代科学技术的进步，传统的医疗模式已满足不了人民群众医疗保健的需要，广大民众更加渴望绿色的、自然的、科学的、高效的和经济便捷的传统中医药。因此，开展中医专科专病诊疗，可以引导病人的就医趋向，便于病人得到及时、精准、有效的诊治；专科专病科室的开设，易于积累临床经验、聚焦研究方向、多出研究成果，必将大大促进中医医疗、医药、器械研发的进程，加快满足人民群众对中医药日益增长的医疗保健需求的步伐。

第四是提高两个效益的需要。目前有不少中医、中西医结合医院，尤其是市、县（区）级中医院，在当代医疗市场的激烈竞争中显得"神疲乏力"、缺少建设与发展中的"精气神"，竞争不强的原因虽然是多方面的，但没有专科特色、没有品牌专科活力是其重要的原因之一。"办好一个专科，救活一家医院，带动跨越发展"，已被许许多多中医、中西医医院的实践所证实。可以说，没有品牌专科的医院，是不可能成为快速发展的医院，更不可能成为有特色医院的。加强专科专病建设的实践表明：通过办好专科专病科室，能够快速彰显医院的专业优势与特色优势；能够快速提高医院的知名度，形成品牌影响力；能够快速带动医院经济效益和社会效益的提升；能够快速带动和促进医院的跨越式发展。

有鉴于上述四点，《大系》丛书，应运而生、神采问世，冀以成为全国中医、中西医结合专科专病建设工作者的良师益友。

《大系》篇幅宏大，内容精博，内涵深邃，覆盖面广，共30个分册。每分册分基础篇、临床篇和附录三大部分。基础篇主要对该专科专病国内外研究现状、诊疗进展以及提高临床疗效的思路方法等进行了全面阐述；临床篇是每分册的核心，以病为纲，分列条目，每个病下设病因病机、临床诊断、鉴别诊断、临床治疗、预后转归、预防调护、专方选要、研究进展等栏目，辨证论治、理法方药一线贯穿，使中医专科专病的诊疗系统化、规范化、特色化；附录介绍临床常用检查参考值和专科建设的注意事项（数字资源），对读者临床诊疗具有重要参考价值。

《大系》新全详精，实用性强。参考国内外书籍、杂志等达十万余册，涉及方药数万种，名医论点有出处，方药选择有依据，多有临床验证和研究报告，详略有序，条理清晰，充分反映了当代中医、中西医结合专科专病的临床实践和研究成果概况，其中不乏知名专家的精辟论述、新创方药和作者的独到见解。为了保持其原貌，《大系》各分册中所收集的古方、验方等凡涉及国家规定的稀有禁用中药没有做删改，特请读者在实际使用时注意调换药物，改换替代药品，执行国家有关法规。

本《大系》业已告竣，她是国内 1000 余位专家、学者、编者辛苦劳动的成果和智慧的结晶。她的出版，必将对弘扬祖国中医药学，开展中医、中西医结合专科专病建设，深入开展中医、中西医结合之医疗、教学、科研起到积极的推动作用，并为中医药事业的传承精华、守正创新和人类的医疗卫生保健事业做出积极贡献。

鉴于该《大系》编著带有较强的系统性、艰巨性、广泛性以及编者的认知差别，书中难免存在一些问题，真诚希望读者朋友不吝赐教，以便修订再版。

庞国明

2023 年 7 月 20 日于北京

编写说明

  中华人民共和国成立以来，中医学（中西医结合医学）的发展取得了举世瞩目的成绩，近年来，学术界对不孕不育及相关疾病的理论研究、基础研究、临床研究同样取得了较大成就。为进一步总结、推广诊疗不孕不育症的最新研究成果，提高不孕不育症临床诊疗的规范性、科学性、有效性，以更好地为广大患者服务，为此，我们组织了部分在该领域具有较高学术造诣和较强学术影响力的专家学者、中青年才俊，编写了本书。

  全书分基础篇、临床篇和附录三大部分。基础篇着重对不孕不育症的国内外研究进展、诊断方法与思路、治疗原则与用药等进行了全面、系统介绍；临床篇以西医病名为纲，对女性不孕症、男性不育症以及相关疾病分别从中西医角度，结合近年研究进展，重点阐述了疾病的病因病机、临床诊断、鉴别诊断、临床治疗、预后转归、预防调护、专方选要等，以凸显内容的"新"和"全"；附录列临床常用检查参考值以及开设不孕不育症专病专科应注意的问题。

  本书融中医、西医、中西医结合于一体，既展示了现代研究的新技术、新方法，又呈现了中医传承创新发展的新成果；既有辨病治疗的常规方法，又有体现中医思维、突出特色优势的辨证施治；既传承了名医名家的诊疗特色和学术思想，又精选了疗效确切、便于推广的专方、验方。尤其在如何提高疗效方面，编者结合自己的临床体会，编写了"提高临床疗效的思路和方法"，这也是本书的点睛之笔。

  本书在编写过程中，编写人员查阅了大量专著及期刊，采纳或引用了不少专家学者的研究成果，在此我们向被引用文献资料的作者、成果的研究者及著作的出版单位表示诚挚的谢意。

  医学著作的编写、修订是一项系统工程，需要不断经受临床实践的检验，尽管我们在编写过程中同心协力、竭尽所能，但由于我们水平与能力有限，书中难免有不妥之处，恳请各位专家、学者、医学同道、读者提出宝贵意见与建议，我们将不断改进，以期再版时进一步修订、补充、完善、提高。

孙自学

2023 年 8 月于郑州

目　录

基础篇

临床篇

数字资源

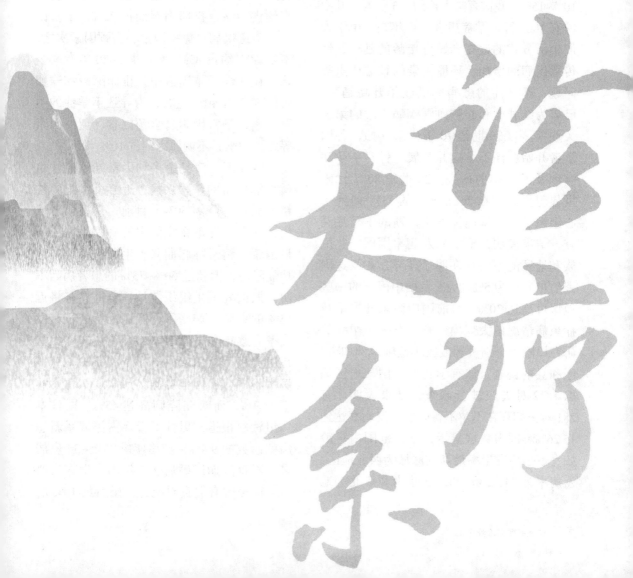

基础篇

第一章　国内外研究现状及前景

一、现状与成就

（一）国内外流行病学研究

不孕不育症的发生由男女双方或单方因素所致，并受多种因素的综合影响，虽不是致命性疾病，但可干扰正常的生活和工作，造成患者心理创伤、家庭破裂、社会不和谐。是严重影响人类身心健康的全球性的医学和社会问题。据世界卫生组织（WHO）统计，全世界目前约有8000万对夫妇患有不孕不育症，其发病率为10%~15%。我国育龄人群约2.3亿人，其中约有1000万不孕症患者。近年来，由于人们生活方式的改变、婚育年龄的延迟、性传播疾病的增加、环境污染的日益严重等问题，不孕症的患病率呈逐年升高趋势，已成为继肿瘤和心脑血管疾病之后的第三大顽疾。自20世纪70年代末开始，各国学者开始关注不孕症并开展了针对不孕症病因及发生率的研究。20世纪80年代末世界卫生组织在25个国家的33个研究中心组织了一次采用标准化诊断的不孕症调查，结果表明，不孕症发病率因国家、民族和地区的不同存在明显差异，在发达国家的患病率为5%~8%，发展中国家的一些地区可高达30%。目前国内尚未开展不孕症患病情况的大规模调查，有关不孕症的研究局限于个别机构或较小范围，例如市、区和县的调查。如有学者对中国某地区抽取1842对夫妇进行调查，结果表明，有281对夫妇存在不孕不育问题，发病率达到15.26%。国内数据显示，全国范围内育龄妇女不孕症发生率最高的区域为西北地区，发病率为24.22%；西南、华南和华北等地

区次之，最低的区域为东北地区，发生率为13.01%。农村地区不孕症的发病率为7.23%，高于城市地区的5.73%。另有研究显示，少数民族的不孕症发生率（22.55%）高于汉族（16.69%）。此外，不孕症的发病率还与经济水平、受教育程度、职业等相关，如收入越高，育龄妇女的不孕症发生率越低；职业方面，从事金融行业的女性不孕率高达29.5%，而无业女性的不孕率则为19.30%。各国学者也从病因学角度进行了调查。如有研究对1834例女性不孕症患者进行病因学分析，结果表明，输卵管因素约占30%，排卵因素约占22%，子宫因素、阴道疾病、免疫因素、宫颈因素次之，不明原因约占8%。而根据2020年专家公认，在女性不孕因素中，排卵障碍和输卵管因素各占40%左右，为导致不孕症的主要因素；子宫因素、宫颈因素、免疫因素等约占10%；不明原因约占10%。

男性不育症是由多种因素导致男性生殖功能障碍的一种疾病。近半个世纪男性精子质量下降约50%。目前，众多学者认为，导致男性不育症的主要病因为精液质量因素、精索静脉曲张、生殖道感染和性功能障碍，但超过60%~75%的患者病因不明，据世界卫生组织统计，全世界有将近15%的育龄夫妇受不育问题困扰，且其发病率有逐年升高的趋势，而其中20%~30%是由男性因素引起的，每个国家的不育发病率不同，病因也各异。如印度不育发病率为9%，而喀麦隆则高达45%。据日本一组资料报道，男性不育症占泌尿系新患病就诊数的9.4%，初诊年龄以25~34岁居多，不育间期以婚后2~3年仍未生育为最多。据美国有关资料统计，婚后约10%的

夫妇不育，其中 20%~25% 夫妇双方均存在不孕不育原因，20%~25% 由男方不育导致，其余 50%~60% 是女方原因。我国现未见大规模的流行病学研究报告，河南省多个县市曾做过一次抽样调查，共计 203346 人参与调查，其中男性 104725 人，女性 98621 人，已婚 45 岁以下育龄夫妇 26435 对，接受调查 25932 对，调查率 98.1%。该组婚后 1 年内妊娠率为 76.5%，2 年内妊娠率为 89.68%，不孕占 1.96%。分析 333 对不孕不育夫妇的病因，男方存在明显不育因素者 165 人，占 49.5%，其中 36 人存在几种不育因素，165 人中性功能障碍不育 7 人（4.2%），免疫不育 5 人（3%），先天异常不育 9 人（5.5%），睾丸损伤 2 人（1.2%），内分泌因素 3 人（1.8%），精索静脉曲张 35 人（21.2%），附性腺炎 22 人（13.3%），梗阻性不育 6 人（3.6%），特发性少精症 26 人（15.8%），特发性弱精症 23 人（13.9%），特发性无精症 14 人（8.5%），精液液化异常 13 人（7.9%）。

（二）发病机制的研究更为系统深入

女性不孕症病因病机复杂，常由于单一因素或多种因素的影响导致女性生殖系统发生器质性病变或生理功能紊乱，临床表现为不孕。因此，女性不孕症并不是一个单独的疾病，而主要是许多妇产科疾病的一种结局或后遗症。部分不孕症患者通过排卵功能评估、输卵管通畅度等的标准评估，能找到具体不孕因素，但有一些不孕患者应用常规检测手段仍未发现明显的不孕病因。美国生殖医学会曾统计，15%~30% 的不孕夫妇被诊断为原因不明性不孕（UI）；国内张惜阴统计结果显示，UI 的发病率为 6%~60%。UI 并非没有原因，只是应用目前的常规检测手段很难确诊。近年来，各国学者对其发病机制进行着积极的科学探索，并取得了一定的进展。学者认为，除了一些夫妇的不孕是一种随机性的延迟，即为生育力正态分布曲线的低限外，其他 UI 夫妇可能存在某种目前常规手段无法检出和验证的病因，如卵泡发育不良，即小卵泡排卵，B 超监测是发现该病因的主要方法。其诊断标准为黄体生成素（LH）（+）日优势卵泡的三维径线平均值小于 18mm，此后 24~48 小时卵泡消失或明显缩小。其机制为导致卵母细胞的受孕能力下降而引起不孕。另有研究发现，精液常规检查正常的 UI 夫妇中，存在透明带－顶体反应缺陷者高达 29%，此会导致精子和卵子的受精能力障碍。可采用对精子的受精功能，如精子与人卵透明带结合及反应试验等进行检查，明确透明带免疫问题。学者发现，抗磷脂抗体（APAs）阳性患者在 UI 中发病率明显升高，其机制可能是其能黏附于内皮细胞膜带负电荷的磷脂上，通过阻断花生四烯酸的释放干扰前列环素的产生，从而影响正常的受精过程。最新研究亦发现抗卵巢抗体、黏蛋白 1、白血病抑制因子、基质金属蛋白酶等也参与了 UI 的发病过程。近年来对薄型子宫的研究日益增多，当女性子宫内膜很薄，犹如土地贫瘠，而受精卵如种子，那么种子扎不了根或扎下去的根很浅，要么吸收不到营养停止发育，要么因为女性的一次剧烈运动使受精卵悄悄流掉，即隐性流产。随着西医学研究技术的发展，联合细胞遗传学、免疫学、生殖内分泌学、微生物学以及分子生物学，找到影响不孕的各层次网络，即由神经、内分泌、代谢、免疫等系统组成的生命网络之间的关联点和病发点，许多不孕症的"不明原因"会"水落石出"，并使对不同病因引起不孕机制的认识更深入、更全面、更系统。

男性不育症也不是一种独立的疾病，也是由某一种或多种疾病或环境等因素，破坏或干扰影响了男性生殖系统的某一个或几个环节造成的临床结果，不育是一种临床表现。世界卫生组织不育症防治专题组曾对 6682 例男性不育症患者发病率进行分析，结果显示，不明原因的不育占 48.4%；特发性精液异常不育占 26.2%，包括特发性少精症占 11.2%，特发性畸形精子症占 5.9%，特发性弱精子症占 3.9%，特发性无精子症占 0.9%，特发性死精子症占 0.8%，单独精浆异常占 3.5%。这些病例只表现为精液异常，有些病例常规精液检查正常而行精子功能测定及免疫组化等特殊检查发现异常，但其病因和病理过程不明。不明原因并不是没有原因，近年来在这方面研究上取得了一定进展，如先天性双侧输精管缺如占无精子症的 15%~20%，它与纤维囊性病有关；亚洲人和白种人的基因突变位点不一；Y 染色体序列异常与精子生存缺陷有关，可影响 Sertoli 细胞的功能，致精子发生障碍；母体内分泌环境与胎儿睾丸正常发育及出生前睾丸下降有关；下丘脑促性腺激素释放激素（GnRH）缺乏或 Kallmann 综合征，使用外源性促性腺激素可以刺激睾丸产生精子；特发性少精症与多因素有关，不提倡使用性激素治疗。在对不育机制探讨方面，采用西医学研究技术，如细胞遗传学、免疫学、微生物学、生殖内分泌学、精液细胞学超微结构研究、精浆理化性质研究以及采用分子生物学技术、基因检测技术对各种不同原因引起的不育的研究，使对不同病因引起不育机制的认识更全面、更深入。例如，对生殖系统非特异性细菌感染引起不育的机制研究发现，慢性细菌性前列腺炎患者可出现睾丸精子发生减退，能诱发精浆内自身抗精子抗体的产生，大肠杆菌对精子有直接的损害作用，附属性腺如前列腺、精囊腺、附睾功能受影响，输精管道炎症性梗阻，以及感染引起精浆中白细胞升高，白细胞的直接吞噬作用，释放活性氧片断（ROS），及分泌大量的蛋白酶、细胞因子对精子产生损害等。

（三）诊断技术与方法日趋完善

女性不孕症的常用诊断技术和方法包括病史、体格检查、妇科检查、生殖激素检测、抗米勒管激素（AMH）测定、抑制素 B 测定、代谢疾病相关指标检查（甲状腺激素与促甲状腺激素、甲状腺抗体、肾上腺皮质激素与促肾上腺皮质激素、胰岛素、血糖等）、凝血功能检测、基础体温测定、宫颈黏液检查、阴道细胞学检查、B 超监测卵泡发育及排卵、子宫内膜病理检查、微生物学检查、输卵管通畅性试验、子宫动脉血流测定、遗传因素检查、免疫功能检查、遗传因素检查、性交后试验（PCT）、宫 / 腹腔镜检查等。近几年，这些诊断技术均有不同程度的发展。子宫输卵管造影（HSG）方法安全，操作简单，准确率较高，是无创检查输卵管通畅度的金标准；宫腔镜作为一项新型微创性妇科诊疗技术，能极大地提高对宫腔内疾病诊断的准确性；随着自动气腹机、高清摄像头及成像系统等腹腔镜设备和器械的不断更新，腹腔镜在女性生殖手术中的应用越来越广泛，更是不明原因不孕症的常规和首选检查。

男性不育症的常用诊断技术和方法包括病史、体检、精液分析（精子运动速度的计算机分析、精子功能检测、精液生化分析等）、逆行射精及内分泌检查、性功能障碍检查、影像学检查、细胞遗传学检查、睾丸活检及其他检查如性交后试验、精液细胞学和微生物学检查，尚有内窥镜、同位素等检查。这些诊断技术近几年来均有不同程度的发展，其中发展最快的当为精液有关检测技术，这些诊断技术的发展完善为临床诊断提供了有力支持。

（四）治疗方法与手段日趋丰富

女性不孕症的治疗包括促排卵治疗、抗感染治疗、免疫治疗、物理治疗、心理治疗、干细胞治疗、宫/腹腔镜技术、辅助生殖技术等，方法多样，技术娴熟，疗效较满意。将其归类主要包括以下4种。①药物治疗：对病因明确者，应针对病因对症治疗。如对排卵障碍患者，可采用促排卵疗法，常用药有枸橼酸氯米芬（CC）、来曲唑、尿卵泡刺激素（FSH）、黄体生成素（LH）、人类绝经期促性腺激素（HMG）、人绒毛膜促性腺激素（HCG）等。对生殖道感染患者，根据不同疾病及病原菌选用相应抗生素，如细菌性阴道病（BV）、滴虫性阴道炎（TV）常选用甲硝唑，外阴阴道假丝酵母菌病（VVC）则选用咪唑类药物，支原体、衣原体感染常用盐酸多西环素、阿奇霉素、左氧氟沙星等，淋病奈瑟菌感染首选第三代头孢菌素，如头孢曲松钠、头孢唑肟、头孢西丁等。对盆腔或子宫内膜结核患者，常用利福平、异烟肼、乙胺丁醇等药物抗结核治疗。对部分子宫性不孕患者，如子宫内膜异位症、子宫腺肌瘤、子宫腺肌病，首选促性腺激素释放激素类似物（GnRHa）。针对免疫性不孕患者，则采用泼尼松龙、他克莫司、环孢素或免疫球蛋白等抑制和调节母体免疫系统，以保护胚胎不被母体免疫系统攻击。对于UI患者，大多为经验性治疗，采用期待治疗或诱发排卵治疗。②手术治疗：主要针对输卵管不孕及部分子宫性不孕患者，前者包括宫腔镜下输卵管插管通液术、介入性输卵管再通术或宫腹腔镜联合手术。子宫性不孕中，如子宫内膜息肉患者给予宫腔镜下子宫内膜息肉电切术或宫腔镜引导下息肉摘除术，宫腔粘连者采用宫腔镜下宫腔粘连松解术。对于先天性子宫发育异常患者，目前尚无高质量证据表明针对双子宫、单角子宫、弓状子宫的微创手术能改善患者生育结局，但已有宫腹腔镜联合完全双角子宫融合术后成功妊娠的病例报道。③辅助生殖技术：辅助生殖技术是近几十年发展起来的具有较大应用前景的一门新技术。它的出现和应用为治疗不孕症提供了新的途径，亦使得生殖医学成为21世纪生命科学的核心。辅助生殖技术主要包括控制性超促排卵（COH）、人工授精（AI）、体外受精-胚胎移植（IVF-ET）及其衍生技术，如卵细胞质内单精子注射（ICSI）、胚胎植入前遗传学诊断（PGD）及未成熟卵母细胞体外成熟技术等。上述技术应严格把握适应证与禁忌证，在相对安全的情况下，最大限度地帮助不孕症患者解决生育问题。如AI根据精子来源分为夫精人工授精（AIH）和供精人工授精（AID），前者主要适用于男方患有阳痿、早泄、逆行射精、尿道下裂等病症，但精子质量基本在正常范围内，或女方生殖道畸形、排卵障碍、免疫性不孕、宫颈性不孕等；后者主要适用于男方无精子症、重度少弱精子症、双方血型不相容、免疫性不孕等。IVF-ET，即第一代试管婴儿，主要适用于输卵管阻塞、子宫内膜异位症、男方少弱精子症、不明原因不孕等。ICSI，即第二代试管婴儿，它的建立是辅助生殖技术领域的又一重大进展，拓展了男性不育治疗的范围，具有重要的临床意义。PGD，即第三代试管婴儿，该技术的应用为解决遗传性疾病开辟了新的道路，对提高出生人口质量具有重要意义。其他如胚胎、配子及性腺组织冻融技术，未成熟卵母细胞体外成熟技术，卵细胞质置换技术亦处于实验研究，并逐步向临床推广应用的发展道路上。我国的辅助生殖技术在经历了艰难起步之后已取得较大进步，在各个方面与国际水平接轨，在一些领域已经达到国际先进水平。④其他：物理治疗常采用微波、超短波、中频电疗、远红外线、永磁旋振治疗仪等，目前大多结合药物及手术治疗使用，比单一治疗更为有效。心理治疗亦是不可忽视的方法，采用渐进松弛疗法、认知疗法、理情疗法等干预措施，减轻不孕症患者心理障碍，缓解其心理压力，增加其受孕机会，从而尽快达到受孕的目的。干细胞治疗目前已在各种损伤性疾病中取得显著成效，在女性不孕症的治疗中也开展了相关研究，并取得了一定成果。学者通过研究发现，干细胞治疗在宫腔粘连、卵巢早衰、多囊卵巢综合征、输卵管性不孕等疾病的临床治疗中具有重要的应用潜能与广阔前景，但目前干细胞的分离、鉴定和培养技术不够成熟，在人体内是否引起免疫排斥、过敏反应等问题无法保证，尚处于研究阶段，需要开展规范化的临床试验以进一步证实，但这为不孕症的治疗开拓了新思路。

随着研究的发展，男性不育症的治疗方法更丰富，治疗技术更先进，临床效果更满意，主要包括以下3种。①药物治疗：对病因明确者，要针对病因对症处理。如因内分泌所致者，可采用内分泌治疗，包括促性腺激素低下的性腺功能低下症、先天性肾上腺增生症和高催乳素血症，常用药有甲睾酮、丙酸睾酮、人绒毛膜促性腺激素（HCG）、促性腺激素释放激素等。对因生殖道感染所致者，要根据感染病原微生物的类别和药敏试验结果，选用相应抗生素。对抗精子抗体试验结果阳性的不育患者，且不育病史超过2年并伴精子穿透宫颈黏液功能障碍，方可考虑运用糖皮质激素即免疫抑制疗法。关于如何使用该疗法，目前方案较多，如小剂量持续疗法、大剂量间隔疗法和大剂量冲击疗法等，但对药物剂量的使用、用药方式、疗程长短、不良反应作用大小以及临床疗效评判尚无统一认识。对输精管吻合后精子质量差而不能受孕者，可用甾体激素治疗。对原因不明或特发性不育症，可以经验性治疗。②手术治疗：手术治疗的目的是增加精子发生、改善精子质量、畅通精子管道，如精索静脉曲张手术、垂体瘤手术、隐睾症手术、输精管吻合术等。精索静脉曲张所致男性不育症，据有关资料统计，其发生率为21%~41%，作用机制迄今未明。目前，普遍认为，精索静脉曲张一旦形成，可使同侧睾丸温度升高，睾丸血流量减少，同时可致对侧睾丸发生类似改变，从而影响精子的产生和成熟。对其治疗主要是精索内静脉结扎或栓塞术，近年来又相继开展了腹腔镜手术、显微外科手术等，均取得了较好效果。③医学辅助受孕技术的运用：自1978年世界上出生第1例试管婴儿之后，国内外开展了一系列医学辅助受孕技术实验研究和临床应用，使男性不育症的治疗取得了突破性进展。如丈夫精液人工授精（AIH）精子体外处理后，收集质量好的精子做宫腔内人工授精（IUI），主要用于宫颈因素引起的不育，男性主要用于免疫不育，成功率为8%~10%。而体外受精胚胎移植（IVF—ET）每周期成功率为8%~20%，主要用于女性输卵管损坏、梗阻的不育治疗；输卵管内配子移植术（GIFT），每周期成功率为25%~40%，适用于男方精液检查正常的夫妇。卵细胞质内单精子注射（ICSI）技术被认为是治疗男性不育症的一次革命。对不同来源精子，如严重少精症、梗阻性无精子症抽取睾丸或附睾精子，做ICSI技术都可达到70%左右成功授精，每次移植2个胚胎，怀孕率达28.9%。现在该技术已扩展应用到了双侧输精管缺如（CBAVD）或其他有梗阻性疾病的患者身上。

二、问题与对策

（一）存在的问题

1.女性不孕症

（1）缺乏多中心、大规模的流行病学调查，不易获得女性不孕症发病率的准确资料　女性不孕症的发病率通常为5%~30%，导致数据波动较大的原因是关注程度不够、数据存在偏差、调查方法不合理、诊断标准不统一。国外对不孕症的流行病学文献报道较多，涉及不同国家、不同地区、不同民族之间的比较。而国内虽从20世纪70年代开始有少量关于不孕症发生率的调查，但90年代后相关报道鲜见。北京大学第三医院乔杰团队发布《柳叶刀中国女性生殖、孕产妇、新生儿、儿童和青少年健康特邀重大报告》时表示，从辅助生殖机构的业务发展趋势上来看，2007~2020年间，我国不孕症的发病率已从12%上升至18%。

（2）女性不孕症的确切病因病机未明　目前，女性不孕症的病因大致分为内分泌因素、感染因素、免疫学因素、遗传学因素、先天发育异常及其他如年龄、精神心理因素、生活方式与环境因素、营养缺乏等，但更深入、更确切的病因病机尚未阐述清楚，导致制订合理和针对性的治疗方案存在一定困难，同时对其预后的判断也缺乏充分依据。某些不孕症女性经过标准检查程序，包括体格检查、生殖激素检查、甲状腺功能、胰岛素水平、血糖水平、基础体温测定、排卵监测、子宫输卵管造影、妇科超声检查、宫/腹腔镜检查、遗传学检查、白带常规、支原体、衣原体、免疫学检查等均未发现异常，且丈夫精液分析及其他常规检查亦正常，夫妇有正常性生活，未避孕1年以上仍未怀孕，临床上将这类患者归为原因不明性不孕（UI）。"原

因不明"并非"无原因"，可能是利用西医学检查手段与方法尚不能发现病因或某些患者存在延迟受孕现象。针对UI，其病因病机尚不清楚，故无法制订非常合理、有效的治疗方法，一般先行期待治疗，诱发排卵，宫腔内人工授精，若以上治疗仍不能妊娠，则选择IVF-ET。

（3）临床研究不规范，方法欠科学　纵观目前不孕症的临床研究，发现多数研究设计不严谨，缺乏对照或对照不合理，样本量太少，病例选择不随机，统计方法使用不当，其研究结论重复性差。

（4）基础研究投入的人力和经费较少且多为低水平重复　用于不孕症基础研究的经费投入较少，部分试验设计未体现创新点，机制探讨不够深入、严谨，水平较低。对女性不孕症的药理研究多局限于补肾药对下丘脑-垂体-卵巢-子宫轴的影响。

2.男性不育症

（1）缺乏多中心、大规模的流行病学调查，不易获得男性不育症发病率的准确资料　男性不育症的发病率一般波动于5%~35%之间，导致这种数据差异较大的原因是资料来源、调查方法、诊断标准不统一，且引用文献多为国外报道。目前我国尚缺乏大规模的流行病学调查。少数单位对个别地区抽样调查结果显示北京市不育症发病率为1.63%；河南部分城市为2.17%，农村为1.69%；新疆伊犁地区3个县为2.5%。但众多临床分析不育症发生率平均约为10%，显然高于正常人群中的发生率。尽管如此，粗略估计，我国可能有2000万~2500万对不育夫妇。

（2）男性不育症的确切病因未明　临床上，尽管大多数不育男子有精子数量和质量或精液质量异常，但导致这种结果的确切病因并不清楚，这就为选择合理和针对性的治疗方案带来了一定困难，同时对其预后也难做出准确判断。世界卫生组织

曾在 25 个国家 9000 对不育夫妇的临床研究中发现 50% 的男性不育症是特发性精子异常。欧洲北部地区曾按世界卫生组织标准化的诊断程序对 1549 例男性不育症进行了较深入和系统的研究，发现其中包括特发性少精子症、死精子症、畸形精子症和无精子症，其发生率分别为 27.6%、10.7%、1.3%、4.2%。尽管其中约有 30% 的患者是基因异常所致，但目前尚无法对这些异常做出科学解释。在相当多的男性不育症患者中，并无精子数量和质量的异常（特发性男性不育），可见多数男性不育的特异病因不明，也反映出仅以精液参数为依据而诊断男性不育症的分类方法，有一定的局限性。

（3）男性不育症诊断标准不统一，分类比较混乱 尽管以精液参数进行分类不能显示男性不育的特异病因，但这种分类方法仍广泛使用。在分类上有的按内分泌、免疫、感染、输精管异常和性功能异常、射精障碍等；有的按下丘脑 – 垂体 – 性腺轴和精子转运的三个水平上分别将男性不育症分为雄激素不足和正常男性化两大类；比较常见的是将上述分类的各种因素或取或舍的混合型分类方法，这种分类法在我国较为常用，如原发性不育和继发性不育即是如此。这种分类方法的不统一，必然导致临床研究和科研中的混乱，研究结论就缺乏科学性和可比性，对研究水平的提高将造成极大的消极影响。

在我国对男性不育症诊断和疗效的评判更存在严重问题。譬如，精液常规标准不统一，有的仍使用 30 年前拟订的标准，把精子浓度和活动率定为 6000 万和 80%。精液常规检查质量控制标准不严格，甚至存在技术和方法上的问题。例如，精子死亡率的判定，不少常规报告的死精子，实际上是指在光学显微镜下不活动的精子。吴明章等对 33 例在光学显微镜下不活动的精子用 TP 特染、精子超微病理检查进行研究发现，活精子＞90% 者为 18 例，占 54.5%，80% 者 5 例，占 15.15%，≥50% 者 5 例，占 15.15%，≤10% 者 5 例，占 15.15%，表明这些不活动精子绝大多数是存活的，但精子的畸形率明显升高，共 19 例，占 63.69%。显然，上述判断方法是错误的。现在的许多临床研究或临床报道，一方面缺乏双盲随机对照，诊断不明确，设计不合理，研究方法不先进，其研究结果可信度、可重复性差，无法在临床上大规模推广运用。另一方面，忽略了生育力低下的患者仍有较大的自然受孕几率。判断人类生育能力的最终也是唯一的指标是计算每个月经周期的妊娠率。根据 Cramer 对人类生殖能力的分析模式，设定正常夫妇累计妊娠率为 20% 每月经周期，生育力低下者界定为 5% 每月经周期，则 1 年的累计妊娠率分别为 91% 和 46%。故如果任何治疗方法，想使生育力低下的夫妇的年累计妊娠率由 10% 提高到 15% 成为可信，至少应在长达 1 年的随机双盲对照临床试验中需有 1600 对夫妇和 200 例妊娠，才能确定其疗效的客观和结论的科学。

（4）临床研究不规范，方法欠科学 综合目前各种临床研究，多数研究设计不合理，缺乏对照，病例选择不随机，统计方法使用不当，其研究结论重复性差。

（5）实验研究投入的人力和财力较少且多为低水平重复 实验研究投入较少且水平较低。对男性不育症的药理研究多局限于补肾药对下丘脑 – 垂体 – 性腺轴的影响。符合中医理论、具有中医特色的动物模型较少等。

（二）相关对策

1. 女性不孕症

（1）加强科普宣传，采用标准化诊断，进行多中心、大规模的流行病学调查 目前，我国女性不孕症的发病率预测已高达18%，但不孕症患者的就诊率较低。许多育龄期女性缺乏生殖健康的相关知识，尤其是偏远地区、农村地区且未受过良好教育的女性。相关专业医务工作者应定期走访社区、农村，通过各种宣传形式进行科普教育，并做好相应的登记随访工作。联合全国各省市多家医院的相关科室，采用统一公认的女性不孕症的概念，制订详细、严谨的流行病学调查计划对不孕症发病率进行研究。较准确的流行病学资料将有利于对不孕症病因和危险因素的研究，了解不孕症的流行趋势与发展规律，达到疾病预防和健康促进的目的。

（2）进一步加强女性不孕症的病因病机研究　目前，部分女性不孕症的发病原因未明，或发病机制尚不清楚，这对临床采取合理、有效的治疗方案及其预后判断，带来了一定的困难，所以需要进一步加强女性不孕症病因学研究的力度，包括开展基础实验、临床试验，并加强与其他相关学科的联系，密切配合，相互交流，从不同途径、不同层次、不同角度来探讨女性不孕症发生的原因及机制。

（3）进一步提高临床科研水平　临床医生应知晓临床研究的各种类型及设计原则，熟悉各类临床试验的适用范围、设计方法、预期目的及缺陷等。通过临床选择未研究或存在争议且具有临床意义的研究问题，确定合理的临床试验类型，按照随机双盲对照原则，设计严密的试验方案，应用合理、先进的统计方法，进行多中心、大规模的临床试验。此外，还应加强与国内外具有较强临床科研实力团队的学习、沟通与交流，积极借鉴和使用一些先进的研究方法，以进一步提高我国不孕症的临床研究水平。

（4）增加不孕症基础研究的经费支持及人力投入　不孕症是全世界关注的人类自身生殖健康问题，而其引发的全球社会问题亦越来越值得关注。不孕症不仅关乎夫妇个人健康，也会引起家庭和谐问题，更影响社会人口质量。因此，对不孕症的有效治疗成为关键，而其前提条件是必须清楚导致不孕症发生的病因及机制，这又需要依赖于基础研究。基础研究的开展需要人力、财力的投入与支持。研究人员应具备良好的科研思维，掌握实验所需的技能，具有严谨的科学态度，积极投身于科研事业，将科研成果转化并推广于临床应用，逐步攻克不孕症的难题。

2. 男性不育症

（1）尽快统一不育症的临床诊断分类和疗效判定标准　这对提高临床研究水平，判断不育症的预后以及获得较准确的流行病学资料至关重要。应在某些权威部门的指导下，各临床和研究单位建立科学、规范的实验室，不断改进和提高检测技术，严格控制质量标准，为临床和实验研究提供比较精确的客观指标。

（2）不断引进现代研究成果，提高精液检测水平　比如传统的精液检测技术以肉眼观察为依据，从而判定精液黏稠度和液化状况，易受主观因素和环境因素的影响，结果准确率较差。曾有国外学者研制出一种新的男性不育诊断技术——精液电图描记法。该法的特点是在温度37±0.05℃，用装有凝固描记器的空气恒温器 H-333 研究精液，可得精液液化电图。然后，在所得电图上计量出最小和最大波动幅度及其间距，从而判定精液的黏稠度和液化时间，这种方法排除了主观因素和环境因素的影响，能够客观地反映凝固相和液化相，可精确记录液化相始末，这些变化用肉眼观察一般是很难发现的。由此可见，积极引进现代科技最新技术，开发研制男性不育诊断的新设备临床价值之大，同时也展现了男性不育症诊断技术发展的良好前景。

（3）科学化研究，进一步提高临床研究水平　目前，本学科临床研究总体水平较低，其中一个重要原因是研究设计不合理，研究方法不先进。在今后的工作中，应加以改进和提高。近些年国际医学界已较广泛地用循证医学指导各种医学专业的医疗实践。循证医学的含义是将源于设计严密、随机双盲对照的大规模、多中心临床试验和科学证据，同每个专家的知识和经验相整合，并指导临床实践的治疗方案。1998 年欧洲男科学科学院确定的发展目标之一是"通过基础研究提高男科学的科学标准，发展基于科学而不是经验的较好的标准及诊断与治疗程序"。根据上述指导思想，国外正在开展许多具有新意的研究工作，在临床研究中开展结构式资料收集，从资料登记到各种检查指标均标准化或规范化，同时包括最新研究成果的系统工程。如用计算机进行病历记录，取代传统书写病例，这样可以避免后者带来的一些不足和问题。我们应积极借鉴和使用国外的一些先进方法，加强各省市不育研究者之间的沟通和交流，以进一步提高我国不育症临床研究水平，缩小与世界先进水平的差距。

（4）进一步加强男性不育症病因研究　目前许多男性不育症的特异性病因未明，这给临床采取针对性治疗及其预后判断带来了一定困难，所以要进一步加强男性不育症病因学研究力度，加强与其他相关学科的研究联系，密切配合、相互交流，从不同途径、不同层次、不同角度来探讨男性不育症发生的原因。

三、前景与思考

近年来，随着社会压力的增加、生活方式的改变等因素的影响，不孕不育症的发病率逐年升高，而如何解决不孕不育患者的生育问题及身心健康，成为所有生殖医学工作者应积极思考并努力的方向。

（一）广泛开展并进一步提高基础研究水平

不孕不育症的临床研究能否取得巨大进展，其基础研究水平往往起着关键作用。基础研究是将宏观研究深入到微观研究的必然途径，它可以进一步揭示更深层次的事物本质，既可阐释疾病的发生机制，又可说明治疗方法的效应机制等。因此，广泛开展基础研究有助于进一步提高临床研究的总体水平。而且必须加强基础研究与临床研究的密切联系，以达到相互促进、共同提高的目的，从而推动本病研究朝着更高层次发展。

（二）辅助生殖技术的作用日渐凸显

辅助生殖技术的出现与应用为治疗不孕不育症提供了新的途径，使以往认为绝对性不孕不育症的患者有了生育子代的可能。为了尽可能让患者在最短的时间内获得健康子代，同时降低治疗过程对不孕不育症患者身心健康的不利影响，生殖领域临床医生把研究聚焦在不同刺激卵巢方案及药物，以及辅助用药的利弊上。此外，如何针对不同人群选择合适的治疗方案，以及辅助生殖技术是否增加子代安全风险和对表观遗传学改变产生影响，亦成为生殖医学领域研究的热点。植入前胚胎遗传学诊断技术，对患者开展遗传性疾病携带者筛查的法律和伦理问题也引起了广泛的关注和激烈的讨论。辅助生殖技术的可及性、经济性和可接受性亦是其面临的挑战。目前尚处于基础研究阶段的辅助生殖技术的衍生技术，如生殖克隆技术、线粒体置换技术、人胚胎干细胞技术、胚胎基因和线粒体 DNA 编辑技术、生殖干细胞技术、iPS 细胞诱导分化生殖细胞及孤性生殖技术，可为不孕不育症的治疗带来光明的前景，但存在道德、伦理、社会和法律问题，某些相关操作技术也不够成熟，以及由此带来的目前无法预测的意外后果亦有待进一步研究与解决。

（三）心理研究不可忽视

目前，国内对不孕不育患者心理韧性和创伤后成长的研究尚处于初级探索阶段。众多研究表明，不孕不育患者心理韧性与不孕压力呈负相关，与应对方式、社会支持、婚姻满意度等呈正相关。而心理韧性能减轻疾病相关压力，保持夫妻间良好关系。学者指出，未来研究应针对不孕不育患者独特的心理特征制订相应的干预措施来降低其生育应激，使其情绪平稳，内心平和，从而提高治疗的效果。

主要参考文献

［1］秦国政. 中医男科学［M］. 北京：科学出版社，2017.

［2］孙自学，庞保珍. 中医生殖医学［M］. 北京：人民卫生出版社，2017.

［3］孙自学. 男科病诊疗与康复［M］. 北京：中国协和医科大学出版社，2018.

［4］陈翔，孙自学，赵帅鹏，等. 益肾通络方联合微创手术治疗精索静脉曲张伴弱精子症的疗效评价［J］. 中华男科学杂志，2020，26（4）：341-345.

［5］孙自学，张宸铭，李鹏超，等. 益肾通络方对苯并（a）芘染毒雄性大鼠精子DNA甲基化改变的防护作用［J］. 中华男科学杂志，2019，25（2）：154-159.

［6］马凤富，王彬，党进，等. 李海松治疗男性不育症临床思路［J］. 中华中医药杂志，2016，31（8）：3082-3084.

［7］杨菁. 女性不孕症的诊断与治疗［M］. 武汉：湖北科学技术出版社，2020.

［8］黄荷凤. 实用人类辅助生殖技术［M］. 北京：人民卫生出版社，2021.

［9］陈建明. 实用不孕不育诊断与治疗［M］. 广州：广东科技出版社，2021.

［10］连方. 中西医结合生殖医学［M］. 北京：人民卫生出版社，2018.

第二章　诊断思路与方法

不孕不育症病因复杂，不少类型的不孕不育症发病机制尚不明，因此在诊断上，我们一定要充分利用西医学技术，尽可能明确病因和机制，做到针对性治疗。中医药在该病的治疗上有一定的优势，那么，如何科学诊断及中西医如何优势互补，现就其诊断方法与思路介绍如下。

一、诊断思路

（一）明病识证，病证结合

中西医结合的诊疗模式已经在临床中越来越多地被采用，中西医结合诊疗本病的优势已日渐凸显，首先做到辨病与辨证论治相结合，依靠西医学仪器检查检验，结合病史，明确诊断，然后依据患者的证候特点，分析中医病因病机，以确立中西医综合治疗本病的基本原则和方法。

女性不孕症不是一个独立的疾病，而是由多种妇科疾病或全身性疾病所引起的一种结局或后遗症。在导致不孕症的这些疾病中，比较常见的有多囊卵巢综合征、输卵管炎、输卵管阻塞、子宫内膜炎、子宫内膜异位症、宫颈炎、阴道炎等。辨证是中医的"灵魂"，虽有由博返约、执简驭繁的优势，但望闻问切所获疾病的信息有限，对不孕症而言，凭此难断症结所在。因此，诊治不孕症，我们需要采用辨病先于辨证的步骤，博采西医诊断之所长，收集足够的客观体征和微观信息，更为客观地反映不同病种特有的病因、病理或病理生理以及发生发展规律与预后。再结合中医四诊的详细资料，把辨病与辨证结合起来，才能从本质上弄清女性不孕症的病因。这不仅有利于针对不同病况选择最恰当的

治疗方案，为中医论治提供参考，更有利于增强医疗预见性，评估预后，防范医疗纠纷，也有利于经验总结和科学研究。

一般来讲，在导致不孕症的常见妇科疾病中，卵巢功能异常可辨为肾气不足、肾阴亏损、肾阳不足、肝气郁结、肝郁化火、痰湿内蕴、气虚血瘀等证型；输卵管炎和输卵管阻塞可辨为气滞血瘀、气虚血瘀、寒湿瘀滞、痰浊阻滞、瘀热互结、肾虚血瘀等证型；子宫内膜炎可辨为气虚血瘀、脾肾阳虚、湿热下注等证型；子宫内膜异位症可辨为阳虚血瘀、气滞血瘀、寒凝血瘀、瘀热互结、肾虚血瘀等证型；宫颈炎可辨为肾阴亏损、肝郁化火、湿热下注、湿毒壅盛等证型。

在诊断男性不育症的过程中亦是如此。辨病可更全面、深入地了解病因，结合辨证，能够进一步提高疗效。如精液不液化性不育症，尽管导致精不液化的病因较多，但研究证实前列腺炎是其主要病因，所以在治疗时无论精液不液化的何种证候，或湿热下注，或阴虚内热，或痰瘀交阻等，都应针对慢性前列腺炎的基本病理特点——瘀阻脉络，而适当加入活血化瘀之品，以提高疗效。病证结合，既可发挥中医整体观念、辨证施治的优势，又可利用当代对疾病研究的最新成果。如男性自身免疫性不育症，是由于精子凝集或制动抗体，影响精子运动和受精，从而引起不育。药理研究表明，女贞子、丹参、生地黄等具有抑制免疫增强之效果，所以在其证治方药中即可加入这些药物，使治疗更具针对性。因此，在临证时只有很好地做到辨证和辨病有机结合，和把握疾病的演变和证治规律，才能全面了解病情，从而制订

正确的治疗方案，以提高临床疗效。

（二）审度病势，把握规律

导致不孕症的不同妇科疾病，有其不同的发展演变规律。如卵巢储备功能减退（DOR）、早发性卵巢功能不全（POI）、卵巢早衰（POF）是卵巢功能逐渐下降的三个不同时期，临床主要表现为月经稀发、月经量少、月经后期或闭经等。有学者将卵巢功能衰退依据发病程度分为隐匿期、生化异常期、显性异常期和卵巢衰竭期四个阶段。第二、三、四阶段分别相当于DOR、POI、POF。通过症状、血清指标等及早发现、诊断为DOR或POI，并正确积极地进行治疗，仍然有机会获得生育。多囊卵巢综合征表现繁多，病情复杂，涉及多系统的代谢紊乱，其远期并发症较多，如心血管疾病、糖尿病、血脂异常、子宫内膜癌、乳腺癌、卵巢癌等，若不进行正规治疗或失治、误治，不仅仅涉及生育问题，更重要的是引发较严重的自身健康问题。盆腔炎性疾病亦是造成不孕的重要因素之一，若失治、误治，病情进一步发展，可发展为腹膜炎、败血症、感染性休克；若病情迁延，多转为盆腔炎性疾病后遗症，包括不孕症、慢性盆腔痛、盆腔炎反复发作、异位妊娠等，严重影响患者的生殖健康和生活质量。因此，我们一定要及早把握，正确施治。同一证候随着疾病发展，也会发生相应变化，所以在辨证过程中，也要熟悉疾病的演变规律，把握证候转归，从而为正确施治提供依据。如急性盆腔炎，初期以热毒为主，兼有湿邪和瘀血阻滞，多辨为热毒炽盛证或湿毒壅盛证，随着病情发展和患者的体质不同及外邪的轻重，则表现为湿热瘀结或气滞血瘀之证，从疾病转归来看，是由急性转为慢性。在制定治疗原则时，应据证候的发展趋势而定，热毒蕴结者，宜清热解毒，但切勿大量、长时间使用苦寒之品，以免伤胃；湿热下注者，当清利湿热，但对阴虚之人切勿过用清利之品，以免伤阴。如此正确施治，才能将急性盆腔炎彻底治愈而不使之转为慢性。

不同原因导致的男性不育症，有其不同的发展演变规律。如徐福松指出死精子症多为虚实夹杂之证，以肾虚为本，邪实为标，治宜补肾填精，兼以祛邪。一方面在补虚时不忘祛邪，使补而不滞，以免助纣为虐，邪毒更甚；另一方面祛邪时也不忘扶正，以免戕伐太过。在治疗本病时应辨证与辨病结合，在辨证施治的基础上，如患者睾酮水平低于正常，多用温肾壮阳之品，生殖系统炎症明显者，常加清热利湿解毒之品，精索静脉曲张者，多用活血化瘀之品。精子的质量优劣是能否与卵子结合的关键，故精子异常的治疗中，以提高精子质量为主。提高精子活动率的治疗要点有四：一为滋阴降火，改善全身情况；二为清热化湿，控制感染；三为温补肾气，调整内分泌；四为疏肝理气，改善局部血运。同一证候随着疾病发展，也会发生相应变化，所以在辨证过程中，也要熟悉疾病的演变规律，把握证候转归，从而为正确施治提供依据。如白细胞精子症，初起多为热毒蕴结证或湿热下注证，随着病情发展和患者的体质不同，由实转虚，或虚实夹杂，表现为肾阴亏虚，或阴虚湿热之证，在制订治疗原则时，应据证候的发展趋势而定：热毒蕴结者，宜清热解毒，但切勿大量、长时间使用苦寒之品，以免损伤肾精；湿热下注者，当清利湿热，但切勿过用清利之品，以免伤肾阴；若肾阴亏虚者，则应补肾养阴，若阴虚湿热者，则应补泻兼施，补肾滋阴与清利湿热并用。因此在治疗男性不育症时，我们应正确辨证，审度病势，把握疾病演变规律，为临床选方用药拓宽思路。

（三）审证求因，把握病机

所谓审证求因，就是通过辨证，以探求发病原因的过程，只有辨证准确，才能把握病机，从而采取相应的施治方药，获得较好疗效。

在导致女性不孕症的疾病中，如子宫内膜异位症的痰湿血瘀证与子宫肌瘤的痰瘀互结证，虽然为不同疾病，但在"证"上，均是因痰湿、瘀血所致，故采用化痰利湿、祛瘀散结为治疗之大法。然而需要注意的是，有时尽管证候类同，病机并非完全一样，可据不同疾病而有一定差异，在辨证过程中注意分析鉴别。譬如黄体功能不全的阴虚血热证与生殖器结核的阴虚血热证，虽然均为阴虚内热，但在其基本病机上仍有区别，前者兼有"肾精不足"的基本病机，而后者兼有"痨虫感染"，故在基本方药的基础上，前者需加入滋肾养血之品，后者需添加抗痨杀虫之类，只有如此方能获得满意疗效。由此可见，在诊断疾病过程中，既要审证求因，又要正确把握病机，如此方能取得较好效果。

在导致男性不育症的疾病中，如少精子症的湿热下注证与精液不液化的湿热下注证，虽然为不同疾病，但在"证"上，均是因湿热下注所致，故采用清热利湿为治疗之大法。同样需要注意的是，有时尽管证候类同，病机亦并非完全一样，可据不同疾病而有一定差异，在辨证过程中注意分析鉴别。譬如白细胞精子症的湿热证与死精子症的湿热证，虽然均为湿热，但在其基本病机上仍有区别，前者兼有"虫毒"的病理因素，而后者兼有瘀血阻络的病理改变，故在基本方药的基础上，前者需加入清热解毒之品，后者需添加活血化瘀之类，只有如此方能获得满意疗效。由此可见，既要审证求因，又要注意同证同因不同病在病机上的差异，只有这样才能正确把握病机，治疗方能有的放矢。

二、诊断方法

（一）辨病诊断

所谓辨病，就是针对疾病所表现出的症状、体征，并结合现代有关辅助检查结果，进行全面分析判断及类病辨别，从而为该病做出正确病名诊断，为临床针对性治疗提供依据。

1. 抓主症，问病史，认真体检

抓住疾病的主症，就是在患者所诉的诸多症状中，找出患者感到最痛苦或最需要解决的一个或几个症状，为辨病打下基础。之后根据这些主症进行详细的病史询问及必要的体格检查，有助于掌握患者的基本病情，进而选择适当的检查手段以明确诊断。

不孕症的病史询问包括婚姻史、月经史、生育史、既往史、个人史、家族史等。婚姻史包括结婚年龄、同居时间、性生活状况、是否两地分居、健康状况等。月经史应明确初潮年龄、月经周期、经期、经量及经期伴随症状。无论因何种症状就诊，均应询问末次月经（LMP）。若月经不规则，还应描述再前次月经（PMP）。生育史包括妊娠史、流产史、异位妊娠史和分娩史，尤其应注意既往有无缺陷儿出生史，还应了解有无采取避孕措施及使用时间。既往史主要应了解是否有性传播疾病、生殖器炎症和结核病病史，是否患有其他内分泌或代谢性疾病，是否有盆腔、生殖器手术史。在个人史中主要了解患者的职业、不良环境接触史、冶游史、烟酒嗜好、吸毒史等。家族史则是否存在家族遗传性疾病史。此外，患者的诊治经过及曾经做过的检查项目和阳性指标也应询问清楚。体格检查包括全身检查、腹部检查及妇科检查。尤其是妇科检查，应由有丰富经验的妇科医师对女方的盆腔进行细致的检查，了解内外生殖器的发育，有无炎症、肿瘤及畸形。双合诊检查应重点触诊子宫的大小、质地和活动度。对于有痛经的患者应进行三合诊检查，如骶韧带触痛结节提示患者可能存在子宫内膜异位症。对于有阳性体征的患者，酌情建议进行腹腔镜检查明确诊断。

对于不育症患者应详细询问病史，要全面了解患者家族史、婚育史、性生活史和其他可能对生育造成影响的因素（如腮腺炎、泌尿生殖器官感染、药物应用、环境与职业因素、生活习性、手术外伤以及内分泌疾病等），同时简要了解女方病史（年龄、月经史、生育史、避孕史、妇科疾病和其他可能影响生育的疾病史和生活工作因素）。进行体格检查，应重点检查泌尿生殖器官情况，如阴毛分布、阴茎、双侧睾丸、附睾、精索静脉、输精管的情况等。抓疾病的症状特点，是进行辨病的第一步。譬如患者诉说结婚2年未避孕，妻子检查正常，这时就可初步判定为男性不育症。但导致不育的病因较多，如病毒性腮腺炎性睾丸炎、先天性隐睾、精索静脉曲张、性功能异常（阳痿、不射精、逆行射精等），所以需要进一步体检和详细询问病史。

2. 注意鉴别诊断

导致不孕症的不同妇科疾病可以有相同或类似的症状，故必须对其主症、局部病变特征以及发病诱因、病史等多方面加以分析、综合，以进行鉴别诊断。如阴道流血，许多妇科疾病均有这一表现，常伴有相应的症状特点和发病诱因，若有周期规律的经量增多，考虑与子宫肌瘤、子宫腺肌病等病变有关；若无周期规律的接触性出血，则考虑为急性宫颈炎、早期宫颈癌、宫颈息肉或子宫黏膜下肌瘤。异常白带常见于阴道、宫颈的病变，若呈灰黄色或黄白色泡沫状稀薄分泌物为滴虫性阴道炎的特征，若呈凝乳块或豆渣样分泌物为假丝酵母菌阴道炎的特征，若呈血性分泌物则由宫颈息肉、宫颈癌、子宫黏膜下肌瘤等疾病所致。下腹痛多由妇科疾病所致，但也可由内生殖器以外的疾病所致。若急性下腹痛伴发热，由炎症所致，一般见于盆腔炎症疾病、子宫内膜炎或输卵管卵巢脓肿；若非周期性慢性下腹痛则常见于子宫内膜异位症、慢性输卵管炎、盆腔淤血综合征等；若周期性慢性下腹痛，与月经关系密切，多因子宫腺肌病、子宫内膜异位症、盆腔炎性疾病等所致。闭经涵盖了许多西医妇科疾病，如多囊卵巢综合征、卵巢早衰、闭经泌乳综合征、席汉综合征等，临床治疗前需根据病史、症状、体征和辅助检查加以鉴别，明确诊断。男性不育症同样也要认真鉴别，详见各论。

3. 积极运用现代检测技术

（1）女性不孕症　临床上，许多妇科疾病的辨病，若仅凭症状、体征和体格检查，很难获得对治疗具有指导价值的诊断，或者说某些疾病的病因判断必须借助现代检查技术。目前针对不孕症的检查包括内分泌学检查、排卵功能检查、微生物学检查、遗传学检查、影像学检查、免疫学检查及宫/腹腔镜检查等。

（2）男性不育症　多数不育症患者往往无明显的临床症状，主诉为不育或为中医证候表现，要根据患者病史和实验室检查结果并结合临床经验以进一步检查，才能明确诊断。因为引起不育的原因非常复杂，如内分泌功能紊乱、先天发育异常、生殖系统疾病、全身性疾患、免疫因素、生殖系统感染、遗传因素、性功能障碍等，除性功能障碍外，最终必然导致精液或精子质量异常，如精液不液化、无精子症、少弱精子症、死精子症、畸形精子过多等，从而导致男性不育，而这些疾病的诊断必须要以检验为前提，具体见第七章男性不育症相关内容。

4. 不孕不育症的诊断流程

不孕不育病因初筛流程如图 2-1 所示。

5. 诊断分类

（1）世界卫生组织（WHO）关于女性不孕的分类，将其分为 6 组。

Ⅰ组：下丘脑 - 垂体衰竭。

Ⅱ组：下丘脑 - 垂体功能失调。

Ⅲ组：卵巢衰竭。

Ⅳ组：先天或后天性生殖系统疾病。

Ⅴ组：高催乳素血症，伴垂体 - 下丘脑肿瘤。

Ⅵ组：高催乳素血症，不伴垂体 - 下丘脑肿瘤。

（2）根据世界卫生组织男性不育诊断流程，把男性不育症简要分为 4 大类 16 小类。

①性交和（或）射精功能障碍：主要包括不射精、逆行射精和严重早泄。

②精子和精浆生化检查异常与否：a. 不明原因性不育。b. 单纯精浆异常。c. 男性免疫性不育。

③病因明确的：a. 医源性因素。b. 全身性因素。c. 先天性异常。d. 获得性睾丸损伤。e. 精索静脉曲张。f. 附属性腺感染性不育。g. 内分泌原因。

④其他病因：如特发性少精子症、特发性弱精子症、特发性畸形精子症、梗阻性无精子症、特发性无精子症。

（二）辨证诊断

1. 女性不孕症

不孕症患者之辨证主要根据月经、带下、全身症状及舌脉等综合分析，审脏腑、冲任、胞宫之病位，辨气血、寒热、虚实之变化。重视辨病与辨证相结合，女性不孕常见证候有肾虚型（包括肾气虚型、肾阳虚型、肾阴虚型）、肝气郁结型、痰湿、内阻型、瘀滞胞型。

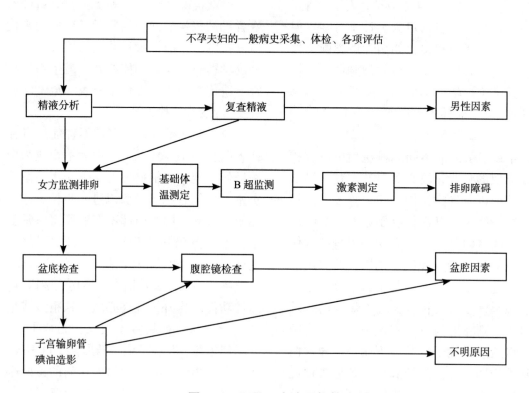

图 2-1　不孕不育病因初筛流程

2.男性不育症

不育症患者常无明显的临床症状。在辨证时要重视精液望诊、切诊检查和问诊，以尽可能收集全面系统的病情信息，从而做出正确的辨证诊断。男性不育症常见证候有肾精亏虚型、肾阳虚衰型、肾阴亏虚型、脾肾阳虚型、肝郁气滞型、瘀阻脉络型、湿热下注型。

主要参考文献

[1]杨菁.女性不孕症的诊断与治疗[M].武汉：湖北科学技术出版社，2020.

[2]谈勇.中医妇科学[M].第4版.北京：中国中医药出版社，2017.

[3]沈铿，马丁.妇产科学[M].第3版.北京：人民卫生出版社，2017.

[4]王琦.王琦男科学[M].第2版.郑州：河南科学技术出版社，2007.

[5]孙自学.男科病诊疗与康复[M].北京：中国协和医科大学出版社，2018.

[6]孙自学，庞保珍.中医生殖医学[M].北京：人民卫生出版社，2017.

[7]秦国政.中医男科学[M].北京：科学出版社，2017.

[8]张建敏.中西医结合男科学[M].北京：科学出版社，2017.

[9]王庆，孙志兴，樊千，等.徐福松教授调精法治疗男性不育症经验[J].中国中西医结合杂志，2019，39（4）：495-496.

[10]宋春生，陈志威，赵家有.《EAU男性不育症指南（2017年版）》精索静脉曲张性不育症解读[J].中国性科学，2017，26（6）：97-101.

[11]张敏建，郭军，陈磊，等.男性不育症中西医结合诊疗指南（试行版）[J].中国中西医结合杂志，2015，35（9）：1034-1038.

第三章 治疗原则与用药规律

对不孕不育症的治疗，我们要掌握其基本治则原则和用药规律，这对提高临床疗效，提升配偶的受孕率非常重要，现介绍如下。

第一节 女性不孕症

一、治疗法则

（一）常规治疗

不孕症的原因复杂，如能查出病因，针对性治疗，多能获得较好疗效。

1. 辨病治疗

引起不孕的病种较多，现仅将临床常见几种病的治疗原则介绍如下。

（1）排卵障碍性不孕　诊断需具备以下条件。①生殖系统正常，无畸形，至少一侧输卵管通畅。②月经周期异常。③性激素异常。对其治疗通常以调整月经周期、促进卵泡发育、健全黄体功能为主。具体如下。

调整月经周期：通常采用雌、孕激素、雌孕激素联合治疗、避孕药治疗等方法。对于无排卵性功能性子宫出血、卵巢储备功能减退、卵巢早衰、低促性腺激素性闭经等采用雌孕激素治疗，恢复正常的内分泌功能，以建立正常月经周期。对于多囊卵巢综合征的治疗，首选避孕药治疗，如炔雌醇环丙孕酮片（达英-35）、屈螺酮炔雌醇片（优思明）等通过促进 LH 分泌负反馈，减少卵巢、肾上腺雄激素合成等。

对于高催乳素血症所致不孕，首选溴隐亭治疗，它是一种半合成的生物碱溴化物，具有持久刺激多巴胺受体的功能，可透过血脑屏障作用于垂体催乳细胞膜内的多巴胺受体，并与之结合产生类多巴胺效应，抑制催乳素（PRL）合成与释放，并促进其降解，从而降低血清 PRL 水平，恢复月经和生育能力。

促排卵治疗：一线促排卵药物，如枸橼酸氯米芬。月经周期 3~5 日（或撤退性出血第 3~5 日）开始，每晚 50~100mg，连用 5 天。对于枸橼酸氯米芬抵抗的患者更换芳香化酶抑制剂来曲唑，其抑制雄激素向雌激素转化，降低雌激素对性腺轴的负反馈，促使下丘脑-垂体激素的释放增加。对于低促性腺激素及氯米芬促排卵失败者，促卵泡发育的药物有尿促性素（HMG）、卵泡刺激素（FSH），包括尿提取的 FSH、纯化 FSH、基因重组 FSH；促成熟卵泡排卵的制剂为人绒毛膜促性腺激素（HCG）。常 HMG/FSH 和 HCG 联合用药促排卵。于撤退性出血 3~5 日开始，HMG 或 FSH 每日肌内注射 75~150u，连续 7~12 日，待优势卵泡成熟时再肌内注射 HCG5000~10000u 促排卵，并发症为多胎妊娠和卵巢过度刺激综合征（OHSS）。

健全黄体功能：对于黄体功能不全者，于排卵后给予孕激素治疗，如黄体酮 20mg 肌内注射，每日 1 次，或予天然黄体酮胶丸口服，每次 100mg，每日 2 次，或口服地屈孕酮，每次 10mg，每日 2 次，2 周后查血 HCG，若提示妊娠，可继续用药至孕 12 周，若未受孕，则停药等待月经来潮。

（2）输卵管性不孕　输卵管形态的异常、输卵管的发育不良及非特异性炎症、子宫内膜异位症、输卵管手术、输卵管的周围病变如手术后的粘连及肿瘤的压迫，均可以影响输卵管的功能，可致输卵管阻塞，或影响输卵管的蠕动功能或伞端的拾卵功能而导致不孕。输卵管介入治疗对于输卵管近端梗阻具有较好的扩通作用，但对于输卵管远端，特别是伞端、盆腔粘连，非最佳适应证。宫腹联合手术适用于输卵管梗阻、伞端及盆腔粘连患者，进行输卵管伞端外翻缝合手术（或称"开窗""再造""整形"）、盆腔粘连松解、输卵管插管通液等，术后监测排卵，指导同房，若半年内仍未妊娠，建议行辅助生殖技术助孕治疗。

（3）免疫因素所致不孕　对于免疫性不孕的治疗，首先采用隔离疗法，即禁欲或性生活时使用避孕套隔离，避免精子或者精浆中的抗原再次刺激女方，以减少女方免疫活性细胞与抗原接触的机会。西药治疗以类固醇疗法为主，常用泼尼松口服，亦可用地塞米松和甲泼尼龙。采用局部用药，用氢化可的松栓剂置阴道内；或者用泼尼松5g，每晚纳入阴道，连续4周为1个疗程。也可采用IUI和IVF-ET辅助生殖技术助孕治疗。对于抗磷脂抗体综合征，通常采用阿司匹林和（或）低分子肝素治疗。

2. 辨证治疗

不孕症系多因素导致的生育障碍，在借助西医有关诊断方法明确病因后，全面详细采集四诊资料，包括患者年龄、月经、带下、婚产、性生活及避孕情况，进行辨证治疗，除针对各个证型给予药物外，还应注意让患者调畅情志，择氤氲之时合阴阳，以利于成孕。

3. 病证结合治疗

一是中医辨证与西医辨病相结合，加强治疗的针对性，如排卵障碍性不孕多责之于肾虚，涵盖的病种有异常子宫出血、多囊卵巢综合征、高催乳素血症、未破裂卵泡黄素化综合征及卵巢早衰等，证型有肾虚血瘀、肾虚痰湿及肾虚肝郁，以补肾为主，兼以疏肝、化痰、活血；输卵管性不孕可由气滞、湿热、寒凝瘀滞等所致，治以活血化瘀通络，内服、外治兼施；免疫性不孕以脾肾虚为本，痰瘀互结为标，补益脾肾、祛瘀化痰取得较好的临床疗效。二是中西医结合治疗。关键在于把握结合治疗的切入点。对于顽固性无排卵或排卵功能障碍性不孕、高龄晚婚求子心切者、卵巢功能障碍者，在中药补肾调周基础上结合西药诱导排卵。用西药枸橼酸氯米芬或人绒毛膜促性腺激素疗法，或者HCG、枸橼酸氯米芬合用之，以提高临床疗效。

输卵管性不孕的治疗，可依据具体病情，配合介入治疗或宫腹腔镜微创治疗，采用中医内外合治。对于宫腔粘连和黏膜息肉堵塞输卵管子宫开口者，可以在宫腔镜下松解粘连和摘除息肉。宫腔镜下输卵管插管行通液治疗对输卵管狭窄和伞端轻度粘连有治疗作用。腹腔镜手术可以清除盆腔子宫内膜异位病灶，松解输卵管周围和伞端的粘连，恢复输卵管和卵巢的正常解剖关系，腹腔镜下可以行输卵管造口术。此外，输卵管镜为输卵管性不孕提供了种新的诊治手段，可以在输卵管镜下去除管腔内碎片，松解管腔粘连，扩张狭窄部位，根据输卵管镜检查结果，选择合适的助孕方法。术后给予中药辨证论治，同时配合灌肠治疗，可显著提高术后自然受孕几率。

（二）新进展与新疗法

对于不孕症，在中西医治疗的基础上，随着对不孕症研究的不断深入和现代相关科技成果的不断引进，出现了许多新技术、新疗法、新药物。如辅助生育技术，中西医结合疗法，使不孕症的治疗获得了较大进展。详细请参考基础篇第一章不孕不育症国内外研究现状及前景中有关内容。

二、用药规律

（一）辨病用药

首先要明确诊断不孕的何种类型，是多囊卵巢综合征，还是卵巢早衰、低促性腺激素性闭经等，还是子宫内膜异位症与子宫腺肌病，或是输卵管性不孕，还是免疫因素所引起，之后再分型论治。无排卵者，治疗多以补益肾气为主，平衡肾阴阳，调整肾－天癸－冲任－胞宫轴以促排卵，如六味地黄丸、金匮肾气丸、左归丸、右归丸（饮）加减。黄体功能不全者，治疗多以补肾疏肝为主。输卵管阻塞性不孕，治疗多以疏肝理气、化瘀通络为主，内服、外治（中药保留灌肠或外敷下腹部）结合治疗。

（二）辨证用药

内治法是中医治疗不孕症的主要方法，是针对病因病机确立的治疗法则。遵循《内经》"必伏其所主，而先其所因""谨守病机""谨察阴阳所在而调之，以平为期"的治疗原则，内治法非常重视一个"调"字，提出常用的主要治法有调理脏腑、调理气血、调理奇经、调整月经周期（周期疗法）。同时还要兼顾病因辨证，审因论治，针对导致不孕的妇科疾病的六淫邪气、生物因素、病理性产物等病因确立相应的治法。详见每种疾病的辨证施治。

（三）中西药合用

中医、西医在治疗不孕症方面各有所长，中西医结合可发挥其长，优势互补，缩短病程，提高疗效。如对多囊卵巢综合征的治疗，避孕药恢复正常月经周期，促排卵过程中辅助中草药治疗，临床妊娠率明显高于单用西药或单用中药。对于子宫内膜异位症不孕患者，宫腹腔镜联合手术加促性腺激素释放激素激动剂（GnRH-a）注射辅助中药治疗，不仅可以改善临床症状，还能提高自然受孕的几率，亦可优化辅助生殖技术的妊娠结局。对于输卵管近段梗阻患者，在实施输卵管介入再通术后联合补肾活血通络方可显著提高患者自然受孕的机会。如中西医联合诱导排卵能提高临床妊娠率且降低不良反应；宫腹腔镜联合中药治疗子宫内膜异位症及输卵管性不孕症；中医药联合辅助生殖技术亦展现出良好的应用前景，在提高卵细胞质量及改善子宫内膜容受性等方面均取得了长足的发展，对高龄不孕、反复种植失败等困扰助孕技术的瓶颈问题亦积累了较丰富的临床经验。

（四）中医外治法

中药外敷、热熨、药物离子导入、宫腔注入、肛门导入等一些外治方法，为中药治疗不孕症提供了新的治疗手段。外治法一般在非行经期进行，凡阴道出血或患处出血、溃疡者禁用。临床常用中医外治法如下。

1. 外阴熏洗

外阴熏洗是以煎好的中药蒸气对阴户进行熏蒸，以及用温度适宜的药液进行淋洗和浸浴的一种外治方法。其机制主要是借助药液的热度温通经络，促使药物渗透和吸收，达到清热解毒、止带消肿的目的。常用于阴疮、阴痒、带下病等。常以清热解毒药为主，如白花蛇舌草、蒲公英、紫花地丁、虎杖、黄柏、连翘等。

2. 阴道冲洗

阴道冲洗是用阴道冲洗器将中药药液注入阴道，在清洁阴道的同时使药液直接作用于阴道而达到治疗目的。常用于盆腔或阴道手术前的准备，以及带下病、阴痒等的治疗。常用药有忍冬藤、苦参、白鲜皮、蛇床子、蒲公英、黄柏等清热解毒、利湿杀虫药和荆芥、薄荷、防风、白芷等祛风止痒药。

3. 阴道纳药

阴道纳药是用中药研成细末或制成栓剂、胶囊、膏剂等剂型，纳入阴道以达到治疗目的。常用于治疗带下病、阴痒等。常用药有清热解毒药，如黄连、黄柏、虎杖等；解毒祛腐药，如百部、蛇床子、五倍子、硼砂、枯矾等；收敛生肌药，如白及、珍珠粉等；收敛止血药，如炉甘石、炒蒲黄、血竭等。

4. 宫腔注入

宫腔注入是将中药制成注射液，常规消毒后注入宫腔及输卵管内，以了解输卵管的通畅情况，具有改善局部血液循环，抗菌消炎，促进粘连松解和吸收，以及加压推注的钝性分离作用等综合治疗效应。用于治疗宫腔及（或）输卵管粘连、阻塞所致不孕。常用药有复方丹参注射液、鱼腥草注射液、复方当归注射液，或将活血化瘀药如赤芍、桃仁、红花、川芎、莪术制成注射液应用。

5. 肛门导入

肛门导入是将药物制成栓剂纳入肛内，或煎煮成药液保留灌肠。药物在直肠内吸收，增加盆腔血液循环中药物的浓度，有利于慢性盆腔炎、盆腔淤血综合征等病的治疗。本法常用清热解毒和活血化瘀药配伍组方，清热解毒药如红藤、毛冬青、败酱草、黄柏、金银花等，活血化瘀药如丹参、赤芍、当归、川芎、红花等。有癥块者加三棱、莪术。

6. 外敷、热熨法

外敷法是将外治药物的水剂或制成的膏剂、散剂等，直接贴敷在患处，达到解毒、消肿、止痛、利尿或托脓生肌等治疗作用的一种方法。常用清热解毒、行气活血、温经散寒、消肿散结、通络止痛、生肌排脓类中药。

热熨法是将药物加工并加热贴敷患部，借助药理和热力的作用，使局部气血流畅，以达到活血化瘀、消肿止痛或温经通络的目的。

7. 药物离子导入

药物离子导入是运用中草药药液，借助药物离子导入仪的直流电场作用，将药物离子经皮肤或黏膜导入盆腔，并在局部保持较高浓度和较长时间，使药效充分发挥，以治疗慢性盆腔炎或输卵管炎性不孕症。

主要参考文献

[1] 孙自学. 男科病诊疗与康复［M］. 北京：中国协和医科大学出版社，2018.

[2] 孙自学，庞保珍. 中医生殖医学［M］. 北京：人民卫生出版社，2017.

[3] 秦国政. 中医男科学［M］. 北京：科学出版社，2017.

[4] 谈勇. 中医妇科学［M］. 北京：中国中医药出版社，2016.

[5] 连方. 中西医结合生殖医学［M］. 北京：人民卫生出版社，2017.

[6] 杜惠兰. 中西医结合妇产科学［M］. 北京：中国中医药出版社，2016.

[7] 谈勇. 围绕辅助生殖技术的中医治疗［M］. 江苏凤凰科学技术出版社，2018.

[8] 程泾. 中西排卵诱导法治疗不孕不育症［M］. 北京：人民卫生出版社，2017.

[9] 陈子江，刘嘉茵. 不孕不育专家推荐诊疗方案［M］. 北京：人民军医出版社，2015.

[10] 张敏建. 中西医结合男科学［M］. 北京：科学出版社，2017.

[11] 宋春生，赵家有.《EAU男性不育症指南（2012年版）》解读［J］. 中国性科学，2012，21（10）：13-16

[12] 张敏建，郭军，陈磊，等. 男性不育症中西医结合诊疗指南（试行版）［J］. 中国中西医结合杂志，2015，35（9）：1034-1038.

第二节 男性不育症

一、治疗法则

（一）常规治疗

1.辨病治疗

（1）内分泌因素所致不育 内分泌因素不育的诊断需具备以下条件。①性功能和射精功能检查正常。②血浆睾酮低而卵泡刺激素（FSH）正常。③重复检查催乳素（PRL）升高。④精子检查异常，表现为少精、弱精、畸形精子增多或无精子。对这些患者常采用促性腺激素治疗。这类激素目前主要有注射用绒促性素（HCG）和注射用尿促性素（HMG）两种，主要用于卵泡刺激素（FSH）和黄体生成素（LH）无明显降低的男性不育，具体有以下几种。

促性腺激素分泌正常或卵泡刺激素（FSH）相对缺乏的特发性少精子症。有学者提出在治疗前测定睾酮相对较低，并用垂体促性腺激素释放激素（GnRH）刺激试验，若卵泡刺激素（FSH）对 GnRH 的反应超过正常 3 倍，提示为相对的高促性腺激素性性腺功能低下症，不宜采用促性腺激素治疗。若卵泡刺激素（FSH）对 GnRH 反应低于正常，可试用注射用绒促性素（HCG）和注射用尿促性素（HMG）联合治疗。方法：每天用 HMG 75u 和每周用 HCG 5000u 肌内注射。

精细胞期生精功能紊乱的少精子症治疗方案较多，如 Schwarzstein 提出每周注射 225u HMG，连续 30~270 天，其中 50% 患者精子计数明显改善。Schill 等用 HCG 每周 5000u，加 HMG 75u，或每周 3 次 150u HMG 肌内注射，3 个月为 1 个疗程，有反应者延长治疗直到怀孕，约 33% 的患者活动精子增加，精子形态学明显改善，妊娠

率为 19%~30%。对于雄激素相对不足引起的少精症和精子活力低下者，可每 2 周肌内注射 10000u HCG，或每 5 天注射 2500u，治疗 75~90 天，或每周 2 次注射 2500u。但不宜反复大剂量使用 HCG，以免引起因 LH 受体活性丧失，睾酮生物合成酶相对不足而对 HCG 刺激不发生反应。

Leydig 细胞不足相对雄激素缺乏的少精症、精子活力低下症，以及精索静脉曲张手术后的少精子症，一般用 HCG 治疗。每次使用量一般为 1000~5000u，每周 1~2 次肌内注射。如 Mehar 等用总剂量 50000u HCG，6 周中分 10 次肌内注射，治疗 48 例精索静脉曲张手术不育者，经治疗后 17 例生育；23 例原发性少精子症，治疗后 7 例获得生育，受孕率为 30.4%。

对促性腺激素低下的性腺功能低下症，其特征为 FSH 和（或）LH 降低以及睾酮（T）水平低于正常，表现为无精症或少精症，治疗主要采用外源性促性腺激素替代治疗。但需要指出的是，由于 HCG/HMG 长期大剂量使用，不能模拟 GnRH 脉冲或分泌后出现的 LH/FSH 生理性脉冲，治疗效果不佳。近年来研制出了一种"人工下丘脑"的新技术，即 GnRH 脉冲治疗，以弥补促性腺激素的不足，但该法价格昂贵，且需要一种特殊的输液泵，将促性腺激素释放激素（LHRH）类似物脉冲式输入人体内，治疗时间长达 1 年之久，难以在短时间内推广使用。

其他如高催乳素血症所致男性不育，可用溴隐亭治疗。一般 PRL 正常值为 0~15mg/ml，当血清 PRL 大于 30mg/ml，采用溴隐亭治疗效果显著。常用剂量为每日 1.25~2.5mg，每日 2~3 次，可使 PRL 恢复正常，血清睾酮水平升高，改善性功能和生精功能。若高催乳素血症是因垂体催乳素瘤所致，溴隐停不可使该瘤体缩小。若因其他腺体功能病变所致者，如甲状腺功

能亢进症或减退症、糖尿病、肾上腺疾病（先天肾上腺增生症、肾上腺皮质疾病、肾上腺皮质肿瘤、肾上腺髓质肿瘤等），应积极治疗原发病，腺体功能得到改善，生精功能就会好转。

（2）生殖道感染所致不育　主要包括非特异性感染、结核病毒感染以及性传播性疾病等所引起的不育。

生殖道非特异性感染不育的治疗原则：①养成良好的生活习惯，禁烟酒，规律性生活，加强锻炼，增强体质。对膀胱和尿道有刺激症状，神经衰弱和性功能障碍者，可对症处理。②前列腺局部治疗，目的是使潴留的前列腺液引流出来，改善前列腺循环，促进炎症吸收和消退。主要方法有定期按摩前列腺，急性期可适当坐浴，可配合理疗、离子透入等。③积极选用抗生素，目前主张用喹诺酮类药物如环丙沙星、氧氟沙星等。也可根据前列腺液药敏试验结果进行选择。④采用直肠微波或超声波治疗。

衣原体或支原体感染所致不育治疗：①四环素0.5g，每日4次，口服，1周后改为每日3次，连用3周。也可用红霉素0.25g，用法如上。多西环素，首次剂量为0.2g，每日2次，口服，1周为1个疗程。②克拉霉素0.25~0.5g，每日2次，连用8日为1个疗程。③米诺环素0.1g，每日1次，15天为1个疗程。④阿奇霉素较红霉素更易被胃肠道吸收，有更高的组织和细胞浓度。患者服用单一剂量（1g），4日内组织中仍有药物存在。

因淋球菌感染所致不育首选头孢曲松钠，推荐剂量为0.25g肌内注射。也可用大观霉素2g一次肌内注射，或氧氟沙星0.4g一次口服，共2日。对急性期淋病务必根治。对慢性淋病引起梗阻性无精子症不育，要证实梗阻部位，采用手术治疗。

对生殖道结核要积极治疗，以保存生育力。常用药物有异烟肼、利福平、乙胺丁醇、吡嗪酰胺。要2~3种药物联合使用。近来，将利福平、异烟肼和吡嗪酰胺或乙胺丁醇或异烟肼联合运用，连续治疗4个月。一般用量为异烟肼0.3g顿服；利福平0.6g，每日1次，顿服；吡嗪酰胺1.0g，每日1次，口服；乙胺丁醇0.75g，每日1次，口服。

（3）免疫性不育　其治疗包括采用激素抑制精子发生、免疫抑制剂的应用、精子洗涤及抗生素的应用等。

因附睾炎、精囊炎所致的男性不育，可采用抗生素与低剂量雄激素联合治疗，使血清抗体滴度下降。抗生素可选用大环内酯类、喹诺酮类、头孢类等。

雄激素治疗：根据精子吸收可产生精子凝集抗体的假设，故若精子发生抑制相当长时期后，精子抗体可以下降。但从目前较少临床研究来看，采用雄激素治疗并不合适。

免疫抑制剂治疗：应用ACTH或可的松甾体激素期望抑制精子免疫已有较多尝试。常用的可的松甾体激素有泼尼松、泼尼松龙等。治疗方案较多，但无论是大剂量、小剂量还是中剂量，或者持续用药、间断用药都可取得一定效果。

精子洗涤人工授精即通过对精液洗涤以去除精浆内的抗精子抗体，并用洗涤过的精子做人工授精，具有一定效果。

（4）精液异常所致不育　多精液症是指精液大于6ml，常由前列腺炎或精囊炎所引起（因禁欲时间过长而精液多者属正常）。由于精液量增多而使精子浓度下降，从而影响生育，治疗同前列腺炎、精囊炎。

无精液症能进行正常性生活，有性高潮和射精感觉，但无精液（或少于0.5ml）排出。多因逆行射精和不射精所引起。要针对逆行射精和不射精治疗。

少精液症是指精液大于0.5ml，小于

2ml。其常见病因为前列腺、精囊腺感染，使分泌物减少；输精管道阻塞；不完全性逆行射精，以及精囊先天缺如、雄激素水平低下，从而使附属性腺分泌下降。要针对不同病因，采取相应治疗措施，以增加精液量，提高生育能力。

精液液化异常者，要针对病因治疗，如合并前列腺炎者，当使用相关抗生素。如玻璃酸酶1500IU，每日1次，肌内注射。或糜蛋白酶5mg，间日1次，肌内注射，2~3周为1个疗程。同时可使用外用药物治疗，常用有α-淀粉酶制剂、糜蛋白酶等，稀释后于性交前后置入阴道，可促使精液液化，不影响精子活动率、活动力，有助于提高受孕率。

不液化精液经精子洗涤及上游处理后做人工授精。也可用物理疗法，如采用精液标本震荡法或将精液抽入注射器内通过18号或19号针头加压，注入玻璃容器内，来回抽吸5~6次，该精液可做人工授精。

2. 辨证治疗

中医治疗男性不育症的原则仍然是以辨证施治为纲，注重调整脏腑之阴阳，其中以肾之阴阳为主，补充肾之精气，疏通精道。虚证以补肾为主，兼顾肝脾，实证则以疏导为主，虚实夹杂者当攻补兼施，灵活变通。

3. 病证结合治疗

病证结合治疗，就是辨病与辨证相结合进行临床治疗，这样可更准确抓住疾病本质，把握疾病发展趋势，治疗更具针对性。就目前而言，辨病与辨证结合论治不外乎三种形式：一种是在辨病的前提下辨证；另一种是以辨证为主，参考辨病；第三种是客观整体辨证与辨病用药相结合。究竟采用哪种形式，要根据患者的具体病情而定。有时可综合运用。

男性不育症的病证结合治疗，首先要明确诊断是不育的何种类型，是少精症、弱精症、死精症等，还是精液不液化，或是免疫因素所引起，之后再分型论治。以精液不液化为例，它可分为阴虚火旺证、湿热下注证以及痰瘀交阻证。此时尚可结合辨病，适当加入一些药物。我们知道精液不液化主要是由慢性前列腺炎所致，故据其基本病理改变再在辨证方药的基础上加入金银花、路路通、丹参、炮山甲等解毒清热、活血通络之品，以提高疗效。以少精症而言，还需进一步辨病，分清是睾丸因素或者内分泌因素，还是因输精管道不畅、精索静脉曲张所致。若是静脉曲张所引起，那么就应在辨证的基础上，结合精索静脉曲张的病理即瘀血阻滞，加入活血通络之品如炮山甲、水蛭、路路通、王不留行等。病证结合治疗，能够更好地把握疾病症结，以弥补辨证和辨病之不足。又比如中医辨证为肾阴亏虚者，其精液分析结果多表现为畸形精子症、精液液化不良或不液化、死精子症等，以常规对症治疗为主，例如有感染者，可采用抗生素治疗，中医则以滋阴益肾为主要治疗大法，适当佐以清火降火之法。

（二）新进展与新疗法

在中西医治疗的基础上，随着对男性不育症研究的不断深入和现代相关科技成果的不断引进，出现了许多新技术、新疗法、新药物。如诊断技术的进步，又如辅助生育技术——卵细胞质内单精子注射治疗不育，使本病治疗获得了较大进展。详细请参考基础篇不孕不育症国内外研究现状及前景中有关内容。

二、用药规律

（一）辨病用药

自古至今，人们都非常重视辨病用药在疾病治疗中的作用。近年来采用中医药治疗本病取得了较好效果。有学者曾对 163 篇期刊中的 8506 例男性不育症患者的中医论治情况进行分析，通过对其处方用药的统计，发现成方的使用主要是五子衍宗丸、六味地黄丸及其变方如肾气丸、知柏地黄丸等，其中以知柏地黄丸使用率最高，其次是五子衍宗丸。药物使用频率由高到低的顺序，补阳药为淫羊藿、菟丝子、鹿角胶、肉苁蓉、仙茅、肉桂、巴戟天、附子、锁阳等；补阴药依次是熟地黄、枸杞子、山茱萸、五味子、覆盆子、生地黄、女贞子等；补脾益气养血药依次是茯苓、山药、当归、黄芪、白术、白芍等；活血化瘀药依次是牡丹皮、红花、路路通、丹参、赤芍、桃仁等；淡渗利水药依次是泽泻、车前子、木通等；清利湿热药为黄柏、知母、龙胆草、栀子等。对免疫性因素所致不育，常选生地黄、赤芍、益母草、天花粉、泽泻等。研究表明，生地黄能调节生殖轴活动并能抑制抗体；赤芍能阻止抗体形成；益母草、天花粉有抑制体液免疫和细胞免疫的双重功能；泽泻能中和抗原并降低免疫细胞活性。

另有学者通过关键词检索第 5 版《中华医典》中有关不育的古籍条文，进行筛选并录入表格，进行频数分析。运用 SPSS Statistics 23.0 和 SPSS Modeler 18.0 对高频中药进行聚类与关联规则分析。结果发现，本次研究共涉及 211 首古方，共有 313 味中药，总频次为 2534 次。经统计频次大于 20 的 32 味中药可知，古代治疗男性不育症的中药以甘味药为主，药性多温和。其归经多为脏经，以肾、肝、脾、心为主。功效聚类得出治疗不育症药物主要有滋阴温阳、益精养血、补肾养肝、健脾、安神和补气等功效。三阶关联共 35 条。四阶关联共 86 条。并且通过中药频数发现古代医家在治疗男性不育时，除基本的补肾养肝外，仍有精血同治、温阳重阴、健脾强精、宁心

安神四条治疗男性不育的思路。以上研究为临床辨病用药提供了思路与方法。

（二）辨证用药

辨证用药是在中医辨证论治的基础上遣方用药，有利于发挥中医整体观念与辨证论治的优势，相对于辨病用药来说，更具个性化与针对性。如有学者研究表明，男性不育症的辨证治疗，尽管临床证型较多，但以肾精亏损证、湿热下注证和痰瘀阻滞证或相兼病证最为常见。肾精亏损证常以五子衍宗丸加味，偏阳虚者加巴戟天、肉苁蓉、仙茅、淫羊藿、鹿角胶等，偏阴虚者加熟地黄、山茱萸、山药、龟甲胶等。湿热下注证常用萆薢渗湿汤加味，药物多选萆薢、龙胆草、黄芩、泽泻、车前子、薏苡仁等。痰瘀阻滞证常用苍附导痰汤加味，常用药物有陈皮、制半夏、茯苓、制胆南星、枳实、丹参、红花、路路通、当归、王不留行等。另有研究表明，水蛭可治疗精不液化并可提高精子的活动力。另有研究表明，活血化瘀药物如丹参、桃仁、当归、川芎等，有改善局部组织微循环，增加血流量等作用，在治疗脉络瘀阻型少弱精子症、精索静脉曲张性不育中经常配合使用。许多补肾壮阳中药如淫羊藿、仙茅、巴戟天、肉苁蓉等，具有性激素和促性腺激素样作用，对中枢神经系统有双向调节功能，不仅能改善肾阳虚的临床症状，而且有利于提高患者精子质量，这些研究发现为辨证用药提供了有益的借鉴。以上仅为辨证用药举例，详见诸病篇。

（三）中西药合用

中西药合用是临床中西医结合疗法的重要内容，它可以取中西药之长，互相补充，以缩短疗程，提高疗效。如临床研究表明精索静脉曲张性不育，手术（高位结扎术）加益肾活血中药加 HCG 肌内注射，

妻子怀孕率明显优于单纯手术加 HCG 肌内注射。特发性少精症，常在辨证使用中药的同时，加服枸橼酸氯米芬胶囊，每天50mg，连用 3 个月为 1 个疗程，在提高精子数量、增强精子活动力等方面明显优于单用西药或中药。对于精液不液化，在辨证应用养阴清热、活血通络或清利湿热中药的同时，加用颠茄片或 α-糜蛋白酶、玻璃酸酶肌内注射，效果更理想。男性不育症各类疾病的中西药联合应用的具体方法、使用剂量，详见诸病篇。

（四）中医外治法

1. 灌肠疗法

所谓灌肠疗法，即把药液灌注于直肠而治疗疾病的一种给药方法。其作用机制，一般认为有以下两点：其一，局部作用。当直肠用药时，病位在直肠或乙状结肠及其附近脏器者，药物可直达病所，使药物高浓度作用于病灶，有利于组织修复。其二，肠道吸收作用。由于肠壁组织是一种具有选择性吸收与排泄的半透膜，并且具有较强的吸收能力，故当直肠给药时，药物可溶于直肠分泌液中，透过黏膜而被吸收，然后通过不同的传输途径进入人体循环，发挥药物的治疗作用。灌肠疗法主要适用于湿热下注或湿热瘀阻型不育患者。

2. 直肠栓塞

直肠栓塞（亦称肛门栓塞），即把药物通过一定的制备工艺加工提取相关成分，然后加入一定量的基质，制成药栓或糊状，塞入肛门中，以治疗疾病的一种方法。主要适用于湿热下注或湿热瘀阻型不育患者。其作用机制与灌肠基本相同。

3. 脐疗

所谓脐疗是指采用各种药物或非药物疗法（如灸）直接作用于脐来治疗疾病的一种方法。脐为神阙穴位置所在，为任脉穴，与肾气相通。脐疗的方法较多，可归纳为三种基本方法，即加热源、药物上加热源、药物直接应用。所选药物多为温热辛散之品，如附子、吴茱萸、桂枝、艾叶、小茴香、胡椒、生姜等。脐疗具有温阳通络之功效，主要用于肾阳亏虚或阳虚瘀阻型不育患者。

第四章 提高临床疗效的思路和方法

一、进一步加强发病机制的研究

中医学对男性不育症发生的病机，传统上多责于"肾虚"。但随着社会发展、时代变迁，人们的生存环境、工作状况以及生活习惯等各方面都发生了深刻变化，男性不育症的原因和发生机制也和以往有所差异。这就要求我们必须突破传统病因病机认识的模式，立足临床，拓宽思路，对其病因病机进行新的认识，以提高辨证准确率，从而提高临床疗效。

对不孕不育的论治，古今医家多以虚立论，以肾虚为主辨治一直是不孕不育的主要治疗思路。但临床上许多患者并无肾虚表现。何春水、王琦等通过对438例男性不育症的临床调研，结果发现实证居多，其次为虚证、无证可辨及虚实夹杂证。在实证中以瘀血阻络和湿热下注最多，虚证以肾阳不足和肾精亏虚为主，虚实兼杂证以肾虚血瘀和肾虚湿热最常见。这表明瘀血、肾虚、湿热为男性不育的基本病因病机，它们或单独致病，或相互作用。据此王琦院士提出了男性不育症的发病总病机即"肾虚挟湿热瘀毒"，对临床指导意义颇大。又如孙自学教授基于大量临床和文献研究，结合该病最新研究成果，提出了"肾虚络阻"为男性不育症的核心病机。孙自学教授指出肾为先天之本，主藏生殖之精，其功能的正常与否直接关系生殖功能是否正常，肾气的"实、盛、衰"等机体状态直接关乎天癸"至、竭、尽"。肾气与天癸决定了精之"溢、泻、少"，影响男性生殖功能。同时，具有生精功能的子系乃经络密集之地，气血交织之所，其位于下焦，部位隐奥，易出现多虚多瘀的病理状态，且男性不育症病因复杂，病程较长，"久病多虚多瘀，久病入络"。同时现代研究也表明，不育患者的睾丸或附睾均存在不同程度的微循环障碍，因此临床论治以益肾通络为大法。另外，在科技迅速发展的今天，要充分利用和借鉴现代新技术，深入研究男性不育症的发生原因和病理机制，以弥补中医男科病因病机学说比较宏观、模糊、抽象之不足，从而使其获得进一步充实、丰富和发展。譬如，免疫性不育症，是因抗精子抗体导致精子凝集或制动，使精子的受精能力极大降低，从而导致不育。总之，只有不断根据临床实际，对发生原因和机制进行广泛深入的研究，方能使临床疗效获得新的突破。

二、不断丰富和发展治则和治法

只有根据临床实际需要，不断丰富和发展治则和治法，才能更好地提高临床疗效。

（一）注重整体，综合治疗

要充分体现中医的整体观念，发挥中医整体调节作用。如男性不育症的治疗，宜注意益肾、健脾、化瘀、清利等基本原则的应用，进行整体调节，而不能一味使用补肾之品。如陈德宁等运用补脾益肾法治疗少精子症患者30例，治疗组服用加味聚精食疗方，对照组25例服用五子衍宗片，结果显示，治疗组治疗前后，精子密度、活力、活率等项指标改善，差异均有统计学意义，说明脾肾同治具有较好的改善精子数量及质量的作用。又如孙自学等运用益肾通络法治疗少弱精子型男性不育症患者，对照组口服复方玄驹胶囊，观察组内服益肾通络方。临床研究显示，在6个月观察期间，观察组临床疗效优于对照组，观察组精子浓度、精子活率、精子活力、正常形态精子、直线运动速度、精浆锌、精浆果糖水平均高于对照组，观察组血清FSH、LH、PRL水平均低于对照组，T水平高于对照组，观察组精浆弹性蛋白酶低于对照组，精浆酸性磷酸酶、精浆α-葡萄糖苷酶水平均高于对照组。结果表明益肾通络方用于少弱精子型男性不育症肾虚瘀阻证患者可改善精子参数，调节性激素水平和精浆环境，有提高配偶受孕趋势。在调护上，也均从整体入手，注意心理、中医特色疗法的综合应用。

要重视中医外治与内治的有机结合。中医外治疗法丰富，如灌肠、针灸、贴敷、中药离子导入等。治疗不孕不育症时可结合具体不同病种选择治疗方法。如输卵管阻塞性不孕可用中药口服和灌肠相结合的方法，治疗效果较好；针刺疗法可促排卵，有报道结合口服中药疗效较好；盆腔炎、子宫内膜异位症性不孕可选择中药灌肠、外敷、热敷、离子导入、药物灌注等疗法提高局部血药浓度，改善局部血液循环，松解粘连，达到治疗效果。

助孕方式应以"缩短达到妊娠时间（TTP）"为前提。对于卵巢储备功能减退或高龄有生育要求的女性行助孕的目的是提高每个周期的生殖力，缩短期待自然妊娠试孕失败的时限，尽可能缩短TTP，因此，助孕方法的选择需综合考虑患者各方面条件，最大化满足患者利益。如接受1~2个周期的期待自然周期治疗后仍未受孕，建议直接行辅助生殖技术助孕。目前，中医药联合辅助生殖技术展现出良好的应用前景，在提高卵细胞质量、改善子宫内膜容受性以及预防和治疗卵巢过度刺激综合征、降低西药不良反应等方面均取得了长足的发展，对高龄不孕、卵巢储备功能低下、反

复种植失败等困扰助孕技术的瓶颈问题亦积累了较丰富的临床经验。

（二）重视方药研究

辨证与辨病相结合是提高临床疗效的有效方法，前面有关章节已有阐述。专方专药的临床应用，是辨证与辨病结合临床运用的一种具体表现形式，易于掌握，便于推广运用，有利于有效方药的筛选，例如黄精赞育胶囊的研发就是一个很好的例证，王琦院士基于少弱精子症"肾虚夹湿热瘀毒虫"的病机学说，研制了我国第一个治疗男性不育症的生精方药——黄精赞育胶囊，黄精赞育胶囊由黄精、制何首乌、菟丝子、枸杞子、五味子、淫羊藿、丹参、蒲公英等20味中药组成，成分众多，药理作用具有多靶点性，该药可以应用于肾虚精亏夹湿热型弱精子症、少精子症引起的男性不育，疗效确切。徐福松根据我国著名中医学家许履和教授的经验及结合自己临床体会创立了聚精丸，为少、弱精子症患者带来了福音，临床使用10余年。聚精丸主要根据阳化气、阴成形的理论，针对肾精亏损、后天化生乏源等主要病理特点，以滋肾填精、补脾健运为治疗原则，能兼顾先天及后天之本，即脾肾同治，共收滋肾化源、填精助育之功。由此可见，名老中医的经验方有很大研究意义，但从现实情况来看，我们做得远远不够，应进一步加强其研究的深度与广度，同时应进一步促进其产品开发与成果转化。

（三）中西结合，优势互补

中西医结合疗法是临床常用的一种方法，要重视现代诊疗技术的运用，找准中西结合点，各扬其长，优势互补，提高疗效。如显微技术联合益肾通络方治疗精索静脉曲张性不育、宫腹腔镜联合中药治疗子宫内膜异位症及输卵管性不孕症等可以

缩短疗程，提高妊娠率。如肖化云等运用中西医结合方式治疗男性不育症，结果显示中西医结合治疗组总有效率为94.4%，单纯西医对照组总有效率为83.8%，治疗组的治愈率明显高于对照组，说明中西医结合疗法疗效确切，能提高不育症的治愈率。又如陈翔、孙自学等采用益肾通络方联合微创手术治疗精索静脉曲张伴弱精子症患者，结果表明益肾通络方联合微创手术组总有效率明显高于其他对照组，且在改善前向运动精子百分率、精子直线运动速度、精子DNA完整性及患者症状方面，疗效显著，且有较好的安全性。

三、遵循中医学理论，结合现代科学，加强基础实验研究

不孕不育症研究若仅限于对古籍的整理、经验的总结，停留于宏观水平，那么就很难进一步揭示深层次的疾病变化规律，临床诊治水平就很难获得较大的飞跃，所以一方面，必须采用科技手段，在遵守中医原则的前提下，进行微观研究，以进一步揭示疾病的本质，从而为最佳治疗方案的制订或有效方药的筛选提供依据。另一方面，在实践中遇到的新问题，又可作为基础实验研究的新方向，二者相互促进，使临床疗效获得提高。

主要参考文献

[1] 孙自学. 男科病诊疗与康复［M］. 北京：中国协和医科大学出版社，2018.

[2] 秦国政. 中医男科学［M］. 北京：科学出版社，2017.

[3] 孙自学，庞保珍. 中医生殖医学［M］. 北京：人民卫生出版社，2017.

[4] 张敏建. 中西医结合男科学［M］. 北京：科学出版社，2017.

[5] 谈勇. 中医妇科学［M］. 北京：中国中医药出版社，2016.

[6] 连方. 中西医结合生殖医学［M］. 北京：人民卫生出版社，2017.

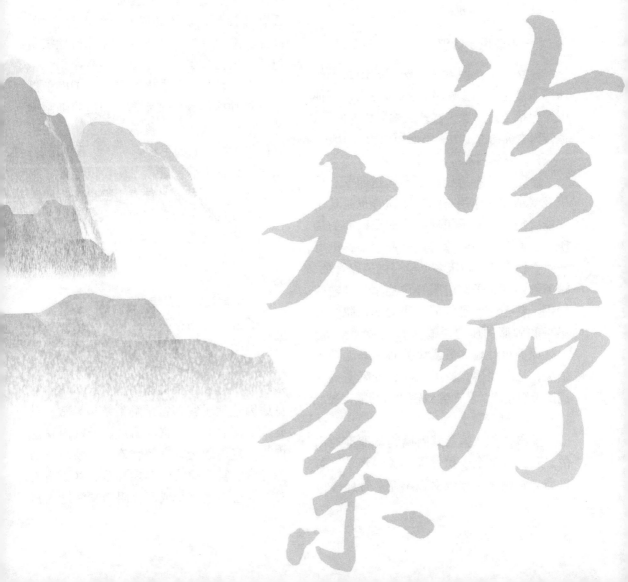

临床篇

第五章　女性不孕症

第一节　女性不孕症诊治概论

世界卫生组织（WHO）规定，夫妇同居，性生活正常，男方生殖功能正常，未避孕1年而未受孕者，称为女性不孕症。严格意义上讲，女性不孕并非是一个独立性疾病，而是女性其他疾病或多种因素最终导致的结果。不孕症发病率因国家、地区和民族不同存在差异。我国不孕症发病率为7%~10%。

一、病因病机

（一）西医学认识

在女性不孕因素中，输卵管因素和排卵障碍是主要因素，各占40%左右；其他因素包括子宫因素、宫颈因素、免疫因素、遗传因素等约占10%；不明原因约占10%。

1. 输卵管因素

输卵管具有拾捡卵子，运送卵子、精子及受精卵的作用，同时输卵管也是精子获能、精子与卵子相遇并形成受精卵的场所。若输卵管功能障碍或管腔不通，则可导致女性不孕。临床多见于慢性输卵管炎、输卵管结核、子宫内膜异位症、各种输卵管手术甚至输卵管的周围病变如化脓性阑尾炎和肿瘤的压迫、输卵管发育不全等。上述原因可致输卵管黏膜受损，纤毛功能消失，蠕动障碍，造成输卵管的阻塞或与周围组织粘连，从而导致输卵管功能丧失。

2. 排卵障碍

排卵是卵细胞及其附属物从卵泡逸出的过程，是整个生殖过程的关键环节。若排卵异常则直接导致女性不孕。排卵障碍为内分泌疾病的一种表现，包括无排卵和黄体功能不全，其主要原因是下丘脑－垂体－卵巢轴功能性或器质性病变，此外还与甲状腺、肾上腺等密切相关。排卵障碍病因复杂，临床表现不一，在不孕的同时常伴发一系列症状，如月经初潮年龄较大、月经量少、月经错后或稀发，或闭经，或崩漏不止，或溢乳、多毛及肥胖等。常见疾病分以下几类：下丘脑性排卵障碍性疾病包括低促性腺激素性腺功能减退症以及由于剧烈运动或神经性厌食等导致的下丘脑功能性病变；垂体性排卵障碍性疾病包括垂体梗死、垂体肿瘤及空蝶鞍综合征、高催乳素血症等；卵巢性排卵障碍性疾病包括原发性卵巢功能不全、多囊卵巢综合征、未破裂卵泡黄素化综合征（LUFS）以及卵巢肿瘤如颗粒细胞瘤、卵泡膜细胞瘤等；全身性疾患如重度营养不良、慢性疾病；代谢性疾病如甲状腺功能低下或亢进、糖尿病、肾上腺功能紊乱等。以上疾病都能导致女性不孕。另外，年龄也是排卵障碍的重要因素，随着年龄增大，卵巢功能减退，窦卵泡数目减少，卵子质量降低，排卵率及妊娠率明显下降，尤其是年龄＞35岁者。

3. 子宫及宫颈因素

子宫具有储存和输送精子、接受孕卵着床及孕育胎儿的功能；宫颈是精子进入宫腔的必经通道。因此，子宫与宫颈在生殖功能中起到重要的作用。引起不孕的常见原因包括子宫与宫颈解剖结构异常、感染、子宫肌瘤、子宫腺肌病、子宫内膜息肉、子宫内膜炎、宫腔粘连、宫颈黏液功能异常、宫颈免疫学功能异常、宫颈粘连等，上述因素完全或部分阻碍精液进入宫腔，或影响受精卵着床，引起不孕。

4. 外阴与阴道因素

处女膜发育异常、阴道部分或者完全闭锁、阴道受机械性损伤后发生瘢痕狭窄等均可影响正常性生活，阻碍精子进入生殖道而引起不孕。严重的阴道炎能改变阴道酸碱度，引起大量微生物和白细胞增生，降低精子活力，减少精子在阴道的生存时间，甚至吞噬精子等，均可引发不孕。

5. 免疫因素

（1）抗精子免疫异常　宫颈上皮细胞能产生分泌型 IgA、IgG 和极少量的 IgM。精子对女性生殖道来说是异种抗原。当女性生殖道黏膜炎症损伤或精浆中的免疫抑制物受到破坏时，精子和精浆中的抗原物质会引起女方的同种免疫反应，刺激宫颈上皮细胞产生致敏的分泌型 IgA、IgG，并与精子结合，覆于精子表面，使精子制动，难以进入宫腔，而且可干扰精子获能及顶体反应。IgG 又可起补体固定作用，发挥直接细胞毒作用，使精子发生凝集，从而引起不孕。

（2）女性体液免疫异常　女性体内可产生抗透明带抗体，改变透明带的性状或阻止受精乃至植入过程，从而导致不孕。抗心磷脂抗体可引起种植部位小血管内血栓形成，导致胚胎种植失败。

（3）子宫内膜局部细胞免疫异常　子宫内膜局部存在大量的免疫细胞，它们在胚胎种植中发挥帮助绒毛实现免疫逃逸和绒毛周围组织的溶细胞作用，有利于胚胎移植。因此，子宫内膜局部免疫细胞如 NK 细胞、T 细胞和 B 细胞的功能异常都可能导致胚胎种植失败，引发不孕。

6. 遗传因素

主要涉及性分化过程中性染色体组成、性腺分化、性激素及功能三种因素。有文献报道称遗传因素引起不孕占不孕症咨询患者的比例高达 30%。

7. 不明原因不孕

不明原因不孕指经过不孕症的详细检查，依靠现代检查方法尚未发现明确病因的不孕症。实际上原因不明不孕中绝大多数是有原因的，只是受现代技术手段的局限，不能被完全认识。相信随着生殖医学科学的不断发展，新技术、新设备的临床应用，目前未知的病因将会逐渐被查明。

（二）中医学认识

女性不孕症属于中医学的无子、全不产等范畴。不孕之名首载于《周易》，其曰："妇三岁不孕。"《素问·骨空论》指出"督脉者……此生病……其女子不孕。"阐述其发病机制。《神农本草经》中有紫石英治疗"女子风寒在子宫，绝孕十年无子"及当归治疗"绝子"的记载。《诸病源候论》列"月水不利无子""月水不通无子""子脏冷无子""带下无子""结积无子""夹疾无子"病源。《备急千金要方·求子》称"凡人无子，当为夫妻俱有五劳七伤，虚羸百病所致，故有绝嗣之殃"，提出"男服七子散，女服紫石门冬丸"，明确指出夫妇双方均可导致不孕，治法有创新。《格致余论·受胎论》谓："男不可为父，得阳气之亏者也；女不可为母，得阴气之塞者也。"《丹溪心法·子嗣》中述及肥盛妇人痰湿闭塞子宫和怯瘦妇人子宫干涩不能妊娠的证治，影响颇大。《广嗣纪要·择配篇》提及"五不女"（螺、纹、鼓、角、脉），认识到女子先天生理缺陷和生殖器官畸形可致不孕。《景岳全书·妇人规》言："种子之方，本无定轨，因人而药，各有所宜。"强调治疗不孕症应辨证论治。《傅青主女科·种子》列有种子十条，注重从肝肾论治不孕症，创制的养精种玉汤、温胞饮、开郁种玉汤等至今为临床常用。

本病病因病机复杂，主要病机为肾气不足，冲任气血失调。病机包括肾虚、肝气郁结、痰湿内阻、瘀滞胞宫。

1. 肾虚

肾藏精，精化气，肾中精气的盛衰主宰着人体的生长、发育与生殖。先天肾气不足，或房劳多产，或久病大病，或反复流产损伤肾气，或年逾五七，肾气渐虚。肾气亏虚，则冲任虚衰，致卵泡发育不良或无排卵，难以受孕；素体阳虚或寒湿伤肾，肾阳不足，胞宫失煦，命门火衰，阳虚气弱，则冲任虚寒，生化失期，有碍卵子的发育或排出，且不能触发氤氲乐育之气，不能成孕；素体肾阴亏虚，或房劳多产，久病失血，耗损真阴，天癸乏源，胞宫失养，冲任血海空虚，或阴虚内热，热扰冲任血海，皆影响卵子的发育与排出，乃至不孕。

2. 肝气郁结

卵子的生长和排出与肝的疏泄功能有密切关系，卵子的排出必须借助肝的疏泄功能。若素性忧郁，或七情内伤，情怀不畅，或盼子心切，肝郁气滞，疏泄失常，导致情绪低落，忧郁寡欢，气机不畅，气血失调，冲任失和。二者互为因果，肝气郁结益甚，以致冲任不能相资，则卵子发育不良或无排卵，胎孕不受。

3. 痰湿内阻

素体脾肾阳虚或思虑过度，饮食不节伤脾或肝木犯脾，伤及脾阳，或肾阳虚不能温脾，脾虚则健运失司，水湿内停，肾阳虚则不能化气行水，湿聚成痰；或嗜食肥甘，躯脂满溢，痰湿内盛，壅塞冲任，影响卵子的发育与排出；或痰阻气机，气滞血瘀，痰瘀互结，既不能启动氤氲乐育之气，又影响卵子的排出而致不孕。

4. 瘀滞胞宫

瘀血既是病理产物，又是致病因素。经行产后，余血未净，摄生不慎，房事不节，或寒凝血瘀，或热灼血瘀，或气虚运血无力致瘀，瘀滞冲任、胞宫，影响卵子的发育与排出而致不孕。

二、临床诊断

（一）辨病诊断

1. 临床诊断

（1）病史 有正常性生活，未避孕1年未妊娠者。其中35岁以上女性，如果有正常性生活，未避孕6个月未孕，也应进入不孕症的评估流程。问诊时应询问患者年龄、婚史、同居时间、配偶健康情况、性生活情况、月经史及产育史，还需了解既往史及家族史，尤需注意有无腮腺炎、结核、肝炎、甲状腺疾病、糖尿病、高血压、肿瘤、盆腔炎、性传播疾病及其用药史，还有各类手术史，如宫腔操作史、宫颈手术史、盆腹腔手术史、内分泌腺体手术史等。

（2）症状 多数有月经的异常，包括月经后期、月经先期、月经先后无定期、月经过少、月经过多、闭经、崩漏等，也可依导致不孕原因出现对应的临床表现，如盆腔炎症患者出现相应下腹疼痛，或腰骶疼痛，发热；子宫内膜异位症患者伴有痛经、性交痛、月经改变等。少数患者除不孕外，并无症状。

2. 相关检查

（1）体格检查 ①全身检查，测量体温、脉搏、呼吸及血压，必要时测量体重和身高。其他检查包括神志、精神状态、面容、体态、全身发育及毛发分布情况、头部器官、颈（注意甲状腺是否肿大）、乳房（注意其发育，皮肤有无凹陷，有无肿块及溢液）、心、肺、皮肤、浅表淋巴结（尤其是锁骨上和腹股沟浅淋巴结）、脊柱及四肢。②腹部检查，应在盆腔检查前进行。视诊观察腹部形状（腹平、隆起或呈蛙腹），腹壁有无瘢痕、静脉曲张、妊娠纹，局部是否隆起等。叩诊包括叩肝、脾有无增大或压痛，腹部软硬度，有无压痛反跳痛或肌紧张，能否扪及块物，若有块物应描述其部位、大小（以 cm 表示）、形状、质地、活动度、表面是否光滑及有无压痛等。叩诊注意有无移动性浊音。必要时听诊了解肠鸣音。③妇科检查，了解内外生殖器的发育，有无炎症、肿瘤及畸形。双合诊检查应重点触诊子宫的大小、质地和活动度。对于有痛经的患者应进行三合诊检查，如触及骶韧带触痛结节提示患者可能存在子宫内膜异位症。对于有阳性体征的患者，酌情建议进行腹腔镜检查明确诊断。

（2）辅助检查 ①内分泌学检查，包括促性腺激素释放激素（LHRH）兴奋试验，黄体生成素（LH）、卵泡刺激素（FSH）、雌二醇（E_2）、睾酮（T）、催乳素（PRL）、抗米勒管激素（AMH）的测定。②排卵功能检查，包括基础体温测定、宫颈黏液检查、阴道细胞学检查、B超监测卵泡发育及排卵、子宫内膜病理检查等。③微生物学检查，包括细菌检验（结核杆菌、念珠菌、淋球菌），病毒检验（人乳头瘤病毒、人类免疫缺陷病毒），支原体、衣原体、螺旋体的检验以及阴道毛滴虫检验。④遗传学检查，当染色体发生异常时就会导致女性不孕，故当发现患者有先天性生殖系统异常，或多年不明原因不孕时，就要考虑行染色体检查。⑤影像学检查，不论在不孕症的诊断还是治疗方面，影像学检查都有着极为重要的意义，可以确定病变部位和不孕原因，可以指导助孕技术的实施，可用于妊娠预后监测。临床上最常用的影像学技术为超声检查、X线技术、电子计算机断层扫描技术（CT）和磁共振成像技术（MRI）。⑥免疫学检查，在原因不明的不孕症中相当大的部分属于免疫性不孕，故不孕症患者在进行常规检查后，若未发现异常，应进行相应的免疫学检查以明确病因。目前与不孕有关的自身抗体分

两类，非器官特异性自身抗体和器官特异性自身抗体，如抗心磷脂抗体、抗核抗体、抗精子抗体、抗卵巢抗体、抗子宫内膜抗体等。⑦宫/腹腔镜检查，宫/腹腔镜在不孕症的诊断方面的应用越来越广泛，其作用也越来越重要，其不但能帮助找到不孕的原因，而且可以辅助治疗某些引起不孕症的因素，使其在不孕症的治疗中具有无限的生命力和广阔的应用前景。

（二）辨证诊断

女性不孕症主要根据患者月经、带下、全身症状及舌脉等综合分析，审脏腑、冲任、胞宫之病位，辨气血、寒热、虚实之变化。通过望、闻、问、切四诊，收集患者就诊时的病历资料，结合相关检查，全面了解患者的疾病特点和全身表现，并进行综合分析，从而诊断疾病。

望诊：患者的神志、形态、面色、唇色、舌质、舌苔、乳房、外阴、阴道等情况。

闻诊：耳听声音，鼻嗅气味。前者包括听语音、呼吸、嗳气、叹息、痰喘、咳嗽等声音，后者包括月经、带下有无特殊气味，有无口气等。

问诊：夫妇年龄、月经情况、一般症状（如腰酸、头晕、耳鸣、神疲乏力、畏寒肢冷、五心烦热、口干咽燥，胃纳、睡眠、二便情况等）、配偶健康状况、既往史、家族史、居住环境、从事职业、烟酒嗜好等。

切诊：切脉、按诊（按胸腹、肌肤、四肢）及盆腔检查。

1. 肾虚型

（1）肾气虚型

临床证候：婚久不孕，无排卵，月经不调或停闭，经量或多或少，色淡暗，质稀，腰酸膝软，头晕耳鸣，精神疲倦，小便清长，舌淡，苔薄白，脉沉细，两尺尤

甚。

辨证要点：婚久不孕，月经不调或停经，腰酸膝软，精神疲倦，舌淡，苔薄，脉沉细，两尺尤甚。

（2）肾阳虚型

临床证候：婚久不孕，无排卵，初潮延迟，月经后期，量少，或经闭，经色淡暗，性欲低下，小腹冷，带下量多，清稀如水，或子宫发育不良，头晕耳鸣，腰酸膝软，大便溏薄，夜尿多，眼眶暗，面部暗斑，或环唇暗，舌质淡暗，苔白，脉沉细，尺弱。

辨证要点：婚久不孕，月经后期，甚至停闭，带下量多，清稀如水，腰酸膝软，性欲淡漠，面色晦暗，大便溏薄，小便清长，舌淡，苔白，脉沉迟。

（3）肾阴虚型

临床证候：婚久不孕，无排卵，月经常提前，经量少或停经，经色鲜红，或经期延长，甚则崩中或漏下不止，形体消瘦，头晕耳鸣，腰酸膝软，五心烦热，失眠多梦，眼花心悸，肌肤失润，阴中干涩，性交痛，舌质稍红略干，苔少，脉细或细数。

辨证要点：婚久不孕，月经先期，量少，色红质稠，甚或闭经，或带下量少，阴中干涩，腰酸膝软，头晕耳鸣，形体消瘦，五心烦热，失眠多梦，舌淡或舌红，少苔，脉细或细数。

2. 肝气郁结型

临床证候：婚久不孕，无排卵，月经或先或后，经量时多时少，色暗，有血块，或经来腹痛，或经前烦躁易怒，胸胁乳房胀痛，精神抑郁，善太息，舌暗红或舌边有瘀斑，脉弦细。

辨证要点：婚久不孕，月经周期先后不定，量或多或少，色暗，有血块，经行腹痛，或经前胸胁、乳房胀痛，情志抑郁，或烦躁易怒，舌暗红，苔薄白，脉弦。

3. 痰湿内阻型

临床证候：婚久不孕，无排卵，多自青春期始即形体肥胖，月经常推后、稀发，甚则停经，带下量多，色白质黏，头晕心悸，胸闷泛恶，面目虚浮，舌淡胖，苔白腻，脉滑。

辨证要点：婚久不孕，月经后期，甚或闭经，带下量多，色白质黏，形体肥胖，胸闷呕恶，心悸头晕，舌淡胖，苔白腻，脉滑。

4. 瘀滞胞宫型

临床证候：婚久不孕，无排卵，月经多延后，或周期正常，经来腹痛，甚或进行性加剧，经量多少不一，经色紫暗，有血块，块下痛减，时经行不畅，淋漓难净，或经间出血，或肛门坠胀不适，性交痛，舌质紫暗或舌边有瘀点，苔薄白，脉弦或弦细涩。

辨证要点：婚久不孕，月经后期，量或多或少，色紫暗，有血块，可伴痛经，平素小腹或少腹疼痛，或肛门坠胀不适，舌质紫暗，边有瘀点，脉弦涩。

三、鉴别诊断

（一）西医学鉴别诊断

本病的鉴别诊断与其他疾病不同，由于涉及的病因复杂，故凡涉及可能影响整个生殖及性腺－内分泌轴的各种疾患，都与本病有关，明确这些疾病的诊断，有助于不孕症治疗方案的科学制订。

1. 子宫内膜非典型增生

在不孕症女性中多囊卵巢综合征（PCOS）发病率很高，由于单一的雌激素作用，极易导致子宫内膜增生过度，严重者可致子宫内膜非典型增生。临床表现多为不规则出血及超声下子宫内膜增厚，建议行分段诊断性刮宫及病理检查，有助于诊断。

2. 甲状腺及肾上腺功能失调

二者均可影响排卵而引起不孕症，需通过临床表现及内分泌功能测定排除相关疾病。

3. 慢性消耗性疾病

慢性消耗性疾病可影响生殖功能，常见有肾病、系统性红斑狼疮、糖尿病等。

（二）中医学鉴别诊断

本病须与暗产相鉴别。

暗产指早早孕期，胚胎初结而自然流产者，此时孕妇尚未有明显的妊娠反应，一般不易觉察而误认为不孕。通过基础体温测定（BBT）、早孕试验及病理学检查可明确。

四、临床治疗

（一）提高临床疗效的要素

1. 明确病因，有的放矢

女性不孕症的病因复杂，临床表现多样，可由子宫内膜异位症、输卵管不通、多囊卵巢综合征、高催乳素血症、未破裂卵泡黄素化综合征及盆腔炎性疾病后遗症等妇科疾病所致，亦与多种内、外科疾病密切相关。临证时需详问病史，认真查体，系统筛查，明辨病因，分析病位，以针对病因治疗为主。对原因不明性不孕，治疗原则以对症处理为主，通过不同的治疗手段来达到生育之目的。研究发现，除了一部分可能因为受孕延迟或存在尚未被发现的生育缺陷外，绝大多数原因不明性不孕是有原因的，只是受医疗水平的限制，且大量研究认为此与不孕不育夫妇之间免疫不相容有关。具体治疗方法详见后面各章节。

2. 求子之道，重在调经

中医历来强调"种子必先调经"，正如《万氏女科》指出："女子无子，多因经候不调……若不调其经候而与之治，徒用力于无用之地。"因此，调经助孕是中医妇科的优势与特色之一。肾藏精，主生殖，调经种子重在补肾；肝藏血，主疏泄，调经种子妙在疏肝；女子以血为本，调经种子贵在理血；兼有痰瘀互结，则祛瘀化痰，功在疏通。月经通调，必无生育艰难之忧虑矣。

3. 病证结合，提高疗效

中医辨证与西医辨病相结合，加强治疗的针对性，如排卵障碍性不孕多责之于肾虚，常见病种包括异常子宫出血、多囊卵巢综合征、高催乳素血症、未破裂卵泡黄素化综合征及卵巢早衰等，证型有肾虚血瘀、肾虚痰湿及肾虚肝郁，以补肾为主，兼以疏肝、化痰、活血；输卵管阻塞性不孕可由气滞、湿热、寒凝瘀滞等所致，治以疏肝理气，化瘀通络，内服外治兼施；免疫性不孕以脾肾亏虚为本，痰瘀互结为标，证型主要有肾虚血瘀、阴虚火旺、气滞血瘀和湿热互结，治以补益脾肾，祛瘀化痰，常能取得较好的临床疗效。

4. 中西汇通，毓麟有望

中西医结合治疗的关键在于把握结合治疗的切入点，如中西医联合诱导排卵能提高临床妊娠率且降低不良反应；宫腹腔镜联合中药治疗子宫内膜异位症及输卵管性不孕症；中医药联合辅助生殖技术亦展现出良好的应用前景，在提高卵细胞质量及改善子宫内膜容受性等方面均取得了长足的发展，对高龄不孕、反复种植失败等困扰助孕技术的瓶颈问题亦积累了较丰富的临床经验。

（二）辨病治疗

1. 输卵管性不孕的治疗

目前输卵管性不孕的治疗方法主要包括药物治疗、手术治疗，如宫腔镜下输卵管插管通液术、子宫输卵管造影术、介入性输卵管再通术、腹腔镜或宫腹腔镜联合手术及体外受精－胚胎移植术（IVF-ET）等。

（1）药物治疗 ①抗生素，选择敏感抗生素，月经第5天开始，连服15~20天。②地塞米松，月经第5天开始服用，每天3mg，服5天，每天2.25mg，服5天，每天1.5mg，服5天，每天0.75mg，服5天，共20天。此为20天减量法。与抗生素联合应用。③中药，选择口服大黄䗪虫丸、桂枝茯苓胶囊、桃红四物汤等。还可选用活血化瘀、软坚散结中药液保留灌肠。

（2）手术治疗 ①宫腔镜下输卵管插管通液术，适用于子宫输卵管造影术（HSG）显示输卵管通而不畅，先天性输卵管纤细、迂曲、过长者，输卵管近端阻塞，尤其是子宫角部阻塞者，轻度宫腔粘连或阻塞的患者。随机对照研究发现，相比于常规通液治疗，宫腔镜下输卵管通液术可减少术后并发症，增加输卵管通畅率及1年妊娠率，并缩短妊娠时间。②子宫输卵管造影术，既能诊断先天性子宫畸形，子宫内膜病变，宫腔粘连，输卵管通畅与否及通畅程度、阻塞部位，也有一定的治疗作用。③介入性输卵管再通术，该方法为治疗输卵管阻塞开辟了一条新的治疗途径，主要用于输卵管近端阻塞者。研究报道，近端阻塞再通成功率为80%~90%，术后4年妊娠率为50%。目前由于其损伤小，操作简单而得到广泛运用。④腹腔镜手术，适用于输卵管远端阻塞，如伞端狭窄、闭锁、积水、积脓，输卵管结扎术后要求复通，采用辅助生殖技术前的辅助治疗，如输卵管积水行输卵管结扎术，其他类型可进行输卵管造口、整形、松解盆腔粘连等治疗，恢复盆腔的正常解剖形态和功能。该方法创伤小，恢复快，住院时间短，较安全。有研究报道，行腹腔镜下输卵管伞端及其周围粘连分离术，术后宫内妊娠率为29%~62%，与显微手术52%的妊娠率相近；造口术后宫内妊娠率为19%~48%。但腹腔镜不能评估不孕症患者宫腔情况，对输卵管近端阻塞或腔内粘连无法治疗。⑤宫腹腔镜联合手术，适用于输卵管阻塞同时可能存在宫腔病变的不孕患者。二者联合应用克服了各自单独使用的局限性，可在直视下发现宫腔及盆腔异常情况并进行治疗。该方法能明显缩短患者手术及住院时间，减少并发症，大大提高输卵管再通率及妊娠率。⑥体外受精－胚胎移植术（IVF-ET），输卵管性不孕是IVF-ET的首选适应证，对无法疏通或手术难以矫正的输卵管阻塞、输卵管积水、严重盆腔粘连影响拾卵或受精卵输送障碍的输卵管性不孕，可选用IVF-ET。有文献报道，该方法妊娠率为40%左右，但对技术、设备要求高，手术费用昂贵，给许多不孕症夫妇带来了沉重的经济负担，以及潜在或未知的身心健康风险。

2. 排卵障碍性不孕的治疗

该类不孕症涵盖的病种有多囊卵巢综合征、高催乳素血症、卵巢储备功能减退、卵巢早衰、异常子宫出血、低促性腺激素性闭经、黄体功能不全、未破裂卵泡黄素化综合征、席汉综合征、甲状腺功能异常等。具体治疗方法详见后面各章节。

（1）多囊卵巢综合征（PCOS） 针对该疾病的治疗方法主要包括调整生活方式、药物治疗（如口服避孕药、螺内酯、地塞米松、二甲双胍及促排卵药物等）、腹腔镜下卵巢打孔术（LOD）、体外受精－胚胎移植（IVF-ET）等。

（2）高催乳素血症（HPRL） 目前以药物治疗为主，手术治疗及放疗为辅，根据个体化原则进行选择治疗。HPRL的治疗目标是抑制PRL分泌，恢复正常月经及排卵功能，减少乳汁分泌及改善其他症状，如头痛和视功能障碍等。

（3）卵巢早衰（POF） 治疗以雌激素、孕激素疗法为主，联合口服避孕药、促排卵药物等。若 POF 合并自身免疫性疾病，则根据情况使用雌激素、孕激素序贯疗法，或口服泼尼松联合使用雌激素、孕激素序贯疗法或避孕药。抗心磷脂抗体阳性者，口服阿司匹林 100~400mg/d。对合并其他自身免疫性疾病的 POF，应积极治疗原发疾病。治疗期间复查性激素，FSH<10IU、FSH/LH<2.5 时，可以采用 FSH/HMG 促排卵治疗。此外，卵子捐赠及卵巢组织和卵子的冷冻保存是一种新的治疗途径。

（4）未破裂卵泡黄素化综合征（LUFS） 包括期待治疗，对导致 LUFS 发生的原发病，如子宫内膜异位症、慢性盆腔炎、盆腔粘连等的治疗，促性腺激素（GnRH）疗法，GnRH-a 类药物诱发排卵，卵泡穿刺，生殖辅助技术等。

3. 子宫性不孕的治疗

子宫性不孕的影响因素有子宫内膜性因素、子宫肌层性因素、子宫颈因素，以及子宫环境即盆腔性因素。子宫内膜性因素包括宫腔粘连、子宫内膜息肉、子宫黏膜下肌瘤、子宫内膜结核、宫腔妊娠物残留，子宫肌层性因素包括子宫肌瘤、子宫腺肌病、子宫腺肌瘤、子宫先天性发育异常，子宫颈因素包括宫颈发育异常、宫颈功能不全等，盆腔性因素主要为盆腔炎性疾病、盆腔结核导致的盆腔粘连，子宫的局部固定，如严重后倾后屈等还有其他，如子宫切口憩室。根据不同的病因，有不同的治疗方式，主要分为手术治疗与药物治疗。

4. 免疫性不孕的治疗

目前已知与不孕相关的免疫因子主要有抗精子抗体（AsAb）、抗子宫内膜抗体（EMAb）、抗心磷脂抗体（ACAb）、抗卵巢抗体（AoAb）、抗人绒毛膜促性腺激素抗体（AhCGAb）、抗透明带抗体（AZPAb）等。其治疗主要包括消除致病诱因、避免抗原接触、应用免疫抑制剂、补充维生素 E 和 C、行主动免疫和（或）被动免疫及辅助生殖技术等。

5. 原因不明性不孕的治疗

原因不明性不孕的治疗方案较多，包括期待疗法、促排卵治疗、人工授精、免疫异常处理、中医治疗、心理干预等。专家建议，经其他辅助生育方法及时治疗无效者，特别是超促排卵治疗联合宫腔内人工授精后仍未能获得妊娠的患者，可行 IVF-ET 治疗。

（三）辨证治疗

1. 辨证论治

（1）肾虚型

①肾气虚型

治法：补肾益气，调补冲任。

方药：毓麟珠（《景岳全书》）。常用药物有当归、熟地黄、白芍、川芎、人参、白术、茯苓、炙甘草、菟丝子、杜仲、鹿角霜、川椒。

若经量较多者，加阿胶、炒艾叶固冲止血；若经行量少不畅者，加丹参、鸡血藤活血调经。

②肾阳虚型

治法：温肾助阳，调补冲任。

方药：温胞饮（《傅青主女科》）。常用药物有巴戟天、补骨脂、菟丝子、肉桂、附子、杜仲、白术、山药、芡实、人参。

若腰痛似折，小腹冷甚，脉沉迟者，可加巴戟天、补骨脂、仙茅、淫羊藿等温肾壮阳。

③肾阴虚型

治法：滋肾养血，调补冲任。

方药：养精种玉汤（《傅青主女科》）。常用药物有当归、白芍、熟地黄、山茱萸。

若症见形体消瘦，五心烦热，午后潮热者，皆属阴虚火旺，可加牡丹皮、地骨皮、黄柏、龟甲以清热降火，滋润填精。

（2）肝气郁结型

治法：疏肝解郁，理血调经。

方药：开郁种玉汤（《傅青主女科》）。常用药物有当归、白芍、牡丹皮、香附、白术、茯苓、天花粉。

若胸胁胀满甚者，去白术，加青皮、玫瑰花、绿萼梅舒郁；梦多而睡眠不安者，加炒酸枣仁、夜交藤以益肝宁神。

（3）痰湿内阻型

治法：燥湿化痰，理气调经。

方药：苍附导痰丸（《叶氏女科证治》）。常用药物有茯苓、半夏、陈皮、甘草、苍术、香附、南星、枳壳、生姜、神曲。

若脾肾亏虚者，加淫羊藿、仙茅、补骨脂以补脾益肾。

（4）瘀滞胞宫型

治法：活血化瘀，止痛调经。

方药：少腹逐瘀汤（《医林改错》）。常用药物有肉桂、小茴香、干姜、当归、川芎、赤芍、蒲黄、五灵脂、没药、延胡索。

若见气滞而胀者，加乌药、香附、九香虫以行气止痛。

2.外治疗法

（1）中药灌肠　紫花地丁、野菊花、鸭跖草、鱼腥草、蒲公英适量。水煎取汁100ml，保留灌肠，每日1次，10次为1个疗程，适用于湿热瘀滞型。[孙自学，庞保珍．中医生殖医学．北京：人民卫生出版社，2017]

（2）贴敷疗法　妇炎散，组成为大黄、姜黄、败酱草、丹参、赤芍、乳香、延胡索、羌活、独活、千年健、透骨草。将上药切细末，温水加酒，调成糊状，敷下腹，每日2次，每次30~60分钟，10天为1个疗程，适用于瘀滞胞宫型。[孙自学，庞保珍．中医生殖医学．北京：人民卫生出版社，2017]

（3）针灸疗法　对排卵障碍所致不孕症，应用针灸促进卵泡发育及排卵。体针取关元、中极、三阴交、子宫、气海、足三里等穴，随证加减；灸法以艾灸为主，取神阙、关元等为主穴，适用于气虚血瘀型。[夏桂成．实用中医妇科学．北京：中国中医药出版社，2018]

（4）耳针　取子宫、卵巢、内分泌、肾上腺、盆腔、交感穴。可用磁粒或王不留行籽贴敷并按压，适用于肾气亏虚型。[夏桂成．实用中医妇科学．北京：中国中医药出版社，2018]

（5）其他　对寒凝气滞型输卵管性不孕可采用中药外敷热熨，此外，肛门导入、穴位离子导入及导管介入等疗法，适用于热毒瘀滞型，临床疗效较好。

3.成药应用

（1）滋肾育胎丸　补肾健脾，益气培元。适用于脾肾两虚型不孕患者，每次5g，每日3次，口服。

（2）右归丸　温补肾阳。适用于肾阳虚型不孕患者，每次1丸，每日3次，口服。

（3）坤泰胶囊　滋阴清热，安神除烦。适用于肝肾阴亏型不孕患者，每次6g，每日2次，口服。

（4）逍遥丸　疏肝健脾，养血调经。适用于肝气郁结型不孕患者，每次9g，每日2次，口服。

（5）定坤丹　滋补气血，调经舒郁。适用于肾气亏虚型不孕患者，每次3.5~7g，每日2次，口服。

（6）少腹逐瘀丸　活血逐瘀，祛寒止痛。适用于瘀血阻络型不孕患者，每次1丸，每日2次，口服。

4.单方验方

（1）鲜胎盘1具，阴阳瓦焙干，研细末，装胶囊，每次3粒，每天3次。适用于肾虚精亏型。[严仲铠，丁立起．中华食疗

本草. 北京：中国中医药出版社，2019〕

（2）温经通窍汤 当归30g，三棱15g，莪术15g，制香附15g，川芎10g。水煎服，每天1剂。适用于血瘀型。〔孙自学，庞保珍. 中医生殖医学. 北京：人民卫生出版社，2017〕

（3）山茱萸15g，粳米50g，红糖适量，砂锅内文火煮粥，每天早晚空腹进食。适用于肾阴虚型。〔严仲铠，丁立起. 中华食疗本草 北京：中国中医药出版社，2019〕

（4）桃仁6g，墨鱼肉15g，姜、葱、盐适量，墨鱼肉洗净，加水适量炖熟即可每天一次饮汤。适用于血瘀型。〔孙自学，庞保珍. 中医生殖医学. 北京：人民卫生出版社，2017〕

（四）医家经验

1. 罗元恺

罗元恺认为，无排卵者，多属肾阳虚衰。肾阳虚具有垂体-肾上腺皮质系统功能低下的表现。排卵障碍性不孕关键在于肾虚，以肾虚血瘀、肝郁肾虚、脾肾两虚、痰湿阻滞等证型多见。其他导致不孕的疾病，如子宫内膜异位症、慢性盆腔炎、输卵管阻塞等，均以血瘀为主要病机。治疗原则以活血化瘀为主，兼行气、温经或清热。此类患者常有痛经或非经期下腹疼痛，罗元恺常以失笑散加味治之。罗元恺善用三七化瘀止痛，在失笑散的基础上创制了田七痛经胶囊（三七、蒲黄、五灵脂、延胡索、川芎、冰片等），治疗寒凝血瘀和气滞血瘀之痛经。其后，又自拟罗氏内异方（益母草、牡蛎、桃仁、延胡索、乌药、乌梅、川芎、五灵脂、山楂、丹参、蒲黄等）治疗子宫内膜异位症所致之痛经和不孕。〔罗元恺. 实用中医妇科学. 上海：上海科学技术出版社，1994〕

2. 夏桂成

夏桂成对黄体功能不全属肾虚者48例进行分析，其中肾阳虚者41例，占85.4%，肾阴虚者7例，占14.6%，提出黄体功能不全与肾阳偏虚（宫寒）关系较大。〔夏桂成. 夏桂成实用中医妇科学. 北京：中国中医药出版社，2009〕

3. 蔡小荪

蔡小荪等通过对110例不孕症分析，认为不孕以肾虚为首，治疗当以补肾为主，即使湿热瘀滞、阻塞胞络，除清热化湿、活血理气通络外，仍需兼顾补肾，只有在肾气的作用下，才能有助于胞络通调，以利孕育。〔连方，齐聪. 中西医结合妇产科学. 北京：人民卫生出版社，2012〕

4. 李广文

李广文认为本病证属血瘀，治当化瘀通络，自创专用方剂——通任种子汤。药物组成：香附9g，丹参30g，赤芍、白芍各9g，桃仁9g，连翘12g，小茴香6g，当归12g，川芎9g，延胡索15g，莪术9g，皂角刺9g，穿山甲3g，炙甘草6g。有活血祛瘀、通络止痛的功效。用法：水煎服，每日1剂，2次分服，连服3天停药1天，经期停药。对检查输卵管通畅，但妇科检查为附件炎，且无其他不孕因素者，也给予通任种子汤。〔李保良. 通任种子汤临床应用. 山东中医杂志，1992，4（5）：26-27〕

5. 肖承悰

肖承悰认为输卵管性不孕的治疗，在针对病理因素瘀血、气郁、湿热、寒湿治疗的同时，要注意补益肾气。〔肖承悰. 中医妇科临床研究. 北京：人民卫生出版社，2009〕

五、预后转归

不孕症的预后与患者年龄、病史、病因及病程关系较为密切。年龄较轻、病因单一、病程短者疗效较好；年龄偏大、病因复杂、病程长者疗效欠佳。

六、预防调护

（1）注意经期卫生，严禁经期性生活，以防盆腔感染。

（2）重视婚前教育，避免婚前妊娠，做好新婚夫妇的避孕指导与计划生育宣传工作，尽量减少人工流产率。

（3）积极预防与早期治疗人工流产及分娩所致的生殖道感染。人工流产术前应严格检查生殖道分泌物的清洁度，术中应严格执行无菌操作。

（4）合理膳食，食物花样尽量多，蔬菜最好每天保持 5 样以上。

（5）适度运动，尤其对于肥胖者，要适当增加活动量，减少食量，保持适当体重。

（6）调节情志，情志与排卵、孕育的关系极大。患者要自找情趣，如听音乐、散步、跳舞、练习书法等调节情志。家人尽量不要多问有关孕育之事。家人的催促，是导致不孕的重要因素之一。

七、专方选要

1. 毓麟珠

该方出自《景岳全书·妇人规》，由熟地黄 20g、当归 20g、川芎 6g、芍药（酒） 10g、党参 10g、茯苓 10g、白术 10g、菟丝子 20g、鹿角霜 10g、炒杜仲 20g、川椒 10g、炙甘草 6g 组成。随症加减：腰膝酸软明显加桑寄生、川断；畏寒肢冷明显加桂枝、紫石英；性欲下降明显加仙茅、淫羊藿等。从月经第 5 天开始服用，水煎，每日 1 剂，早晚分服，3 个月为 1 个疗程，连服 2 个疗程。[王会茹. 毓麟珠加减治疗妇科疾病研究综述. 黑龙江科学，2021，12（22）：68-69]

2. 开郁种玉汤

该方出自《傅青主女科》，由当归 15g、白芍 15g、茯苓 15g、牡丹皮 10g、白术 15g、香附 5g、天花粉 5g组成，临证时随症加减。于应用控制性超促排卵长方案前 3 个月口服开郁种玉汤，水煎服，每日 1 剂，早晚温服，3 个月后自然试孕，未妊娠者进入体外受精－胚胎移植周期，并继续服用中药，每日 1 剂，早、晚温服。[张静，晁春娥，宋佳怡，等. 加减开郁种玉汤联合团体心理干预对肝郁肾虚型不明原因不孕症患者妊娠结局及心理状态的影响. 时珍国医国药，2022，33（1）：144-147]

主要参考文献

[1] 黄荷凤. 实用人类辅助生殖技术［M］. 北京：人民卫生出版社，2021.

[2] 杨菁. 女性不孕症的诊断与治疗［M］. 武汉：湖北科学技术出版社，2020.

[3] 连方. 中西医结合生殖医学［M］. 北京：人民卫生出版社，2018.

[4] 谈勇. 中医妇科学［M］. 第 4 版. 北京：中国中医药出版社，2017.

[5] 孙自学，庞保珍. 中医生殖医学［M］. 北京：人民卫生出版社，2017.

[6] 陈建明. 实用不孕不育诊断与治疗［M］. 广州：广东科技出版社，2021.

[7] 沈铿，马丁. 妇产科学［M］. 第 3 版. 北京：人民卫生出版社，2017.

[8] 焦潞函，刘丽. 中医药治疗排卵障碍性不孕的研究进展［J］. 世界最新医学信息文摘，2019，19（82）：87-88.

[9] 王丽辉. 输卵管性不孕中医治疗进展综述［J］. 中医临床研究，2019，11（33）：124-125.

[10] 兰欢，朱哲慧，吕芳芳，等. 药食同源类中草药防治多囊卵巢综合征的研究进展［J］. 辽宁中医杂志，2020，47（10）：209-212.

[11] 陈智清. 红酱汤保留灌肠加活血通络方外敷治疗输卵管阻塞性不孕症临床观察［J］. 实

用中医药杂志，2015，31（6）：487-488.

［12］吴芳，郭勇义，贺亚蕾. 通管消癥汤内服结
合灌肠、外敷疗法对输卵管阻塞性不孕症
IL-6、IL-8 和 TNF-α 水平的影响［J］. 中
华中医药学刊，2021，39（5）：243-246.

第二节　输卵管性不孕

输卵管性不孕占女性不孕的 25%~35%，是女性不孕最主要的病因之一。引起不孕的输卵管病变包括输卵管近端梗阻、远端梗阻、全程阻塞、输卵管周围炎、输卵管功能异常和先天性输卵管畸形。输卵管性不孕的高危因素包括盆腔炎性疾病、异位妊娠史、盆腹部手术史、阑尾炎、宫腔操作史及子宫内膜异位症。

输卵管阻塞性不孕是指因输卵管不通而使卵不能出，精不能入，精卵不得交合而致不孕。中医无此病名，可归于中医学"无子""断绪""癥瘕""带下"等范畴。临床主要表现有下腹痛、腰骶酸痛、痛经、白带异常和盆腔包块等。

一、病因病机

（一）西医学认识

输卵管性不孕多因管腔粘连而导致机械性阻塞，或因盆腔粘连导致迂曲，或影响输卵管的蠕动功能和伞端的拾卵功能，使卵子无法与精子会合。据有关资料统计，输卵管因素引起的不孕症约占女性不孕的1/3。临床多见于慢性输卵管炎症导致输卵管阻塞、输卵管结核、子宫内膜异位症或盆腔手术输卵管粘连，以及输卵管发育不全等。常见的病因有以下几种。

1. 输卵管炎症

常在人工流产、分娩、宫腔内手术后，因致病菌感染而引起输卵管化脓性炎症，形成输卵管积水、积脓，继而输卵管管壁肥厚、僵硬，并长出肉芽肿或结节，往往与附近器官和组织紧密粘连，致使输卵管管腔闭塞。

2. 盆腔炎

腹腔内邻近器官炎症的蔓延、波及，如阑尾炎化脓后可累及附件，发生输卵管炎症，导致输卵管阻塞而婚后不孕。

3. 输卵管结核

多继发于肺结核和结核性腹膜炎，极易导致输卵管狭窄，甚至阻塞。

4. 子宫内膜异位症

子宫内膜异位在细狭的输卵管内，引起输卵管管壁结节状肥厚，而致输卵管不通。

5. 其他

宫外孕手术后，输卵管结扎或化学药物粘堵绝育后，输卵管发育不良。

总之，输卵管炎波及卵巢，输卵管与卵巢相互粘连形成炎性肿块，或输卵管伞端与卵巢相贯通，液体渗出形成输卵管卵巢囊肿或者脓肿。输卵管炎波及盆腔结缔组织，可使子宫两侧片状增厚，压痛，宫骶韧带增粗变厚。若蔓延范围广泛，可使子宫固定。以上情况可引起输卵管阻塞、输卵管黏膜受损、纤毛消失、输卵管蠕动障碍、伞端闭锁，或与其周围粘连，影响输卵管的通畅。另外，输卵管积液所产生的细胞因子，直接或间接影响精子与卵子质量、受精环境与胚胎发育，进而导致不孕。

（二）中医学认识

1. 病因

（1）湿热瘀结　湿热邪毒内侵，余邪未尽，正气未复，气血阻滞，湿热瘀血内结，缠绵日久不愈，故发本病。

（2）气滞血瘀　七情内伤，脏气不宣，肝气郁结，或外感湿热之邪，余毒未清，滞留于冲任胞宫，气机不畅，瘀血内停，

脉络不通，故发本病。

（3）寒湿凝滞　素体阳虚，下焦失于温煦，水湿不化，寒湿内结或寒湿之邪乘虚侵袭，与胞宫内瘀血浊液相结，凝结瘀滞。

（4）气虚血瘀　素体虚弱，或正气内伤，外邪侵袭，留著于冲任，血行不畅，瘀血停聚；或久病不愈，瘀血内结，日久耗伤，正气亏乏，致气虚血瘀证。

（5）肾虚血瘀　素体肾虚，或久病及肾，外邪残留，瘀血内结，脉络不通，故致肾虚血瘀证。

2. 病机

输卵管炎的发病是由于经期、产后胞门未闭，风寒湿热之邪，或者虫毒乘虚内侵，与冲任气血相搏结，蕴积于胞宫，反复进退，耗伤气血，虚实错杂，缠绵难愈。其主要病机为寒、湿、热邪与血搏结，损伤胞宫、冲任，蕴结下焦，壅遏气血，导致气滞血瘀，积结成块，阻碍受精卵的运行和结合，或阻碍结合后移植于子宫。

二、临床诊断

（一）辨病诊断

1. 临床诊断

（1）病史　详细询问不孕患者有无急性盆腔炎史或阑尾炎史、流产及分娩史、不洁性生活史、有无结核史或经常接触的人中有无罹患结核者。

（2）临床表现　①慢性盆腔痛，慢性输卵管炎患者下腹有不同程度疼痛，多为隐痛或不适，腰背部及骶部酸痛、发胀、下坠感，常在劳累、性交及月经前后加剧。这与盆腔粘连、充血有关。②不孕及异位妊娠，输卵管粘连阻塞可致不孕或异位妊娠。急性盆腔炎后不孕发生率为20%~30%。并随着病情的发展，不孕率呈现上升趋势。③月经不调，输卵管与卵巢相邻，一般输卵管的疾病并不影响卵巢的功能，对月经量的多少也没有影响，只有当炎症波及卵巢，对卵巢功能造成损害时才会出现月经异常。以月经过频、月经量过多最常见，可能是盆腔充血及卵巢功能障碍的结果。慢性炎症导致子宫纤维化、子宫复旧不全或粘连所致的子宫位置异常等，均可引起月经过多。④痛经，因盆腔充血而致成瘀血性痛经，多半在月经前1周开始即有腹痛，越临近经期越重，直到月经来潮。⑤其他，慢性输卵管炎女性还会出现白带增多，性交疼痛，胃肠道障碍，乏力，劳动受影响或不耐久劳和精神神经症状。

2. 相关检查

（1）妇科检查　慢性输卵管炎多表现为在子宫一侧或两侧触到成条索状增粗的输卵管，轻度压痛，宫体压痛（±）。若为输卵管积水或输卵管卵巢囊肿，则在盆腔一侧或两侧触及囊性肿物，活动多受限；若病变波及盆腔结缔组织，子宫多呈后倾后屈，活动受限或粘连固定，子宫一侧或两侧片状增厚、压痛，宫底韧带增粗变硬，有触痛。

（2）输卵管通液　该方法是利用美蓝液或生理盐水自宫颈注入宫腔，再从宫腔流入输卵管，根据推注药液时阻力的大小及液体反流的情况，判断输卵管是否通畅。该检查已被子宫输卵管造影检查所替代。

（3）子宫输卵管造影　子宫输卵管造影（HSG）是目前诊断输卵管通畅程度最准确的方法。造影不但能提示输卵管是否通畅、阻塞的部位，还能观察子宫腔形态。特别是对输卵管梗阻部位的判断及治疗方案的选择具有重要指导意义。而且图像清晰，可永久保存，便于治疗前后对照，因此应用较为广泛。

（4）超声检查　一般情况下，超声不能检查到输卵管的情况，当输卵管存在明显积液时，超声有积极的诊断意义，该方法无痛、无创，可作为一项简单、非特异性的排查方法。

（5）宫腔镜下输卵管插管通液　2015年关于女性不孕诊断的共识中指出宫腔镜下插管通液可以对 HSG 提示的输卵管近端梗阻进行确认和排除。宫腔镜可直接观察到患者的宫腔情况，可在检查的同时给予治疗，合并宫腔病变的患者可选择宫腔镜下插管通液评估输卵管通畅性。

（6）腹腔镜检查　这也是目前较为常用的一种方法。在腹腔镜手术中可行亚甲蓝通液，了解输卵管通畅情况。还可以直接观察子宫、输卵管及卵巢，了解盆腔情况，并同时对异常情况进行治疗。尤其适用于经过子宫输卵管造影检查诊断为输卵管积水，或考虑有输卵管周围粘连者。

（7）子宫输卵管超声造影　子宫输卵管超声造影（HyCoSy）是近 20 年来新兴的检查手段，对于怀疑有子宫内膜病变的患者，或患者对 HSG 的放射性有顾虑时，可选择有经验的超声医生行 HyCoSy 检查。

（8）输卵管镜检查　可以直观观察输卵管黏膜，直接判断输卵管是否堵塞的一种检查手段，但它对输卵管是否具有蠕动、运输功能无法判断，现多用于输卵管不孕症的治疗。

（二）辨证诊断

本病多为邪热余毒残留，与冲任之气血相搏结，凝聚不去，日久难愈，耗伤气血，虚实错杂。在证候表现上，实证居多，且以湿热瘀结、气滞血瘀型居多。本病的辨证当以腹痛的性质、带下的性状及伴随症状为主要依据。一般来讲，少腹疼痛，灼热拒按，伴带下量多，色黄，质黏稠，多为湿热瘀结型；少腹冷痛，得温则减，带下量多色白，多为寒湿凝滞或阳虚内寒；下腹胀痛，经前乳房胀痛，多属气滞血瘀；下腹隐痛，喜揉喜按，伴白带量

多、质稀，多属虚证，气虚或肾虚血瘀型。本证尚须与其他内、外科疾病所致的腹痛相鉴别。一般内、外科疾病所引起的腹痛，多位于脐周或上腹部，且不伴有带下异常。

1. 湿热瘀结型

临床证候：少腹部隐痛，或者疼痛拒按，痛连腰骶，低热起伏，经行或者劳累后加重，带下量多，色黄，质黏稠，口干不欲饮，大便溏或秘结，小便黄赤，舌红，苔黄腻，脉滑数或弦数。

辨证要点：少腹隐痛或拒按，带下黄稠，舌红，苔黄腻，脉滑数。

2. 气滞血瘀型

临床证候：少腹胀痛、刺痛，经行腹痛加重，经量多，有瘀块，带下量多，婚久不孕，经前情志抑郁，乳房胀痛，舌质紫暗，有瘀斑、瘀点，苔薄，脉弦涩。

辨证要点：少腹胀痛、刺痛，经前乳房胀痛，舌质紫暗，脉弦涩。

3. 寒湿凝滞型

临床证候：小腹冷痛，或坠胀疼痛，经行腹痛加重，喜热恶寒，得热痛缓，经行错后，经血量少，色暗，带下量多，色白质稀，形寒肢冷，面色青白，舌暗，苔白腻，脉沉迟。

辨证要点：小腹冷痛，喜热恶寒，得热痛减，舌质暗，苔白腻，脉沉迟。

4. 气虚血瘀型

临床证候：下腹部疼痛、结块，缠绵日久，痛连腰骶，经行加重，经血量多有块，带下量多，神疲乏力，食少纳呆，舌质暗红，有瘀点、瘀斑，苔白，脉弦涩无力。

辨证要点：下腹部疼痛、结块，神疲乏力，舌质暗红，有瘀点、瘀斑，苔白，脉弦涩无力。

5. 肾虚血瘀型

临床证候：下腹部疼痛，绵绵不休，腰脊酸痛，膝软无力，白带量多，质稀，

神疲，头晕目眩，性淡漠，舌暗苔白，脉细弱。

辨证要点：下腹部疼痛，腰脊酸痛，膝软无力，舌暗苔白，脉细弱。

三、鉴别诊断

（一）西医学鉴别诊断

1.陈旧性宫外孕

临床表现有腹痛、月经异常，盆腔检查于一侧可触及肿块等，易与慢性输卵管炎混淆。但陈旧性宫外孕有停经史，突然出现下腹部疼痛，伴恶心、头晕等内出血症状，疼痛可自行缓解，后又反复多次突然发作，下腹部出现肿块且伴有持续少量出血。患者呈贫血貌。妇科检查时肿块多偏于一侧，质实而有弹性，形状极不规则，压痛较炎症轻。可通过后穹窿穿刺吸出陈旧性血液及小血块。

2.子宫内膜异位症

可有痛经，月经多，性交痛，排便痛，不孕及盆腔肿块粘连等体征而易与其相混。但子宫内膜异位症患者无急性感染病史，经过各种抗炎治疗无效果。其痛经特点为继发性、进行性加重，经前开始，经期剧烈并持续至经后数日。妇科检查则盆腔中有明显的粘连，子宫均匀性增大，并固定于后倾后屈的位置，子宫直肠窝处，特别宫骶韧带有不规则硬结节及触痛。可用药物试验治疗。必要时腹腔镜检查有助鉴别。

3.卵巢囊肿

慢性输卵管炎形成的输卵管积水，或输卵管卵巢囊肿者，需与卵巢囊肿鉴别。前者有盆腔炎病史，肿块呈腊肠型，囊壁较薄，周围有粘连，活动受限，卵巢囊肿多为圆形或椭圆形，周围无粘连，活动自如，常无明显自觉不适，偶于妇科体检中发现。B超检查有助于鉴别。

4.慢性阑尾炎

大多数慢性阑尾炎患者并无典型急性阑尾炎发作病史，仅诉右下腹痛或同时有胃肠道功能障碍症状，阳性体征亦不明显，故需与慢性输卵管炎鉴别。X线钡餐检查可有一定帮助。如阑尾不能显示，但盲肠内侧有局限性压痛，且压痛部位随盲肠位置的改变而移动。妇科检查子宫及附件无异常。

5.输卵管结核

可表现为月经失调、腰痛、下腹隐痛、不孕等症，但输卵管结核患者多无急性炎症病史，往往于生殖器以外脏器如肺、肠、腹膜等有结核病灶存在。月经失调以闭经表现为多见。子宫内膜活体组织检查，大部分可发现结核病灶。血沉、胸部透视、胃肠与盆腔X线摄片以及子宫输卵管碘油造影可帮助诊断。

（二）中医学鉴别诊断

1.肠痈

肠痈多为转移性下腹部疼痛，体格检查示右下腹压痛，反跳痛明显，重度者彩超可提示阑尾区包块，阑尾增粗、肿大等。

2.痛经

痛经是以经行腹痛为主，可呈进行性加重，有典型的周期性。

四、临床治疗

（一）提高临床疗效的要素

1.明确诊断，综合分析，制订最佳治疗方案

输卵管性不孕多因管腔粘连而导致机械性阻塞，或因盆腔粘连导致迂曲，或影响输卵管的蠕动功能和伞端的拾卵功能，使卵子无法与精子会合。其原因，除先天因素外，多数输卵管阻塞由炎症和盆腔粘连引起，如反复流产术、宫腔内手术、经期性生活等。有研究指出，结核性输卵管

炎对输卵管的损害最严重，且多为双侧性、不可逆的改变，引起输卵管完全阻塞率高达84.78%。

输卵管是否畅通，目前检查方法较多，但以输卵管造影检查较常用；对于治疗选何种治疗方法，要根据患者的具体情况，以及配偶的生殖能力，综合评定后而定。输卵管近端阻塞，可以用介入疗法；对输卵管近端阻塞，也可在宫腹腔镜直视下做介入术及盆腔粘连松解术；腹腔镜术，可在腹腔镜下做盆腔粘连松解，输卵管伞端造口，对散在的内膜异位灶做电凝等。手术治疗后均可联合中药和理疗，以提高临床疗效。

2. 辨证论治是关键，内服外用相结合

输卵管炎主要由于寒、湿、热邪与血搏结，损伤胞宫、冲任，蕴结下焦，壅遏气血，导致气滞血瘀，积结成块。瘀血为其主要病理因素，故治疗当以活血祛瘀为主，兼或以清热、散寒、祛湿、理气、补虚等法。内服整体调治与外用局部治疗相结合，较单纯内服疗效好，可以明显缩短疗程。中医疗法具有疗效肯定、无创伤、不良反应较小等优点。但一定要注意适应证的选择，对单纯炎症引起者，效果较好；一般以3个月经周期为1个疗程；在治疗上主张综合施治；辨证论治，或辨证与辨病结合，或中西医结合，或内治与外治（包括中药保留灌肠、盆腔局部药物封闭、中药外敷和理疗等）相结合。

3. 攻邪为主，不忘扶正

临床上最常见的证候是湿热瘀结、气滞血瘀，其次是寒湿凝滞。本病初期以实证为主，我们应以祛邪为主，邪去正安，采用解毒化瘀、理气祛湿大法。日久正气渐虚，脾气不足，肝肾亏虚，加之余邪未去，邪正交争，病情缠绵不愈，此时虚实错杂。前期应以祛邪（寒、湿、热、毒、瘀）为主要治疗思路，不可贸然进补，防

止补而闭门留寇，邪反而不易祛除。中期可攻补同用，主要以攻为主。后期待输卵管完全通畅后，主要以补为主，采用扶正的治疗原则。总之，应根据患者具体情况，或益气养血，或补益肝肾，分期辨证论治，效果更佳。

（二）辨病治疗

1. 保守治疗

（1）适当休息，加强营养。

（2）抗生素治疗　长期或反复多种抗生素的联合治疗有时并无显著疗效，但对于年轻需保留生育功能者，或急性发作时可以应用，要结合细菌培养结果选择敏感抗生素。

（3）理疗　促进血液循环，以利炎症吸收。常用的方法有短波、超短波、透热电疗、红外线照射等。

（4）输卵管通液治疗　于月经3~7天起行通液治疗，隔日1次，用通液管将药液注入子宫、输卵管。常用的药物有抗生素、地塞米松及 α- 糜蛋白酶等。

（5）其他药物治疗　采用 α- 糜蛋白酶5mg 或透明质酸酶 1500U，肌内注射，隔日1次，7~10次为1个疗程，以利粘连和炎症吸收。

2. 手术治疗

目前妇科手术探查已经作为诊断和评价输卵管性不孕的金标准，并成为治疗输卵管性不孕的主要手段之一。手术治疗主要包括剖腹治疗、腹腔镜治疗、宫腔镜治疗、宫腹腔联合治疗。手术治疗（除了宫腔镜治疗外）主要是根据病情行盆腔粘连分离、输卵管造口或伞部成形术，以使堵塞的输卵管达到再通的目的。而宫腔镜治疗主要针对间质部或峡部梗阻的患者，在宫腔镜下行输卵管插管疏通术。

3. 介入治疗

介入治疗是指介于内科治疗与外科治

疗之间的一种治疗方法，具有诊断和治疗的双重作用。输卵管性不孕的介入治疗指选择性输卵管造影和输卵管再通术。选择性输卵管造影是将造影剂直接注入输卵管腔内，通过增加输卵管内的流体静压力对输卵管产生挤压及分离作用，能够克服由于输卵管括约肌痉挛所致的输卵管不通，同时经输卵管口注入疏通液可将输卵管内堵塞物冲入腹腔进而通畅输卵管；输卵管再通术是在选择性输卵管造影了解输卵管形态和通畅度的基础上，通过特制的输卵管导丝及专用输卵管再通器械对阻塞的输卵管腔进行的疏通治疗。

4. 辅助生殖治疗

辅助生殖治疗适用于任何原因引起的输卵管性不孕，但其成功率受患者年龄、不孕时间及既往妊娠史影响，包括体外受精与胚胎移植和卵胞浆内单精子注射。

（三）辨证治疗

1. 辨证论治

（1）湿热瘀结型

治法：清热利湿，化瘀止痛。

方药：清热调血汤加减。常用药物有当归、川芎、黄连、桃仁、红花、牡丹皮、延胡索、莪术、香附、白芍、生地黄、败酱草、薏苡仁、土茯苓等。

白带量多、色黄加黄柏、苦参；若处于急性期，可加金银花、连翘、蒲公英等；大便干者加大黄。

（2）气滞血瘀型

治法：活血化瘀，理气止痛。

方药：膈下逐瘀汤加减。常用药物有当归、川芎、桃仁、牡丹皮、乌药、延胡索、红花、枳壳、赤芍、五灵脂、香附和甘草。

若兼有湿热，加红藤、败酱草、黄柏、土茯苓；胸胁、乳房胀痛，加郁金、川楝子；白带多，加薏苡仁、苍术；有炎症结块者加皂刺、三棱、莪术。

（3）寒湿凝滞型

治法：祛寒除湿，活血化瘀。

方药：少腹逐瘀汤加减。常用药物有小茴香、延胡索、当归、没药、川芎、五灵脂、蒲黄、茯苓、干姜、肉桂、苍术。

若食少便溏，加白术、山药。

（4）气虚血瘀型

治法：益气健脾，化瘀散结。

方药：理冲汤加减。常用药物有生黄芪、党参、白术、山药、天花粉、三棱、莪术、知母、鸡内金。

腹痛不减加白芍、延胡索；若无结块，三棱、莪术减量；白带量多，重用白术，加茯苓、薏苡仁。

（5）肾虚血瘀型

治法：补肾活血，化瘀散结。

方药：宽带汤加减。常用药物有白术、人参、熟地黄、杜仲、补骨脂、巴戟天、肉苁蓉、麦冬、五味子、当归、白芍、桃仁、红花、鸡血藤、莲子。

兼有气虚者，加党参、黄芪；兼有湿热者，加黄柏、苍术、薏苡仁。

2. 外治疗法

（1）中药灌肠

①用红藤30g，败酱草20g，赤芍15g，蒲公英25g，三棱9g，莪术9g，延胡索12g。煎至100ml，灌肠，1日1次，适用于湿热瘀结型。

②蒲公英30g，鱼腥草30g，败酱草30g，当归30g，川芎30g，桃仁30g，泽兰30g，红花30g，紫花地丁30g。煎至100ml，灌肠，1日1次，5天为1个疗程，适用于热毒瘀滞型。

③金银花25g，紫花地丁20g，黄芩、黄连、黄柏、苦参各15g，红藤、虎杖各30g，三棱10g，清水煎，浓缩至100~200ml，加普鲁卡因6ml，每晚睡前灌肠，10天为1个疗程，适用于湿热瘀结型。

④七叶一枝花、白花蛇舌草、红藤、败酱草、虎杖、土茯苓、木香、鸡血藤各15g，浓煎100ml，保留灌肠，每日1次，适用于气滞血瘀型。

④三黄汤：黄柏、黄连、黄芩、蒲公英、紫花地丁各30g，水煎，浓缩成100ml，保留灌肠，适用于湿热阻滞型。

（2）中药外敷

①由千年健、追地风、白芷、川椒、羌活、独活、红化、血竭、乳香、没药、当归尾、续断、杜仲、桑寄生、五加皮、艾叶、透骨草组成。水煎后每次热敷15分钟，每日1次，适用于肾虚血瘀型。

②取金黄散30g，用温开水加适量蜂蜜调和成糊状，敷于纱布上，厚约1cm，贴于下腹部TDP照疗处，药物调配须适度，保持药物湿润但又不至于流淌污染衣服。每天2次照疗敷药时间约40分钟，照疗温度以皮肤有温热感为宜，不可过热。10次1个疗程，适用于热毒瘀滞型。

（3）中药离子导入

①白花蛇舌草、没药、桂枝、乳香、血竭、红花、香附、当归尾、赤芍、花椒、蒲公英、败酱草、穿心莲为主，浓缩后浸湿纱布，置中极穴、大赫穴，经皮电离子透入治疗。每次30分钟，每日1次，适用于气滞血瘀型。

②败酱草30g，蒲公英30g，丹参30g，赤芍30g，三棱15g，牛膝30g，路路通30g，皂角刺30g，桂枝30g，穿山甲10g，泽兰30g。煎煮后，将纱布浸入，再离子导入，适用于湿热瘀阻型。

③莪术、乳香、没药、炮山甲、夏枯草、黄柏、苍术、皂角刺、青皮、昆布、海藻、三棱、柴胡、当归、牡蛎、桃红等制成细药粉，用水调成糊状。该方具有化瘀散结、行气活血之功能。中药敷在患者下腹部，用纱布覆盖，治疗头电极置于治疗部位，红外线辐射强度在9~18区间任意

选择，根据病情选择，以患者感觉舒服为宜。每次30~40分钟，每天1~2次，10次为1个疗程，适用于痰气郁结型。

（4）穴位注射

①鱼腥草注射液2ml加生理盐水5ml，取混合后注射液0.5ml，分别行子宫、中极穴位注射，每天1次，5天为1个疗程，适用于湿热瘀滞型不孕患者。

②复方丹参注射液，取气海、关元、子宫（双）、三阴交（双），行常规穴位注射，治疗气滞血瘀型输卵管不孕症有效。

（5）针灸疗法

①针刺取阴陵泉、复溜；五脏俞加膈俞。艾灸取关元、肾俞穴。阴陵泉和复溜针用平补平泻法，同时重灸关元穴。五脏俞加膈俞用捻转补法，同时重灸肾俞。两组穴隔日交替，每星期治疗5次，每次针刺配合艾灸30分钟。治疗气阴两虚型输卵管积水不孕症有一定疗效。

②熟附子、五灵脂、肉桂、白芷、花椒、冰片，研细末，隔药灸脐，每周1次，适用于虚寒型输卵管不孕。

3. 成药应用

（1）妇科千金片　清热除湿，益气化瘀。适用于湿热瘀阻型不孕症患者，每次6片，每日3次，口服。

（2）桂枝茯苓胶囊　活血，化瘀，消癥。适用于瘀血阻络型不孕症患者，每次3粒，每日3次，口服。

（3）妇炎康胶囊　活血化瘀，清热利湿。适用于湿热瘀阻型不孕症患者，每次3粒，每日3次，口服。

（4）金鸡胶囊　清热解毒，健脾除湿，活血通络。适用于湿热下注型不孕症患者，每次4粒，每日3次，口服。

4. 单方验方

（1）取大青盐1000g，炒热后装入纱布袋内，热敷下腹部，注意不要烫伤，每日1次。适用于虚寒型不孕症患者。［孙自学，

庞保珍. 中医生殖医学. 北京：人民卫生出版社，2017〕

（2）野菊花、生山栀子、地胆草、白花蛇舌草，共研细末，装入布袋中，蒸煮使热，敷脐旁两侧，1日2次。适用于湿热型不孕症患者。〔夏桂成. 实用中医妇科学. 北京：中国中医药出版社，2018〕

（3）甘遂末120g，麝香0.1g，连同细面粉加蜜调成糊，分成4份，每日1份，涂敷下腹部。适用于气滞瘀阻型不孕症患者。〔孙自学，庞保珍. 中医生殖医学. 北京：人民卫生出版社，2017〕

（4）蒲公英30g，白头翁15g，红藤15g。水煎浓缩至100 ml，月经干净后2天开始保留灌肠，1次/天，10天为1个疗程。适用于湿热瘀阻型不孕症患者。〔夏桂成. 实用中医妇科学. 北京：中国中医药出版社，2018〕

（四）医家经验

1. 夏桂成

夏桂成提出慢性输卵管炎性不孕症应按照月经周期序贯治疗，谓之补肾调周法，此疗法根据女性月经周期中阴阳的消长转化规律治疗，同时也是局部与整体治疗相结合。患者多伴有月经不调、少腹疼痛等症，往往在经间期或行经期加重，与月经周期演变有着密切关联，临床上具体运用有3种形式。①调周法为主，适当加入活血通络、清热利湿的药物，如丝瓜络、大血藤等。②化瘀祛邪为主，照顾到月经周期，一般在急性输卵管炎发作时运用，常用红藤、败酱散，适当加入一些调周的方药，如经后期用白芍、山茱萸，经前期用续断、杜仲等。③局部化瘀通络与调周并重，在慢性输卵管炎反复发作时，既要控制疾病发展，同时又要补肾调周扶助正气，提高免疫力，如经后期滋肾生肝饮与红藤败酱散同用，经前期毓麟珠与红藤败酱散同用。

〔钱海晴，赵可宁，王利红，等. 国医大师夏桂成治疗输卵管性不孕临床经验. 中华中医药杂志，2021，36（5）：2719-2722〕

2. 罗元恺

罗元恺认为不孕症亦有实证，主要由痰、瘀所致。血瘀可因气滞、寒凝、热灼或湿热所致，如子宫内膜异位症、慢性盆腔炎、输卵管阻塞等均以血瘀为主要病机。治疗以活血化瘀为主，兼行气、温经或清热。此类患者常有痛经或非经期下腹疼痛。罗元恺教授常以失笑散加味治之。善用三七化瘀止痛，在失笑散基础上创制了田七痛经胶囊，治疗寒凝血瘀和气滞血瘀之痛经。其后还自拟罗氏内异方（益母草、牡蛎、桃仁、延胡索、乌药、乌梅、川芎、五灵脂、山楂、丹参、蒲黄等）治疗子宫内膜异位症所致之痛经和不孕。〔阮晓枫，袁烁，郜洁，等. 岭南妇科诊治不孕症的学术特色. 中医药导报，2019，25（4）：6-12〕

3. 马宝璋

马宝璋认为本病由寒、湿、热邪与血搏结，瘀阻冲任所致，强调湿热毒邪在发病过程中起主导作用，提出了辨证、辨病相结合，以攻邪为主、攻补兼施的治疗原则。临床分为4型。湿热瘀结型治宜清热除湿、化瘀止痛，方用清热调血汤；气滞血瘀型治宜行气活血、化瘀止痛，方用牡丹散；寒湿凝滞型治宜散寒除湿、化瘀止痛，方用少腹逐瘀汤；癥瘕积聚型治宜活血化瘀、软坚散结，方用膈下逐瘀汤加减。均取得较好疗效。〔孙可丰，何美蓉，欧诒菲，等. 马宝璋治疗输卵管炎性不孕症经验. 中医药学报，2021，49（1）：49-53〕

4. 何嘉琳

何老主张审因寻源，证病同治，待病一有转机，适时参入益肾养血助孕之剂，则毓麟有望。输卵管炎性不孕，由输卵管炎症引起输卵管闭塞，何老主张以活血化瘀、消癥通络为主，改善盆腔微循环，促进炎性吸收及增生性病变的软化和吸收。常用黄芪、鹿角霜、三棱、莪术、皂角刺、穿山甲、红藤、白花蛇舌草等。湿热瘀阻酌加制大黄、牡丹皮、赤芍、柴胡等，寒湿凝滞酌加荔枝核、橘核、小茴香、细辛等。其中黄芪扶正益气行血，鹿角霜补肾振督，温通气血，二者消补兼施，使祛邪不伤正，扶正以祛邪，可提高疗效。同时配合中药保留灌肠，以缩短疗程。如炎症消退、输卵管通畅者，再选用助孕药物，利于尽早受孕。［赵宏利，章勤，何嘉琳.浙江何氏妇科流派诊疗不孕症的学术经验.中华中医药杂志，2020，35（10）：4840-4842］

五、预后转归

患者的预后与输卵管阻塞的原因、部位、程度及夫妻双方的年龄关系密切。因结核引起的，预后差；对于年纪较轻，通过中西医治疗，输卵管通畅，预后较好，多能自然受孕。少数患者经规范化治疗后，输卵管仍不通者，可考虑辅助生殖技术。

六、预防调护

（1）注意经期卫生，严禁经期性生活，以防盆腔感染。

（2）重视婚前教育，避免婚前妊娠，做好新婚夫妇的避孕指导与计划生育宣传工作，减少人工流产率。

（3）对生殖道感染要做到早预防、早治疗。人工流产术前应严格检查生殖道分泌物的清洁度，术中应严格执行无菌操作。

（4）重视妇科体检。慢性疾病一般在初期没有明显症状，最好的办法是女性至少一年要做一次妇科检查。

（5）科学配以食疗，促使疾病康复。注重饮食调护，加强营养。发热期间宜食清淡易消化饮食，可以食用一些水果或果汁。白带黄、量多、质稠的患者属湿热证，忌食油炸、烧烤、油腻、辛辣之物。少腹冷痛、肢凉、腰疼的患者，属寒凝气滞型，在饮食上可给予姜汤、红糖水、桂圆肉等温热性食物。五心烦热、腰痛者可食肉蛋类血肉有情之品，以滋补强壮。

①苦菜莱菔汤：苦菜100g，金银花20g，蒲公英25g，青萝卜200g（切片）。上4味共煎煮，去药后吃萝卜喝汤。每日1剂。具有清热解毒之功效，用于湿热瘀毒型。［严仲铠，丁立起.中华食疗本草.北京：中国中医药出版社，2019］

②银花冬瓜仁蜜汤：冬瓜籽仁20g，金银花20g，黄连2g，蜂蜜50g。先煎金银花，去渣取汁，用药汁煎冬瓜籽仁15分钟后入黄连、蜂蜜即可。每日1剂，连服1周。具有清热利湿之功，用于湿热瘀毒型。［孙自学，庞保珍.中医生殖医学.北京：人民卫生出版社，2017］

③桃仁饼：桃仁20g，面粉200g，麻油3g。桃仁研成极细粉，与面粉充分拌匀，加沸水100ml揉透后冷却，擀成长方形薄皮子，涂上麻油，卷成圆筒形，用刀切成每段30g，擀成圆饼，在平底锅上烤熟即可。早晚餐随意服食，每日数次，每次2块，温开水送服。具有理气活血、散瘀止痛之效，用于气滞血瘀型。［严仲铠，丁立起.中华食疗本草.北京：中国中医药出版社，2019］

④荔枝核蜜饮：荔枝核30g，蜂蜜20g。荔枝核敲碎后放入砂锅，加水浸泡片刻，煎煮30分钟，去渣取汁，趁温热调入蜂蜜，拌和均匀即可。早晚2次分服。具有理气、利湿、止痛之功。用于各类盆腔炎。［孙自学，庞保珍.中医生殖医学.北京：人民卫生出版社，2017］

七、专方选要

1.活血通管汤

桂枝、黄芪、桃仁、当归、川芎、赤

芍、牡丹皮、茯苓、三棱、莪术、皂角刺、路路通、通草、蒲公英、甘草，煎煮2次，共约400ml，于介入后第2天开始早晚温服，1个月经周期连续服药15天为1个疗程，经期停服，次月可以试孕。受孕者停药，未孕者连用6个疗程。[胡晓华，陈圆，陈影，等. 活血通管汤联合介入再通术治疗血瘀型输卵管阻塞性不孕的临床观察. 中国中医基础医学杂志，2019，25（10）：1401-1403]

2. 盆腔炎方

萹草、忍冬藤、蒲公英各30g，赤芍、白芍、夏枯草各15g，柴胡12g，牡丹皮、枳壳各10g，黄柏9g，甘草6g。诸药浸泡30分钟后，煎成200~300ml，再加水以相同方法煎煮2次，3次所得药液混匀，于餐后30分钟取100ml药液温服，连续治疗3个月经周期，月经期间停服。[姚玉华. 盆腔炎方联合中药保留灌肠治疗输卵管阻塞性不孕宫腔镜术后临床研究. 新中医，2019，51（05）：204-207]

3. 通络活血汤

黄芩15g，连翘15g，三棱15g，莪术15g，红藤10g，水蛭10g，五灵脂15g，丝瓜络15g，路路通15g，金银花20g，败酱草20g，补骨脂15g，菟丝子15g，小茴香10g，甘草10g。每日1剂，水煎3次，取汁750ml，分早、中、晚饮用，1个月为1个疗程，连续使用3个疗程。[邓欣云，赵秀红，崔艳国. 通络活血汤辅助治疗输卵管阻塞性不孕疗效观察. 四川中医，2021，39（01）：160-162]

主要参考文献

[1]邓欣云，赵秀红，崔艳国. 通络活血汤辅助治疗输卵管阻塞性不孕疗效观察［J］. 四川中医，2021，39（1）：160-162.

[2]孙自学，庞保珍. 中医生殖医学［M］. 北京：人民卫生出版社，2017.

[3]钱海晴，赵可宁，王利红，等. 国医大师夏桂成治疗输卵管性不孕临床经验［J］. 中华中医药杂志，2021，36（5）：2719-2722.

[4]和晓利，张宁，李雅丽，等. 宫腹腔镜联合治疗输卵管性不孕的临床价值［J］. 医药论坛杂志，2020，41（4）：1-4.

[5]许琳，刘弘，许润三. 许润三运用化瘀通络法治疗输卵管阻塞性不孕经验［J］. 中医杂志，2020，61（18）：1591-1593.

[6]陈丹，林妙珊. 腹腔镜联合中药疏通汤三联外治法治疗输卵管炎性不孕症疗效分析［J］. 中医临床研究，2020，12（7）：72-74.

[7]赵宏利，章勤，何嘉琳. 浙江何氏妇科流派诊疗不孕症的学术经验［J］. 中华中医药杂志，2020，35（10）：4840-4842.

[8]阮晓枫，袁烁，郜洁，等. 岭南妇科诊治不孕症的学术特色［J］. 中医药导报，2019，25（4）：6-12.

[9]林小娜，黄国宁，孙海翔，等. 输卵管性不孕诊治的中国专家共识［J］. 生殖医学杂志，2018，27（11）：1048-1056.

[10]刘恒炼，翁双燕，张园，等. 中药多途径辅助治疗对输卵管炎性不孕患者的疗效及血清炎症因子的影响［J］. 中国中西医结合杂志，2016，36（9）：1034-1037.

第三节 免疫性不孕

免疫性不孕是指排除宫颈性、子宫性、卵巢性、输卵管性、内分泌性、遗传性不孕及男方因素，检查发现存在抗生育免疫证据，单纯由免疫性因素引起的不孕。

中医学无免疫性不孕的病名，根据临床症状，可归于中医学"不孕""无嗣"等病证范畴。

一、病因病机

（一）西医学认识

目前研究证实与不孕相关的免疫性抗体主要包括抗精子抗体（AsAb）、抗卵巢抗体（AoAb）、抗子宫内膜抗体（EMAb），以及抗人绒毛膜促性腺激素抗体（AhCGAb）、抗透明带抗体（AZPAb）、抗心磷脂抗体（ACAb）等。其发病率各有差异，文献所报道的发病率占不明原因不孕的 10%~50%，如抗精子抗体的发病率为 25.5%，抗透明带抗体在不孕患者中约占 19.62%；原发不孕抗卵巢抗体阳性率为 21.74%，继发不孕抗卵巢抗体阳性率为 20.15%；抗磷脂抗体在不孕症中占 24%；抗绒毛膜促性腺激素抗体在原发性不孕中阳性率为 9.1%、继发性不孕中阳性率为 33.6%。

（二）中医学认识

一般认为，肾气不足、肾虚是免疫性不孕之本，热灼精血、精血凝聚、精失常道、瘀痰内结胞中是病之标。本病或因后天伤及脾胃，脾肾两虚，气血阴阳冲任功能失调所致；或经行产后，人工流产堕胎后，房事不节，邪热内侵，冲任阻滞，血不循常道，反变为邪，内扰气血而致。肝肾亏虚是其本，瘀血、湿热为其标，阴虚火旺是免疫性不孕的主要病机。

二、临床诊断

（一）辨病诊断

1.临床诊断

排除其他原因所致不孕；结合实验室检查如血清 AsAb、AoAb、ACAb、EMAb 等检查即可诊断。

2.相关检查

（1）血清 AsAb、AoAb、ACAb、EMAb、AhCGAb 及 AZPAb 等检查。

（2）性交后精子穿透试验　了解精子穿透宫颈黏液的能力。在排卵期进行，试验前 3 天禁欲。在性交后 2~8 小时吸取宫颈管黏液涂于玻片上，若每高倍视野有 20 个活动精子为正常。

（3）宫颈黏液与精液相合试验　在排卵期进行。取一滴宫颈黏液和一滴液化的精液放在玻片上，相距 2~3mm，轻晃玻片使两滴液体相互接近，在光镜下观察精子的穿透力。若精子穿透宫颈黏液继续前行，表明黏液中无抗精子抗体存在。若见到宫颈黏液接触面的精子"颤抖"，不活动，或活动迟缓，则表明有抗精子抗体的存在。

（二）辨证诊断

1.肾阴虚型

临床证候：婚后多年不孕，月经正常或先期，量偏少或多，色红或夹小血块，头晕耳鸣，腰膝酸痛，潮热盗汗，五心烦热，口干咽燥，失眠健忘，舌质红少津，脉细数。

辨证要点：婚后多年不孕，头晕耳鸣，腰膝酸痛，潮热盗汗，舌质红少津，脉细数。

2.肾阳虚型

临床证候：婚后多年不孕，神疲乏力，头晕耳鸣，腰膝酸软，性欲淡漠，四肢不温，小腹怕冷，月经不调，经量少，经色淡，舌淡苔薄，脉细。

辨证要点：婚后多年不孕，腰膝酸软，性欲淡漠，四肢不温，舌淡苔薄，脉细。

3.湿热型

临床证候：婚后不孕，带下量多，质黏，少腹疼痛，大便不爽，口干黏腻，苔黄腻，脉濡数。

辨证要点：婚后不孕，带下量多，质黏，口干黏腻，苔黄腻，脉濡数。

4. 气滞血瘀型

临床证候：婚后不孕，胸闷作胀，太息频作，精神抑郁，眠少多梦，月经延期，量或多或少，色暗，经行腹痛，经后自缓，肢怠易倦，舌质暗，见瘀斑瘀点，苔薄白，脉沉弦或沉涩。

辨证要点：婚后不孕，胸闷作胀，太息频作，经行腹痛，经后自缓，肢怠易倦，舌质暗，见瘀斑瘀点，苔薄白，脉沉弦或沉涩。

三、鉴别诊断

（一）西医学鉴别诊断

1. 卵巢性不孕

卵巢性不孕是女性不孕中常见的原因之一，有15%~20%的不孕妇女有排卵缺陷，这种缺陷临床常伴有月经紊乱、不排卵或黄体功能不全、未破裂卵泡黄素化综合征等。

2. 输卵管性不孕

输卵管对生育有重要意义，在性激素和神经系统调控下，输卵管组织结构、生理生化等方面发生周期性变化，对卵子的截获、受精卵的输送、给受精卵提供营养及新陈代谢的合适环境等均有极其重要的意义。输卵管阻塞可引起不孕。

3. 外阴阴道性不孕

外阴阴道疾病引起的不孕约占不孕症的5%~10%，阴道是进行性行为和容纳精液的容器，如果外阴、阴道发生器质性或者功能性疾病，就会影响精子和精液正常进入并存储在阴道里或由于外阴、阴道内环境变化进而影响精子的功能而导致不孕。

4. 子宫性不孕

单纯性子宫性不孕少见，仅占不孕患者的2%左右。子宫畸形如马鞍状子宫纵隔或半纵隔子宫、双角子宫、单角子宫及子宫发育不良均可致不孕；过大的子宫肌瘤或由于生殖器官炎症或盆腔子宫内膜异位症引起粘连、牵拉及推移等使宫体过度倾斜也可致不孕；子宫内膜结核在病变静止后，不易被子宫内膜组织切片所发现但影响胚胎着床；子宫内膜创伤性损伤如多次刮宫或刮宫过深，也导致受精卵不能着床。

5. 染色体异常性不孕

染色体异常可引起性腺发育异常或生殖道异常如肾上腺性腺综合征与先天性卵巢发育不全症（Turner综合征）等。

6. 宫颈性不孕

宫颈黏液所含的葡萄糖及其营养物质，对穿越宫颈精子的生存和活动力有很大影响。精子和宫颈黏液相互影响，是精子生存及发挥功能的重要关键性环节，因宫颈因素而致不孕者，占不孕总数的5%~10%。

（二）中医学鉴别诊断

中医典籍对本病缺乏明确记载，但可归属于不孕症范畴，故本病的鉴别诊断同"不孕症"。

四、临床治疗

（一）提高临床疗效的要素

1. 明确诊断，中西结合

本病的诊断主要依靠现代检测技术，在明确诊断的前提下，可采取中西医结合疗法，以提高受孕率。在辨证论治的基础上，根据具体病情，酌用西药如小剂量的肠溶阿司匹林，或小剂量糖皮质激素，或抗感染等，以提高临床疗效。

2. 补肾调周，循时用药

用药时可依据月经周期阴阳消长规律、月经各期的生理特点，循时用药，辨证施治。行经期，胞脉充盛，血海由满而溢，治以活血化瘀、理气通经，促进经血排泄；月经后期，冲任空虚，气血不足，为阴长阳消时，治疗上当着重扶正固本，以补肾阴、补精血为主；氤氲期，在重视阴血、阴精前提下，推动转化，治以温肾益精，佐以活血之品，以促进卵子的排出；经前期为"阳长阶段"，治疗当以温补肾阳为主，佐以滋阴之品。

3. 重视心理，加强疏导

由于病程较长，患者往往伴有较大的心理压力，所以在治疗过程中要重视患者的心理调治，加强与患者的沟通和交流，缓解或消除患者的焦虑、抑郁等状态。

（二）辨病治疗

1. 隔绝疗法

每次性生活时使用避孕套可避免精子抗原对女方的进一步刺激。几个月以后，不孕夫妇可去除避孕套行性生活，或行人工授精。但此法并不能改善妊娠率，可作为辅助治疗。

2. 免疫抑制疗法

肾上腺皮质激素类药物具有抗炎、干扰巨噬细胞对抗原的加工及降低补体对精子的细胞毒作用。常用方法有低剂量持续疗法、高剂量间歇疗法及阴道局部用药3种。常用药物有泼尼松、地塞米松和甲基泼尼松龙。一些学者报道泼尼松龙可降低血清抗精子抗体的水平，增加妊娠机会。但有学者行随机、双盲的前瞻性研究表明，免疫治疗并未改善生育力。

3. 宫腔内人工授精

当不孕妇女宫颈黏液中存在抗精子抗体干扰生育时，可将其丈夫的精液在体外进行处理，分离出高质量精子行宫腔内人工授精。此方法避开了宫颈黏液中抗精子抗体对精子通过的限制作用。据报道，行多周期宫腔内人工授精后，约15%患者妊娠。

4. 精液处理助孕

采用洗涤精子等方法，去除精子表面的抗体并进行授精。

（三）辨证治疗

1. 辨证论治

（1）肾阴虚型

治法：滋阴降火。

方药：六味地黄汤（《小儿药证直诀》）加减。常用药物有生地黄、山药、山茱萸、茯苓、泽泻、牡丹皮、知母、黄柏、赤芍、丹参等。

（2）肾阳虚型

治法：补肾温阳。

方药：右归丸（《景岳全书》）加减。常用药物有熟地黄、山药、山茱萸、枸杞子、菟丝子、鹿角胶、杜仲、肉桂、当归、紫石英、鹿角霜等。

（3）湿热型

治法：清热利湿。

方药：清热利湿汤（《刘奉五妇科经验》）加减。常用药物有瞿麦、萹蓄、通草、车前子、滑石、延胡索、连翘、蒲公英等。

（4）气滞血瘀型

治法：理气活血。

方药：血府逐瘀汤（《医林改错》）合逍遥散（《太平惠民和剂局方》）加减。常用药物有生地黄、桃仁、红花、枳壳、赤芍、川芎、牛膝、柴胡、当归、白芍、茯苓、白术。

2. 外治疗法

（1）中药外敷　炒桃仁30g，红花30g，制乳香30g，制没药30g，炒穿山甲30g，川芎30g，香附30g，忍冬藤30g，生黄芪40g。上药共研细末，瓶装备用。临用时取药末10g，以温开水调和成团，涂神阙穴，外盖纱布，胶布固定，3天换药1次。适用于血瘀型免疫性不孕。

（2）针刺疗法

主穴：三阴交、中极、关元。

配穴：肝肾阴虚配气海、肾俞，平补手法；气血亏虚配气海、血海，平补手法，中等强度刺激；肝经湿热配足三里、太溪、天枢，平补平泻，中等强度刺激。隔天1次，15次为1个疗程。所选针刺穴位，多有强壮、调整生殖功能作用，适用于气阴亏虚型免疫性不孕。

（3）中药冲洗 丹参20g，穿心莲、鱼腥草各15g，红花、夏枯草、大黄各10g，浓煎至100ml，38~39℃阴道冲洗（经期停用）（张振雯方）。用中药制剂孕宝浸润无菌带线棉球置宫颈上10小时，每日1次，10次为1个疗程。适用于湿热瘀阻型免疫性不孕。

3. 成药应用

（1）肾阴虚型

①六味地黄丸：滋阴补肾。每次10g，每日2次，口服。

②知柏地黄丸：滋阴清热。每次10g，每日2次，口服。

（2）肾阳虚型

①右归胶囊：温补肾阳。每次4粒，每日3次，口服。

②麒麟丸：补肾填精，益气养血。每次6g，每日2次，口服。

（3）湿热型

①龙胆泻肝丸：清肝胆，利湿热。每次6g，每日2次，口服。

②清浊祛毒丸：清热解毒，利湿祛浊。每次6g，每日3次，口服。

（4）气滞血瘀型

①血府逐瘀丸：活血化瘀，行气止痛。每次1丸，每日3次，口服。

②桂枝茯苓胶囊：活血，化瘀，消癥。每次4粒，每日3次，口服。

4. 单方验方

（1）附杞蒸牛鞭 附片6g，怀山药20g，枸杞子15g，党参10，牛鞭2条，荔枝肉6g，桂圆肉6g，红枣10枚。功能补肾填精，益肝健脾。适用于肾精不足型。[夏桂成. 实用中医妇科学. 北京：中国中医药出版社，2018]

（2）海参水鱼煲 海参50g，黑木耳50g，枸杞子20g，水鱼300g，巴戟肉20g。功能滋养肝肾，填精益髓。适用于肝肾亏虚型。[孙自学，庞保珍. 中医生殖医学. 北京：人民卫生出版社，2017]

（3）鹿角胶粥 鹿角胶15~20g，粳米100g，生姜12g。功能补肾助阳。适用于肾阳亏虚型。[夏桂成. 实用中医妇科学. 北京：中国中医药出版社，2018]

（4）柏鹿种子仙方 柏子仁、鹿茸等份，和柏子仁泥捣极匀，加炼蜜丸如梧桐子大，每空心服15g，淡盐水送下。功能补肾助阳。适用于肾阳亏虚型。[孙自学，庞保珍. 中医生殖医学. 北京：人民卫生出版社，2017]

（四）医家经验

1. 夏桂成

夏桂成认为免疫性不孕既有局部血瘀湿热原因，又有整体肝肾阴阳气血失调的因素，但整体的气血阴阳失调尤为重要。阴虚火旺是免疫性不孕症发生发展的主要方面，阴虚与肝肾有关，其中天癸不足是主要的因素。因此，夏桂成在治疗免疫性不孕时，采用燮理阴阳，调周助孕，结合心理疏导促进早日受孕。[景彦林，杨修昭. 夏桂成论治免疫性不孕临床经验. 光明中医，2011，26（10）：1974-1975]

2. 周亚平

周亚平认为本病虽然依靠不孕史及临床检验结果来确诊，但予以中医药治疗仍需坚持辨证论治。总结出免疫性不孕患者多见于虚实夹杂，体虚以肾虚、气血亏虚为主，邪实则以瘀血、痰湿及湿热多见。治疗中强调中医辨证论治，给予扶正祛邪中药的同时根据具体不同抗体给予不同中

药治疗。[朱晓奕．周亚平治疗免疫性不孕经验．湖南中医杂志，2018，34（12）：33-34]

3. 李祥云

李祥云认为诸抗体阳性致不孕者主要责之于肝、脾、肾功能失调，根本原因责之于肾虚，使湿热诸邪侵袭冲任胞宫，造成气滞血瘀、瘀热互阻等病变，提出"肾虚血瘀"为免疫性不孕的主要病机，主张运用补肾祛瘀法治疗女性不孕症。[刘慧聪，刘敏，徐莲薇，等．李祥云从肾虚血瘀辨治免疫性不孕经验．上海中医药杂志，2013，47（12）：13-15]

五、预后转归

对免疫性不孕的治疗，西医学常采用免疫疗法，但效果并不理想。中医治疗，临床辨证多以肾阴虚、湿热、血瘀多见，且多为兼证。治疗上采用滋阴、清热、化湿、活血，多数可获较好疗效。

六、预防调护

（1）避免流产。研究表明，无论是自然流产还是人工流产均可引起免疫性抗体的产生，所以一定要做好避孕措施，避免意外怀孕。

（2）注意卫生。经期、流产后要严格遵守医嘱，不要过早行房事；做好日常保健，提高免疫力，积极治疗慢性炎症。

（3）避免过多的医源性创伤，在宫腹腔镜手术操作过程中务必谨慎，减少不必要的创伤，以保护女性生殖功能。

（4）调整心态，乐观向上。

七、专方选要

1. 滋阴抑亢汤

熟地黄10g，生地黄10g，山茱萸15g，女贞子12g，墨旱莲12g，枸杞子15g，紫河车6g，黄精10g，菟丝子15g，鹿角胶10g，怀牛膝10g，炒白术15g，黄芪20g，白芍30g，当归15g，川芎10g，泽兰9g，陈皮8g，甘草6g。每日1剂，煎后分早晚温服，再加醋酸泼尼松片1片/次，2次/天，阿司匹林肠溶片1片/次，1次/天，1个月为1个疗程。[陈丽，袁世强，赵敏．自拟滋阴抑亢汤联合醋酸泼尼松片、阿司匹林改善免疫性不孕妊娠结局的临床效果评价．中国性科学，2021，30（5）：126-129]

2. 丹芷汤方

丹参、白芷、当归、蒺藜、桑寄生、菟丝子、赤芍、生地黄各20g，虎杖30g，桔梗、蝉蜕各10g。每日2次，每次200ml，饭后温服，2日1剂。连续用药1个月后抽血复查免疫抗体，阴转者停止用药，阳性者继续按原方案治疗1个月再次复查免疫抗体。[李映明，周从容，刘杨春．丹芷汤在女性免疫性不孕中的临床应用．成都医学院学报，2019，14（1）：107-109]

主要参考文献

[1] 孙自学，庞保珍．中医生殖医学[M]．北京：人民卫生出版社，2017.

[2] 胡文英，龙田．免疫性不孕症的中西医研究进展[J]．中国民间疗法，2020，28（11）：112-115.

[3] 张晓娟，顾玉琴．分析中西医结合治疗免疫性不孕不育患者的临床疗效[J]．实用妇科内分泌电子杂志，2019，6（29）：26，32.

[4] 张如苗．中西医结合治疗免疫性不孕不育的临床研究[J]．中国现代药物应用，2019，13（14）：144-145.

[5] 陈蕾，尚丽新，黄影．免疫性不孕及免疫相关的复发性流产[J]．人民军医，2019，62（7）：665-669，674.

[6] 朱晓奕．周亚平治疗免疫性不孕经验[J]．湖南中医杂志，2018，34（12）：33-34.

[7] 魏辉，杨红梅，程乐志，等．中西医结合治疗免疫性不孕不育临床观察[J]．山西中

医，2018，34（11）：25-26.

[8] 张君探，郑祖峰，邹雪梅，等. 免疫性不孕症的中医研究进展 [J]. 世界最新医学信息文摘，2016，16（67）：54.

第四节　复发性流产

复发性流产（RSA）是指与同一性伴侣连续发生 2 次或 2 次以上在妊娠 28 周前的胎儿（体重 ≤ 1000g）丢失的自然流产者，是育龄期妇女常见的妊娠并发症。大多数专家认为，连续发生 2 次流产即应重视并予评估，因其再次出现流产的风险与 3 次者相近。据统计，自然流产的发生率为 15%~40%，2 次或 2 次以上的流产患者约占生育期妇女的 5%，而 3 次或 3 次以上者为 1%~2%。本病发生的危险随着妊娠丢失次数及女性年龄的增加而上升，有 2 次或以上流产史的患者，若不进行有效治疗，多数会再次流产。而复发性流产的病因复杂多样，既可能是单一因素导致流产，也可能是多因素导致流产。其诊断为排除性诊断，因此在病因诊断过程中需要对复发性流产患者进行一系列的筛查。

本病可归于中医学"滑胎"范畴。

一、病因病机

（一）西医学认识

复发性流产发病原因众多，其病因主要包括染色体异常（2%~5%）、生殖道解剖结构异常（7%）、内分泌紊乱（8%~12%）、生殖道感染（4%）、免疫相关因素及血栓前状态（50%~60%）等，其他因素如男性因素、疾病因素、精神因素、药物因素、环境因素、营养状况、不良生活方式及不明原因反复流产。近年研究表明原因不明的复发性流产大部分与免疫功能异常有关。

1. 染色体异常

此为早期复发性流产的主要原因，包括夫妇染色体异常和胚胎染色体异常。

（1）夫妇染色体异常　复发性流产患者夫妇至少有一方染色体结构异常的发生率为 2%~8%，明显高于正常人群中染色体异常的发生率（0.2%~0.5%），其中母源与父源之比为 3∶1。染色体异常包括染色体易位、嵌合体、缺失或倒位等。其中染色体易位居首，主要机制可能是细胞分裂问题引起配子形成及胚胎发育障碍，从而导致流产，其常见类型为平衡易位，包括相互易位（65%）和罗氏易位（35%）。一般来说，平衡易位携带者女性多于男性，这是因为正常的精子比异常的精子优先受精，而女性的卵子则没有任何选择的机会。由于平衡易位携带者自身无明显遗传物质丢失，故其表型正常，但研究发现，其妊娠后流产的发生风险明显增加，且子代更易出现异常，究其原因可能是其生殖细胞在减数分裂过程中会产生遗传不平衡的配子，破坏了基因之间的平衡，从而引起胚胎发育障碍造成流产。遗传学统计，染色体相互易位携带者的生殖细胞在减数分裂过程中可形成 18 种配子，受精后有 1/18 发育成为正常个体，1/18 发育成为表型正常的平衡易位携带者，其余均不正常。同源染色体罗氏易位者理论上不能产生正常配子，而非同源染色体罗氏易位者的生殖细胞经减数分裂后可产生 6 种配子，受精后有 1/6 是正常核型，1/6 为表型正常的平衡易位携带者，其余均不正常。

（2）胚胎染色体异常　此为复发性流产最常见的原因。根据国内外文献报道，46%~54% 的偶发性早期自然流产与胚胎染色体异常相关，但随流产次数的增加，胚胎染色体异常的发生率降低。此外，流产发生越早，其胚胎染色体异常的发生率越高。胚胎染色体异常的类型包括数目异常和结构异常，其中以三倍体最为常见，其次是多倍体、常染色体单体、X 单体、染色体平衡易位、缺失、重叠、嵌合体、倒置等。

2. 生殖道解剖结构异常

主要包括先天性异常（各种子宫先天畸形、宫颈功能不全等）和获得性异常（宫腔粘连、子宫肌瘤或子宫腺肌病等）。有研究数据显示，子宫解剖异常导致的复发性流产占 12%~15%。且上述因素所致的复发性流产大多为晚期流产或早产。此外，相关研究表明，相关解剖结构异常未得到纠正，再次妊娠时流产率或早产率将显著升高。宫颈功能不全是导致晚期自然流产的重要原因。

（1）子宫畸形　与流产相关的类型主要有纵隔子宫、单角子宫、双角子宫及子宫发育不良。其中以纵隔子宫最常见，约占 75%。其导致流产的机制可能为纵隔部位内膜发育不良、平滑肌含量增加且肌纤维排列紊乱造成胎囊供血不足及子宫不协调收缩，致使胚胎流产；雌孕激素受体缺乏，对甾体激素不敏感，可能引起不正常的子宫收缩致使胎儿死亡；蜕膜与胎盘形成不良也易致流产。加之常伴有宫颈肌肉与结缔组织比例失衡，使宫颈功能不全的发生率亦高，更增加晚期流产或早产的机会。

（2）宫腔粘连　即子宫腔相互粘连。重度宫腔粘连常导致不孕，而轻中度宫腔粘连则与流产的关系密切。宫腔粘连见于各种原因所致的子宫内膜和肌层损伤。常见损伤的因素包括物理或化学因素对内膜的直接损伤（吸宫术、刮宫术、电切、激光、射频、化学腐蚀等），子宫内膜结核、子宫血管的结扎、栓塞及盆腔放射治疗等。

（3）宫颈功能不全　是指先天或后天性宫颈内口形态、结构和功能异常引起非分娩状态下宫颈病理性扩张的现象，是引起晚期复发性流产、早产的重要原因。妊娠妇女该病的发生率为 0.05%~0.8%，多见于经产妇。发病原因包括如下。①分娩或流产时造成的创伤性损伤。②宫颈锥形切除术后引起宫颈功能不全。③先天性宫颈发育不良。④其他：有研究认为，孕期服用己烯雌酚的孕妇所生女婴发生宫颈功能不全的比例高，可能与己烯雌酚通过胎盘，影响宫颈胶原纤维的构成有关，胶原 / 平滑肌的比率降低致使宫颈维持宫内妊娠物的能力降低。

（4）子宫肌瘤　黏膜下肌瘤可影响受精卵着床导致早期流产；大于 5cm 的肌壁间肌瘤可使宫腔变形，刺激子宫肌肉收缩，影响子宫内膜基底层的血供，从而引起流产。

3. 内分泌异常

内分泌异常所致的复发性流产占 12%~15%，主要为多囊卵巢综合征、黄体功能不全、高催乳素血症等，严重的内分泌紊乱也可导致流产，如糖尿病、甲状腺功能亢进或甲状腺功能低下等。

（1）多囊卵巢综合征　复发性流产患者中，多囊卵巢综合征（PCOS）的发生率为 58%。虽然 PCOS 导致 RSA 的机制尚不完全明确，但有研究认为，此类患者出现复发性流产可能与高浓度的黄体生成素、高雄激素和高胰岛素血症有关，因为上述因素降低了卵子质量和子宫内膜容受性。

（2）黄体功能不全　占 23%~60%，基础体温双相型，但高温相小于 11 日，或高低温差小于 0.3℃，子宫内膜活检示分泌反应至少落后 2 日，黄体期孕酮低于 15ng/ml 引起妊娠蜕膜反应不良，2~3 个周期黄体功能检测显示不足，方可纳入诊断，黄体功能不全影响孕卵着床。

（3）高催乳素血症　黄体细胞存在催乳素受体，高催乳素抑制颗粒细胞黄素化及类固醇激素，导致黄体功能不全和卵子质量下降。有学者发现催乳素可减少早期人类胎盘绒毛膜促性腺激素的分泌。

（4）甲状腺疾病　研究发现，甲状腺功能低下与复发性流产相关，而且认为复发性流产与甲状腺抗体的存在相关（此类患者甲状腺功能多正常）。

（5）糖尿病　未控制的糖尿病可引起血管病变，导致子宫内膜血运不良，使胚胎发育受阻。有研究表明，显性糖尿病自然流产率较正常人增加 3 倍，胰岛素依赖型糖尿病复发性流产率约为 30%。

4. 感染因素

0.5%~5% 的复发性流产与感染相关。女性生殖道多种病原体感染均可引起自然流产。生殖道逆行感染一般发生在妊娠 12 周以前。常见的病原体有支原体、衣原体、弓形虫、淋球菌、单纯疱疹病毒、风疹病毒、巨细胞病毒等。

5. 免疫功能异常

近年来生殖免疫研究表明，免疫紊乱占导致复发性流产病因的 50%~60%。随着对免疫性复发流产机制的研究和治疗的发展，目前治疗成功率已极大提升。不同因素导致流产的免疫病理变化不尽相同，可将免疫性流产分为自身免疫型和同种免疫型两类。

（1）自身免疫型复发性流产　包括组织非特异性自身抗体产生，如抗磷脂抗体、抗核抗体、抗 DNA 抗体等；组织特异性自身抗体产生，如抗精子抗体、抗甲状腺抗体等。目前对于抗磷脂抗体与复发性流产关系的研究最为深入。抗磷脂综合征（APS）是一种非炎症性自身免疫性疾病，以体内产生大量的抗磷脂抗体，包括 ACA、LA 及抗 β2GP1 抗体为主要特征，临床表现为动静脉血栓形成、病理妊娠、血小板计数减少等。抗磷脂抗体也是导致血栓前状态，引起复发性流产的主要原因。关于甲状腺自身抗体阳性与流产的关系，目前已有大量循证医学证据证明两者有显著正相关性。母儿血型不合中的血型抗体、透明带抗体、抗精子抗体等也与早期自然流产相关。

（2）同种免疫型复发性流产　包括固有免疫紊乱，如自然杀伤细胞（NK）数量及活性升高、巨噬细胞功能异常、树突状细胞功能异常、补体系统异常等；获得性免疫紊乱，如封闭抗体缺乏、T 和 B 淋巴细胞异常、Th1/Th2 平衡失调等。妊娠是成功的半同种移植过程，孕妇由于自身免疫系统产生一系列的适应性变化，从而对宫内胚胎移植物表现出免疫耐受，而不发生排斥反应。如果免疫调节和抑制细胞失衡，母体对胚胎父系抗原识别异常而产生免疫低反应性，导致母体封闭抗体或保护性抗体缺乏，免疫排斥反应，发生流产。

6. 血栓前状态

血栓前状态是指多种因素引起的止血、凝血、抗凝和纤溶系统功能失调或障碍的一种病理过程。根据病因不同，目前把血栓前状态主要分为先天性和获得性两类。前者由凝血、抗凝和纤溶有关的基因突变所造成，如凝血因子 V 和 II 基因突变，活化蛋白 C 抵抗（APCR），凝血酶原基因突变，蛋白 C 缺陷症、蛋白 S 缺陷症等，与晚期自然流产密切相关；后者主要是抗磷脂综合征（APS）、获得性高同型半胱氨酸血症以及其他各种引起血液高凝状态的疾病等。目前，有关学者认为，凝血功能异常增高和纤溶功能降低所形成高凝状态，可导致子宫胎盘部位血流状态改变，局部组织形成微血栓、胎盘纤维沉着、胎盘梗死灶，从而引起胚胎缺血缺氧，最终导致胚胎或胎儿发育不良而流产。

7. 其他

（1）不良环境因素　如有害化学物质的过多接触、放射线的过量暴露、严重的噪音和振动等。

（2）不良心理因素　如精神紧张，抑

郁，情感控制能力低，对再次妊娠产生恐惧、紧张、悲伤等，各种不良的心理刺激通过神经内分泌系统，使内环境改变，从而影响胚胎的正常发育。

（3）不健康生活方式　过重的体力劳动，不健康生活方式，如酗酒、吸烟、吸毒等不良嗜好，均可影响胚胎发育。有学者报道，每天吸烟超过14支的女性，流产风险较对照组增加2倍。

（4）年龄因素　孕妇年龄大于35岁，导致卵子老化及染色体异常，易致复发性流产。

（5）肥胖　亦与早期流产和复发性流产相关。

（6）男性因素　男性染色体、精子、年龄、外部暴露等因素也可能与复发性流产相关。

（二）中医学认识

复发性流产属于中医学滑胎、数堕胎等范畴。本病首次出现于南北朝《产经》，书中记载了"治妊身数落胎方"，但未有具体论述。隋代巢元方的《诸病源候论》最早出现"滑胎"一词，记载了妊娠数堕胎之候，并提出其临床特点，即"妊娠而恒腰痛者，喜堕胎"。唐代孙思邈所著《备急千金要方》中亦论及滑胎，但指使胎儿滑利易产的一种催生法。宋代陈自明在《妇人大全良方·妊娠数堕胎方论第一》明确提出"数堕胎"的概念，并提出"若血气虚损者，子脏为风寒所苦，则血气不足，故不能养胎，所以数堕胎也"，认识到气血虚弱是数堕胎的病因之一。明代张介宾《景岳全书·妇人规》始对滑胎的病因病机及辨证施治进行了较为全面的论述，指出："凡妊娠之数见堕胎者，必以气脉亏损而然，而亏损之由，有禀赋之素弱者，有年力之衰残者，有忧怒劳苦而困其精力者，有色欲不慎而盗损其生气者。此外，如跌扑、

饮食之类，皆能伤其气脉，气脉有伤而胎可无恙者，非先天之最完固者不能，而常人则未之有也。"治疗方面强调"预培其损"的治疗原则，创制胎元饮、泰山磐石散治疗此病。将滑胎作为独立疾病名称则始于叶天士的《叶氏女科证治》："妊娠有三月而堕者，有六七月而堕者，有屡孕屡堕者，由于气血不足，名曰滑胎。"《中华人民共和国中医药行业标准中医妇科病证诊断疗效标准》将滑胎定义为：由于体质虚弱，肾虚冲任不固，而致怀孕后出现自然堕胎，或小产连续发生3次以上者，称为滑胎。

《诸病源候论》曰："若其母有疾以动胎，治母则胎安；若其胎有不牢固，致动以病母者，治胎则母瘥。"认识到本病的发生有母体和胎元两方面的原因。历代医家将其病因病机归纳为：一则母体冲任虚损，系胎无力；二则胎元不健，不能成形。母体因素多由父母先天肾虚或脾肾不足，气血虚弱或宿有癥瘕之疾，或孕后跌仆闪挫，损伤冲任胞脉，导致胎元不固而滑胎。胎元因素，即胚胎先天缺陷不能成形，多由于父母先天之精亏损，异常之精虽能相合，然先天禀赋不足，以致无法形成正常胎元，屡孕屡堕。本病以虚证居多，临床以虚实夹杂最常见。

1. 肾虚

父母先天禀赋不足，加之后天失养，素体肾中精气亏虚，两精虽能相合，致胎不成实；或早婚多产，孕后房事不节，暗耗肾中精血，损伤肾气，冲任不固，系胎无力，而致滑胎；或肾中真阳受损，命门火衰，冲任失于温养，宫寒胎元不固，屡孕屡堕而致滑胎；或大病久病伤肾，肾精匮乏，胎失濡养，结胎不实，堕胎、小产反复发生而成滑胎；或有孕妇年过四十，高龄受孕妊娠，阴气自半，肾气已虚，发生滑胎的风险更大。《女科经纶》曰："女

子肾脏系于胎，是母之真气，子之所赖也。若肾气亏损，便不能固摄胎元"。《太平圣惠方·治妊娠数堕胎诸方》指出："怀胎数落而不结实者，此是子宫虚冷所致。"《景岳全书·妇人规》云："父气薄弱，胎有不能全受而血之漏者。"夫妇双方或单方肾虚不固，冲任损伤，均可导致胎元失于维系而堕胎。

2. 气血两虚

母体素体脾胃虚弱，不足化生气血；或饮食不节、劳倦过度、忧思气结而伤脾，气血化源不足；或因大病久病，耗气伤血，又失于调养以致气血虚弱，冲任失养；或因病恶阻频繁呕恶所伤致脾虚气弱，化源匮乏而气血亏少。气虚则胎无所载，血虚则胎无以养，故使屡孕屡堕而为滑胎。《万氏妇人科·胎前章·胎动不安》云："脾胃虚弱不能管束其胎，气血素衰不能滋养其胎。"直接提出脾胃虚弱、气血不足而病的机制。

3. 血热

素体阳盛，或孕后外感热邪，或郁而化热，或孕后过食辛辣助火之品，过服温热暖宫之药，或阴虚内热等，以致热扰冲任、胞宫，胎元不固，屡孕屡堕。《景岳全书·妇人规》云："凡胎热者，血易动，血动者，胎不安；故堕于内热而虚者，亦常有之。"

4. 血瘀

母体胞宫素有癥瘕，或跌仆闪挫致瘀血停滞于内，影响气血化生，不能濡养胎儿；或平素抑郁、暴怒伤肝等，导致肝失疏泄，经脉阻滞不通；或感寒饮冷以致寒凝血瘀，瘀滞于内，冲任损伤则胎失所养，胎元不固而致滑胎。当然，屡孕屡堕所致血瘀，作为病理产物，亦是一种致病原因。清代王清任的《医林改错》云："常有连伤数胎者……不知子宫内先有瘀血占其地，胎至三月，再长，其内无容身之地，胎病

靠挤，血不能入胞胎，从旁流而下，故先见血；血既不入胞胎，胎无血养，故小产。"《诸病源候论》曰："行动倒仆，或从高堕下，伤损胞络，致血下动胎。"

二、临床诊断

（一）辨病诊断

1. 临床诊断

（1）病史　堕胎或小产连续发生3次或3次以上者，且多于相同的妊娠月份发生，所谓"应期而下"，并注意其连续性、自然性的发病特点。少数患者不发生在相同月份。还应注意是否合并全身性疾病，如慢性肝肾疾病、甲状腺疾病、血栓性疾病、免疫性疾病等；是否有不良生活方式，如吸烟、酗酒、吸毒等，以及孕期用药史。

（2）症状　孕前多有腰酸乏力的表现。孕后可无明显症状，或有腰酸腹痛，或阴道有少量流血等胎漏、胎动不安的症状。子宫颈内口松弛的中晚期流产者，多无自觉症状，突然阵发腹痛，胎儿随之排出。

2. 相关检查

（1）体格检查　检查全身情况，有无肥胖、多毛、甲状腺异常，有无溢乳等。重点通过妇科检查了解子宫发育情况，是否存在子宫畸形、子宫肌瘤、子宫腺肌瘤、子宫颈内口松弛，有无子宫颈手术史等。

（2）辅助检查　①遗传因素，夫妇外周血及流产胚胎绒毛染色体核型分析、夫妇双方地中海贫血基因分型。②生殖道解剖结构因素，目前主要采用超声、宫腔镜、腹腔镜、子宫输卵管造影检查。B超检查观察子宫形态、大小，有无畸形和肿瘤，子宫颈内口的宽度。阴道超声目前是诊断宫颈功能不全较为可靠的诊断方法。宫腹腔镜检查、子宫输卵管造影可了解生殖道畸形、子宫肌瘤、子宫腺肌病、子宫内膜息肉、宫腔粘连等情况。③内分泌因素，基

础体温测定（BBT）、基础性激素（月经第2~3天）、黄体期孕酮检查、甲状腺功能、胰岛素、血糖及糖耐量测定、子宫内膜活检等。④感染因素，一般建议做白带常规、衣支原体、淋球菌、优生四项（弓形体、风疹病毒、巨细胞病毒、单纯疱疹病毒），选做结核菌素试验（TST）或结核感染T细胞斑点试验、子宫内膜炎免疫组化CD38、CD138检查。⑤免疫因素，分为同种免疫因素和自身免疫因素。前者约占免疫型复发性流产的2/3，主要是封闭抗体、NK细胞等；后者约占1/3，主要是抗磷脂抗体、抗核抗体、风湿病相关抗体、抗甲状腺抗体等。⑥血栓前状态，D-二聚体、凝血4项、蛋白S、蛋白C、同型半胱氨酸、血流变学14项等。⑦男方因素，精液分析、精子形态、精浆生化、精子DNA碎片率、抗精子抗体、微量元素、Y染色体微缺失基因检测、生殖道彩超、前列腺液检查、性激素、抑制素B等。⑧其他，血型及抗体、CA_{125}、CA_{199}等。

（二）辨证诊断

本病多以滑胎患者未孕时的舌苔脉证结合月经情况为依据进行辨证诊断。中医学认为，其病机要点在脾肾亏虚，气血不足，导致"养胎、系胎、载胎"三要素失调，致胎失所养，胎元不固，而致陨堕。此外也有血热及血瘀者。需要通过望、闻、问、切四诊，收集患者就诊时的病历资料，结合相关检查，全面了解患者的疾病特点和全身表现，并进行综合分析，从而诊断疾病。问诊：夫妇年龄、流产次数、每次流产情况及月份、月经情况、一般症状、配偶健康状况、既往史、家族史、居住环境、从事职业、烟酒嗜好等。望诊：患者的神志、形态、面色、唇色、舌质、舌苔、乳房、外阴、阴道等情况。闻诊：耳听声音、鼻嗅气味（盆腔检查）等。

1.肾虚型

临床证候：屡孕屡堕，甚或应期而堕，精神萎靡，头晕耳鸣，腰酸膝软，夜尿频多，目眶暗黑，或面色晦暗，月经初潮时间晚，月经后期或稀发，经量少，色淡暗，舌质淡，苔薄白，脉沉细无力。

辨证要点：屡孕屡堕，头晕耳鸣，腰膝酸软，夜尿频多，舌淡苔白，脉沉细无力。

2.气血两虚型

临床证候：屡孕屡堕，头晕眼花，少气懒言，神疲乏力，心悸气短，面色苍白或萎黄，或动则汗出，月经错后，量少，质稀，色淡，舌质淡，苔薄，脉细弱。

辨证要点：屡孕屡堕，神疲乏力，面色苍白或萎黄，舌质淡，脉细弱。

3.血热型

临床证候：屡孕屡堕，心烦少寐，口干咽燥，或五心烦热，夜寐多梦，溲黄便结，面红唇赤，经量或多或少，色深红，质稠，舌红，苔黄或少苔，脉弦滑数。

辨证要点：屡孕屡堕，心烦少寐，面红唇赤，口干咽燥，便结尿黄，舌红苔黄，脉弦滑数。

4.血瘀型

临床证候：宿有癥瘕之疾，屡孕屡堕，时有少腹隐痛或胀痛，面色黧黑，肌肤无华，甚或甲错，月经错后或稀发，经行痛剧，色紫暗，夹血块，舌质紫暗或有瘀斑，苔薄白，脉弦涩。

辨证要点：屡孕屡堕，肌肤无华，经色紫暗，夹血块，舌质紫暗或有瘀斑，脉弦涩。

三、鉴别诊断

（一）西医学鉴别诊断

首先区别流产类型，同时需要与异位妊娠、葡萄胎、功能失调性子宫出血、盆腔炎以及急性阑尾炎等进行鉴别。

1. 异位妊娠

有停经史，阴道出血及下腹疼痛，妊娠试验阳性，但异位妊娠腹痛开始常为一侧下腹疼痛伴肛门坠胀痛，内出血较多时，可全腹疼痛，伴晕厥等内出血症状。通过妇科检查、后穹窿穿刺及 B 超检查不难鉴别。

2. 葡萄胎

症状和体征与流产相似，但子宫常大于妊娠月份，血 β-HCG 远高于同期正常妊娠水平，通过 B 超可见宫内无胎囊、胎芽，无羊水平段，刮宫后可证实。

3. 功能失调性子宫出血

无排卵型功能失调性子宫出血可有停经史、出血史，易误诊为流产。但前者子宫正常或稍大，妊娠试验阴性，B 超检查宫内无胚囊，诊刮无绒毛组织。

4. 子宫肌瘤

子宫可增大，当子宫肌瘤发生变性时，子宫可有变软或有下腹痛、不规则阴道出血，但前者无停经史，妊娠试验阴性，B 超检查可明确诊断。

（二）中医学鉴别诊断

滑胎须与胎漏、胎动不安，以及堕胎、小产相鉴别。

1. 胎漏、胎动不安

妊娠期间出现阴道少量出血，无腰酸、腹痛、小腹下坠者，称胎漏。妊娠期出现腰酸、腹痛、小腹下坠，伴或不伴阴道出血者，为胎动不安。两者一次即可诊断，腹中胚胎或胎儿是存活的。

2. 堕胎、小产

孕 12 周内，胚胎自然陨堕者，为堕胎。孕 12 周到孕 28 周间，胎儿自然陨堕者，为小产。出现一次即可诊断，腹中胚胎或胎儿已死亡。

四、临床治疗

（一）提高临床疗效的要素

1. 系统筛查，明确病因

复发性流产的病因复杂，临床上应详问病史，结合体检，对夫妇双方进行全面、系统的筛查，包括染色体异常、生殖道解剖结构异常、内分泌紊乱、感染因素、免疫因素、血栓前状态、男方精子质量和精子 DNA 碎片率（DFI）等检查。也有一些患者经多方检查仍未发现异常，即"不明原因"的流产。原因不明，并不代表无病因，只是利用目前的医疗技术尚不能发现。众多学者认为，大部分不明原因的复发性流产患者可能存在免疫方面的问题。因此，对于复发性流产夫妇的病因筛查十分重要，便于后续治疗有的放矢。

2. 预培其损，分期论治

中医学认为应未病先治，预防为主。本病在辨证上多以滑胎患者未孕时的舌苔脉证结合月经情况为依据进行辨证论治。临床上多以虚证为主，肾虚为本，治疗应以补肾健脾、益气养血、调理冲任为要，预培其损。经不调者，当先调经；若因他病而致滑胎者，当先治他病。此外，还应注意治疗的阶段性及连续性。如孕前阶段应根据辨证，夫妇双方整体调理 3 个月，使其处于受孕的最佳状态；试孕阶段应对女方进行卵泡监测，根据其生长情况，适时给予中药及西药，以促进卵泡的生长及破裂，并指导患者同房；妊娠阶段应按"胎动不安"积极治疗，一般保胎至超过既往堕胎或小产最大月份后 1 个月为止。

3. 中西贯通，提高疗效

中药治疗滑胎具有疗效确切、安全可靠、不良反应小的优势，但并不能解决所有临床问题，如子宫畸形、衣支原体感染等，此时手术及西药的作用更加有效和迅速。因此，临床上应采用中西医结合治疗的方式，取长补短，优势互补，以提高疗效。

（二）辨病治疗

1. 染色体异常引起RSA的治疗

染色体异常目前尚无理想的治疗方法，患者应进行专业的临床遗传咨询和检查，有利于将来妊娠预后的分析、产前诊断的选择。如进行胎儿绒毛染色体检查、血甲胎蛋白（AFP）检测或超声及羊水检查，发现异常应及时终止妊娠。若夫妇双方存在常染色体相互易位或非同源染色体罗氏易位携带者等情况，应做好产前诊断，或行胚胎植入前遗传学筛查/诊断，以避免植入携带异常染色体的胚胎；若为同源染色体罗氏易位携带者，应避孕或绝育，或行供精或供卵的辅助生殖技术，以免反复流产或分娩畸形儿。若排除夫妇染色体结构异常，3次或3次以上流产均因胚胎染色体异常所致，表明其病因可能与配子的质量有关，那么，男方建议到男科治疗，久治不愈者可行辅助生殖治疗；女方，尤其是高龄女性，多次治疗无效应行胚胎植入前遗传学筛查/诊断，或增胚体外受精－胚胎移植术。

2. 生殖道解剖结构异常引起RSA的治疗

对于有生殖器官畸形的RSA患者，在排除其他可能导致RSA的病因后，可施行手术治疗。如纵隔子宫可在宫腔镜下行子宫纵隔切除术；子宫黏膜下肌瘤，尤其是直径＞2cm使宫腔变形者，可在宫腔镜下行肌瘤切除术；壁间肌瘤直径＞5cm，侵占到子宫内膜者可考虑经腹或腹腔镜下行肌瘤挖出术；浆膜下肌瘤直径达5~7cm才会影响生育结局，可考虑手术切除；宫腔粘连可在宫腔镜下行分离术，术后即刻放置宫内节育器或口服雌二醇及孕激素，对于防止宫腔粘连复发有一定的效果；宫颈功能不全主要在孕16~26周行宫颈环扎术。对于双角子宫、单角子宫、纤维瘤等解剖学异常，手术疗法并不能明显改善妊娠率，因此不值得推荐，也尚无其他理想的治疗方法。

3. 内分泌因素引起RSA的治疗

导致复发性流产的内分泌因素最常见的是多囊卵巢综合征、黄体功能不全、高催乳素血症、糖尿病及甲状腺功能紊乱等。

（1）多囊卵巢综合征　该病病因不明，仅限于对症治疗，包括减肥、口服避孕药如炔雌醇环丙孕酮片（达英-35）以降低LH及雄激素水平，口服屈螺酮炔雌醇片（优思明）以抗盐皮质激素活性、抗雄激素活性和对抗水钠潴留，口服二甲双胍以降低其流产率及妊娠期糖尿病、子痫前期和巨大儿的发生率，氯米芬可诱发排卵及改善黄体功能。

（2）黄体功能不全　主要采用孕激素或HCG补充疗法，包括肌内注射黄体酮或HCG、口服地屈孕酮（达芙通）、黄体酮胶囊（益玛欣）等。常见的用法是B超监测排卵后或BBT升高第2天开始每天或隔日肌内注射20~40mg黄体酮注射液，一般需用药12~14天；或排卵后肌内注射HCG 2000u，2~3天1次，共3~5次。有一些学者甚至建议，对于不明原因的RSA妇女，当有怀孕征兆时，可按黄体功能不足给予黄体酮治疗。

（3）高催乳素血症　目前仍以药物治疗为主，手术治疗及放疗为辅。常用药物有溴隐亭，每天2.5~10mg，分1~3次服用，起始可从小剂量（1.25mg/d）递增以减少药物不良反应。若出现严重不良反应，可将溴隐亭放在阴道后穹隆。

（4）糖尿病、甲状腺功能紊乱等其他疾病　宜在孕前进行相应的内分泌治疗。糖尿病患者常规孕前1~2个月口服降糖药改为胰岛素注射。甲状腺功能减退患者首选左甲状腺素钠（L-T₄），建议将 TSH 控制在 0.1~2.5mU/L 方可怀孕。妊娠期应增加 L-T₄ 剂量 20%~50%，并根据妊娠特异 TSH 正常范围调整剂量（妊娠早期 ≤ 2.5mU/L，妊娠中晚期 ≤ 3.0mU/L）。甲状腺功能亢进患者可选用药物治疗，如甲巯咪唑（MMI），但报道有致胎儿畸形风险，建议孕前停用；丙硫氧嘧啶（PTU），每天用量在 200mg 以下者，对胎儿影响极小，孕期可以继续服用 PTU 100~200mg/d，持续至分娩。其他还有放射性治疗和手术治疗。治疗方案的选择应根据患者的自身情况结合临床适应证、禁忌证及患者意愿而定。孕前、孕期及产后应做好定期复查，在医生指导下合理调整药物剂量。

4. 感染因素引起 RSA 的治疗

RSA 患者生殖道分泌物检查异常，应立即选用常规敏感抗生素，对夫妇双方同时进行足量足疗程治疗，防止再次感染。如支原体、衣原体感染可选用多西环素或米诺环素 100mg，每天 2 次，连服 2 周；或阿奇霉素 500mg/d，连服 2 周；淋球菌感染可应用头孢曲松钠 125mg 肌内注射。妊娠期间可服用红霉素 300mg，每天 3 次，连服 1~2 周。

5. 免疫因素引起 RSA 的治疗

此类分为自身免疫异常治疗和同种免疫异常治疗。目前，学者认为多数不明原因的反复自然流产（URSA）主要与免疫因素有关，且主要在两个领域取得了突破性的进展，即抗磷脂综合征（APS）的治疗措施和同种免疫型的免疫治疗措施等。

（1）自身免疫异常治疗 自身免疫型 RSA 主要是 APS 所致流产，治疗多采用免疫抑制剂和抗凝疗法，包括单独口服阿司匹林或合用泼尼松，单独使用低分子肝素（LMWH）或合用泼尼松，大剂量应用免疫球蛋白。对抗磷脂抗体（APA）持续阳性或呈较高水平，或（和）伴有血栓前状态者，孕前即开始联合应用阿司匹林（50mg/d）、低分子肝素（5000~15000U/d）和泼尼松（5mg/d）。APA 转阴后备孕，孕期即开始用药，根据 APA 水平变化调整药物剂量及疗程，若抗体转阴 1~2 个月可考虑停药。对于合并系统性红斑狼疮（SLE）等自身免疫性疾病的患者需要在风湿免疫科及产科医师的共同指导下，在病情缓解后方可选择适当试剂受孕。

（2）同种免疫异常治疗 目前主要有淋巴细胞免疫治疗，适用于封闭抗体缺乏的 RSA 夫妇，多采用丈夫或第三方淋巴细胞作为免疫原，通过皮下注射法，刺激机体产生免疫应答，诱导保护性抗体的产生，使下次妊娠胚胎得到保护并生长发育。疗程从孕前开始，国外多采用每疗程 4 次免疫，每次剂量为（2×10⁷）~（3×10⁷）个淋巴细胞，间隔 3 周。疗程结束后建议患者在 3 个月内妊娠，如获妊娠再进行治疗一次，如未妊娠则在排除不孕症的情况下重新进行 1 个疗程免疫。此外，还有免疫球蛋白被动免疫治疗，主要采用静脉输注免疫球蛋白（IVIG）使 RSA 患者被动免疫以提高封闭抗体水平。

6. 血栓前状态引起 RSA 的治疗

目前，治疗血栓前状态的主要方法是低分子肝素单独或联合阿司匹林用药。低分子肝素可选择在确定妊娠或 B 超确定宫内妊娠后开始使用。在用药过程中应监测药物的不良反应，如过敏反应、血小板计数减少、出血及发生骨质疏松等。若胎儿发育良好，凝血、纤溶指标恢复正常则考虑停药。阿司匹林建议孕前小剂量开始使用（50~75mg/d），维持整个孕期，在治疗过程中需监测血小板计数、凝血功能及纤溶指标。

7. 男方因素引起 RSA 的治疗

若男方存在引起 RSA 的问题，比如精

子 DNA 碎片率高、精少、精弱等，应进行积极治疗。有研究认为，补充抗氧化维生素如维生素 C 或维生素 E，可有效减少精子 DNA 碎片；对先天性少、弱精子症患者经过 3 个月的重组卵泡刺激素（rFSH）治疗后，亦能明显降低精子 DNA 碎片率。

8. 其他不良因素引起 RSA 的治疗

应告知 RSA 夫妇避免接触不良环境因素，推荐健康的生活方式，避免过度体力劳动，并给予心理支持。复发性流产患者再次妊娠期间应加强定期产检。

（三）辨证治疗

1. 辨证论治

（1）肾虚型

治法：补肾益气，调经固冲。

方药：补肾固冲丸（《中医学新编》）。常用药物有菟丝子、续断、巴戟天、杜仲、当归、熟地黄、鹿角霜、枸杞子、阿胶、党参、白术、大枣、砂仁。

若阴虚者加生地黄、麦冬、黄芩；情志不畅者可加合欢皮、珍珠母。

（2）气血两虚型

治法：益气养血，固肾调冲。

方药：泰山磐石散（《景岳全书》）。常用药物有人参、黄芪、白术、炙甘草、当归、续断、川芎、白芍、熟地黄、黄芩、砂仁、糯米。

若偏热者，可加黄芩、苎麻根。

（3）血热型

治法：清热养阴，补肾调冲。

方药：保阴煎（《景岳全书》）。常用药物有生地黄、熟地黄、白芍、山药、续断、黄芩、黄柏、甘草等。

若伴有气虚者，可加黄芪、升麻、柴胡以益气升提。

（4）血瘀型

治法：祛瘀消癥，固冲调经。

方药：桂枝茯苓丸（《金匮要略》）合寿胎丸（《医学衷中参西录》）。常用药物有桂枝、茯苓、赤芍、牡丹皮、桃仁、菟丝子、桑寄生、续断、阿胶等。

若兼有肾阳亏虚，可加鹿角霜、巴戟天、杜仲以补肾助阳。

2. 外治疗法

（1）穴位埋线法　取命门、肾俞、脾俞、关元、中极、足三里、三阴交等穴位。血热加太冲、曲池、阴陵泉；血瘀加膈俞、大肠俞。每次选取主穴 3~4 个，依据辨证结果调整配穴，间隔 2~4 周治疗 1 次，在整体上起到调整阴阳、扶正祛邪、疏通经络的作用，具有"深纳而久留之，以治顽疾"的效果。本方法适用于孕前治疗，孕后一般不用。若必须用，选穴一定要慎重。

（2）针刺疗法　辨证选穴基本同穴位埋线法，可以改善内分泌及免疫异常。临床上常需患者每天或间隔 2~3 天治疗 1 次，较穴位埋线痛苦，且一些患者晕针，故临床多采取埋针方式代替针刺。孕前孕后均可使用，且无必须在肌肉丰厚部位选穴的限制，但妊娠后腹部及背部穴位的选择要慎重。

（3）灸法　取菟丝子末填脐，高出肚皮 1~2cm，再取艾炷置药末上灸，每日灸 1~2 次，适用于肝肾亏虚型。

（4）耳针　取子宫、卵巢、内分泌、脾、肾等，每次 3~4 个穴位，将皮内针刺入穴位并固定，贴压王不留行籽，每日按压 2~3 次，左右交替，适用于各型复发性流产。

（5）贴敷疗法　取阿胶、艾叶各 10g，先将阿胶烊化，再把艾叶干研末，然后将艾叶末倒入阿胶液中调和均匀，制成糊状备用。取药糊涂于患者神阙穴，盖以纱布，胶布固定，再以热水袋置脐部熨之，每天 1~2 次，适用于气滞血瘀型。

3. 成药应用

（1）滋肾育胎丸　补肾健脾，益气培

元。适用于脾肾两虚、冲任不固型滑胎，每次 5g，每日 3 次，口服，连服 3 个月。

（2）五子衍宗丸 补肾益精。适用于肾气虚型滑胎，每次 9g，每日 3 次，口服，连服 3 个月。

（3）胎宝胶囊 补气，养血，填精。适用于肾虚型滑胎，每次 0.3~0.9g，每日 3 次，口服，连服 3 个月。

（4）八珍颗粒 补气益血。适用于气血两虚型滑胎，每次 6g，每日 3 次，口服，连服 3 个月。

（5）知柏地黄丸 滋阴清热。适用于肾虚内热型滑胎，每次 8 粒，每日 3 次，口服，连服 3 个月。

（6）桂枝茯苓胶囊 活血，化瘀，消癥。适用于胞脉瘀阻型滑胎，每次 3 粒，每日 3 次，口服，连服 3 个月。

4. 单方验方

（1）经验方 桑寄生 45g，黄芩、白术各 9g。水煎服，每日 2 次。适用于肾虚型复发性流产，在妊娠确诊后始服，连服 1~2 个月，或服过最易流产期。[夏桂成. 实用中医妇科学. 北京：中国中医药出版社，2018]

（2）羊肾固胎饮 山羊肾 1 具，胎盘粉（冲服）20g，生龙骨、生牡蛎、菟丝子、白术、炙黄芪、桑寄生各 30g，补骨脂、熟地黄、白芍、炒杜仲各 15g。适用于肾精不足型复发性流产患者。临证加减：血热加黄芩 15g，熟地黄改为生地黄 12g；腰痛加川断 12g；阴道出血加焦艾 10g；纳呆腹胀加陈皮 8g，砂仁 10g；恶心呕吐加竹茹、藿香各 10g。每日 1 剂，煎 400~500ml，分两次服，服至症状消失。[孙自学，庞保珍. 中医生殖医学. 北京：人民卫生出版社，2017]

（3）自拟安胎饮 苎麻根、芡实米、杜仲、续断、当归、熟地黄、白芍各 10g，适用于脾肾两虚型复发性流产患者。临证

加减：气血两虚者，加人参、黄芪；阴虚火旺者，加生地黄、百合、石斛、地骨皮；痰湿内蕴者，加白术、砂仁、蔻仁、陈皮、大腹皮；肾阳虚者，加菟丝子、桑寄生、阿胶。每日 1 剂，水煎，分 2~3 次内服，3 个月为 1 个疗程。[孙自学，庞保珍. 中医生殖医学. 北京：人民卫生出版社，2017]

（四）医家经验

1. 罗元恺

罗元恺认为防治之法，应以固肾为主，辅以健脾益气，佐以养血之剂。且提出了孕前若月经不调则先调经、若有他病则先治他病的观点。罗元恺在主编《实用中医妇科学》一书中写道："我对习惯性流产患者，一方面嘱其避孕 1 年，并用补肾固冲丸调补数月。如受孕以后，可用《医学衷中参西录》之寿胎丸加党参、白术补气健脾护胎，或加暖宫止血之艾叶尤佳。我认为菟丝子和党参重用是安胎之首要药物，可各用至 30g，至于黄芩、白术，若属舌红苔黄，孕妇确有热象者，配合其他养血益气药同用，则可达到安胎的目的。此又是在医者辨证用药之周详矣。"

2. 夏桂成

夏桂成强调本病既要重视主要病变的特点，又要重视辨证论治，不仅要保胎成功，还要达到优生优育。临证时要注意以下 4 个方面。①补养肾气以固先天之本是主要治法，但需与养血相结合。②宁心安神，调节情志，稳定心理，使心肾相济以稳固胎元。③健脾和胃以旺后天之化源，助胎儿生长发育。④关于保胎养胎、优生优育问题，要注意胎禁、胎养和胎教 3 个方面。

3. 班秀文

班秀文认为滑胎病因，既有男女双方先天因素，又有妇女本身虚、实不同。就滑胎而言，由于多次流产之后，冲任二脉及肾气俱损，临床以虚证为多，肾虚为本，

故提出治疗滑胎应以未孕先治、固肾为本、既孕防病、已病早治为原则，强调了孕前调理补肾气、护根蒂的重要性，并创制了安胎防漏汤（菟丝子 20g，覆盆子 10g，川杜仲 10g，杭白芍 6g，熟地黄 15g，潞党参 15g，炒白术 10g，棉花根 10g，炙甘草 6g）。

4. 何嘉琳

何嘉琳认为滑胎之病首重孕前调理，以补肾健脾、养血调冲为主，结合月经周期行调经种子之法，且分孕前、试孕、孕后 3 个阶段施治。对于新近流产者主张避孕 3~6 个月（避孕期间用中药治疗）后开放试孕，试孕期间仍以孕前方案调理，并指导自测基础体温、监测卵泡，待氤氲之候而指导同房，常能成功受孕，孕后以补肾健脾固冲、益气养血安胎为治疗大法，期肾精盈满，气血充盈，冲任调畅，以保胎养胎。此外，针对"屡见小产、堕胎者，多在三月及五月、七月之间，而下次之堕必如期复然"的临床现象，何嘉琳主张保胎需超过前次滑胎时间 2 周以上，并须加强围产期保健。

5. 朱小南

朱小南对滑胎的治疗及生活中注意事项有其独到见解。他认为，素有滑胎者不宜生育过多、过密，否则屡孕屡堕，造成气血亏虚、冲任损伤，而后嗣终不可得。故主张逢滑胎家，须嘱于小产后必须避孕半年，而在此期间，用杜仲、续断、菟丝子、覆盆子、紫河车、黄芪、熟地黄等补肝肾、补奇经，使受损之胞脉得以充分恢复正常，再行受胎，则胎元结实，不致轻易滑矣。治疗本病主要掌握下列原则：一是补气血，凡有小腹重坠感觉时，注意补气，太子参、黄芪等都可使用，中气足，带脉固，胞胎不致下垂。二是固肾气，肾系胞，肾气不足则胎元不固，胎动不安或胎漏下血更需固肾气，强冲任，使胞胎稳

固，杜仲、续断等得以入选。三是健脾胃，脾胃为水谷之海、生化之源，消化吸收、输布精气与母胎的营养和健康莫不有直接关系。

五、预后转归

对于复发性流产患者，必须察明原因，针对病因进行治疗。如非器质性因素引起者，经过系统治疗，预后良好；如因宫颈功能不全引起者，虽属器质性病变，但通过孕前或孕后行宫颈内口环扎术，同时在孕前、孕后配合补肾健脾、益气固冲中医药治疗，待分娩发动前拆除缝线，亦可正常妊娠与分娩。对于全身性疾病者应审证求因，治疗得当，善后调治，或有较好预后。此外，年龄因素对预后也有很大影响，随着年龄增大，预后越差。

六、预防调护

（一）预防

对复发性流产患者，应在下次受孕前做好全面检查，"预培其损"，避孕 1 年，强健夫妇体质，在夫妇双方身体最佳状态下妊娠，做到未病先防。孕后应加强围产期保健，慎房事，尤其是孕 3 个月之前和孕 7 个月以后，且建议卧床休息应超过以往流产时的实际月份。

（二）调护

（1）生活规律，加强锻炼，避免劳逸过度，戒烟戒酒，避免二手烟。

（2）夫妇应远离有明确有害物质的工作、居住环境，尤其是新装修的房屋，否则可能影响受孕或胚胎生长发育。

（3）孕前防止呼吸道染病，如流行性感冒、麻疹等。

（4）孕后注意个人卫生，不宜盆浴、游泳。

（5）孕后宜保持心情愉快，消除忧虑和恐惧心理，勿过度劳累，避免跌仆损伤，维护气血平和，使胎元健固。

（6）清淡饮食，原则上应选择比较容易消化的食物及富含维生素和微量元素的食物，如各种水果、蔬菜、豆类、肉类等，不宜吃辛辣刺激的食物、油腻煎炸类的食物及寒凉的食物。

（7）孕后应积极保胎治疗，遵守医嘱，用药时间应超过既往堕胎、小产最大月份的2周以上，并做好围产期保健。

七、专方选要

1. 泰山磐石散

该方出自《景岳全书》，由黄芪15g，党参、生地黄、杜仲、菟丝子、川断各12g，白术、白芍各9g，川芎、黄芩、砂仁各3g，炙甘草6g组成。每日1剂，水煎煮，均以2个月为1个疗程。[廖泽兰，杨志玲. 泰山磐石散加减结合地屈孕酮对气血两虚型习惯性流产患者妊娠影响研究. 中华中医药学刊，2021：1-12]

2. 补肾活血方

该方是在寿胎丸合丹参基础上创制的，目前临床应用广泛，主要对抗磷脂综合征复发性流产患者疗效较显著。其药物组成如下：桑寄生15g，菟丝子15g，续断15g，当归10g，丹参10g，白芍9g，甘草10g。每天1剂，水煎，早、晚饭后温服。疾病确诊后治疗第1个疗程（3个月为1个疗程），备孕时暂停用药，妊娠明确后治疗第2个疗程（即确诊妊娠起至妊娠12周）。[谈媛，李国华，张勤华. 朱氏补肾活血方对肾虚血瘀型复发性流产合并抗磷脂综合征患者妊娠结局的影响. 上海中医药杂志，2018，52（8）：61-64]

主要参考文献

[1]黄荷凤. 实用人类辅助生殖技术[M]. 北京：人民卫生出版社，2021.

[2]连方. 中西医结合生殖医学[M]. 北京：人民卫生出版社，2018.

[3]谈勇. 中医妇科学[M]. 第4版. 北京：中国中医药出版社，2017.

[4]孙自学，庞保珍. 中医生殖医学[M]. 北京：人民卫生出版社，2017.

[5]陈建明，苗竹林. 复发性流产[M]. 广州：广东科技出版社，2019.

[6]卢宇青. 观察地屈孕酮辅助主动免疫疗法应用于复发性流产治疗中的疗效及安全性[J]. 中国实用医药，2018，13（9）：138-139.

[7]文丹. 丙种球蛋白在改善复发性流产患者免疫状态中的应用及其安全性分析[J]. 药物生物技术，2018，25（1）：43-46.

[8]AHMADI M, GHAEBI M, ABDOLMOHAMMADI-VAHID S, et al. NK cell frequency and cytotoxicity in correlation to pregnancy outcome and response to IVIG therapy among women with recurrent pregnancy loss[J]. J Cell Physiol, 2019, 234（6）：9428-9437.

[9]Li Y, Zhang D, Xu L, et al. Cell-cell contact with proinflammatory macrophages enhances the immunotherapeutic effect of mesenchymal stem cells in two abortion models[J]. Cell Mol Immunol, 2019, 16（12）：908-920.

[10]Cao Y, Sun H, Zhu H, et al. Allogeneic cell therapy using umbilical cord MSCs on collagen scaffolds for patients with recurrent uterine adhesion：a phase I clinical trial[J]. Stem Cell Res Ther, 2018, 9（1）：192.

[11]Yu-Han Meng, Xiao-Hui Zhu, Li-Ying Yan, et al. Bone mesenchymal stem cells improve pregnancy outcome by inducing maternal tolerance to the allogeneic fetus in abortion-prone matings in mouse[J]. Placenta, 2016, 47：29-36.

[12] 许梦梵，叶红，刘程程，等. 免疫细胞紊乱与复发性流产发病的关系及在疾病诊治中的应用研究进展 [J]. 山东医药，2021，61（8）：89-92.

[13] 李志芳，向卉芬，曹云霞. DNA 甲基化在复发性流产病因中的研究进展 [J]. 国际生殖健康 / 计划生育杂志，2018，37（5）：426-429.

第六章 与女性不孕相关的常见疾病

我们说，从严格意义上讲，不孕症不是一个独立的疾病，而是由其他疾病或因素所导致的结果，只有科学诊断，查明病因，针对性治疗才能获得满意疗效。现将与女性不孕相关的常见疾病介绍如下。

第一节 多囊卵巢综合征

多囊卵巢综合征（PCOS）是一种发病多因性、临床表现多态性的内分泌综合征，是以稀发排卵或无排卵、高雄激素或胰岛素抵抗、多囊卵巢为特征的内分泌代谢紊乱的症候群。属于中医"月经后期""闭经""不孕症""癥瘕"等范畴。

一、病因病机

（一）西医学认识

1.病因

本病病因至今未明，目前研究认为，其可能受某些遗传基因与环境因素等多种因素综合影响，使内分泌代谢功能紊乱，出现雄激素及雌酮过多、LH/FSH 比值增大、胰岛素过多等特征。产生这些变化的可能机制如下。

（1）下丘脑 - 垂体 - 卵巢轴调节功能异常 由于垂体对促性腺激素释放激素（GnRH）敏感性增加，分泌过量 LH，刺激卵巢间质、卵泡膜细胞产生过量雄激素。卵巢内高雄激素抑制卵泡成熟，不能形成优势卵泡，但卵巢中的小卵泡仍能分泌相当于早卵泡期水平的雌二醇（E_2），加之雄烯二酮在外周组织芳香化酶作用下转化为雌酮（E_1），形成高雌酮血症。持续分泌的雌酮和一定水平雌二醇作用于下丘脑及垂体，对 LH 分泌呈正反馈，使 LH 分泌幅度及频率增加，呈持续高水平，无周期性，不形成月经中期 LH 峰，故无排卵发生。雌激素又对 FSH 分泌呈负反馈，使 FSH 水平相对降低，LH/FSH 比例增大。高水平 LH 又促进卵巢分泌雄激素，低水平 FSH 持续刺激，使卵巢内小卵泡发育停止，无优势卵泡形成，从而形成雄激素过多、持续无排卵的恶性循环，导致卵巢多囊样改变。

（2）胰岛素抵抗和高胰岛素血症 外周组织对胰岛素的敏感性降低，胰岛素的生物学效能低于正常，称为胰岛素抵抗。约 50% 患者存在不同程度的胰岛素抵抗及代偿性高胰岛素血症。过量胰岛素作用于垂体的胰岛素受体，可增强 LH 释放并促进卵巢和肾上腺分泌雄激素，又通过抑制肝脏性激素结合球蛋白合成，使游离睾酮增加。

（3）肾上腺内分泌功能异常 50% 患者存在脱氢表雄酮（DHEA）及脱氢表雄酮硫酸盐升高，可能与肾上腺皮质网状带 P450c17a 酶活性增加、肾上腺细胞对促肾上腺皮质激素（ACTH）敏感性增加和功能亢进有关。脱氢表雄酮硫酸盐升高提示过多的雄激素来自肾上腺。

（4）其他 卵巢卵泡膜细胞的 P450c17a 等酶的调节机制也可能存在异常，导致雄激素增多。生长激素、类胰岛素样生长因子及其受体与结合蛋白、瘦素、内啡肽等的分泌或调节失常也可能与 PCOS 的发生或病理生理的形成有关。

2.病理

（1）卵巢变化 大体检查可见双侧卵巢均匀性增大，为正常妇女的 2~5 倍，表面光滑，色灰发亮，白膜均匀性增厚，较正常厚 2~4 倍，白膜下可见直径在 2~9mm、大小不等、≥ 12 个的囊性卵泡，呈珍珠串样。镜下见白膜增厚、硬化，皮质表层纤维化，细胞少，血管显著存在。白膜下见多个不成熟阶段呈囊性扩张的卵泡及闭锁卵泡，无成熟卵泡生成及排卵迹象。

（2）子宫内膜变化　主要表现为无排卵性子宫内膜。子宫内膜的组织学变化因卵巢分泌的雌激素水平不同而异，卵泡发育不良时，子宫内膜呈增殖期；当卵泡持续少量或较大量分泌雌激素时，可刺激内膜，使其增生过长；更重要的是由于长期持续无排卵，仅有单一无对抗的雌激素作用，可以增加患子宫内膜癌的几率。

（二）中医学认识

本病主要以脏腑功能失调为本，痰浊、瘀血阻滞为标，故临床表现多为虚实夹杂、本虚标实之证。其发病多与肾、脾、肝关系密切，但以肾虚、脾虚为主，加之痰湿、瘀血等病理产物作用于机体，导致肾 – 天癸 – 冲任 – 胞宫轴功能紊乱而致病。

1. 肾虚痰湿

禀赋不足，肾气欠盛，天癸乏源，或早婚房劳，肾气受损，冲任不足，气化不力，不能协助肝脾以司运化，加之平素恣食膏粱厚味，或饮食失节，或饥饱无常，损伤脾胃，脾虚则痰湿积聚，脂膜壅塞，以致月经稀少，甚至经闭不行而难以受孕。

2. 脾虚痰湿

素体肥胖，痰湿内盛，或饮食劳倦，或忧思过度，损伤脾气，脾失健运，痰湿内生，阻滞冲任胞脉，而致月经稀少或经闭不来，不能摄精成孕。

3. 气滞血瘀

精神抑郁，或暴怒伤肝，情志不畅，肝气郁结，气滞则血瘀；或经期、产后调摄不慎，余血未尽，复感邪气，寒凝热灼而致血瘀，瘀阻冲任，闭阻胞脉，经血不能下达，而致闭经或不孕。

4. 肝郁湿热

素性抑郁，或七情内伤，情志不遂，郁久化火，热扰冲任，冲任不调，气血失和，而致面部多毛、痤疮、月经紊乱、不孕；或肝气犯脾，脾虚生湿，湿热蕴结冲任胞脉，冲任失调，气血不和，致月经停闭或失调、不孕等。

二、临床诊断

（一）辨病诊断

1. 临床诊断

（1）病史　多起病于青春期，初潮后出现月经稀发或稀少，甚则闭经，或月经频发、淋沥不尽等，渐可转为继发性闭经、不孕、肥胖、多毛等。

（2）症状

①月经失调：主要表现为月经稀发与闭经，也有表现为月经频发或淋沥不净等崩漏征象者。

②不孕：主要与月经失调和无排卵有关，即便妊娠也易出现不良妊娠结局。

③肥胖：40%~60% 的多囊卵巢综合征患者出现肥胖，且多为中心型肥胖（腰围 / 臀围 ≥ 0.8），体重指数 ≥ 25。

（3）体征

①多毛：可出现毛发增粗、增多，尤以阴毛为主，还可见口唇细须。亦有部分患者出现脂溢性脱发。

②痤疮：多见油性皮肤，痤疮以颜面、背部较著。

③黑棘皮：常在阴唇、项背部、腋下、乳房下和腹股沟等皮肤皱褶部位出现对称性灰褐色色素沉着，呈对称性，皮肤增厚，质地柔软。

2. 相关检查

（1）体格检查　常有多毛、痤疮及黑棘皮症等。

（2）辅助检查　根据病史及临床表现疑似 PCOS 者，可行下列检查。

1）基础体温（BBT）：不排卵患者表现为单相型。

2）B 型超声检查：见双侧卵巢均匀性增大，包膜回声增强，轮廓较光滑，间质内部回声增强。一侧或双侧卵巢可见 12 个以上直径为 2~9mm 无回声区围绕卵巢边缘，呈车轮状排列，称为"项链征"。连续监测未见优势卵泡发育和排卵迹象。

3）内分泌测定：①血清雄激素，睾酮水平通常不超过正常范围上限 2 倍（如果 T 水平高于正常范围上限 2 倍，要排除卵巢和肾上腺肿瘤的可能），雄烯二酮浓度升高，脱氢表雄酮（DHEA）、硫酸脱氢表雄酮（DHEAS）浓度正常或者轻度升高。性激素结合球蛋白（SHBG）低于正常值提示患者血清中睾酮水平增加。②血清 FSH、LH，卵泡早期血清 FSH 值偏低或者正常而 LH 值升高，LH/FSH > 2。③血清雌激素雌酮（E_1）升高，雌二醇（E_2）正常或者轻度升高，恒定于早卵泡期水平，无周期性变化，$E_1/E_2 > 1$，高于正常周期。④血清催乳素（PRL），部分患者可出现血清 PRL 水平轻度升高。⑤尿 17- 酮类固醇，正常或者轻度升高。正常时提示雄激素来源于卵巢，升高时提示肾上腺功能亢进。⑥葡萄糖耐量试验（OGTT），测定空腹胰岛素水平及葡萄糖负荷后血清胰岛素最高浓度。注意结合糖尿病家族史。⑦促甲状腺素水平，排除甲状腺功能异常引起的高雄激素血症。

4）诊断性刮宫：月经前或者月经来潮 6 小时内行诊断性刮宫，子宫内膜呈增生期或增生过长，无分泌期变化。对 B 超提示子宫内膜增厚的患者或者年龄 > 35 岁的患者应进行诊断性刮宫，以排除子宫内膜不典型增生或子宫内膜癌。

5）腹腔镜检查：镜下可见卵巢增大，包膜增厚，表明光滑，呈灰白色，有新生血管，包膜下显露多个卵泡，但无排卵征象（排卵孔、血体或黄体）。腹腔镜下取卵巢组织送病理检查即可确诊。在诊断的同时可进行腹腔镜治疗。

（二）辨证诊断

本病以肾、脾、肝三脏功能失调为本，痰湿、血瘀为标，二者互为因果，故临床以虚实夹杂证多见。虚者以肾虚为主，表现为月经后期、量少、稀发，渐至闭经，伴有腰膝酸软、头晕耳鸣、多毛、乳房发育不良等症状。实者以肝郁化火、痰湿阻滞、气滞血瘀为多见。肝郁化火者，以胸胁或乳房胀满，伴泌乳、毛发浓密、面部痤疮、口干喜冷饮为特点；痰湿阻滞者多以胸闷泛恶、肢倦乏力、喉间多痰、形体肥胖、多毛为特征；气滞血瘀者以精神抑郁、胸胁胀满、经行腹痛拒按、舌质紫暗或边有瘀点为特征。

1. 肾虚痰湿型

临床证候：月经后期，量少，甚或闭经，不孕，带下量多，或带下甚少，形体肥胖，多毛，腰膝酸软，小腹或有冷感，子宫偏小，或胸闷烦躁，口腻多痰，舌苔白腻，舌质淡暗，脉细濡而滑。

辨证要点：腰膝酸软，形体肥胖，口腻多痰。

2. 脾虚痰湿型

临床证候：月经后期，量少色淡，或月经稀发，甚则闭经，形体肥胖，多毛，头晕胸闷，喉间多痰，肢倦神疲，脘腹胀闷，带下量多，婚久不孕，舌体胖大，色淡，苔厚腻，脉沉滑。

辨证要点：肢倦神疲，形体肥胖，头晕胸闷，脘腹胀闷。

3. 气滞血瘀型

临床证候：月经后期，量少，色紫红，有血块，月经不畅或闭经，经行时腹痛，甚则经闭不孕，精神抑郁，烦躁易怒，胸胁胀满，乳房胀痛，毛发浓密，舌质紫暗，或有瘀点、瘀斑，脉沉弦或沉涩。

辨证要点：经行有块或腹痛，精神抑郁，烦躁易怒，胸胁胀满，乳房胀痛。

4. 肝经湿热型

临床证候：月经稀发，量少，甚则经闭不行，或月经紊乱，崩中漏下，毛发浓密，面部痤疮，经前胸胁、乳房胀痛，肢体肿胀，大便秘结，小便黄，带下量多色黄，阴痒，舌红，苔黄厚，脉沉弦或弦数。

辨证要点：带下量多色黄，毛发浓密，经前胸胁、乳房胀痛。

三、鉴别诊断

（一）西医学鉴别诊断

多囊卵巢综合征应与卵泡膜细胞增殖综合征、肾上腺皮质增生或肿瘤、卵巢雄激素肿瘤、甲状腺功能异常等疾病鉴别。

1. 卵泡膜细胞增殖综合征

本病临床表现和内分泌检查与 PCOS 相似，但比 PCOS 更加严重，而且肥胖与男性化的程度比 PCOS 更明显。血清睾酮值升高，硫酸脱氢表雄酮水平正常，LH/FSH 比值可正常。卵巢活体组织检查，镜下可见卵巢皮质黄素化的卵泡膜细胞群，皮质下无类似 PCOS 的多个小卵泡。

2. 肾上腺皮质增生或肿瘤

PCOS 血清硫酸脱氢表雄酮值超过正常范围上限 2 倍时，应与肾上腺皮质增生或肿瘤相鉴别。肾上腺皮质增生患者的血 17α-羟孕酮明显升高，ACTH 兴奋试验反应亢进，地塞米松抑制试验抑制率 ≤ 0.7；肾上腺皮质肿瘤患者则对这两项试验均无明显反应。

3. 卵巢雄激素肿瘤

卵巢睾丸母细胞瘤、门细胞瘤、肾上腺残基瘤等均可产生大量雄激素，但多为单侧性、实性，进行性增大明显，可通过 B超、CT 或 MRI 协助鉴别。

4. 甲状腺功能异常

甲状腺功能异常　临床上也可出现月经失调或闭经，可通过检测血清 TSH 鉴别。

（二）中医学鉴别诊断

PCOS 属于中医"不孕""月经过后""月经后期""闭经"等范畴，鉴别诊断同不孕、闭经。

四、临床治疗

（一）提高临床疗效的要素

1. 明确诊断，针对治疗

根据患者症状和体征，结合相关实验室检查，明确诊断，以调整月经周期，或降低雄性激素，或降低胰岛素水平，改善胰岛素抵抗等为治疗切入点，以诱发排卵。

2. 病证结合，中西联用

中医学认为，PCOS 为本虚标实之证，肾虚为本，痰湿、瘀血、气滞为标，涉及心、肝、脾、肾四脏。研究证实，中药调周疗法对多囊卵巢综合征不孕具有较好疗效。在运用西药治疗的同时，全周期或某一环节联合中药治疗往往会取得理想效果。行经期，当顺势利导，以活血通经为大法，方以生化汤加减。经后期，当以补肾滋阴养血为主，促使卵泡发育，方以四物汤加减。经间期，即排卵期，以补肾活血为主，促使排卵，常用药物有熟地黄、淫羊藿、赤芍、菟丝子、泽兰等。经前期，当以补肾温阳为主，健全黄体功能，常用毓麟珠加减。

3. 中医外治，调周促排

有研究表明，中医外治法如针刺、艾灸疗法，对改善 PCOS 患者的卵巢功能、提高子宫内膜的容受性、诱发排卵等具有一定效果，适时使用可提高疗效。常用穴位有关元、中极、三阴交、子宫、足三里等。也可根据辨证配穴，一般采用平补平泻之法。

4. 加强锻炼，控食降重

对于肥胖型PCOS，在规范治疗的同时，一定要让患者制订一个切实可行的运动计划和食物谱，加强锻炼，严格控制糖和脂肪的摄入，以达降低体重之目的，密切有效的医患配合，常可获得事半功倍之效。

5. 心理疏导，调畅情志

由于PCOS病程较长，有的患者曾经多个医生诊治，往往伴有不同程度的焦虑、抑郁等情绪。我们要加强与患者的沟通，给予患者更多的关心和帮助，对患者所关心的问题，给予明晰解答，对所采取疗法的疗程，以及可能获得的效果，要向患者说明。让患者以积极乐观的心态、愉快的心情配合治疗，争取早日受孕成功。

（二）辨病治疗

1. 一般治疗

对于肥胖型PCOS患者，应控制饮食，增加运动量以降低体重，缩小腰围，可增加胰岛素敏感性，降低胰岛素、睾酮水平，从而恢复排卵及生育功能。

2. 药物治疗

（1）调整月经周期　合理应用药物，对抗雄激素作用并调整月经周期非常重要。①口服避孕药：为雌孕激素联合周期疗法，孕激素通过负反馈抑制垂体LH异常高分泌，减少卵巢产生雄激素，并可直接作用于子宫内膜，抑制子宫内膜过度增生，调整月经周期；雌激素可促进肝脏产生性激素结合球蛋白（SHBG），导致游离睾酮减少。常用口服短效避孕药，周期性服用，疗程一般为3~6个月，可重复使用。②孕激素后半周期疗法：可调节月经并保护子宫内膜，对LH过高分泌同样有抑制作用，

亦可达到恢复排卵效果。

（2）降低血雄激素水平　①糖皮质类固醇，适用于多囊卵巢综合征雄激素过多且为肾上腺来源或肾上腺和卵巢混合来源者。常用药物为地塞米松，每晚0.25mg口服，能有效抑制脱氢表雄酮盐浓度。剂量不宜超过每日0.5mg，以免过度抑制垂体-肾上腺轴功能。②环丙孕酮，为17a-羟孕酮类衍生物，具有很强的抗雄激素作用，能抑制垂体促性腺激素的分泌，使体内睾酮水平降低。与炔雌醇组成口服避孕药，对降低高雄激素血症和治疗高雄激素体征有效。③螺内酯，是醛固酮受体的竞争性抑制剂，抗雄激素机制是抑制卵巢和肾上腺合成雄激素，增强雄激素分解，并有在毛囊竞争雄激素受体作用。抗雄激素剂量为每日40~200mg，治疗多毛需用药6~9个月。出现月经不规则，可与口服避孕药联合应用。

（3）改善胰岛素抵抗　对于肥胖或胰岛素抵抗患者常用胰岛素增敏剂。二甲双胍可抑制肝脏合成葡萄糖，增加外周组织对胰岛素的敏感性。通过降低血胰岛素水平达到纠正患者高雄激素状态、改善卵巢排卵功能、促排卵的效果。常规剂量为每次口服二甲双胍500mg，每日2~3次，连用3~6个月。二甲双胍的不良反应主要是胃肠道反应，肝肾功能异常者不宜应用此药。

（4）诱发排卵　对有生育要求者在生活方式调整、抗雄激素和改善胰岛素抵抗等基础治疗后，进行促排卵治疗。氯米芬为一线促排卵药物，氯米芬抵抗患者可给予二线促排卵药物，如促性腺激素等。诱发排卵时易发生卵巢过度刺激综合征，需严密监测，加强预防措施。

3. 手术治疗

目前比较常用的为腹腔镜下卵巢打孔术，对LH和游离睾酮升高者效果较好。卵巢打孔术的促排卵机制为破坏产生雄激素的卵巢间质，间接调节垂体-卵巢轴，使

血清 LH 及睾酮水平下降，增加妊娠机会，并可能降低流产风险。在腹腔镜下对多囊卵巢应用电针或激光打孔，每侧卵巢打孔 4 个为宜，并且注意打孔深度和避开卵巢门，可获得 90% 排卵率和 70% 妊娠率。卵巢打孔术可能出现的问题有治疗无效、盆腔粘连及卵巢功能低下。

（三）辨证治疗

1.辨证论治

（1）肾虚痰湿型

治法：补肾化痰，活血调经。

方药：补肾化痰汤（《中医临床妇科学》）。常用药物有炒当归、赤芍、白芍、怀山药、熟地黄、牡丹皮、茯苓、续断、菟丝子、郁金、贝母、陈皮、制苍术。

若胸闷泛恶，口腻痰多者，加制半夏、制胆南星、炒枳壳；兼便秘者，加防风通圣丸、枳实导滞丸消导之；月经来潮量甚少者，加泽兰叶、丹参、川牛膝；子宫发育不良者，加紫河车、肉苁蓉、茺蔚子；浮肿纳差，大便溏泄者，加炒白术、砂仁、炮姜。

（2）脾虚痰湿型

治法：化痰除湿，通络调经。

方药：苍附导痰丸（《叶天士女科诊治秘方》）。常用药物有茯苓、法半夏、陈皮、甘草、苍术、香附、胆南星、枳壳、神曲、生姜。

若月经不行，为顽痰闭塞者，可加浙贝、海藻、石菖蒲软坚散结，化痰开窍；痰湿已化，血滞不行者，加川芎、当归活血通络；脾虚痰湿不化者，加白术、党参以健脾祛湿；胸膈满闷者，加郁金、薤白以行气解郁。

（3）气滞血瘀型

治法：理气行滞，活血化瘀。

方药：逍遥散（《太平惠民和剂局方》）合膈下逐瘀汤（《医林改错》）加减。常用

药物有柴胡、黄芩、当归、白芍、白术、茯苓、煨姜、薄荷、炙甘草。

若血瘀结成癥瘕，上方加入炮山甲片、三棱、莪术通络化痰瘀；口腻痰多，形体肥胖明显者，加入炙桂枝、茯苓、制半夏、陈皮以健脾通络；腰酸腿软，皮肤粗糙，痤疮者，加入夏枯草、肉苁蓉温清并用。

（4）肝经湿热型

治法：清热利湿，疏肝调经。

方药：丹栀逍遥散（《女科撮要》）合龙胆泻肝汤（《医宗金鉴》）去生地黄。常用药物有牡丹皮、栀子、柴胡、黄芩、当归、白芍、白术、茯苓、煨姜、薄荷、炙甘草、龙胆草、黄芩、栀子、泽泻、木通、车前子、当归、柴胡。

若大便秘结加大黄；溢乳加炒麦芽；胸胁满痛加郁金、王不留行；月经不行加山楂、路路通理气通络。

2.外治疗法

（1）针刺疗法促排卵　取关元、中极、子宫、三阴交。一般在月经中期开始，每日 1 次，连续 3 天，每次留针 20 分钟，之后观察 7~10 天，若 BBT 仍未上升，可重复 2 个疗程。若肥胖者，可加丰隆、脾俞；若腰酸者，加肾俞、气海。适用于排卵障碍者。同一穴位尽量不要反复使用，以免耗损阴分。

（2）灸法　关元、中极、足三里、三阴交。每次选 3~4 个穴位，每天 1 次，适用于气血亏虚型。

（3）耳针　肾、肾上腺、内分泌、卵巢、神门。每次选 4~5 个穴位，每周 2~3 次，适用于各型排卵障碍所致不孕。

3.成药应用

（1）麒麟丸　补肾填精，益气养血，适用于肾虚精亏型不孕症患者，每次 6g，每日 3 次。

（2）调经促孕丸　补肾助阳，活血化瘀，适用于脾肾阳虚型不孕症患者，每次

6g，每日 2 次。

（3）归芍调经片 疏肝理脾，调经止带，适用于肝郁脾虚型不孕症患者，每次 0.88g，每日 3 次。

（4）丹栀逍遥丸 疏肝解郁，清热调经，适用于气滞肝郁型不孕症患者，每次 6g，每日 3 次。

（5）龙胆泻肝丸 清肝胆，利湿热，适用于肝经湿热型不孕症患者，每次 6g，每日 3 次。

4. 单方验方

（1）益母草 50~100g，橙子 30g，红糖 50g，水煎服，每天 1 次，每月连服数天，适用于气滞血瘀型。［孙自学，庞保珍. 中医生殖医学. 北京：人民卫生出版社，2017］

（2）川芎 6~9g，鸡蛋 2 个，红糖适量，加水煎煮，鸡蛋熟后去壳取蛋，再煮片刻，去药渣，加红糖调味，吃蛋喝汤。每天 1 次，连服 5~7 天，适用于气滞血瘀型。［夏桂成. 实用中医妇科学. 北京：中国中医药出版社，2018］

（3）鳖甲 50g，白鸽 1 只。将白鸽洗净，鳖甲打碎，放入白鸽腹内，共放瓦锅内，加水适量。炖熟后调味服食。隔天 1 次，每月连服 5~6 次，适用于肾阴不足所致不孕症。［孙自学，庞保珍. 中医生殖医学. 北京：人民卫生出版社，2017］

（4）鳖 1 只，瘦猪肉 100g，共煮汤，调味服食，每天 1 次，每月连服数天，适用于阴虚型。［孙自学，庞保珍. 中医生殖医学. 北京：人民卫生出版社，2017］

（5）薏苡仁 30g，炒扁豆 15g，山楂 15g，红糖适量。四味同煮粥食，每天 1 次，每月连服 7~8 天，适用于湿热型。［夏桂成. 实用中医妇科学. 北京：中国中医药出版社，2018］

（6）苍术 30g，粳米 30~60g。先将苍术水煎去渣取汁，再入粳米煮粥，每日 1 次，

可连续服食，适用于脾胃气虚型。［孙自学，庞保珍. 中医生殖医学. 北京：人民卫生出版社，2017］

（四）医家经验

1. 夏桂成

夏桂成认为 PCOS 患者大多卵泡发育障碍，从月经周期演变来看，其始终停留在经后期，此期肾阴癸水不足，卵子发育障碍，痰湿内蕴，卵巢呈多囊状态。要想纠正 PCOS 的这种病理状况，补肾调周是关键，尤要注重经后期滋阴补肾，化痰利湿。根据阴长的演变过程，经后期可分为初、中、末 3 个时期。经后初期阴精不足，治疗以滋阴养血为主，方选六味地黄汤。但滋阴必须在"静"的前提下，"静能生水"，因此此阶段还应注意几点：①"欲补肾者先宁心，心宁则肾自实"，"心者，君火也，肝肾者，内寄相火也，君火动则相火随之而动"，故临证时见烦热火动者必加莲子心、青龙齿或酸枣仁、黛灯心草、黄连等宁心安神之品。②肾者，封藏之本，可加煅牡蛎、炒芡实、五味子、金樱子收敛固涩之品，促进肾阴癸水增长。③尽可能避免使用车前子、泽泻、瞿麦等外散滑窍动耗之品，兼有痰湿者，不用或少用化痰湿药。经后中期，阴静而动，此时应滋阴促动。一需加入续断、菟丝子、肉苁蓉助阳促动；二需疏肝解郁，推动气机运动；三需小剂量活血，助阴血生长，推动阴长运动。此期兼有痰湿病变者，需配合化痰利湿之品，常用滋肾生精汤（炒当归、赤芍、白芍、山药、山茱萸、熟地黄、茯苓、炒柴胡、续断、菟丝子、苍术、白术等）。经后末期阴长运动已达较高水平，这时补阳药与补阴药并重，常选补天五子种玉丹加减（丹参、赤芍、白芍、山药、山茱萸、熟地黄、茯苓、续断、菟丝子、杜仲、紫河车、五灵脂、山楂）。经间排卵期则在偏重补阴的

基础上酌加补阳之品，佐调气血，方选补肾促排卵汤，药为丹参、赤芍、白芍、山药、山茱萸、牡丹皮、茯苓、熟地黄、续断、菟丝子、紫石英、五灵脂等。经前前半期阳长阴消，选毓麟珠补肾助阳，促进并维持阳长的水平，经前后半期兼加越鞠丸理气疏肝。行经期是除旧生新、清利痰湿、排出瘀浊、气血活动最佳时期，故临证时化痰利湿与活血调经并重。

2. 尤昭玲

尤昭玲治疗本病首重补肾，认为肾虚血瘀是基本病机，补肾活血贯穿始终。常用紫石英、补骨脂、锁阳、覆盆子、桑寄生、菟丝子、山茱萸、地龙、三七、泽泻、泽兰等组成基本方随兼证加减。另外，尤教授针对PCOS患者月经的不同周期，分别从肾、心、脾、肝四脏论治。卵泡期（月经周期第3~5天开始至优势卵泡直径≤17mm），当从肾论治，选用三子汤（生地黄、熟地黄、沙参、麦冬、菟丝子、覆盆子、桑椹子、甘草等）补肾填精，促卵泡发育之功。排卵期（优势卵泡直径达到18mm至卵泡排出）应从心论治，以补肾宁心、温阳通络为治疗大法，使心降肾实，以利于卵泡顺势排出，方由生地黄、熟地黄、山药、莲子肉、石斛、莲子心、紫石英、百合、月季花、橘叶、珍珠母、甘草组成。若既往出现卵泡黄素化未破裂综合征及B超示卵泡壁厚，此时可酌加三七、路路通。黄体期要求怀孕者，从脾论治，补脾益气以载胎。方由生黄芪、白术、苎麻根、阿胶、续断、苏梗等组成；而对暂无生育要求者，以调经为主，从肝论治，常选柴胡、当归、白术、川芎、车前子、牛膝、益母草等疏肝调经，引血下行。

五、预后转归

多囊卵巢综合征因其多态性，涉及多系统代谢紊乱，故治疗难度大，治疗周期长，但多数患者通过规范治疗，均能获理想疗效，如青春期以调周为主，育龄期当以促排卵助孕为主，孕后要积极保胎治疗等。对非生育期女性要长期关注，积极治疗，以防并发糖尿病、子宫内膜癌、乳腺癌等。

六、预防调护

（一）预防

（1）适度运动　通过运动降低体内脂肪含量，有助于恢复排卵和逆转PCOS患者的代谢异常。

（2）控制体重　体重降低5%~10%可使55%~90%的PCOS患者在6个月内排卵。

（3）生活起居规律　早睡早起，避免熬夜，劳逸适度，防止过劳。

（4）保持心情舒畅　摒弃忧郁、焦虑，解除思想负担，树立治疗信心。

（5）调整饮食　多进食血糖指数低的碳水化合物，减少脂肪和单糖摄入，忌食含生激素的动物器官，加强营养，清淡饮食，戒除烟酒，忌食辛辣刺激性食物。

（二）调护

PCOS患者有胰岛素抵抗、肥胖、高雄激素表现，饮食调节主要是降低糖类、脂肪摄入比例，减轻体重，以改变异常的促性腺激素与雄激素的分泌，从而有助于受孕，同时要嘱咐患者保持良好心态、愉快心情，以促进疾病早日康复。

七、专方选要

1. 苍附导痰汤

苍术12g，香附15g，法半夏9g，茯苓15g，甘草6g，陈皮15g，胆南星9g，枳壳9g，生姜3片。上方以水650ml，煎取250ml，复煎兑汁，每天1剂，早、晚分服，经期不停药，再联合中医保健及西药盐酸二甲双胍片治疗，均以 1 个月为 1 个疗程，3 个疗程后进行疗效评价。适用于痰湿阻滞证。［付艳萍，刘琼辉，李研，等. 苍附导痰汤联合中医保健治疗多囊卵巢综合征伴有胰岛素抵抗 30 例. 湖南中医杂志，2021，37（7）：50-53］

2. 益精补肾方

菟丝子、泽兰、桑寄生、川牛膝、川断、枸杞子、益母草、赤芍、丹参、鸡血藤各 15g，女贞子、蒲黄、当归各 10g。每日 1 剂，水煎，分 2 次服用，每次 200ml。再联合炔雌醇环丙孕酮片和二甲双胍片，治疗 3 个月经周期后进行疗效评价。适用于肾精不足证。［杜晓静，耿慧英，毛丽梅，等. 益精补肾方结合二甲双胍及炔雌醇环丙孕酮片治疗多囊卵巢综合征的临床效果分析. 中国医院药学杂志，2021，41（1）：37-41］

3. 紫仙助孕汤

淫羊藿 20g，白术 20g，熟地黄 15g，炙黄芪 15g，丹参 15g，当归 15g，紫石英 10g，巴戟天 10g，香附 10g，柴胡 10g，茯苓 10g，川牛膝 10g，莪术 10g，三棱 10g，每日 1 剂，水煎煮，取汁 300ml，早晚温服，联合调任通督针刺疗法及对照组用药，中药服药 14 天为 1 个疗程，连续治疗 4 个疗程后进行疗效评价。适用于肝肾不足证。［刘永娟，王丽娜. 紫仙助孕汤结合调任通督针刺疗法治疗多囊卵巢综合征不孕症临床疗效及安全性观察. 中华中医药学刊，2021，39（7）：208-211］

主要参考文献

［1］谢幸，苟文丽. 妇产科学［M］. 北京：人民卫生出版社，2013.

［2］孙自学，庞保珍. 中医生殖医学［M］. 北京：人民卫生出版社，2017.

［3］夏桂成. 实用中医妇科学［M］. 北京：中国中医药出版社，2009.

［4］肖承悰. 中医妇科临床研究［M］. 北京：人民卫生出版社，2009.

［5］连方. 中西医结合生殖医学［M］. 北京：人民卫生出版社，2017.

［6］杜惠兰. 中西医结合妇产科学［M］. 北京：中国中医药出版社，2016.

［7］谈勇. 中医妇科学［M］. 北京：中国中医药出版社，2016.

第二节　闭经

闭经是许多妇科疾病常见的症状，表现为无月经或月经停止。根据既往有无月经来潮，可分为原发性闭经和继发性闭经两类。原发性闭经是指年龄超过 14 岁，第二性征尚未发育，或年龄超过 16 岁，第二性征已发育，但月经还未来潮者。继发性闭经是指月经建立后停止 6 个月，或按自身原有月经周期计算停止 3 个月经周期以上者。原发性闭经多为遗传原因或先天性发育缺陷引起；继发性闭经发生率高于原发性闭经 10 倍以上，病因复杂，根据控制正常月经周期的 5 个主要环节，以下丘脑闭经最常见，其次为垂体、卵巢、子宫性闭经及下生殖道发育异常闭经。

中医学中亦称为"闭经"。最早记载于《素问·阴阳别论》，称之为"女子不月""月事不来""血枯"等。《金匮要略》《诸病源候论》《妇人大全良方》又称"经水断绝""经闭""月水不通"等。

一、病因病机

（一）西医学认识

正常月经的建立和维持有赖于下丘脑—垂体—卵巢轴的神经内分泌调节、靶器官子宫内膜对性激素的周期性反应及下生殖道的通畅，其中任何一环节受到干扰，均可引起月经失调，导致闭经。按生殖轴病变和功能失调的部位分为下丘脑性闭经、垂体性闭经、卵巢性闭经、子宫性闭经及下生殖道发育异常性闭经。

1. 下丘脑性闭经

由于中枢神经系统—下丘脑功能失调影响垂体、卵巢引起闭经。

（1）特发性因素　是闭经中最常见原因之一，发病机制不明，表现为促性腺激素释放激素（GnRH）的脉式分泌模式异常，包括幅度、频率及量的变化。这种改变与中枢神经系统的神经传递物或下丘脑功能障碍有关。

（2）精神因素　精神创伤、环境变化扰乱中枢神经与下丘脑间的功能，影响下丘脑—垂体—卵巢轴的内分泌调节，卵泡发育受阻，排卵障碍而闭经，如假孕性闭经。闭经多为一时性，多能自行恢复。

（3）体重下降引起闭经　如神经性厌食，由于内在情感剧烈波动或为保持体型强迫节食引起下丘脑功能失调，表现为厌食，严重消瘦和闭经。GnRH 浓度降至青春前水平，以致促性腺激素和雌激素水平低下而闭经。

（4）运动性闭经　如长跑，运动剧增后 GnRH 的释放受到抑制而闭经。

（5）药物性闭经　长期应用甾体类避孕药及某些药物（如氯丙嗪、利血平等）。

（6）颅咽管瘤　瘤体增大可压迫下丘脑和垂体出现闭经、生殖器萎缩、肥胖、视力障碍等症状，也称肥胖生殖无能营养不良症。

2. 垂体性闭经

垂体前叶器质性病变或功能失调可影响促性腺激素的分泌，继而影响卵巢功能，导致闭经。

（1）低促性腺激素性闭经　为原发性单一垂体促性腺激素缺乏症。表现为原发性闭经，性腺、性器官和性征不发育，促性腺激素、催乳激素和雌二醇水平皆低，

垂体窝正常。

（2）垂体梗死　由于产后大出血引起低血容量性休克，使垂体血管梗死致垂体前叶缺血性坏死，垂体功能减退，促性腺激素、促甲状腺激素、促肾上腺激素分泌不足，出现闭经、无乳、性欲减退、毛发脱落、畏寒、嗜睡、低基础代谢、低血压、第二性征衰退、生殖器官萎缩等，称为席汉综合征。

（3）垂体肿瘤　可分为催乳素瘤、促性腺激素腺瘤、促甲状腺激素腺瘤、生长激素腺瘤等。不同性质的肿瘤可出现不同的症状，但多有闭经现象，是因为肿瘤压迫分泌细胞，使促性腺激素分泌减少所致。

3. 卵巢性闭经

卵巢分泌的性激素水平低下，不能使子宫内膜发生周期性变化而闭经。

（1）先天性卵巢发育不全或缺如　卵巢未发育或仅呈条索状，无功能。

（2）卵巢功能早衰　妇女 40 岁前绝经者，伴更年期症状、雌激素水平低下、促性腺激素水平升高。

（3）卵巢已切除或组织被破坏　双侧卵巢已经手术切除或放射治疗组织被破坏，或严重卵巢炎使卵巢组织破坏而导致闭经。

（4）卵巢功能性肿瘤　睾丸母细胞瘤、卵巢门肿瘤等可产生过量的雄激素，抑制下丘脑—垂体—卵巢轴功能，导致闭经。

（5）多囊卵巢综合征　以长期无排卵及高雄激素血症为特征。临床表现为闭经、不孕、多毛和肥胖。

4. 子宫性闭经

此时月经调节功能正常，第二性征发育正常，但是由于子宫内膜对卵巢激素不能产生正常的反应，引起闭经。

（1）先天性子宫缺如　由于副中肾管发育不全或不发育，造成始基子宫或子宫缺如。

（2）子宫内膜损伤　常因各种宫腔手

术，如刮宫过度引起，或手术后伴有子宫内膜炎，导致宫腔粘连或闭锁，引起闭经。

（3）宫腔内照射治疗　结核性子宫内膜炎、子宫恶性肿瘤行子宫腔内照射治疗，均可使子宫内膜受到严重破坏而闭经。

（4）子宫切除术后。

5. 下生殖道发育异常性闭经

下生殖道发育异常包括处女膜闭锁、阴道横隔与先天性阴道或宫颈缺如。患者多存在周期性腹痛伴梗阻部位上方积血，可继发子宫内膜炎及盆腔粘连。

（二）中医学认识

中医学认为月经的产生与调节以肾为根本。《傅青主女科》提出"经本于肾""经水出诸肾"的观点，为从肾虚论治闭经等月经病提供了理论依据。脏腑、气血、经络的正常生理活动是产生月经的生理基础，肾、天癸、冲任、胞宫是产生月经的主要环节，所以，凡能引起脏腑功能紊乱、气血失调，以至肾—天癸—冲任—胞宫轴中任何一个环节发生功能失调或器质性病损都可导致闭经。依据"辨证求因"的原则，综合历代医家的认识，闭经的病因不外虚、实两端。虚者多由肾气不足，冲任未充，或肝肾亏虚，精血匮乏，或脾胃虚弱，气血乏源，或久病失血，冲任不能满盈，血海空虚，无血可下。实者多因气滞血瘀，或痰湿壅阻，经隧阻隔，冲任不通而成。病机总不外冲任空虚或冲任不通两端。

1. 肝肾不足

禀赋不足，肾气未盛，精气未充，肝血虚少，冲任失于充养，无以化为经血，以致闭经。或因多产、堕胎、房劳，或久病及肾，以致肾精亏耗，肝血亦虚，精血匮乏，源断其流，冲任亏虚，胞宫无血可下而成闭经。《医学正传》云："月经全借肾水施化，肾水既乏，则经血日以干涸。"

2. 气血虚弱

脾胃素虚，或饮食劳倦，或忧思过度，损伤心脾，藏血不足；或大病、久病，或吐衄、下血、堕胎、小产等数脱于血，或哺乳过长过久，或患虫积耗血，以致冲任大虚，血海空乏，无血可下，而成闭经。《兰室秘藏》云："妇人脾胃久虚，或形羸气血俱衰，而致经水断绝不行。"

3. 阴虚血燥

素体阴虚或失血伤阴，或久病耗血，或过食辛燥灼烁津血，以致血海燥涩干涸，故成闭经。若日久病深，精亏阴竭，血海涸竭，则可发展为虚劳闭经。《景岳全书·妇人规》曰："正因阴竭，所以血枯……或以咳嗽，或以夜热。"

4. 气滞血瘀

七情内伤，所愿不遂，肝气郁结，冲任气机不畅，胞脉不通，经血不得下行而致血隔经闭。

5. 寒凝血瘀

因经、产之时，血室正开，感受风寒冷邪，或内伤寒凉生冷，血为寒凝血瘀，血瘀必气滞，二者相因而致。冲任瘀阻，胞脉壅塞，经水阻隔不行，故而成闭经。

6. 痰湿阻滞

肥胖之人，多痰多湿，痰湿壅阻经遂。或脾阳失运，湿聚成痰，脂膏痰湿阻滞冲任，胞脉闭而经不行。《女科切要》说："肥白妇人，经闭而不通者，必是湿痰与脂膜壅塞之故也。"

二、临床诊断

（一）辨病诊断

1. 临床诊断

诊断病理性闭经首先要排除生理性闭经，如妊娠、哺乳期、绝经期以及由副中肾管发育异常引起的下生殖道部分梗阻，如处女膜闭锁、阴道畸形，致经血不能排出体外出现假性闭经。

（1）病史 详细了解月经史，包括初潮年龄，月经周期，月经量，闭经期限，伴随症状，有无周期性腹痛，有无精神刺激或生活环境改变，是否接受过抗精神病药物治疗，有无手术切除子宫或卵巢史，有无全身慢性疾病史，如结核、营养不良、甲状腺及肾上腺功能亢进或减退，已婚妇女要注意是否服用过避孕药，有无刮宫术及产后大出血史，有无多毛、肥胖、溢乳、头痛、视力改变。原发性闭经，要详细了解其母孕期是否接受激素或其他致畸药物、放射线治疗，有无产伤史，生长发育过程，有无性发育异常家族史。

（2）体格检查

①全身检查：营养发育状况、精神神经类型、智力、身高、体重、体态及脂肪分布，有无多毛、溢乳及先天畸形。原发性闭经伴性征幼稚者还应检查嗅觉有无缺失。

②妇科检查（未婚者可行肛门检查）：了解内外生殖器发育情况，有无先天缺陷、畸形，已有性生活的女性可通过检查阴道及宫颈黏液了解体内雌激素水平。

2. 相关检查

（1）子宫功能检查 了解子宫、子宫内膜状态及功能。

①宫腔镜检查：了解宫腔深度、宽度、形态，有无畸形、粘连及内膜病理改变，或取内膜行病理检查。

②腹腔镜检查：直视子宫及性腺外观，取卵巢活体组织检查。

③诊断性刮宫：适用于已婚妇女，了解子宫腔、宫颈有无粘连、器质性病变，取子宫内膜活体组织送病理检查，做结核菌培养。

④输卵管造影：了解子宫形态，有无畸形，输卵管是否通畅。

⑤药物试验：雌激素、孕激素试验，观察子宫内膜有无反应。

（2）卵巢功能检查

①阴道脱落细胞检查：观察表、中、底层比例，表层细胞越多反映雌激素水平越高。

②基础体温：了解有无排卵及黄体功能。

③性激素或抗米勒管激素（AMH）测定。

（3）垂体功能检查

①血 FSH、LH、PRL 检查：一般认为月经周期中 FSH 正常值为 5~20U/L，LH 为 5~25U/L。如 FSH＞40U/L，提示卵巢功能衰竭，若 LH＞25U/L，高度怀疑多囊卵巢综合征；FSH、LH 均＜5U/L，提示垂体功能减退，病变可能在垂体或下丘脑。PRL＞25ug/L（1.14nmol/L）时，称高催乳素血症；若 PRL＞4.6nmol/L（100ug/L），应行垂体 MRI 检测，排除垂体肿瘤。

②垂体兴奋试验：又称 GnRH 兴奋试验。应用 GnRH25~50ug 溶于 2ml 生理盐水中，一次性静脉注射，在注射前及注射后 25、45、90、120 分钟取血，查 FSH 和 LH，如 25 分钟时候 LH 值较基础值上升 3~5 倍，FSH 值在 45 分钟时上升 2~5 倍则为正常反应，提示垂体功能正常。若 LH 上升倍数小于 3，FSH 反应倍数小于 2 或无反应，提示垂体功能低下。

（4）染色体检查 高促性腺激素性闭经与性腺发育异常患者应进行该项检查。

（二）辨证诊断

闭经辨证必须将详细询问病史与全面检查相结合。辨证的重点在于分清虚实。年逾 16 尚未行经，或初潮晚，月经后期、量少、色淡，至闭经，多为虚证。伴夜尿频、四肢不温为肾气不足；闭经伴腰膝酸软、阴部干涩、带下量少为肝肾阴虚；伴面色苍白或萎黄、头晕、心悸为气血虚弱；伴身体瘦削、颧红盗汗、五心烦热为阴虚血燥。月经突然停闭，或月经量渐少而渐至闭经者，多为实证。伴精神抑郁，胸胁、乳房胀痛为气滞血瘀；伴形体肥胖、胸脘胀满、带下量多为痰湿阻滞；伴口干舌燥、小便黄赤、大便秘结，或消谷善饥为津血枯涸。

1. 肝肾不足型

临床证候：年逾16周岁尚未行经，或由月经后期、量少逐渐至闭经，体质虚弱，腰膝酸软，头晕耳鸣，舌淡红，苔少，脉沉弱或细涩。

辨证要点：闭经，头晕耳鸣，腰膝酸软，脉沉弱或细涩。

2. 气血虚弱型

临床证候：月经逐渐后延，量少，经色淡而质薄，继而停闭不行，或头晕眼花，或心悸气短，神疲肢倦，或食欲不振，毛发不泽或易脱，面色微黄，脉沉缓或虚数，舌淡，苔少或白薄，脉沉缓虚数。

辨证要点：月经量少渐至闭经，面黄气短，舌淡苔少，脉沉缓虚数。

3. 阴虚血燥型

临床证候：经血由少而渐至停闭，五心烦热，两颧潮红，盗汗，舌红，少苔，脉细数。

辨证要点：经血少，渐至闭经，腰膝酸软，五心烦热，舌红，少苔，脉细数。

4. 气滞血瘀型

临床证候：月经数月不行，精神抑郁，烦躁易怒，胸胁胀满，少腹胀痛，舌边紫暗，或有瘀点，脉沉弦或沉涩。

辨证要点：闭经，胸胁胀满，少腹胀痛拒按，舌紫暗，有瘀点，脉沉弦或沉涩。

5. 寒凝血瘀型

临床证候：以往月经正常，突然经闭，数月不行，小腹冷痛拒按，得热痛减，四肢不温，舌质淡或紫暗，或边有瘀点、瘀斑，脉沉涩。

辨证要点：闭经，小腹冷痛拒按，得温则减，舌质淡或紫暗，或边有瘀点、瘀斑，脉沉涩。

6. 痰湿阻滞型

临床证候：闭经，形体肥胖，胸胁满闷，呕恶痰多，神疲倦怠，或面浮足肿，或带下量多、色白，苔腻，脉滑。

辨证要点：闭经，形胖，胸闷，舌苔腻，脉滑。

三、鉴别诊断

（一）西医学鉴别诊断

1. 早孕

生育期妇女，除闭经外，还有晨起恶心、呕吐、嗜睡、厌食等早孕反应。血HCG测定可助诊断。

2. 生理性闭经

哺乳期月经停闭，年龄在12~16岁的女性，月经初潮1年内发生月经停闭，或44~45岁之间的妇女出现月经停闭，若无其他不适症状，可不作闭经论。

3. 其他闭经相关疾病的鉴别

闭经涵盖了许多西医妇科疾病，如多囊卵巢综合征、卵巢早衰、闭经泌乳综合征、席汉综合征等，临床治疗前需根据病史、症状和辅助检查加以鉴别，以明确诊断。（表6-1）。

（二）中医学鉴别诊断

1. 闭经与早孕相鉴别

早孕为月经正常，突然停闭或伴有晨吐、择食等早孕反应。血HCG测定可助鉴别。

2. 与暗经、避年相鉴别

暗经是指女子无月经现象而能生育的情况；避年是指身体正常情况下，月经频率为每年一次。

表 6-1　闭经相关疾病鉴别

疾病	症状	检查
多囊卵巢综合征	闭经，痤疮多毛，带下量多，脘腹胀满，大便不爽，舌肥、嫩暗，苔白腻	基础体温单相；血清睾酮异常升高；B超检查一侧或双侧卵巢内小卵泡 ≥ 12 个
卵巢早衰	闭经，伴烘热汗出，烦躁抑郁，失眠多梦，阴道干涩，脉沉细或细弦	基础体温单相；卵泡刺激素异常升高；B超见卵巢无窦卵泡或减少；生殖器萎缩
闭经泌乳综合征	闭经，或溢乳，头痛，复视，脉弦	基础体温单相；催乳素异常升高；检查头颅CT或MRI，除外垂体腺瘤等病变
席汉综合征	产后大出血，闭经，毛发脱落，畏寒肢冷，性欲淡漠，舌淡，脉沉	基础体温单相；促性腺激素（FSH、LH）水平降低；B超检查可见生殖器萎缩

四、临床治疗

（一）提高临床疗效的要素

1. 明确诊断，详查病因

严格意义上讲，闭经并不是一个独立疾病，而是其他疾病引起的一个症状。诊断时首先要明确是原发性闭经还是继发性闭经。要通过病史和相关检查，确定引起闭经的原因，从而制订相应的治疗方案。譬如对因垂体或卵巢肿瘤引起者，应首先采用手术治疗；因卵巢早衰引起的卵巢性闭经、产后大出血引起的垂体性闭经以及人工流产术造成的子宫性闭经等，采用中西医结合疗法效果较好。

2. 明晰病机，分清虚实

中医治疗该病的原则为"虚者补而充之，实者泻而通之"。从临床看，本病虚多实少，切忌妄行攻破之法，犯虚虚实实之戒。无论何种病证，均应做到补中有通，泄中有补，切忌急功近利，滥用攻伐，以通经见血为快。治疗在"女子以肝为先天""肝肾同源"等中医理论指导下，以滋阴养血、增补癸水为首，佐以补血、降火，并根据病情增加养心安神、配补阳气之品，如酸枣仁、菟丝子等。此外，女子多郁，在治疗上应重视患者的心理疏导，方中要加入理气疏肝的香附、玫瑰花、郁金

等。心藏神，而肾之阴阳与心火有密切联系，心肾相交，水火既济，才能维持肾的正常生理功能。欲补肾者，必先宁心，胞脉通畅，月事则有望恢复。

3. 衷中参西，序贯调周

应用中药周期疗法，或西药人工周期与中药人工周期相结合及中药与西药促排卵药物相结合的方法治疗，目前许多研究证实，是获得满意疗效的重要措施。正确运用周期疗法，辨证论治，能够大大提高疗效。本法依据西医学理论中月经产生的机制，按卵巢周期性变化规律，结合辨证论治，在月经期或黄体酮撤退出血后，应用滋阴补肾药调养冲任，促进卵泡发育及肾阴的恢复；经间期应用补肾活血药，以促排卵为重点，使气充血活而功能增强，提高排卵率；分泌期以补肾阳、调冲任为主，健全黄体功能；经前期则以活血调经为主，促进月经正常来潮；月经期以活血化瘀为主，促使子宫内膜剥脱。单纯应用中药人工周期 3 个月，未能再现月经时，可配合西药人工周期疗法，以改善雌激素水平和黄体功能。总之，根据月经周期中肾阴肾阳的变化规律，应用调补肾阴肾阳的专方、验方，可取得良好的疗效。

（二）辨病治疗

1. 一般治疗

合理安排工作及生活，避免精神紧张及过度劳累，加强营养，治疗慢性疾病，对一时性闭经，如初潮后，服避孕药后，可短期观察。

2. 激素治疗

要根据患者年龄、闭经原因、体内雌激素水平及有无生育要求选择治疗方案。

（1）单纯孕激素治疗　适用于有一定内源性雌激素水平的患者。

（2）雌激素人工周期替代治疗　适用于内源性雌激素水平低下患者，可根据患者治疗目的选择合适的剂量。常用戊酸雌二醇1~2mg，口服，连服20天为1个周期，连用3~6个周期。

（3）人工周期疗法　因长期单独应用雌激素有致癌的可能性，一般主张雌、孕激素合用。戊酸雌二醇1mg，口服，连服20天，末3天肌内注射黄体酮20mg，每日1次，3天，连用3~6个周期。

（4）氯米酚治疗　常用于下丘脑垂体功能失调。

（5）促性腺激素治疗　用法见功能失调性子宫出血。

（6）HMG/HCG　多用于下丘脑垂体功能衰竭，对氯米芬缺乏反应，GnRH分泌不足的患者，也可用GnRH作脉冲式微量静脉泵注治疗或GnRH-HCG-HMG治疗。

（7）溴隐亭配伍应用性激素、促性腺激素　适用于高催乳素血症伴垂体肿瘤患者，溴隐亭2.5mg/d，若无明显反应逐渐加至5~7.5mg，分2~3次口服，最大剂量每日不超过10mg，连续服用3~6个月或更长时间。

（8）其他　服避孕药引起闭经者应立即停服避孕药，精神厌食者应进行精神治疗，同时改善营养状况；宫腔粘连者分离

宫腔粘连；治疗子宫内膜结核；内分泌疾病引起者积极治疗原发性疾病等，消除引起闭经的病因，才能使该类患者得到根本治疗。

3. 手术治疗

适用于有器质性病变的患者。

（三）辨证治疗

1. 辨证论治

（1）肝肾不足型

治法：补肾益气，养血调经。

方药：大补元煎（《景岳全书》）加丹参、牛膝。常用药物有人参、山药、熟地黄、杜仲、当归、山茱萸、枸杞子、炙甘草、丹参、牛膝等。

若闭经日久，畏寒肢冷甚者，酌加菟丝子、肉桂、紫河车；夜尿频数者，酌加金樱子、覆盆子。

（2）气血虚弱型

治法：补气养血，活血调经。

方药：八珍汤（《瑞竹堂经验方》）加味。常用药物有人参、山药、熟地黄、杜仲、当归、川芎、茯苓、白术、炙甘草、丹参、白芍、阿胶等。

（3）阴虚血燥型

治法：滋阴清热，养血调经。

方药：加减一阴煎（《景岳全书》）。常用药物有生地黄、白芍、熟地黄、麦冬、知母、地骨皮、黄精、酒萸肉、黄芩、甘草等。

（4）气滞血瘀型

治法：行气活血，祛瘀通络。

方药：膈下逐瘀汤（《医林改错》）。常用药物有当归、赤芍、桃仁、川芎、枳壳、红花、延胡索、五灵脂、牡丹皮、乌药、香附、甘草等。

若烦躁、胁痛者，酌加柴胡、郁金、栀子；口干、便结、脉数者，酌加黄柏、知母、大黄。

（5）寒凝血瘀型

治法：温经散寒，活血调经。

方药：温经汤《妇人大全良方》。常用药物有当归、川芎、白芍、肉桂、牡丹皮、莪术、人参、甘草、牛膝等。

若小腹冷痛较剧者，酌加艾叶、小茴香、姜黄；四肢不温者，酌加制附子、淫羊藿。

（6）痰湿阻滞型

治法：豁痰除湿，活血通经。

方药：丹溪治湿痰方（《丹溪心法》）。常用药物有苍术、白术、半夏、茯苓、滑石、香附、川芎、当归等。

若胸脘满闷者，酌加瓜蒌、枳壳；肢体浮肿明显者，酌加益母草、泽泻、泽兰。

2. 外治疗法

（1）针刺疗法

①阴虚型闭经主穴取关元、肾俞、三阴交、血海。痰湿阻滞加丰隆；寒湿凝滞加中极、地机；肝肾阴虚加肝俞；脾肾阳虚加足三里、天枢。针刺手法以平补平泻为主，留针20~30分钟，每日或隔日1次，10次为1个疗程。疗程间隔5日左右。

②虚型闭经取脾俞、气海、血海、足三里，行补法，针灸并用。实证闭经取次髎、中极、三阴交、行间、合谷，行泻法针刺，不灸。

③气阴两虚型取三阴交、关元、足三里、血海、肾俞、太冲、中极。每次取2~4穴，用中强度刺激，留针15~20分钟，每日行针1次，10天为1个疗程。

④肝肾不足型取关元、肾俞、肝俞、三阴交、太溪、太冲。关元、三阴交、太溪、太冲用补法，肾俞、肝俞用泻法。气血虚弱型取足三里、三阴交、气海、归来、脾俞、肝俞、膈俞。手法宜轻柔，足三里、三阴交、脾俞、肝俞、膈俞用补法；气海、归来用平补平泻法。气滞血瘀型取合谷、三阴交、太冲、地机、血海、中极、气冲、三阴交、太冲、地机、血海、次髎用泻法，中极、气冲平补平泻。痰湿阻滞型取脾俞、三焦俞、中极、中脘、丰隆、三阴交。脾俞、三焦俞、中脘、三阴交平补平泻，中极、丰隆用泻法。

（2）耳针

①取内分泌、卵巢、皮质下、肝、肾、神门。每次选3~4穴，毫针刺，中等刺激，隔日1次，留针20分钟，或在耳穴埋豆，每周2~3次，适用于肝肾不足型闭经。

②取子宫、内分泌、肾、卵巢、皮质下、神门、交感等穴。每次取2~3穴，中强度刺激，留针15~20分钟，经前、经后各针1周，每日1次，适用于肾阴不足型。

③取内分泌、卵巢、子宫、脑点、肝、肾、脾。每次取4~5个穴位，用毫针中等刺激，留针20~30分钟，留针期间可捻针2~3次，每日1次，两耳交替施治，10次为1个疗程。间隔5~7日，至月经来潮后，应继续治疗1~2个疗程，以巩固疗效。也可用耳内埋针或压丸法治疗，适用于肝肾不足型。

（3）电针

①归来、三阴交；中极、地机；天枢、血海。每次选用1~2组，或各对穴交替使用，选用疏密波，通电20~30分钟，每日或隔日1次，适用于肾虚型闭经。

②关元配三阴交，归来配足三里，中极配血海。每次选1~2对穴，以毫针刺入穴位，接通电针仪，以疏密波或断续波中度刺激，每次施治15~20分钟，每日1次，10次为1个疗程，间隔5~7日，适用于血瘀型闭经。

（4）皮内针　取血海、足三里。先将穴位局部及针具消毒，然后将环柄型皮内针刺入穴位，沿皮刺入0.5~1寸深，针柄贴在皮肤上，用胶布固定，埋针时间为2~3日，秋冬季节可适当延长。7日为1个疗程，间隔7日行下一疗程治疗。皮内针的埋藏处要保持干燥、清洁，不能着水，适用于虚型闭经。

（5）穴位注射　取肾俞、气海、关元、三阴交、足三里、中都。用5%当归注射液或用1%红花注射液1ml，选用肾俞、气海加下肢任何1穴，每穴注射1ml，每日1次，5次为1个疗程，适用于肾气不足型闭经。

（6）灸法

①在关元穴上放置胡椒饼加丁香粉、肉桂粉，取艾炷灸6壮，或用艾条灸，7次为1个疗程。适用于实寒型、虚型闭经。

②取中脘、关元、气海、归来、命门、肾俞、三阴交。每次选3~4穴，取0.2cm厚鲜姜片，用针穿刺数个小孔，放在施灸的穴位上，然后放置黄豆粒大小的艾炷于姜片上点燃，以施灸处皮肤潮红为度，可以反复灸4~6壮，每日或隔日1次，10次为1个疗程，间隔5日，适用于肾阳虚型。

③选带脉区、腰骶部、关元、曲骨、足三里、血海。将艾条点燃后熏灼（距皮肤约3cm）以患者感温热舒适为度，每穴施灸7~10分钟，隔日1次，10次为1个疗程。适用于实型闭经。

（7）拔罐法　大椎、肝俞、脾俞；身柱、肾俞；命门、关元。每次1组，每日1次，均用刺络留罐法，适用于肾阳不足型。

3. 成药应用

（1）大黄䗪虫丸　活血破瘀，通经消癥。适用于瘀血内停型闭经患者，每日2次，每次1丸，口服。

（2）八珍益母丸　补气血，调月经。适用于气血亏虚型闭经患者，每次9g，每日3次，口服。

（3）乌鸡白凤丸　补气养血，调经止带。适用于气血两虚型闭经患者，每次10g，每日2次，口服。

（4）少腹逐瘀丸　温经活血，散寒止痛。适用于寒凝血瘀型闭经患者，每次1丸，每日2次，口服。

4. 单方验方

（1）丹参60g，红糖适量，煎水服，日1剂。适用于阴血不足型闭经。[夏桂成. 实用中医妇科学. 北京：中国中医药出版社，2018]

（2）川大黄末9g，黄酒125ml。大黄末用黄酒送下。适用于血瘀型闭经。[夏桂成. 实用中医妇科学. 北京：中国中医药出版社，2018]

（3）川朴90g，桃仁15g，红花10g。水煎服，日1剂。适用于气滞血瘀型闭经。[孙自学，庞保珍. 中医生殖医学. 北京：人民卫生出版社，2017]

（4）瓜蒌15g，石斛12g，麦冬、元参、车前子各9g，生地黄、瞿麦、益母草、牛膝各12g，马尾连6g，水煎服。适用于阴虚胃热、血枯型闭经。[孙自学，庞保珍. 中医生殖医学. 北京：人民卫生出版社，2017]

（5）当归、益母草各20g，熟地黄、菟丝子、白芍、枸杞子、泽兰、淫羊藿、怀牛膝各15g，艾叶、红花、仙茅各10g，川芎12g，水煎服。适用于人工流产术引起的闭经。[孙自学，庞保珍. 中医生殖医学. 北京：人民卫生出版社，2017]

（6）桑椹25g，鸡血藤20g，黄酒适量。水煎，1日2次服，有补气养血、活血化瘀之功，适用于气虚血瘀型闭经。[夏桂成. 实用中医妇科学. 北京：中国中医药出版社，2018]

（7）灵芝20g，卷柏9g，山药、酒白芍各15g，牛膝10g，肉桂6g。血瘀易赤芍加益母草；寒湿加延胡索、小茴香；气虚加黄芪、红参；血虚加当归、川芎；肾虚加山茱萸、淫羊藿。日1剂，水煎服。适用于气血瘀滞型闭经。[夏桂成. 实用中医妇科学. 北京：中国中医药出版社，2018]

（四）医家经验

1. 夏桂成

基于中药周期疗法，并根据女性月经周期中阴阳消长转化规律，夏桂成提出新的补肾调周法，将月经周期分为七期论治，其中经后期分三期进行治疗。经后初期治以养血填精为主，经后中期治法阴中有动，经后末期阴阳并补，促转化。三期所用的处方均为夏桂成教授经验方，处方如下。经后初期：熟地黄 12g，当归 10g，山药 10g，天冬 10g，莲子心 10g，麦冬 10g，山茱萸 10g，茯苓 10g，白芍 6g，泽泻 6g，石斛 6g。经后中期：炙白芍 6g，炙龟甲 6g，鳖甲 6g，熟地黄 12g，山药 10g，当归 10g，续断 10g，菟丝子 10g，合欢皮 10g，茯苓 10g，柏子仁 10g。经后末期：丹参 12g，赤芍 10g，白芍 10g，山药 10g，山茱萸 10g，怀牛膝 10g，续断 10g，菟丝子 6g，鹿角霜 10g，杜仲 6g，五灵脂 6g，合欢皮 6g。月经干净后至排卵前煎煮服用，3 个月经周期为 1 个疗程。[方晓红，章勤，丁宇星，等. 基于国医大师夏桂成教授调周法之经后三期理论治疗月经后期的疗效研究. 中华中医药学刊，2019，37（10）：2428-2430]

2. 罗元恺

罗元恺认为闭经有虚有实。虚为血海空虚，来源匮乏，实乃邪气壅阻，虚实不同，攻补各异。临床虚证较多而实证较少，一般先补后攻。闭经的病机主要是肾气不充，天癸不至，冲任不通盛，胞脉不充盈，以致血海空虚，无血可下。肾脏之中，肾阴是月经主要的化源，滋养肾阴，乃治疗闭经的要点，但肝肾为母子之脏，若肝气郁而不泄，每难达到月经通调之目的，治宜先滋肾养血，继以疏肝解郁兼引血下行。有热者稍加清热凉血之品，夹瘀者佐以活血行瘀；偏寒者则兼温而通之。临床治疗时应先滋肾养血，到一定时期后佐以活血行气通经，先补后攻，因势利导，才能收效，可选用集灵膏（生地黄、熟地黄、枸杞子、川牛膝、淫羊藿、党参、麦冬、天冬）合四物汤加减。至有月经周期的征兆（如小腹胀、乳房胀、阴道分泌物增多等）或服 20 余剂后，则适当加入行气活血通经之药，如红花、桃仁、香附等，连服几剂，予以利导，往往获得疗效。这种先补后攻之法，一次不效，可反复三四次。[阮晓枫，袁烁，郜洁，等. 岭南妇科诊治不孕症的学术特色. 中医药导报，2019，25（4）：6-12]

3. 蔡小荪

蔡小荪认为肾阳虚是形成痰湿闭经的主要因素。肾阳者，职司气化，主前后二阴，有调节水液的作用。阳虚气化不利，水液失调，停聚而致痰湿，痰湿内壅，闭塞子宫，胞脉不通致闭。此外，脾虚运化失职，水谷不能化生精血而生痰脂，湿聚脂凝，脉络受阻，胞脉闭塞，而成闭经。治以健脾益肾，化痰消脂调经，药用当归、川芎、白芍、熟地黄养血活血，化瘀调经；怀牛膝引血下行；仙茅、淫羊藿、巴戟天温肾助阳，补命门火而兴阳道；茯苓、白术健脾燥湿化痰消脂；石菖蒲祛痰开窍；白芥子辛散利气，温通祛痰；生山楂消食化积。方名为健脾益肾消脂汤，专治闭经后体肥胖或肥胖后形成的闭经。[陈旦平，许江虹，陈颖娟，等. 蔡小荪调肾思想辨治妇科疾病经验初探. 上海中医药杂志，2019，25（4）：6-12]

4. 陈筱宝

陈筱宝治疗闭经时多用求嗣方（当归、川芎、香附、泽兰、丹参、牛膝、艾叶、续断、益母草、月季花、朱砂），3 剂觉腹中略动，乃用调经治法，并嘱咐家人使患者保持情绪舒畅，同时长期服用八制香附丸（香附、当归、熟地黄、白芍、川芎、红花、黄连、半夏、秦艽、牡丹皮、青皮）。

5.秦月好

秦月好重视胞宫、胞脉、胞络在妇科中的独特地位，推崇荡胞法，提出"荡胞六法"治疗妇科疾病。秦月好认为，妇人为病多瘀，瘀血既是病理产物，也是病因，秦氏妇科验方也多以活血化瘀为主。治疗本病多在辨证的基础上，使用逐瘀药，如大黄，活血化瘀，推陈致新，畅气机和血脉，行气药，如延胡索活血、利气、止痛，其他如温经荡胞用肉桂、吴茱萸，清热荡胞用土茯苓、夏枯草等。

五、预后转归

闭经的预后与转归取决于病因、病位、病性、体质、环境、精神状态、饮食等诸多因素。若病因单一，病损脏腑较少，病程较短者，一般预后稍好，月经可行，但对建立和恢复排卵有一定难度。若病因复杂，或多脏腑损伤则难以调治，疗效难尽如人意。而且闭经的多种证候之间有一定联系，各证也可相兼或转化，使治疗更趋复杂，同时本病治疗过程中情志、环境或其他诸多因素均可导致病情反复。若闭经久治不愈，可导致不孕症、性功能障碍、代谢障碍、心血管病等其他疾病。总之，闭经的治疗效果与以下3种情况有密切关系。一是闭经后阴道有无生理性白带，有则预后较好，无则较差；二是闭经时间的长短，时间短者，治疗后恢复快，时间长者，子宫萎缩，恢复困难；三是年龄大小，年轻者恢复快，35岁以上恢复较慢，年龄越大，越难恢复。

六、预防调护

（1）孕产妇应做好评估，尽量避免产后大出血。

（2）积极科学治疗造成闭经的原发病，如甲状腺功能亢进、甲状腺功能减退、多囊卵巢综合征等。

（3）适度锻炼，增强体质，避免因减肥而运动过度导致闭经。

（4）调畅情志，合理膳食，避免因节食减肥过度导致闭经。

（5）科学配以食疗，促使疾病康复。常用食疗方如下。

①白鸽鳖甲汤：白鸽1只（去毛及内脏），鳖甲50g，将鳖甲打碎放白鸽腹内，加水煮烂，调味后食用喝汤。有补血养肝、益肾活血之功效，适用于肝肾不足兼血瘀者。[严仲铠，丁立起.中华食疗本草.北京：中国中医药出版社，2019]

②丹参鸡蛋：丹参30g，鸡蛋2枚，二者共煮2小时，吃蛋饮汤，可连续服用，适用于血虚闭经。[严仲铠，丁立起.中华食疗本草.北京：中国中医药出版社，2019]

③薏苡仁根老丝瓜汤：薏苡仁根30g，老丝瓜（鲜品）30g。水煎取汁，加红糖少许，每日1剂，连服5日。适用于痰湿阻滞型闭经，具有祛痰化湿的功效。[孙自学，庞保珍.中医生殖医学.北京：人民卫生出版社，2017]

④芪归生姜羊肉汤：黄芪、当归各30g，生姜50g，羊肉500g。将羊肉切块，生姜切片，黄芪、当归用纱布包，加水炖烂，去药渣，调味后分次服食。有补益气血、温经行经的功效，适用于气血虚弱者。[夏桂成.实用中医妇科学.北京：中国中医药出版社，2018]

⑤鸡血藤炖肉：鸡血藤10~15g，瘦猪肉150g。二味共炖，食肉饮汤，每日1次，5日为1个疗程。具有补气活血通经之功效，适用于虚实错杂型闭经。[夏桂成.实用中医妇科学.北京：中国中医药出版社，2018]

七、专方选要

1.补肾活血方

熟地黄、枸杞子、山药各15g，菟丝子、续断各10g，当归、牡丹皮、红花、益母草各10g，柴胡、香附、木香各10g，陈皮、茯苓、甘草各6g。水煎服，1天1剂，煎煮2次，共约400ml，早、晚2次分服，15天为1个疗程，停服5天，共治3个疗程。[杨丽丽，刘卫平，肖靖，等.补肾活血方联合安宫黄体酮治疗抗精神病药物所致药源性闭经的疗效及安全性研究.中医药导报志，2016，22（7）：95-97]

2. 加减二仙汤

淫羊藿20g，仙茅20g，当归15g，丹参15g，柴胡10g，炙甘草10g，菟丝子30g。加水500ml，煎至300ml，日1剂，分早、中、晚3次温服。寒湿加细辛3g；湿热加苍术10g，薏苡仁30g，木通10g；痰瘀加白芥子10g，僵蚕15g。3个月为1个疗程，治疗1个疗程。[张鸿雁，李玲，郭瑞莲.加减二仙汤治疗肾虚肝郁型卵巢早衰闭经疗效观察.实用中医药杂志，2018，34（4）：419-420]

3. 温经汤加减

吴茱萸、当归、麦冬、芍药、川芎、桂枝、红参、牡丹皮、阿胶、生姜、姜半夏各10g，炙甘草6g。伴小腹剧痛加艾叶、姜黄及小茴香；伴四肢不温加淫羊藿及制附子。水煎至250ml药汁，每日分早、晚2次服用，日1剂。[舒荣梅，柯振梅.中西药合用治疗继发性闭经寒凝血瘀型临床研究.实用中医药杂志，2019，35（2）：198-199]

主要参考文献

[1]孙自学，庞保珍.中医生殖医学[M].北京：人民卫生出版社，2017.

[2]杨丽丽，刘卫平，肖靖，等.补肾活血方联合安宫黄体酮治疗抗精神病药物所致药源性闭经的疗效及安全性研究[J].中医药导报志，2016，22（7）：95-97.

[3]张鸿雁，李玲，郭瑞莲.加减二仙汤治疗肾虚肝郁型卵巢早衰闭经疗效观察[J].实用中医药杂志，2018，34（4）：419-420.

[4]王冉然，贺娟.《黄帝内经》"血枯病"思辨与新解[J].中华中医药杂志，2019，34（4）：1341-1344.

[5]陈旦平，许江虹，陈颖娟，等.蔡小荪调肾思想辨治妇科疾病经验初探[J].上海中医药杂志，2019，25（4）：6-12.

[6]谢汉兴，唐红珍.背部循经拔罐结合艾灸关元治疗产后闭经28例[J].中国针灸，2020，40（11）：1250.

[7]咸虹百，韩蓁，刘欣.补肾活血方治疗垂体性闭经患者的临床疗效观察[J].中国医药指南，2019，17（12）：25-26.

[8]方晓红，章勤，丁宇星，等.基于国医大师夏桂成教授调周法之经后三期理论治疗月经后期的疗效研究[J].中华中医药学刊，2019，37（10）：2428-2430.

[9]牛静云，侯丽辉，李妍，等.基于数据挖掘对清代医家治疗闭经用药规律的研究[J].中国中医基础医学杂志，2016，22（11）：1531-153.

[10]夏桂成.实用中医妇科学[M].北京：中国中医药出版社，2018.

[11]严仲铠，丁立起.中华食疗本草[M].北京：中国中医药出版社，2019.

第三节　卵巢功能早衰

卵巢早衰（POF）是指妇女在40岁以前因某种原因引起的以闭经、不孕、低雌激素以及促性腺激素水平升高为特征的一种疾病。原发性闭经患者POF患病率为10%~28%，继发性闭经患者中POF患病率为4%~18%。

中医学中并无"卵巢早衰"病名，多归属于"闭经""经水早断""早发绝经"等范畴。

一、病因病机

（一）西医学认识

卵巢早衰是一种多种病因的综合征，原因复杂，原始卵泡数不足和卵泡闭锁加速在卵泡衰竭中起重要作用。可能原因如下。①遗传因素：家族性POF的发病率在不同的人群中报道为4%~31%，X染色体异常一直被公认为是引起POF的主要病因，随着分子生物学的进展，研究者们在常染色体上也发现了越来越多的与POF相关的候选基因。②免疫因素：自身免疫是核型正常的POF患者的主要病因之一，大约20%的POF是由于免疫系统不能识别自身卵巢组织所致，部分POF患者血中存在抗卵巢抗体，该类患者常合并多种自身免疫性疾病。③代谢异常：目前已证实半乳糖血症与POF发病有关，增多的半乳糖可直接损害卵母细胞，其代谢产物可对卵巢实质产生损害，半乳糖分子可改变促性腺激素的生物学活性，引起卵巢卵泡过早耗竭。④酶缺乏：17-羟化酶及17，20-碳链裂解酶等甾体激素合成关键酶的缺乏，可导致性激素合成障碍和性激素水平低下，并产生高促性腺激素血症，患者多表现为原发性闭经，少数患者虽有正常月经，但卵巢内卵泡闭锁速度加快，出现POF。⑤此外，医源性因素，某些病毒感染或促性腺激素及受体异常，生活、环境及心理因素等均可引起卵巢早衰。

（二）中医学认识

该病病机主要有"血枯"和"血隔"两种类型，前者为虚证，后者为实证。血枯者以补其虚，血隔者以通其阻。临床常见的病机有肾气亏虚、阴虚血燥、气血虚弱、气滞血瘀、痰湿阻滞。

1. 肾气亏虚

肾为先天之本，主生殖，若先天禀赋不足，肾气亏虚，天癸匮乏则冲脉不盛，任脉不通而经水早断；或房事不节，或流产多次，损伤肾精，精血匮乏则冲任失养，血海不足而致经水早断。

2. 阴虚血燥

素体阴虚精亏，或产后大失血伤阴，或盆腔手术致营阴亏乏，阴虚则火旺，灼伤津血，血海枯竭则致经断。

3. 气血虚弱

素体脾胃虚弱或思虑、饮食损伤脾胃，气血化生不足，营血亏虚，肝肾失养，冲任不充，血海空虚，无血可下而致经闭。

4. 气滞血瘀

素体情绪抑郁，七情所伤，肝失疏泄，气为血帅，气结则血滞，瘀血阻于冲任，血行不畅，故经闭不行。

5. 痰湿阻滞

素体脾虚或饮食伤脾胃，脾主运化，脾虚则运化失司，痰湿聚生，痰湿阻于冲任二脉，使血不得下行而致经水早断。

二、临床诊断

（一）辨病诊断

1. 临床诊断

卵巢早衰的诊断标准是40岁以前出现至少4个月以上的闭经，并有2次以上FSH > 40U/L（两次检查间隔1个月以上），雌二醇水平 < 73.2pmol/L。病史、临床表现及辅助检查有助于该病的诊断。

（1）病史　详细采集病史，包括初潮年龄，月经情况，闭经的年限，有无诱因，有无药物使用史，有无家族史，有无放化疗、卵巢手术史等。

（2）临床表现　闭经是卵巢早衰的主要临床表现，常可并见烘热、汗出、烦躁、记忆力减退、失眠等。

2. 相关检查

（1）妇科检查　外阴、阴道、子宫可有不同程度的萎缩，阴道分泌物减少。

（2）B超检查　卵巢早衰患者超声可见子宫和双侧卵巢萎缩，卵巢皮质减少，基质增加，缺乏卵泡声像，彩超显示子宫及卵巢血流稀少，阻力升高，严重者几乎无血流信号显示。

（3）阴道细胞学涂片　了解体内雌激素水平，阴道脱落细胞以底、中层细胞为主。

（4）抗米勒管激素（AMH）测定　AMH<1.26ng/ml，提示卵巢功能下降。

（5）自身免疫指标和内分泌功能测定　对可疑自身免疫性疾病患者应检查血钙、磷、空腹血糖、清晨皮质醇、游离 T_4、TSH、甲状腺抗体、全血计数、血沉、总蛋白、白蛋白/球蛋白比例、风湿因子等。

（6）遗传学检查　检测染色体数目和结构异常。对于有不良孕产史的妇女应进行 X 染色体的脆性基因检查。

（7）骨密度测定　卵巢早衰患者可有低骨量和骨质疏松表现，其原因是低峰值骨量和骨丢失率增加。年轻妇女如果在骨峰值形成以前出现卵巢早衰，其雌激素缺乏状态要比正常绝经妇女长得多，且雌激素过早缺乏引起骨吸收速度加快，骨丢失增加，因此更易引起骨质疏松症。

（二）辨证诊断

1. 肾气亏虚型

临床证候：40岁或以前断经，月经稀少，渐至闭经，或忽然停经，B超显示双侧卵巢偏小，未见小卵泡，子宫体积小，伴腰腿酸软，头晕耳鸣，倦怠乏力，夜尿频多，舌淡暗，苔薄白，脉沉细。

辨证要点：40岁或以前断经，月经稀少，渐至闭经，或忽然停经，未见小卵泡，腰腿酸软，夜尿频多，舌淡暗，苔薄白，脉沉细。

2. 阴虚血燥型

临床证候：40岁或以前断经，月经稀少，渐至闭经，或忽然停经，B超显示双侧卵巢偏小，未见小卵泡，子宫体积小，五心烦热，失眠盗汗，舌红，少苔，脉细数。

辨证要点：40岁或以前断经，月经稀少，渐至闭经，或忽然停经，未见小卵泡，五心烦热，失眠盗汗，舌红，少苔，脉细数。

3. 气血虚弱型

临床证候：40岁或以前月经周期延迟，量少，色淡红，质稀，渐至经闭不行，B超显示双侧卵巢偏小，子宫体积小，伴神疲乏力，头晕眼花，心悸气短，面色萎黄，舌淡，苔薄，脉细弱。

辨证要点：40岁或以前月经周期延迟，量少，渐至经闭不行，伴神疲乏力，心悸气短，舌淡，苔薄，脉细弱。

4. 气滞血瘀型

临床证候：40岁之前月经突然停闭不行，伴胸胁、乳房胀痛，精神抑郁，少腹胀痛拒按，烦躁易怒，舌紫暗，有瘀点，脉弦涩。

辨证要点：40岁之前月经突然停闭不行，乳房胀痛，烦躁易怒，舌紫暗，有瘀点，脉弦涩。

5. 痰湿阻滞型

临床证候：40岁之前月经延后，量少，色淡，质黏腻，渐至月经停闭，伴形体肥胖，胸闷泛恶，神疲倦怠，纳少，痰多，或带下量多，舌质淡，苔白腻，脉滑。

辨证要点：40岁之前月经延后，量少，渐至月经停闭，形体肥胖，神疲倦怠，痰多，或带下量多，舌质淡，苔白腻，脉滑。

三、鉴别诊断

（一）西医学鉴别诊断

1. 正常围绝经期

其重要区别点在于年龄。大于 40 岁以后若出现闭经、低雌激素、高促性腺激素等表现，则以围绝经期论，不作为卵巢早衰。

2. 高催乳素血症

高催乳素血症常表现为月经量少，稀发，甚至闭经，偶伴乳头溢液。实验室检查中血清激素水平显示 PRL 高于正常范围，E_2 常较低，B 超检查可见卵巢内有发育的卵泡。血清 LH、FSH 及 TSH 水平均正常。

3. 多囊卵巢综合征

可见月经稀发、闭经、不孕，临床以高雄激素血症、高胰岛素血症及代谢综合征表现为主，血清 FSH 水平在正常范围，LH/FSH>2.5；超声检查可显示双侧卵巢多囊样改变，直径小于 1cm 的卵泡数在 12 个以上，常伴多毛、肥胖、痤疮及黑棘皮症等。

4. 卵巢储备功能不足

此病有月经稀发，偶有闭经表现。实验室检查中血清激素水平测定显示 FSH 升高，但 FSH 多 > 10U/L 而 < 40U/L；超声检查子宫和卵巢体积正常，卵巢中可见卵泡，但窦卵泡数 < 5 个。

5. 中枢神经 - 下丘脑性闭经

包括精神应激性、神经性厌食、体重下降、剧烈体育运动、药物等引起的下丘脑分泌促性腺激素释放激素功能失调或抑制引发闭经。

（二）中医学鉴别诊断

本病表现出的闭经症状应与胎死不下相鉴别。胎死腹中者，除月经停闭外，尚应有妊娠的征象，但子宫增大可能小于停经月份，B 超检查宫腔内可见孕囊、胎芽或胎体，但无胎心搏动。

四、临床治疗

（一）提高临床疗效的要素

1. 明诊断，辨虚实

正确诊断是一切科学治疗的前提，可以结合中医辨证施治。当首辨虚实，虚者，当以"补"为主，在补肾的基础上，顾护其他脏腑，如扶脾、调肝、养心等；实者，当以"通"为主，常选用活血化瘀，或活血通络之法，或结合辨证，夹痰者，当化痰，夹湿者，当化湿等。标本兼治，以取得较好效果。

2. 戒诱因，调情志

引起卵巢早衰的诱因较多，如不良的生活习惯（熬夜、抽烟、喝酒、暴饮暴食、减肥等），高强度、超负荷的工作，压力增大等，因此在积极治疗的同时，一定戒除这些诱因；由于该病发生年龄相对年轻，一旦患上该病，许多患者担心不能治愈、容易衰老等，从而焦虑不安，或情绪抑郁，所以我们一定要加强与患者的沟通，使其心情舒畅，肝气调达，以利于疾病的康复。

（二）辨病治疗

（1）激素替代疗法　激素替代疗法（HRT）适合所有类型的卵巢早衰，是目前临床上应用最多的疗法。其作用机制是模拟正常月经周期中女性性激素的产生情况，通过人为给予外源性性激素，使患者体内的雌、孕激素符合正常月经周期规律，从而达到调节月经周期的目的。雌激素对下丘脑的负反馈作用可逆转去势 FSH 升高，调整高促性腺激素水平状态，减少卵巢抗原的合成，使卵泡恢复对促性腺激素的敏感性，促进卵泡发育。主要有雌孕激素序贯疗法、口服避孕药等。长期应用雌孕激素存在一定风险，如可能增加罹患乳腺疾病、血栓及胆囊炎等疾病的风险，所以需要定期进行健康评估。其他治疗包括改善潮热症状药物如 5- 羟色胺再摄取抑制剂可乐定、文拉法辛等，每天补充 1200mg 钙及维生素 D 400~800IU，并进行必要的有氧运动来防治骨质疏松。

（2）免疫治疗　对于伴有自身免疫系统疾病，或者伴有卵巢自身抗体阳性者，应用糖皮质激素治疗；抗心磷脂抗体阳性者，应用阿司匹林治疗。对卵巢早衰伴抗甲状腺球蛋白抗体阳性者，可给予低剂量甲状腺素片，已取得一定临床效果，但缺乏高级别循证医学的证据。甲状腺和肾上腺疾病应调整甲状腺和肾上腺功能，系统性红斑狼疮和类风湿关节炎应用免疫治疗，胰岛依赖性糖尿病应给予胰岛素治疗等。部分研究提示免疫因素所致卵巢早衰可能是可逆的，残存的卵泡功能在免疫功能紊乱状态改变后可能再复活。

（3）有关卵巢早衰生育的治疗　①促排卵治疗，对有生育要求的 POF 患者应进行促排卵治疗。1）性激素治疗（HT 疗法），在撤退性出血的第 5 天开始，应用雌激素，连用 21 天，最后 7~10 天加用孕激素。如此治疗 3~5 个周期，停药 1~2 个月后观察有无卵泡发育。此种方法促排卵治疗的首选方法，但促排卵成功率低。2）GnRHa 疗法，促性腺素释放激素激动剂（GnRHa）持续应用使垂体产生降调节，在 FSH 降至 20IU/L 时停药，继续使用 HMG–HCG 疗法，使卵泡发育。3）促性腺激素治疗，对促性腺激素刺激试验有反应的卵巢早衰患者，可在撤退性出血的第 3 天起，每日应用 FSH 150~225IU 或 HMG 300~450u，3~5 天后根据血 E_2 值和 B 超监测的卵泡发育情况调整 FSH 或 HMG 用量，当卵泡直径达到 18mm 时注射 HCG 5000~10000u。或在 HT 或 GnRH 疗法基础上使用促性腺激素，可

提高排卵率。赠卵是否有伦理问题，卵巢冷冻未实现临床应用。

（4）基因因素的治疗　明确致病基因是防治疾病的基础，但目前对这些基因的认识尚有不足，卵子发生调控的机制仍存在大量未知领域。所以建议基因检测家族高发人群，对尚未发生卵巢早衰而发现相关基因缺陷者，可采取尽快妊娠或收集卵子并低温保存的方法。

（5）日常调节　POF 患者在进行药物治疗的同时要强化自我调节的能力。平时适度锻炼，保持充足睡眠，学会舒缓压力，合理膳食，这些都可以适当调节促性腺激素的分泌，改善卵巢功能。

（三）辨证治疗

1. 辨证论治

（1）肾气亏虚型

治法：补肾益气，调理冲任。

方药：归肾丸（《景岳全书》）加减。常用药物有熟地黄、山药、山茱萸、茯苓、当归、枸杞子、杜仲、菟丝子。

（2）阴虚血燥型

治法：养阴清热，补肾调经。

方药：左归丸（《景岳全书》）加减。常用药物有熟地黄、山药、山茱萸、枸杞子、川牛膝、菟丝子、鹿角胶、龟甲胶。

（3）气血虚弱型

治法：益气养血调经。

方药：人参养荣汤（《太平惠民和剂局方》）加减。常用药物有人参、黄芪、白术、茯苓、陈皮、甘草、熟地黄、当归、白芍、五味子、远志、肉桂。

（4）气滞血瘀型

治法：理气活血，祛瘀通经。

方药：膈下逐瘀汤（《医林改错》）加减。常用药物有当归、川芎、赤芍、桃仁、枳壳、延胡索、五灵脂、牡丹皮、乌药、香附、甘草。

（5）痰湿阻滞型

治法：燥湿化痰，活血调经。

方药：苍附导痰丸（《叶天士女科诊治秘方》）加减。常用药物有茯苓、半夏、陈皮、甘草、苍术、香附、胆南星、枳壳、生姜、神曲。

2. 外治疗法

（1）针刺疗法　取神庭、本神、百会、大赫、关元、足三里、三阴交、太溪、太冲。适用于肝肾亏虚型。采用直径为 0.25mm，长 40mm、50mm、75mm 的华佗牌一次性针灸针，头部的神庭、本神和百会穴，以 15° 角向后平刺，进针深度为 25mm 左右，得气后施平补平泻法。腹部的关元、大赫穴均直刺 40mm 左右，气至为度，重插轻提，施补法；足三里直刺 30mm 左右，得气为度，得气后重插轻提，施补法；三阴交呈 45° 角向上斜刺入内，气至为度，找寻触电感，出现触电感后留针；太溪直刺 15mm 左右，气至为度，重插轻提，施补法；太冲直刺 15mm 左右，气至为度，重插轻提，施补法。每次留针 25 分钟，每周一、三、五各治疗 1 次，3 个月为 1 个疗程，共治疗 2 个疗程。

（2）灸法　选用艾箱进行，穴选肾俞、脾俞、气海、足三里。适用于脾肾气虚型，每穴 1 壮，每日 1 次，每周治疗 5 次，20 次为 1 个疗程。

（3）耳穴压豆　将王不留行置 0.5cm² 胶布上并贴压神门、卵巢、脑点、肝、脾、肾、内分泌等耳穴，胶布固定，同时用指尖间断按压耳穴，以患者略感胀、沉重刺痛为度，每次每穴点压 20 下，每日 3 次，每周 3 次，连续 3 个月，适用于各型虚证。

（4）穴位埋线法　取肝俞、脾俞、肾俞、期门、章门、京门（均双侧），适用于肾虚血亏型。将穴位分为 2 组。左侧背俞穴配右侧募穴为一组，右侧背俞穴配左侧募穴为一组。两组轮流埋线。选用注线法，使用有针芯的专用一次性穴位埋线针，将磁化的蛋白线剪成 0.8~1.2cm，浸泡于 75% 的乙醇内备用。患者取俯卧位，全身放松，选定背部穴位，用甲紫液做好标记，常规严格消毒。取出适当长度的载体蛋白线，用 0.9% 的生理盐水冲洗后放入针头内，像注射一样直接快速破皮进入穴位及一定的深度，待患者局部得气后（有酸、胀、麻感后）用针芯推入蛋白线，出针，用消毒棉签局部压迫止血并常规消毒，敷以创可贴。然后在腹侧的穴位上用同种方法埋线。埋线区当天不触水，防止感染。分为埋线治疗期（15 天埋线 1 次，4 次 1 个疗程）和埋线巩固期（1 个月埋线 1 次，4 次为 1 个疗程）。

3. 成药运用

（1）肾气亏虚型

①定坤丹：滋补气血，调经舒郁。每次 6g，每日 2 次，口服。

②麒麟丸：补肾填精，益气养血。每次 6g，每日 3 次，口服，连服 3 个月。

（2）阴虚血燥型

①左归丸：滋肾补阴。每次 9g，每日 3 次，口服，连服 3 个月。

②大补阴丸：滋阴降火。每次 6g，每日 3 次，口服，连服 3 个月。

③坤泰胶囊：滋阴清热，安神除烦。每次 4 粒，每日 3 次，口服，连服 3 个月。

（3）气血虚弱型

①复方阿胶浆：补气养血。每次 20ml，每日 2 次，口服，连服 3 个月。

②十全大补丸：温补气血。每次 6g，每日 3 次，口服，连服 3 个月。

（4）气滞血瘀型

①当归片：补血活血，调经止痛。每次 4 片，每天 3 次，口服，连服 3 个月。

②血府逐瘀口服液：活血化瘀，行气止痛。每次 10ml，每日 3 次，口服，连服 3 个月。

（5）痰湿阻滞型

①红花逍遥片：疏肝，理气，活血。每次4片，每天3次，连服3个月，经期停药。

②二妙丸：燥湿清热。每次9g，每日3次，口服，连服3个月，经期停药。

4. 单方验方

（1）加味二仙汤 仙茅25g，淫羊藿25g，巴戟天15g，鹿角霜15g，当归15g，熟地黄25g，山药15g，党参25g，白术15g，茯苓25g，牡丹皮15g，甘草10g。每日1剂，水煎取汁200ml，分2次口服。连用3个月为1个疗程，共治疗2个疗程。适用于肾阳亏虚型卵巢早衰。[孙自学，庞保珍. 中医生殖医学. 北京：人民卫生出版社，2017]

（2）黄芪怀山汤 粳米150g，黄芪50g，怀山药50g。将黄芪煮水，弃渣备用，将山药切成薄片，粳米洗净。将粳米、山药片放入锅内加黄芪水，置武火上烧沸，再用文火熬熟即成，适用于脾胃气虚证。[孙自学，庞保珍. 中医生殖医学. 北京：人民卫生出版社，2017]

（四）医家经验

1. 夏桂成

夏桂成提出"心—肾—子宫轴"理论，认为肾虚心气不足为此病的病机，采用月经周期调理法。先以滋阴养血、补肾填精方药恢复患者阴精水平，当患者出现蛋清样白带时，再以滋补肾阳、调气和血之法，改善黄体功能。[张岩，谈勇，夏桂成. 夏桂成调心补肾治疗卵巢早衰经验. 广州中医药大学学报，2015，32（5）：934-936]

2. 柴松岩

柴松岩认为肾虚是卵巢早衰的病理根源，脉络瘀滞是卵巢早衰的病理状态。治疗须以恢复肾的功能为本，对部分卵巢早衰患者，在补肾时，需辅以活血化瘀之法，以期改变脉络瘀滞静止之状态，促进衰退的卵巢及胞宫脉络通畅，冲任气血通畅则可改变局部之营养，也使原有病理状态得以改变。[李伟，柴松岩. 柴松岩治疗卵巢早衰不孕验案. 中国中医药信息杂志，2017，24（11）：110-111]

3. 房繁恭

房繁恭认为肾精虚是POF的基本病机，冲任阻是POF的致病关键，情志乱是POF的主要病因，因此确立了调冲任、补肝肾、安神志，恢复"心（脑）—肾—天癸—冲任—胞宫"生殖轴平衡三大治疗原则，组合成临床上的针灸处方，即调经促孕十三针：百会、本神、神庭、大赫、天枢、关元、中脘、次髎、卵巢、足三里、三阴交、太溪、太冲。该方能补肾填精，培本固元，充盈天癸，调理冲任，益气生血，安神定志，从而改善卵巢功能，调节性激素分泌，治疗卵巢早衰。[孙承颐，房繁恭. 房繁恭"调经促孕十三针"治疗卵巢早衰经验. 中国中医基础医学杂志，2020，26（9）：1403-1405]

4. 尤昭玲

尤昭玲认为本病的主要病机为肾虚，同时也与心、肝、脾密切相关，而瘀是主要的病理环节。尤昭玲治疗本病时重在益肾填精，养血活血，同时兼顾理气疏肝，健脾宁心，自拟卵巢早衰方：熟地黄、黄精、牛膝、红花、石斛、香附、橘叶、莲子肉、山药、百合、月季花、菟丝子、桑椹子、枸杞子、覆盆子、淫羊藿、巴戟天、益母草、甘草。全方补中有通，静中有动，以补肾为主，肝、脾、心共调，养血不忘活血，补气不忘行气，使阴阳平衡，气血畅通，冲任调达，血海充盈，天癸复至。[张韫玉，刘慧萍，尤昭玲，等. 尤昭玲从虚和瘀论治卵巢早衰经验. 中华中医药杂志，2020，35（7）：3440-3443]

五、预后转归

卵巢早衰最大的影响是引起育龄期女性不孕和提早出现更年期症状，症状明显者通过积极治疗，控制病情，延缓身体各器官的退行性变，同时通过心理疏导、正确调护可提高患者的生存质量，预后尚可。若长期失治可引起高血压、冠心病、骨质疏松、老年痴呆等疾病，不仅影响患者的生存质量，且多数疾病预后不良。

六、预防调护

（1）有卵巢早衰家族史的患者，应尽早妊娠。

（2）有高危因素的人群，如出现月经的改变时应及早做卵巢储备功能检查。

（3）在进行子宫及卵巢手术时应尽量注意保护卵巢的血液循环，尽可能多地保留正常的卵巢组织。

（4）在药物治疗的同时，要培养良好的生活习惯，合理饮食，保持心情舒畅，锻炼身体。

（5）加强健康教育的力度，提高女性自我保健意识，戒烟，少饮酒，避免接触化学因素刺激。

（6）科学配以食疗，促使疾病康复。常用食疗方如下。

①二仙烧羊汤：羊肉250g，淫羊藿15g，仙茅15g，生姜15g，盐、食油、味精等适量。先将羊肉切片，置于砂锅内，再倒入适量清水，将用纱布袋包裹好的仙茅、淫羊藿、生姜等放入锅内。文火煮至羊肉片烂熟，调入盐、食油、味精等盛出。适用于脾肾阳虚型卵巢早衰患者。［严仲铠，丁立起. 中华食疗本草. 北京：中国中医药出版社，2019］

②枸杞子甲鱼汤：甲鱼1只，枸杞子45g，姜、葱、糖、料酒等适量。把甲鱼去内脏后洗净，然后往甲鱼腹内填入枸杞子，再填入姜、葱、糖、料酒等佐料。把填好材料的甲鱼清蒸，蒸至肉熟后连汤服食，每晚服用1次。适用于肝肾阴虚型卵巢早衰患者。［严仲铠，丁立起. 中华食疗本草. 北京：中国中医药出版社，2019］

③生地黄精粥：生地黄30g，黄精30g（制），粳米30g。先将前两味水煎去渣取汁，用药汁煮粳米为粥，早晚服，可加糖少许。凡卵巢早衰属阴阳气血不足者，皆可服食。［夏桂成. 实用中医妇科学. 北京：中国中医药出版社，2018］

七、专方选要

1. 补肾活血方

三七粉3g，香附、炙甘草各6g，鸡血藤、补骨脂、仙茅各9g，菟丝子、山茱萸各10g，当归、淫羊藿、丹参、川芎各12g，党参15g，熟地黄、白芍各18g。人工煎煮，真空包装，每袋200ml，分早、晚两次口服，每次200ml。每个月经周期第5天开始服药，连续服药21剂，连续服用3个月经周期。再加激素序贯疗法：第5天服用己烯雌酚片，每次1mg，1次/天，连服21天，最后5天加服黄体酮软胶囊。［王岩岩，刘媛媛，杜马，等. 补肾活血方治疗卵巢早衰的疗效及对患者免疫调节的影响. 世界中医药，2021，16（9）：1468-1471］

2. 补肾活血疏肝汤

淫羊藿、菟丝子、仙茅各25g，丹参、当归各15g，柴胡12g，炙甘草6g。人工煎煮，真空包装，每袋200ml，分早、晚两次口服，每次200ml。每个月经周期第5天开始服药，连续服药21剂，连续服用3个月经周期。再加激素替代疗法方案，月经来潮后第5天口服戊酸雌二醇片1次/天，每次1mg，连续用药21天。［吴海燕，田颖. 补肾活血疏肝汤对肾虚肝郁型卵巢早衰闭经患者月经复潮及内分泌激素水平的影响. 陕西中医，2021，42（7）：863-866］

3. 尤氏卵巢早衰方

熟地黄 15g，黄精 10g，怀牛膝 10g，红花 10g，石斛 10g，香附 10g，橘叶 15g，莲子 15g，山药 15g，百合 10g，月季花 10g，菟丝子 10g，桑葚子 10g，枸杞子 10g，覆盆子 10g，淫羊藿 10g，巴戟天 10g，益母草 10g，甘草 5g。人工煎煮，真空包装，每袋 200ml，分早、晚两次口服，每次 200ml。每个月经周期第 5 天开始服药，连续服药 21 剂，连续服用 3 个月经周期。
［周紫琼，杜雪莲，黄剑美. 尤氏卵巢早衰方治疗肾虚血虚型卵巢早衰的临床疗效研究. 中医临床研究，2020，12（29）：103-106］

主要参考文献

［1］张鸿艳. 卵巢早衰的中西医治疗研究进展［J］. 中国校医，2021，35（6）：472-474.

［2］孙自学，庞保珍. 中医生殖医学［M］. 北京：人民卫生出版社，2017.

［3］杨冠婷. 中西药合用治疗卵巢早衰疗效观察［J］. 实用中医药杂志，2021，37（4）：637-638.

［4］李娟，徐琳，高洋. 卵巢早衰病因机制与治疗研究进展及现状［J］. 中国医药科学，2021，11（2）：58-61.

［5］苏玲玲，邱峰. 中西医治疗早发性卵巢功能不全研究进展［J］. 光明中医，2020，35（23）：3830-3833.

［6］张静静，崔洪银，卢艺，等. 中医药治疗早发性卵巢功能不全概况［J］. 新中医，2020，52（22）：15-17.

［7］张兵，刘金星. 卵巢早衰的中西医临床研究及治疗进展［J］. 现代中西医结合杂志，2020，29（32）：3643-3648.

［8］范翠红，贾红玲. 针灸治疗卵巢早衰机制探讨［J］. 针灸临床杂志，2021，37（6）：101-105.

第四节　功能失调性子宫出血

功能失调性子宫出血简称功血，是由下丘脑－垂体－卵巢功能失调引起的子宫异常出血，而全身及内、外生殖器官无器质性病变存在。功血可发生于月经初潮至绝经间任何年龄，按发病机制可分为无排卵性功血和排卵性功血两大类，无排卵性功血占 80%~90%，多见于青春期和围绝经期妇女；排卵性功血占 10%~20%，多见于生育期妇女。

中医学无功能失调性子宫出血之病名，根据其症状特征，该病可归属于中医学"崩漏"范畴。

一、病因病机

（一）西医学认识

正常月经有赖于下丘脑－垂体－卵巢轴系统的相互调节，任何内、外因素干扰了此系统的正常功能，均可引起功血。

1. 青春期功血

由于下丘脑－垂体－卵巢轴成熟不全，或周期中枢成熟延迟，在下丘脑、垂体与卵巢之间尚未建立稳定、规律的周期性调节和正负反馈反应。在垂体促性腺激素、卵泡刺激素（FSH）和黄体生成素（LH）作用下，卵泡发育并且分泌雌激素，但雌激素对下丘脑正反馈反应尚未形成正常月经周期中的 FSH 和 LH 高峰，主要是 LH 高峰，因而卵巢中虽有卵泡发育但不排卵，也无黄体形成。精神紧张、恐惧、劳累、环境、气候的改变也是青春期功血的重要诱因。

2. 生育期功血

下丘脑－垂体－卵巢轴反馈已建立，卵泡能发育成熟、排卵。由于黄体生成素分泌不足或持续存在，使黄体发育不全、早衰，或萎缩不全，引起子宫内膜不规则脱落出血。

3. 围绝经期功血

主要由于卵巢功能衰退，卵泡数量减少，不能发育成熟，对促性腺激素敏感性降低，雌激素分泌减少，对脑垂体的负反馈作用减弱并丧失了正反馈调节机制，使促性腺激素水平呈不同程度升高，但 LH 峰消失，不能排卵。

（二）中医学认识

功血的发生是因为肾－天癸－冲任－胞宫生殖轴功能失调，其病因较为复杂，可归纳为虚、热、瘀三方面；其病机是冲任二脉失固，不能制约经血。常见病机有肾虚、脾虚、血热、血瘀。

1. 肾虚

少女先天不足，肾气稚弱，天癸初至，冲任未盛，更年之期肾气渐衰，多产、房劳或不当之手术伤肾，久病及肾，肾气虚则封藏失司，冲任失固，不能调摄、制约经血，则致崩漏或月经紊乱。

2. 脾虚

素体中气不足，忧思过度伤脾，饮食劳倦损伤脾气，脾伤则气陷，统摄无权，冲任失固，不能制约经血，致经来虽多，或先期而至，重则发为崩漏。

3. 血热

七情所伤，冲任郁滞，经期、产后余血未尽又外感于寒热之邪而致瘀，气血虚弱，血流无力，经血迟滞而瘀，瘀阻冲任，血不归经发为崩漏。

4. 血瘀

因于热者，有实热、虚热之分。实热之因有素体阳盛、肝火易动，或肝郁化火，或感受热邪，或过食辛辣助阳之品。虚热之因有素体阴虚，或久病失血伤阴，阴虚火旺。不论实热、虚热，均损伤冲任，热又可迫血妄行，以致崩漏或先期、量多、

经期延长。

5. 胞宫损伤

人工流产术或其他宫腔手术直接损伤胞宫，影响气血运行，瘀滞内生，或刮宫不净，瘀血残留，血难以归经，妄行而为崩漏。

二、临床诊断

（一）辨病诊断

1. 临床诊断

（1）详细询问病史　患者年龄，月经史（包括初潮、周期、经期长短、经量及月经变化），有无闭经，阴道不规则出血量多少、持续时间，婚育史及避孕措施；全身有无慢性病史，如肝病、血液病、高血压、代谢性疾病，有无毛发增多及溢乳等；有无精神创伤、情绪打击；既往诊断、治疗，药物种类、用量、用法、末次用药的时间、疗效等。

（2）症状　①月经过多则周期规则，经量过多。②月经频发则周期规则，但短于 21 天。③不规则子宫出血则少量出血，淋漓不净，或时多时少，或时流时止，持续时间少则几天，多则数月。④失血量多可引起贫血，严重者伴头晕、心慌、气短、乏力、食欲不振等。

2 相关检查

（1）血液检查　凝血时间、凝血酶原时间、活化部分凝血酶原时间、血小板计数等。

（2）血常规　血红蛋白、血红细胞计数等，或特殊的骨髓检查，排除贫血或血液病引起的子宫出血。

（3）阴道脱落细胞涂片检查　根据细胞形态判定有无排卵。一般表现为受中、高雌激素水平影响。

（4）宫颈细胞学检查　排除宫颈癌及其癌前病变。

（5）激素测定　FSH、LH、E_2、P测定　可了解下丘脑—垂体—卵巢轴功能状态，了解卵巢有无排卵及黄体功能是否健全。

（6）基础体温测定　了解有无排卵及排卵后黄体功能情况。

（7）诊断性刮宫　治疗出血，了解子宫内膜形态，排除子宫内膜器质性病变。怀疑内膜癌时应行分段刮宫。

（8）B超检查　了解子宫、卵巢有无器质性病变。

（9）宫腔镜　可在直视下取活检，排除子宫内膜息肉、黏膜下肌瘤、内膜癌等。

（10）腹腔镜　可发现有无多囊卵巢、卵巢肿瘤、子宫内膜异位症等。

（11）妊娠试验　有性生活者应行妊娠试验，以排除妊娠相关疾病。

（12）测定甲状腺激素、肾上腺激素、肝功能　可排除因其他内分泌疾病及肝病引起的出血。

（二）辨证诊断

功血可归属于中医学"崩漏"范畴，以阴道出血量多，或淋漓不净为临床特点，应根据月经周期、经期、经量的改变来确定诊断，辨证主要以月经的量、色、质，参合舌脉及伴随症状为依据。由于本病病程久，反复发作，临证时首辨是出血期还是止血后。

1. 出血期

当根据血证呈现的量、色、质特点，辨寒、热、虚、实。

（1）肾虚型

①肾阳虚型

临床证候：阴道不规则出血，量多或淋漓不尽，色淡或暗红，质清稀，精神萎靡，眩晕，腰痛，小腹寒冷，或空坠不适，或四肢不温，面色萎黄，小便清长，大便溏薄，舌质胖淡，苔薄白，脉沉细无力。

辨证要点：出血色淡，质稀，腰痛，腹冷，小便清，大便溏，舌淡，脉沉细。

②肾阴虚型

临床证候：阴道不规则出血，量多或淋漓不尽，色鲜红，质稍稠，耳鸣心悸，五心烦热，失眠盗汗，腰膝酸软，舌质红或偏红，少苔，脉细数。

辨证要点：出血鲜红，质稍稠，五心烦热，腰膝酸软，舌质红，脉细数。

（2）脾虚型

临床证候：阴道不规则出血，崩中漏下，继而淋漓不尽，色淡，质薄，神疲乏力，心悸，气短懒言，纳呆，大便溏薄，小便清长，手足不温，舌质淡胖，苔薄白，脉弱或沉细。

辨证要点：出血色淡，质薄，神疲乏力，气短懒言，舌质淡胖，苔薄白，脉弱或细。

（3）血热型

①虚热型

临床证候：阴道不规则出血，量少，色鲜红，质黏稠，头晕面赤，烦渴，喜冷饮，大便秘结，小便黄少，舌红，苔薄黄，脉细数。

辨证要点：出血色深红，质黏稠，烦渴喜饮，大便干，小便黄，舌红，苔黄，脉细数。

②实热型

临床证候：阴道不规则出血，淋漓不尽又时而增多，色深红或鲜红，质稠，烦热少寐，咽干口渴，大便干结，小便黄，舌质红，苔黄，脉滑数。

辨证要点：出血色红，质稠，咽干口渴，大便干结，舌质红，苔黄，脉滑数。

（4）血瘀型

临床证候：阴道不规则出血，时出时止，或淋漓不尽，色紫暗有血块，小腹刺痛，块下痛减，胸胁胀满不舒，或乳房胀痛，舌质紫暗或有瘀点，脉涩或弦涩。

辨证要点：出血色紫暗有血块，小腹刺

痛，块下痛减，舌质紫暗有瘀点，脉涩或弦涩。

（5）胞宫损伤型

临床证候：人工流产术或宫腔术后阴道出血淋漓不净，量时多时少，色暗红，夹有血块，小腹坠痛或胀痛，时轻时重，舌质暗，或有瘀点、瘀斑，脉弦细或涩。

辨证要点：术后阴道出血淋漓不净，时多时少，色暗红，有血块，时有小腹坠痛，舌质暗，脉弦细或涩。

2. 血止后

（1）肝肾不足型

临床证候：阴道出血干净后，头晕耳鸣，两目干涩，腰膝酸软，或足跟痛，五心烦热，口咽干燥，舌质淡红或嫩红，少苔，脉细无力或细数。

辨证要点：血止后头晕耳鸣，腰膝酸软，五心烦热，咽干口燥，舌淡红，少苔，脉细或细数。

（2）脾肾阳虚型

临床证候：阴道出血已止，面色晦暗无华，或面目浮肿，腰脊冷痛，形寒肢冷，带下量多，质稀如水，食欲不振，口淡无味，腹胀便溏，舌质淡，体胖，边有齿痕，苔白或白腻，脉沉细无力，尺脉尤弱。

辨证要点：血止后，面色晦暗无华，腰脊冷痛，形寒肢冷，带下量多，质稀，食欲不振，腹胀便溏，舌淡，苔白，脉细无力。

（3）气血虚弱型

临床证候：阴道出血已净，面色萎黄，精神不振，神疲乏力，心悸，失眠多梦，头晕眼花，舌质淡，苔薄，脉细弱。

辨证要点：血止后面色萎黄，神疲乏力，失眠多梦，头晕眼花，舌质淡，苔薄，脉细弱。

三、鉴别诊断

（一）西医学鉴别诊断

1. 异常妊娠或妊娠并发症

功血需与异位妊娠、葡萄胎、流产、子宫复旧不良、胎盘残留等妊娠相关疾病相鉴别。可通过血 HCG 测定、B 超检查协助判断。

2. 生殖系肿瘤

子宫内膜癌、宫颈癌、滋养细胞肿瘤等，一般可通过盆腔 B 超、诊断性刮宫、宫颈细胞检查等协助诊断。

3. 子宫内膜息肉

子宫内膜息肉也可引起不规则阴道少量出血，淋漓不尽，盆腔 B 超有助于鉴别诊断。

4. 性激素类药物使用不当、宫内节育器

此类情况亦可引起子宫不规则出血，应详细询问病史。

5. 生殖道感染

急性阴道炎或子宫内膜炎、宫颈炎、子宫内膜结核等疾病也可引起子宫不规则出血，妇科检查可有宫体压痛，临床治疗前需根据病史、症状和辅助检查加以鉴别，以明确诊断。生殖道感染疾病鉴别见下表（表6-2）。

6. 全身性疾病

如血液病、肝肾衰竭、甲状腺功能异常等疾病可引起子宫不规则出血，可通过血常规、肝肾功能、凝血功能、甲状腺功能检查等来进行鉴别诊断。

（二）中医学鉴别诊断

1. 月经先后不定期

月经先后不定期主要为月经周期的紊乱，其经量、经期均正常。

2. 癥瘕

癥瘕可表现为经量过多及经期延长，但无月经周期紊乱。妇科检查和盆腔 B 超有助于诊断。

3. 胎漏

胎漏是发生于停经后的阴道少量出血，且同时伴有早孕反应，查尿妊娠试验为阳性，妇科检查及盆腔 B 超均有助于明确诊断。

表 6-2　生殖道感染疾病鉴别

疾病	症状	检查
急性阴道炎	白带量多、异味、外阴瘙痒以及外阴不适、性交痛等外阴刺激症状，阴道不规律出血	阴道分泌物检查、阴道分泌物培养等可发现病原菌，还可结合阴道镜检查
子宫内膜炎	下腹痛、轻度发热、阴道分泌物增多，阴道不规律出血、月经量增多和经期延长，严重者可出现高热、寒颤、心率增快	B超检查提示子宫内膜回声不均、形态欠清楚，宫颈分泌物检查发现大量白细胞、病原体阳性，子宫内膜活检做病理检查发现较多炎症细胞浸润
宫颈炎	阴道分泌物增多，呈黏液脓性，外阴瘙痒及灼热感，经间期出血、性交后出血	宫颈刮片、病原体检测可发现病原菌、液基薄层细胞检测（TCT）提示微生物感染
子宫内膜结核	不孕、月经失调、下腹坠痛以及发热、盗汗、乏力、食欲缺乏等全身症状	结核菌素试验呈阳性、找到结核分枝杆菌

4.异位妊娠

异位妊娠表现为停经后阴道少量出血，量不多，淋漓不净，但多伴有下腹疼痛，为阵发性或持续性，尿妊娠试验为阳性，妇科检查及盆腔B超有助于诊断。

四、临床治疗

（一）提高临床疗效的要素

1.明确诊断，明晰类别

功能失调性子宫出血属于中医"崩漏"范畴，是下丘脑－垂体－卵巢轴功能失调引起的异常子宫出血。临证时首要明确诊断，明辨功血类别，即无排卵性功血还是排卵性功血。前者临床表现为子宫不规则出血，时间几天或数月不等，出血量多少不一，少则几滴，多则如"崩"，甚至可休克。这类患者多见于青春期、绝经过渡期和多囊卵巢患者等。其治疗原则为止血和调整周期，有生育要求者，要促排卵。后者多见于生育期女性，表现为月经频发，不易受孕或易流产；或月经周期延长，出血量多。治疗以促使卵泡发育和排卵为原则。

2.正确使用治疗"崩漏"三大原则，科学制订中西医结合方案

"塞流""澄源""复旧"为临床治疗崩漏的三大法则，临证时要灵活掌握，正确使用，使用时三法不可截然分割，塞流需澄源，澄源当固本。治疗时要本着"急则治标，缓则治本"原则，出血时，根据患者具体病情，或以西医治疗为主，或以中医药治疗为主，制订中西医结合方案；血止后，再根据功血的类别、不同年龄的生理特点、不同患者的需求，确定合理的中西医结合治疗方案。

（二）辨病治疗

1.无排卵性功能失调性子宫出血

（1）一般治疗　患者由于长期大量阴道出血，伴有不同程度贫血，身体虚弱。首先要加强营养，保证充分休息，改善全身状况，纠正贫血。重症者可输血治疗，一般患者补充蛋白、铁剂、维生素，出血时间长者，用抗生素预防感染治疗。

（2）止血治疗　①雌激素止血，使子宫内膜迅速生长修复止血。雌激素口服或肌内注射，用药2周后开始加用孕激素。

②孕激素止血，使增生的子宫内膜转变为分泌期子宫内膜，停药后出现撤退性出血。黄体酮20mg/d，肌内注射3~5天；黄体酮软胶囊，每次100mg，每日2次，口服。③雌、孕激素合用止血，口服避孕药，可使过度增生的子宫内膜逐渐退化，减少出血。用药方法与避孕相同。④雄激素止血，雄激素有拮抗雌激素作用，增加平滑肌及子宫血管张力，减少盆腔充血，减少出血。多用于更年期功血。⑤抗前列腺素药物止血，可使子宫内膜剥落时出血减少，主要通过改变血栓素A2和前列环素I2之间的平衡而起作用。出血期间服用前列腺素合成酶抑制剂使子宫内膜同步脱落。停药3~7天发生撤药性出血。

（3）调整周期治疗　月经第5天开始，每日服戊酸雌二醇1~2mg，连服20天，服药第21天，每日加用黄体酮10mg，肌内注射，停药3~7天出血。于出血第5天重复用药，连用3个周期。一般用药2~3个周期后，患者常能自发排卵。

（4）促排卵治疗　治疗前做阴道脱落细胞检查雌激素水平在轻度影响以上，提示卵泡发育，诱发排卵效果较好。

①枸橼酸氯米芬，于周期第5天开始，每天50mg，连服5天。若失败可重复用药，克罗米芬量可渐增至100~150mg/d，不宜长期服用。长期大剂量应用可引起卵巢过度刺激综合征。

②他莫昔芬，非类固醇抗雌激素药物，与枸橼酸氯米芬交替使用促排卵效果较好。月经第5天起，每次10~20mg，口服，每日2次，连续5天。

③人绒毛膜促性腺激素，类似LH作用诱发排卵，适用于体内雌激素中等水平者。于月经周期第16~18天使用，每次5000~10000U，隔日肌内注射，共2次。

④小剂量雌激素周期治疗，月经第5天开始口服，戊酸雌二醇1mg/d，连用20天为1个周期，若无出血停药10天后继续第2个周期治疗，连用3~5个周期。

⑤联合用药，可增加诱发排卵的成功率。a.枸橼酸氯米芬与人绒毛膜促性腺激素联合应用：于月经第5天起，每日口服克罗米芬50mg，连用5天，停药后第7~10天加用HCG 5000~10000u，隔日肌内注射2次。b.枸橼酸氯米芬与雌激素联合应用：用于体内雌激素水平偏低者，先用小剂量戊酸雌二醇2~3个周期，亦可服完枸橼酸氯米芬后加用小剂量雌激素至基础体温上升时停药。注意两药不能同时使用，因雌激素可抑制克罗米芬抗雌激素作用从而减低疗效。c.尿促性素与绒促性素联合应用：出血干净后每日肌内注射尿促性素75IU，直至卵泡发育成熟，停用，加用人绒毛膜促性腺激素5000~10000u。

（5）内分泌治疗　可分别补充甲状腺激素或肾上腺激素。

（6）手术治疗

①诊断性刮宫治疗：更年期功血首选措施；为排除器质性病变或明确诊断或大量阴道出血时可行诊断性刮宫。

②子宫内膜破坏性手术：适用于治疗无效，无生育要求或年龄大不能耐受子宫全切手术或施行子宫全切术有禁忌证者。

③子宫切除术：适用于保守治疗无效，年龄超过40岁，疑有器质性合并症时，或病理诊断为子宫内膜腺瘤型增生过长、不典型增生者。

2.排卵性功能失调性子宫出血

（1）黄体功能不足　小剂量戊酸雌二醇周期治疗，黄体期补充孕激素、人绒毛膜促性腺激素等均可改善黄体功能。

（2）黄体萎缩不全　经前1周加用孕激素，使子宫内膜及时全部脱落。

（3）月经量过多　雌激素水平过高引起，可用雄激素对抗。丙酸睾酮于月经第20天开始肌内注射，25mg，每日1次，连用 3 天；或十一酸睾酮 80mg，每日 1 次口服，于月经周期第 10 天开始连用 10 天；或前列腺抑制剂，经前服用，用药不宜超过 1 周，甲芬那酸 0.25g，每日 3 次，或氯芬那酸 0.2g，每日 3 次。

（三）辨证治疗

1. 辨证论治

本病以阴道出血量多，或淋漓不净为临床特点，故辨证止血为治疗本病的第一步，待血止后，再根据青春期、围绝经期的不同生理特点分别采用调周期、促排卵及健脾补肾的不同治疗方法以治其本。

（1）肾虚型

①肾阳虚型

治法：温肾固冲，止血调经。

方药：右归丸（《景岳全书》）加减。常用药物有熟地黄、山药、山茱萸、枸杞子、菟丝子、鹿角胶、杜仲、附子、黄芪、艾叶等。

大便溏薄者，加补骨脂、芡实；四肢、面目浮肿、纳差者加茯苓、白术、砂仁；年少肾气未充者加淫羊藿、紫石英。

②肾阴虚型

治法：滋阴补肾，止血调经。

方药：左归丸（《景岳全书》）合二至丸加减。常用药物有熟地黄、枸杞子、山茱萸、山药、菟丝子、鹿角胶、龟甲胶、墨旱莲、女贞子等。

阴道出血量多或淋漓不止者，加生地黄、小蓟；手足心热、盗汗、口干者加地骨皮、麦冬；心烦失眠、多梦者加五味子、夜交藤、酸枣仁。

（2）脾虚型

治法：补气升阳，止血调经。

方药：举元煎（《景岳全书》）加减。常用药物有党参、黄芪、乌贼骨、白术、阿胶（烊化）、升麻、炙甘草等。

兼血虚者加制何首乌、白芍，或用归脾汤去当归（党参、黄芪、白术、茯神、远志、酸枣仁、广木香、龙眼肉、甘草）；气虚不摄者用固冲汤加减（炒白术、黄芪、煅龙骨、煅牡蛎、山茱萸、白芍、海螵蛸、茜草、棕榈炭）；纳呆、腹胀者加砂仁、木香；若四肢不温、冷汗出者加附子。

（3）血热型

①虚热型

治法：滋阴清热，止血调经。

方药：保阴煎（《景岳全书》）加减。常用药物有生地黄、熟地黄、续断、地骨皮、白芍、山药、黄芩、麦冬、炙甘草等。

若头晕、失眠甚者加生龙骨、生牡蛎；兼气短乏力者加太子参、生山药。

②实热型

治法：清热凉血，止血调经。

方药：清热固经汤（《简明中医妇科学》）加减。常用药物有黄芩、栀子、阿胶（烊化）、生地黄、炙龟甲、仙鹤草、地骨皮、棕榈炭、生藕节、生甘草等。

若阴道出血有血块，小腹疼痛者加益母草、生蒲黄；肝经有热，心烦，胸胁胀痛者加柴胡、川楝子；兼头晕头痛者加钩藤、生白芍；血块多、腹痛加三七粉，冲服。

（4）血瘀型

治法：活血化瘀，止血调经。

方药：四草汤（《实用中医妇科方剂》）加减。常用药物有鹿衔草、马鞭草、茜草、益母草、三七粉、茜草炭、炒蒲黄。

寒凝血瘀、少腹冷痛者，加艾叶、炒小茴香；瘀久化热、口干便结、舌红苔黄者，加仙鹤草、马齿苋、牡丹皮。

（5）胞宫损伤型

治法：活血化瘀，固冲止血。

方药：生化汤（《景岳全书》）加减。常用药物有当归、川芎、桃仁、炮姜、炙甘草、益母草、三七粉、党参等。

（6）肝肾不足型

治法：滋补肝肾，调冲任。

方药：滋水清肝饮（《医宗己任编》）加减。常用药物有生地黄、柴胡、山茱萸、香附、益母草，女贞子、枸杞子、白芍、当归、山药、紫河车。

潮热盗汗者加炙龟甲；气短乏力者加党参、黄芪。

（7）脾肾阳虚型

治法：温肾健脾，调冲任。

方药：附子理中丸（《三因极一病证方论》》加减。常用药物有附子、紫河车、党参、白芍、白术、茯苓、香附、淫羊藿、枸杞子、仙茅、干姜、炙甘草等。

（8）气血虚弱型

治法：补益气血，调冲任。

方药：十全大补汤（《太平惠民和剂局方》）加味。常用药物有党参、白术、黄芪、当归、熟地黄、茯苓、川芎、白芍、山茱萸、肉桂、炙甘草、紫河车等。

月经量多者加乌贼骨；经期延长者去当归，加炒蒲黄、益母草；失眠多梦者加合欢皮、炒酸枣仁。

血止后，需恢复正常的内分泌功能，以建立正常的月经周期，应根据患者不同的年龄特点、不同的证型分别采用滋补肝肾、温补脾肾、补气养血之法施治，或为卵巢恢复正常的排卵功能奠定基础，或改变全身症状，纠正其偏盛、偏衰，从而达到缩短经期、减少经量、恢复周期的目的。

恢复卵巢正常的排卵功能，建立正常的月经周期，是治疗青春期崩漏的最终目的，而卵子的发育成熟及如期排出则有赖于肾气的充盛、精血的充盈和气机的条达。可选用补肾养血汤（《中医症状鉴别诊断学》）加减。常用药物有仙茅、淫羊藿、菟丝子、女贞子、枸杞子、桑寄生、续断、当归、白芍、红参、羌活、香附、紫河车等。

2.外治疗法

（1）针刺疗法

①取肾俞、脾俞、关元、气海、三阴交、足三里。用补法，功能益气固冲止血。适用于气虚型功血。

②取血海、中极、水泉、三阴交、曲池，用泻法，大敦、隐白点刺放血。功能清热凉血止血。适用于血热型功血。

③取膈俞、血海、气冲、太冲，用平补平泻法，功能化瘀调冲止血。适用于血瘀型功血。

④出血过多、昏厥者，急刺人中、合谷，灸百会。

（2）灸法

①取百会、神阙、隐白，用艾条灸20分钟，隔日1次，适用于出血较多者。

②取神阙、血海，用艾炷灸。取0.2cm厚的鲜姜片，用针穿数孔，放在穴位上，然后置1黄豆粒大小艾炷于姜片上点燃，每次施灸7~10壮，以灸处皮肤红晕湿润为度，每日或隔日1次，10次为1个疗程，可止血，适用于气虚型功血。

③食盐1茶匙，研末，填入脐窝中，高出皮肤0.3cm，取艾炷（0.5cm×0.3cm×0.3cm）置于盐上点燃，连续灸9壮为1个疗程，一般1个疗程即可止血，适用于脾气虚型功血。

（3）耳针 取子宫、卵巢、内分泌、肾上腺、皮质下、肝、肾、神门穴，每次选2~3穴，每日或隔日1次，留针30~120分钟，亦可穴位埋针，适用于各型功血患者。

（4）梅花针疗法

部位：带脉区、腰、骶部、下腹部背部和脊椎两侧明显压痛点、小腿内侧三阴交、大椎、内关、足三里。

方法：中度刺激，出血期重点叩打腰、骶部、带脉区及小腿内侧；出血停止后，重点叩打带脉区、下腹部、大椎穴、脊椎两侧压痛点。此外，加叩内关及足三里。出血期不宜叩打下腹部，适用于血瘀型功血。

（5）穴位注射

①取关元、三阴交、中极、血海穴，用5%当归注射液或维生素B$_{12}$注射液100μg，每穴注入0.5ml，每日1次，15次为1个疗程。

②取耳穴子宫、膈，用1ml皮试注射器，5号针头吸维生素K$_3$注射液，在上穴各注射0.1ml，每日1次，连注3次。

（6）头针　选取生殖区左右两侧捻针，3~5分钟，间歇3~5分钟再捻第2遍，共捻3遍。

（7）中药外敷

①益智仁、沙苑子各20g，艾叶30g。前两味药研为末，以艾叶煎汁后调敷脐上，每6小时换药1次，5天为1个疗程。适用于肾虚型崩漏。

②生地黄、地骨皮各15g，黄芩、黑栀子、炙龟甲、煅牡蛎各12g，牡丹皮10g，共研细末，醋调如泥，敷于肚脐部，纱布覆盖，胶布固定，每日换药4次。适用于血热型崩漏。

③党参、白术、黑炮姜、乌贼骨各15g，甘草6g，共研细末。醋调如泥敷脐部，纱布外敷，胶布固定，每日换药1次。适用于脾虚型崩漏。

④红蓖麻仁15g，捣烂如泥，敷于百会穴，每日换药1次，直至血止，适用于中气下陷型崩漏。

⑤当归60g，黑芥穗、党参、白术、熟地黄、黄芪、川芎、白芷、炒蒲黄、炒五灵脂各30g，柴胡、升麻、陈皮各15g，乌梅、炮姜各10g，麻油、黄丹适量。上药用麻油熬枯去渣，加入黄丹收膏备用，用膏药贴心口脐下。治疗气血虚弱、瘀血阻滞型崩漏。

（8）中药熏洗　吴茱萸（汤泡）、炒杜仲、蛇床子、五味子各50g，木香、丁香各25g。上药共研粗末，每取药末25g，用生绢袋盛，以水3大碗煎数沸，趁热熏下部，用手淋浴，早、晚2次熏洗，适用于下焦虚寒型崩漏患者。

3. 成药应用

（1）肾阳虚型

①金匮肾气丸：温补肾阳，行气化水。每次6g，每日2次，口服，出血干净后停药。

②定坤丹：每次6g，每2次，口服，出血干净后停药。

（2）肾阴虚型

①左归丸：每次10g，每日3次，口服，出血干净后停药。

②大补阴丸：每次6g，每日3次，口服，出血干净后停药。

（3）脾虚型

①人参归脾丸：每次1丸，每日2次，口服，出血干净后停药。

②十全大补丸：每次6g，每日3次，口服，出血干净后停药。

③乌鸡白凤丸：每次1丸，每日2次，口服，出血干净后停药。

（4）虚热型

知柏地黄丸：每次9g，每日2次，口服，出血干净后停药。

（5）实热型

①宫血宁胶囊：每次1~2粒，每日3次，口服，出血干净后停药。

②裸花紫珠片：每次8片，每日3次，口服，出干净后停药。

（6）血瘀型

①云南白药胶囊：每次1~2粒，每日4次，口服，出血干净后停药。

（7）胞宫损伤型

①益母草胶囊：每次4粒，每日3次，口服，出血干净后停药。

②益母草膏：每次10g，每日3次，口服，出血干净后停药。

（8）肝肾不足型

①左归丸：每次10g，每日3次，口服，

连服 3 个月，经期不停药。

②卫生培元丸：每次 1 丸，每日 3 次，口服，连服 3 个月，经期不停药。

（9）脾肾阳虚型

①定坤丹：滋补气血，调经舒郁。每次 6g，每日 2 次，口服，连服 3 个月。

②参桂鹿茸丸：补气益肾，养血调经。每次 1 丸，每日 2 次，口服，连服 3 个月。

（10）气血虚弱型

①十全大补丸：温补气血。每次 6g，每日 3 次，口服，连服 3 个月。

②八珍颗粒：补气益血。每次 3.5g，每日 2 次，口服，连服 3 个月。

③复方阿胶浆：补气养血。每次 200ml，每日 2~3 次，连服 3 个月。

4. 单方验方

（1）生地黄 250g，米醋 1000ml，浸泡 7 天，去渣留液，每次 30ml，1 日 3~4 次，口服。适用于久漏不止者。［夏桂成. 实用中医妇科学. 北京：中国中医药出版社，2018］

（2）补骨脂 3g，赤石脂 2g，共为细面。每日 3 次，口服，适用于肾阳虚久漏不止者。［孙自学，庞保珍. 中医生殖医学. 北京：人民卫生出版社，2017］

（3）炒蒲黄、制五灵脂、夏枯草各 9g。水煎，每日 1 剂，早、晚分服，连服 2 个月经周期，经期不停药，用于月经过多。［孙自学，庞保珍. 中医生殖医学. 北京：人民卫生出版社，2017］

（4）艾叶 4.5g，鸡子黄 2 枚，艾叶煎汤，鸡子黄搅匀下入。每日 1 剂，分 2 次服。［夏桂成. 实用中医妇科学. 北京：中国中医药出版社，2018］

（5）陈艾 15g，阿胶 10g，用陈艾煎汤后烊化阿胶。每日 1 剂，分 2 次服。［夏桂成. 实用中医妇科学. 北京：中国中医药出版社，2018］

（6）三七粉 3g，杜仲炭、荆芥炭、地榆炭各 6g，共研细面，每次 3g，每日 2 次，用米汤水送服。［夏桂成. 实用中医妇科学. 北京：中国中医药出版社，2018］

（7）乌贼骨炖鸡：乌贼骨 30g，当归 30g，鸡肉 100g，精盐、味精适量。把鸡肉切丁，当归切片，乌贼骨打碎，装入陶罐内加清水 500ml，精盐适量，上蒸笼蒸熟，每日 1 次。一般 3~5 次可见效。用于血虚型功血的调理。［严仲铠，丁立起. 中华食疗本草. 北京：中国中医药出版社，2019］

（8）玉米须炖瘦肉：玉米须 30g，瘦肉 120g，精盐适量，味精少许。将瘦肉切块，与玉米须一同放入陶罐内，加水 500ml，上蒸笼加盖清蒸至肉熟，加精盐、味精，趁热服用。用于血热型功血的调理。［严仲铠，丁立起. 中华食疗本草. 北京：中国中医药出版社，2019］

（9）益母草炒荠菜：鲜益母草 30g，鲜荠菜 30g，菜油适量。将鲜益母草、鲜荠菜洗净切断。把铁锅放在旺火上，倒入菜油烧热，放入鲜益母草、鲜荠菜炒熟即可食用。每日 2 次，服至血止。用于瘀血型功血的调理。［严仲铠，丁立起. 中华食疗本草. 北京：中国中医药出版社，2019］

（四）医家经验

1. 徐志华

在前人瘀热理论的基础上，徐志华提出了"瘀热相关论"，认为"热"是"瘀"的初级阶段，"瘀"是"热"的进一步发展，对于功能失调性子宫出血，强调热瘀互结，冲任血海藏泻无度。针对功血从血热到血瘀的发展过程，徐志华制订基本治法为凉血化瘀，着重从凉血化瘀入手，突出病机之本。徐志华认为塞流不是上策，最忌见血止血，用之不当，则有滞邪留瘀之弊。［熊程俏. 基于数据挖掘技术探讨徐志华治疗功能失调性子宫出血学术特色. 中医药临床杂志，2016，28（9）：1205-1208］

2.班秀文

班秀文认为功能失调性子宫出血是血证，虚热瘀湿是导致该病的主因，临证时应四诊合参，辨明病位病性。在治疗上班秀文强调"三因治宜"，标本兼治，调周重视脾胃，处方药简功专。同时班秀文强调"治血不忘气，论气必须及血"，而妇女以肝为先天，以血为本，由于有月经、妊娠、分娩、哺乳等生理过程，常处于"有足于气，不足于血"的状态，治之以平和调养之剂为佳，故班秀文在用药上多选甘平、甘凉、甘温之品，主张药以和为贵。[赵明慧，张菁.浅议国医大师班秀文与朱良春治崩漏之异同.江西中医药，2020，51（9）：14，60]

3.哈荔田

哈荔田对子宫内膜增殖引起流血量多，色紫成块，腹痛乳胀，采用行滞消瘀之法，用刘寄奴、丹参、赤芍、香附、川芎、柴胡等药为主，再重用鳖甲化瘀软坚，并以没药、延胡索活血止痛，茜草行血止血，当归养血和血，甘草调和诸药。以大量攻逐之品，荡积破瘀，使冲任通畅，新血归经而漏自止。[郑心怡，闫颖，吴林玲，等.基于《哈荔田妇科医案医话选》探讨哈荔田用活血化瘀法辨治妇科疾病的临床思路.广州中医药大学学报，2017，34（3）：447-449]

五、预后转归

（1）青春期及生育期功血 经止血、人工周期、促排卵和其他对症治疗后，下丘脑-垂体-卵巢轴功能恢复，排卵功能正常，月经周期恢复，预后良好。

（2）更年期功血 治疗的关键是减少出血量，诱导绝经，防止功血的复发。只要掌握治疗原则，合理用药，规范治疗，可达到预期治疗效果。

（3）少数顽固性功血 由于长期失血会引起严重的贫血、感染等诸多并发症，严重影响患者身心健康；病理检查为子宫内膜腺瘤型增生过长或不典型增生，经治疗后，反复病理检查子宫内膜无明显改变者，要转手术治疗。

（4）对于长期雌激素治疗的患者，定期做子宫内膜病理检查，以防子宫内膜腺癌的发生。

六、预防调护

（1）此病是可以预防的，重视经期卫生，尽量避免或减少宫腔手术。

（2）早期治疗月经后期、经期延长等月经病，以防发展成为功血。

（3）注意饮食调理，少食辛辣温燥或生冷之品。

（4）注意休息、保暖，避免劳累。

（5）重视外阴护理，每日清洗外阴，勤换卫生巾及内裤，防止感染。

（6）科学配以食疗，促使疾病康复。

七、专方选要

1.芪黄汤

黄芪20g，蒲黄炭（布包）9g，白术9g，茯苓12g，当归12g，茜草9g，枸杞子15g，续断12g，五味子12g。人工煎煮，真空包装，每袋150ml，分早、晚两次口服，每次150ml。均以7天为1个疗程，若1个疗程后仍未止血，继续服用1个疗程，2个疗程后进行疗效评价。[周霞，年菁.芪黄汤治疗气虚血瘀型功能性子宫出血35例临床观察.四川中医，2021，39（1）：166-168]

2.补肾疏肝汤

菟丝子30g，山茱萸12g，黄精、覆盆子、何首乌各20g，鹿角片、紫河车、香附、柴胡各15g，白芍、陈皮、当归、熟地黄各10g。以上中药加水500ml，浓煎至200ml，1剂/天，分早、晚各服1次，月经期第 5 天开始服药，连用 3 个月经周期，3 个月经周期后进行疗效评价。[高洁，应洁敏，孙建平，等. 补肾疏肝汤治疗绝经期妇女功能性子宫出血临床研究. 陕西中医，2021，42（7）：867-869]

主要参考文献

[1] 孙自学，庞保珍. 中医生殖医学 [M]. 北京：人民卫生出版社，2017.

[2] 于新芹，周晓芸. 功能失调性子宫出血的药物治疗研究 [J]. 临床医药文献电子杂志，2020，7（42）：172.

[3] 强尧，杨小蝶，刘娅男. 功能失调性子宫出血的中西医诊治综述 [J]. 世界最新医学信息文摘，2019，19（82）：102-103.

[4] 包媛媛，洛若愚. 青春期功能失调性子宫出血诊治进展 [J]. 中国性科学，2019，28（9）：61-64.

[5] 陶小玲，陈雪君，赵军招，等. 功能失调性子宫出血中医辨证规律及雌激素水平分析 [J]. 中华中医药学刊，2020，38（2）：241-243.

[6] 李岩. 中医药治疗功能性子宫出血研究进展 [J]. 中国中医药现代远程教育，2020，18（21）：140-141.

[7] 李全，赵小萱，冯晓玲. 中西医结合治疗绝经过渡期功能失调性子宫出血的疗效与安全性 Meta 分析 [J]. 广州中医药大学学报，2020，37（10）：2042-2050.

[8] 施亚玲. 功能失调性子宫出血的临床诊断与治疗 [J]. 实用妇科内分泌电子杂志，2019，6（35）：45.

第五节　高催乳素血症

在非妊娠期、产后哺乳停止 6 个月后由于各种原因导致外周血催乳素（PRL）水平高于 1.14nmol/L 或 25ug/L，引起下丘脑 - 垂体 - 性腺轴功能失调的疾病，称为高催乳素血症（HPRL）。催乳素是垂体前叶嗜酸细胞、免疫细胞等分泌的调控泌乳的一种蛋白类激素，在人类中主要是促进乳腺分泌组织的发育和生长，维持泌乳，使乳腺细胞合成蛋白增多。催乳素还可影响性腺功能，HPRL 不仅对下丘脑促性腺激素释放激素（GnRH）及垂体卵泡刺激素（FSH）、黄体生成素（LH）的脉冲式分泌有抑制作用，而且还可直接抑制卵巢合成孕酮及雌激素，导致卵泡发育及排卵障碍，临床上表现为非妊娠期、非哺乳期的妇女出现月经紊乱、闭经、无排卵、溢乳、眼花及视觉障碍等一系列症状。

中医学无此病名，据临床表现而归属"乳汁自溢""乳泣""月经失调""闭经""不孕"等范畴。

一、病因病机

（一）西医学认识

催乳素由垂体前叶的催乳素细胞合成和分泌，受下丘脑多巴胺能途径的调节，多巴胺作用于催乳素细胞表面的多巴胺 D2 受体，抑制催乳素的生成与分泌。任何减少多巴胺对催乳素细胞表面多巴胺 D2 受体作用的生理及病理过程，都会导致血清催乳素水平升高。

1. 病理性因素

最常见的是垂体催乳素瘤。原发性甲状腺功能减退症、慢性肾功能衰竭也可引起 HPRL。多囊卵巢综合征（PCOS）和 HPRL 间的因果关系依然有所争论。

2. 药理性因素

许多干扰多巴胺代谢或活性的药物可致 PRL 升高。众所周知的是抗精神性药物吩噻嗪、甲氧氯普胺等，和一些较老的抗高血压药物如利血平、甲基多巴。可卡因和西咪替丁也可通过改变 5- 羟色胺代谢释放 PRL。另外，在口服避孕药（OCs）和激素替代疗法（HRT）的妇女中发现 PRL 升高。此外还应注意特发性因素，如血清中催乳素水平升高，但未发现确定的垂体或中枢神经系统疾病，也无导致高催乳素的其他原因。此类患者的催乳素升高与妊娠、服药或器质性疾病无关，多由下丘脑 – 垂体功能紊乱引起，临床上无病因可循时，可诊断为特发性高催乳素血症。

（二）中医学认识

常见的病因病机有以下几点。

1. 肝肾亏损

先天禀赋不足，或后天房劳多产，或产多乳众，或久病失养，损伤肾气，或屡次堕胎，伤精耗气，以致肝肾精血不足，冲任不充，血海不能按时满盈，故月经后期、量少，渐至闭经或不孕；精血不足，肝失所养，疏泄失常，气血逆乱，随冲脉之气上逆而发病。

2. 肝郁气滞

素性抑郁，或暴怒伤肝，情志不畅，肝气郁结，致肝失疏泄，气血紊乱，血不能按时下注血海而为月经，仅随冲脉之气上逆，变为乳汁，故轻者月经错后、月经量少，甚者闭经、乳汁自溢，或不孕。

3. 脾胃气虚

乳房属胃，素体脾胃虚弱，或饮食不节，或劳倦思虑过度，损伤脾胃，或产时失血耗气，以致冲任不固，气血生化乏源，血海不充，故而发病。

4. 痰湿壅滞

素体肥胖，痰湿内盛，或喜食肥甘厚味，酿生痰湿，或劳逸过度，饮食不节，损伤脾气，脾失健运，痰湿内生，聚时满盈，而致月经延后、量少，或闭经、不孕。冲任气血阻滞，血不下行，随气逆于乳房化为乳汁，而致溢乳。

二、临床诊断

（一）辨病诊断

1. 临床诊断

（1）临床表现　①月经改变和不孕，HPRL 可引起女性月经失调和生殖功能障碍。当血清催乳素水平轻度升高（4.55~6.82nmol/L）时，可引起黄体功能不足而发生复发性流产；随着血清催乳素水平的进一步升高，可出现排卵障碍，临床表现为功能失调性子宫出血、月经稀发、闭经及不孕症。②溢乳，HPRL 时，在非妊娠期及非哺乳期出现溢乳者占 27.9%，同时出现闭经和溢乳者占 75.4%，这些患者血清催乳素水平一般都显著升高。③头痛，为垂体前叶瘤的压迫症状。④性功能减退。⑤其他，HPRL 患者通常存在体重增加。长期 HPRL 可因雌激素水平过低导致进行性骨痛、骨密度降低、骨质疏松。少数患者可出现多毛、脂溢及痤疮，这些患者可能伴有多囊卵巢综合征等其他异常。

（2）血液学检查　血清催乳素 > 1.14nmol/L 或 25ug/L，可确诊为高催乳素血症。检测应在安静的清醒状态下进行，时间最好在上午 10~11 时。一些临床表现和血清催乳素水平变化不一致的情况，需考虑存在巨分子催乳素血症，或因催乳素水平太高造成"钩子（HOOK）"现象。后者需要用倍比稀释的方法重复测定患者的血清催乳素水平

2. 相关检查

（1）病史　详细询问月经史、手术史、末次妊娠、产后哺乳情况、泌乳情况、药物使用情况，有无头痛或视力异常，有无月经稀少、闭经、性欲减退、生殖器萎缩、习惯性流产、骨质减少、多毛等临床症状。

（2）体格检查　体格检查包括乳腺检查、视野检查等。注意检查有无溢乳，溢

乳的量并不重要，重要的是确定是否有乳汁分泌，若涂片发现较多的脂滴，则可确定为溢乳；有无肢端肥大症、胸壁病变或库欣综合征的表现，有无盆腔肿块或生殖器萎缩。

（3）实验室检查

①血清 PRL 测定：血清催乳素检测最好在上午 10~11 时进行，超过实验室标准上限数值（一般 PRL > 1.14nmol/L 或 25μg/L），称为高催乳素血症。其余排除性检查包括妊娠试验、垂体及其靶腺功能、肾功能和肝功能等，根据病史选择进行。

②内分泌测定：TSH、T_3、T 测定以排除原发性甲状腺功能低下，若 TSH 上升，即可诊断原发性甲状腺功能低下（通常为桥本甲状腺炎）。

（4）放射线检查　血清催乳素升高，患者有头痛及视力异常时，需做放射线检查，以排除垂体肿痛。X 线检查蝶鞍正侧位片，或头颅电子计算机断层检查（CT）或核磁共振显像（MRI）检查。

（5）眼科检查　包括视力、视野、眼压、眼底检查，以确定有无颅内肿瘤压迫征象。垂体肿瘤向上生长，可压迫视交叉和视束，出现偏盲或侧偏盲，视野缩小。

（6）催乳素功能试验

催乳素兴奋试验：①促甲状腺激素释放激素试验（TRH test），正常妇女 1 次静脉注射 TRH 100~400μg，15~30 分钟 PRL 较注药前升高 5~10 倍，TSH 升高 2 倍，垂体肿瘤时不升高。②氯丙嗪试验（Chlorpromazine test），氯丙嗪经受体机转，阻抑去甲肾上腺素吸收和转化多巴胺功能，促进 PRL 分泌，正常妇女肌内注射 25~50mg 后 60~90 分钟血 PRL 较注药前升高 1~2 倍，持续 3 小时，垂体肿瘤时不升高。

催乳素抑制试验：①左旋多巴试验（L-Dopa test），左旋多巴为多巴胺前体物，经脱羟酶作用生成多巴胺而抑制 PRL 分泌，

正常妇女口服 500mg 后 2~3 小时 PRL 明显降低，垂体肿瘤时不降低。②溴隐亭试验（Bromocriptine test），溴隐亭为多巴胺受体激动剂，强力抑制 PRL 合成和释放，正常妇女口服 2.5~5.0mg 后 2~4 小时 PRL 降低 ≥ 50%，持续 20~30 小时，功能性 HPRL 和 PRL 腺瘤时下降明显，而 GH、ACTH 下降幅度低于前两者。

（二）辨证诊断

本病可根据临床表现辨虚、实，主症均有月经错后、量少，甚则闭经、不孕、溢乳，但表现不一。本病的发生涉及肝、脾、肾虚损，精、气、血亏乏，或因气、血、痰阻滞不通而致。其病理因素主要是湿、痰、郁、虚四个方面。

1. 肝郁气滞型

临床证候：月经量少、错后，或渐至经闭不行，乳汁自出或挤压而出，或婚久不孕，精神抑郁，胸闷不舒或烦躁易怒，胸胁、乳房胀痛，或少腹胀痛，经行加重，舌淡红，苔薄白，脉弦。

辨证要点：月经量少、错后，或闭经，乳汁自出，不孕，烦躁易怒，胸胁、乳房胀痛，舌淡红，苔薄白，脉弦。

2. 肝肾亏损型

临床证候：月经初潮迟至，月经后期，量少，色淡暗，质清稀，渐而闭经，婚久不孕，或溢乳，头晕耳鸣，腰膝酸软，舌质淡，苔少，脉沉弱或弦细。

辨证要点：月经迟至，量少，色淡暗，闭经，不孕，溢乳，舌淡，苔少，脉沉弱或弦细。

3. 脾胃气虚型

临床证候：月经后期，量少，色淡，质稀，甚则闭经，乳汁溢出，质稀，乳房柔软无胀感，婚久不孕，头晕目眩，少气懒言，神疲乏力，纳差，便溏，面色萎黄无华，舌质淡，苔白，脉细缓。

辨证要点：经量少，色淡，质稀，闭

经，乳汁溢出，乳房柔软无胀感，神疲乏力，头晕目眩，舌淡，苔白，脉细缓。

4. 痰湿壅滞型

临床证候：月经错后，经量少，或闭经，或溢乳，带下量多，色白，质稠，形体肥胖，婚久不孕，胸闷呕恶，面色㿠白，舌质淡胖，苔白腻，脉滑。

辨证要点：月经后期，量少或闭经，溢乳，不孕，带下量多质稠，胸闷，形体肥胖，舌质淡胖，苔白腻，脉滑。

三、鉴别诊断

（一）西医学鉴别诊断

1. 下丘脑–垂体–卵巢功能失调性月经紊乱

相同点为二者均出现不孕，但功能失调性月经紊乱 PRL 水平正常。

2. 乳房疾患

①乳癌：乳房结块质地坚硬，高低不平，渐见疼痛，中期可有乳头溢血性液体，而非白色乳汁。②乳衄：乳窍溢出血性液体，乳晕部触及可活动的、质软无痛肿块。③粉刺性乳痈：多有乳头内陷畸形，乳头中有粉渣样物排出，乳晕深部有肿块。

3. 催乳素正常的溢乳症

部分妇女出现溢乳但血催乳素水平正常，称为催乳素正常的溢乳症。催乳素正常的溢乳症好发于育龄妇女，较少出现月经紊乱（约1/3），与正常的妊娠、哺乳有关，妇女停止正常的哺乳后仍有乳汁分泌，并维持很长时间，还与口服避孕药有关，但查血催乳素水平正常。

4. 其他肿瘤

主要通过头颅或垂体 CT、MRI 检查与特发性高催乳素血症、垂体肿瘤及其他颅内肿瘤进行鉴别。

（二）中医学鉴别诊断

产后乳汁自出

产后乳汁自出指哺乳期内乳汁不经婴儿吸吮而自然流出者。多为气虚或肝经郁热所致，表现为乳房松软不胀或胀硬，乳汁点滴而下，乳汁清稀或浓稠。

四、临床治疗

（一）提高临床疗效的要素

1. 明确诊断，中西医结合

血中 PRL 浓度升高是本病的主要诊断依据，易受多种因素影响，故在诊断本病时需先排除偶发性、生理性、药物性等因素的影响；对于血 PRL 持续异常升高的患者，又需行垂体 MRI 检查排除占位性病变。诊断明确，方可进行施治。内伤七情是本病发生发展的关键，常以肝脾二脏为先，以调和肝脾为主，消癥破积、软坚散结为辅。对特发性者，中西医结合治疗可获较好效果。

2. 循时调周运用中药

高催乳素血症引起的闭经、不孕等主要因高 PRL 引起，基础体温双相常提示卵巢功能良好，有排卵，基础体温单相提示卵巢功能差，无排卵，故根据基础体温（BBT）变化调整用药尤为重要，以循时调周为治疗大法，以建立正常月经周期。以正常月经周期考量，经后期至排卵前期血海空虚，癸水之阴处于低水平，应滋阴养血；而排卵后黄体期至经前期，阴长阳消，应补肾助阳，维持黄体功能。治疗前期，BBT 表现为单项时，考虑无排卵，应滋肾养阴，填精补血以促进子宫内膜生长、卵泡生成，治疗过程中随 BBT 上升后，出现排卵曲线，则应补肾助阳，使阳盛，血海满，经来潮，以此治疗 3~5 个周期，以恢复排卵，建立周期。

3. 调达情志，移情易性

高催乳素血症是一种与情志心理密切相关的疾病，临床所诊患者素为承担多种社会角色的女性，各方面压力增多，易导致情志郁结，影响神经－内分泌系统以及免疫系统的正常功能，导致 PRL 分泌增多。应及时了解患者心理状态，注重患者情绪调节，给予心理疏导，移情易性，能收到事半功倍的效果。

（二）辨病治疗

1. 药物治疗

（1）多巴胺受体激动剂　常用药物有溴隐亭（BCT）、喹高利特、卡麦角林等，此类药物能抑制 PRL 的分泌与合成，降低血清中 PRL 含量，改善患者症状，恢复卵巢排卵功能，从而可达到妊娠的目的，其中 BCT 为目前治疗本病的一线常用药物，是一种半合成麦角碱衍生物。BCT 疗法适用于各种类型 HPRL，也是垂体腺瘤（微/巨腺瘤）首选疗法，尤以年轻不孕期盼生育者为然。常用剂量为 2.5~7.5mg/d，口服。从小剂量开始，1.25mg，每晚饭间服，无反应时 3~5 日增量 1 倍，直至总量达 57~5mg/d，分 2~3 次于就餐时服，治疗 3~6 个月或更长时间。但应注意用药时要密切监测血中 PRL 值，随时调节溴隐亭用量。对溴隐亭治疗后妊娠者，宜产后半年内停药观察，根据催乳素水平再决定是否需手术治疗。溴隐亭对中枢神经系统、心血管系统均有不良影响，精神病、心肌梗死、高血压、肾脏疾病、肝脏疾病或对麦角制剂过敏者禁用。

（2）促排卵药物　如用多巴胺受体激动剂治疗 3 个月经周期后仍无排卵、妊娠者，可配伍促排卵药物，即采用以溴隐亭为主，配伍其他促排卵药物的综合疗法：①溴隐亭－枸橼酸氯米芬－人绒毛膜促性腺激素。②溴隐亭－尿促性腺激素。③促

性腺激素释放激素。④脉冲疗法－溴隐亭等。综合疗法可以节省抗催乳素，缩短治疗周期并提高排卵率和妊娠率。

枸橼酸氯米芬适用于特发性溢乳与服用避孕药后的闭经溢乳，以及溴隐亭治疗 3~6 个月仍未受孕者。人工周期或自然月经周期的第 5 日开始，每日 50mg，连服 5 日，如效果不佳者，可增剂量至 100mg/d，连服 5 日。

人绝经期促性腺激素或人绒毛膜促性腺激素（HMG/HCG）治疗：垂体促性腺激素替代治疗，可恢复卵巢排卵功能。每支 HMG 含 FSH、LH 各 75IU，每日肌内注射 1 支，至阴道脱落细胞涂片、宫颈黏液结晶检查有足够的雌激素，或测血中雌激素值达 1101pml/L 时停药，此时卵泡已成熟，每日肌内注射 HCG 2000u，连续 2~3 日，可促进排卵。

2. 病因治疗

（1）药物引起的高催乳素血症的治疗

建议 1：药物引起的高催乳素血症，如无症状，无须治疗。

建议 2：对有症状的、疑为药物引起的高催乳素血症患者，应停药 3 天或换用其他药物后再检测催乳素。停用或换用精神病药物前应征询患者的治疗医师。如果无法停用药物，或发生高催乳素血症时间与药物治疗无明确关系，建议行垂体磁共振检查以排除垂体或下丘脑占位。

建议 3：对于药物引起的高催乳素血症，在治疗方案允许的情况下，首先应考虑停药。其次，可以换用不引起高催乳素血症的药物。实在不能停药或换用药物时，可与患者的治疗医师协商加用多巴胺激动剂。

（2）催乳素瘤的治疗

建议 1：推荐使用多巴胺激动剂来降低催乳素水平，控制垂体瘤体积，恢复患者的性腺功能。推荐优先选用卡麦角林，比

其他多巴胺激动剂能更有效地降低催乳素水平，缩小垂体瘤体积。

建议2：无症状的垂体微腺瘤患者，不必采用多巴胺激动剂治疗。建议对微腺瘤导致闭经的患者采用多巴胺激动剂或口服避孕药治疗。

建议3：随访应注意临床症状和生化指标的变化，减药或停药应在持续至少2年之后，患者的血清催乳素必须稳定在正常范围之内且垂体磁共振排除可见的垂体瘤。

（3）药物抵抗或恶性催乳素瘤的治疗

建议1：对于有症状的患者，如果常规剂量多巴胺激动剂未能使其催乳素恢复正常或垂体瘤体积明显缩小（药物抵抗的催乳素瘤），建议先逐步增加药物剂量至可耐受的最大量，再考虑手术治疗。

建议2：对溴隐亭抵抗的患者可改用卡麦角林。

建议3：对不能耐受大剂量卡麦角林，或对多巴胺激动剂治疗无效的催乳素瘤患者，建议采用手术治疗。对于口服溴隐亭不能耐受的患者，可以尝试阴道给药。对于手术失败、浸润性或恶性催乳素瘤患者，建议采用放射治疗。

建议4：恶性催乳素瘤患者，建议替莫唑胺治疗。

（4）原发性甲状腺功能低下者的治疗　不可单从闭经、溢乳、高PRL来治疗，盲目运用溴隐亭，可使病情延误。应用甲状腺素替代治疗可抑制血中PRL，使溢乳消失，月经恢复。

3. 手术治疗

适合于巨腺瘤出现压迫症状者，以及肿瘤抗药、溴隐亭治疗无效和嫌色细胞瘤多种垂体激素分泌者。现行的经蝶显微手术安全、方便、易行，疗效类似于溴隐亭疗法。手术前后配用溴隐亭可提高疗效。

4. 放射治疗

因肿瘤扩展到蝶鞍外不能手术切除，或手术后复发，或有手术禁忌证者可行放射治疗。

（三）辨证治疗

1. 辨证论治

（1）肝郁气滞型

治法：疏肝解郁，理气调经。

方药：逍遥散加减。常用药物有醋柴胡、白芍、白术、当归、茯苓、制香附、炒麦芽、炙甘草。

若乳房胀痛有结节者，加橘核、丝瓜络、夏枯草；肝郁化热者，加栀子、连翘；兼肾虚者，加菟丝子、山药等。

（2）肝肾亏损型

治法：补肾柔肝，养血调经。

方药：养精种玉汤加减。常用药物有熟地黄、当归、白芍、山茱萸。

若有阴虚内热者，加地骨皮、生地黄；若兼肝郁者，加制香附、郁金。

（3）脾胃气虚型

治法：补中益气，健脾固胃。

方药：补中益气汤加减。常用药物有党参、醋柴胡、当归、五味子、黄芪、白术、陈皮、炙甘草、炒麦芽。

若出现血虚症状者，加熟地黄、川芎、阿胶、何首乌；若脾胃虚弱兼痰湿者，加芡实、薏苡仁、白果等。

（4）痰湿壅滞型

治法：燥湿化痰，理气调经。

方药：苍附导痰汤加味。常用药物有苍术、香附、枳壳、当归、半夏、陈皮、胆南星、川芎、川牛膝、茯苓、炒麦芽、炙甘草、生姜。

若经量极少或闭经者，加巴戟天、紫河车、川牛膝、益母草等；若兼脾虚者，加党参、白术等。

2. 外治疗法

（1）针刺疗法

①肝郁气滞型取肝俞、行间、太冲、

血海、地机，施以泻法。

②肝肾亏损型取肝俞、关元、肾俞、太溪、足三里、三阴交，施以补法。

③脾胃虚弱型取脾俞、三阴交、足三里、气海、章门、胃俞，施以补法。

④痰湿壅滞型取廉泉、天突、膻中、阴陵泉、合谷、太溪。毫针刺用补法，留针30分钟，间歇行针。

（2）耳针　取肾、肝、脾、胃、内分泌、卵巢、皮质下。中等刺激，每次选3~5个穴，每日1次。亦可采用埋针、埋豆法。

（3）贴敷疗法　白胡椒、黄丹、火硝各9g，共研细末，做成3张饼头，每取1张贴于脐下，24小时后换1张，连用3天。香附2g，桃仁1g，水蛭1条，前2味药研末再同水蛭捣成膏状，敷于脐部，适用于血瘀型。

外贴伤湿止痛膏：蒲黄、五灵脂、穿山甲各2g，共研末，敷于伤湿止痛膏上，贴于脐部，2~3天换1次，适用于气滞血瘀型。

3. 成药应用

（1）逍遥丸　疏肝健脾，养血调经。适用于肝郁脾虚型闭经、溢乳患者，每次6g，每日3次，口服。

（2）加味逍遥丸　疏肝清热，健脾养血。适用于肝郁血虚、肝脾不和型闭经、溢乳患者，每次6g，每日3次，口服。

（3）左归丸　滋肾补阴。适用于肾阴不足型闭经、溢乳患者，每次9g，每日3次，口服。

（4）香砂六君子丸　益气健脾，和胃。适用于脾虚气滞型闭经、溢乳患者，每次9g，每日3次，口服。

（5）补中益气丸　调补脾胃，益气升阳。适用于中气下陷型闭经、溢乳患者，每次1丸，每日3次，口服。

4 单方验方

（1）炒麦芽100g，煎水代茶饮，每日1剂，具有回乳的功效，用于各型溢乳症。[夏桂成. 实用中医妇科学. 北京：中国中医药出版社，2018]

（2）生麦芽30~60g，熟麦芽30~60g，荷叶10~20g。泡茶饮，3~5个月为1个疗程，适用于气滞湿阻型。[孙自学，庞保珍. 中医生殖医学. 北京：人民卫生出版社，2017]

（3）生山楂60g，煮汤服，或山楂糕频服，适用于血瘀型。[孙自学，庞保珍. 中医生殖医学. 北京：人民卫生出版社，2017]

（4）全蝎粉，每次3g，每日2次，适用于有垂体肿瘤者。[孙自学，庞保珍. 中医生殖医学. 北京：人民卫生出版社，2017]

（5）炒麦芽90g，白芍、茯苓、莲须各30g，当归、柴胡各12g，石菖蒲10g。水煎服，每日1剂，适用于肝脾不和型。[杜惠兰. 中西医结合妇产科学. 北京：中国中医药出版社，2006]

（6）生山楂60g，生鸡内金30g，刘寄奴15g。生山楂去核与生鸡内金干燥研粉，混合。刘寄奴煎汤，加红糖适量，每次送服药粉15g，每日3次。适用于气滞血瘀型闭经、溢乳。[杜惠兰. 中西医结合妇产科学. 北京：中国中医药出版社，2006]

（7）麦芽散，月经干净后连续服用20天为1个疗程，早、晚空腹冲服20g，适用于脾胃气虚型。[孙自学，庞保珍. 中医生殖医学. 北京：人民卫生出版社，2017]

（四）医家经验

1. 罗元恺

罗元恺认为临床上闭经溢乳综合征可分为两大类型，一为脾肾阳虚型，一为肝郁脾虚型。前者形态肥胖，面色较苍白，闭经，乳房不胀，挤压有乳汁溢出，乳汁多少、浓淡不定，易疲倦或头晕，舌淡胖，苔白润，脉沉细；治宜温补脾肾阳气，用肾气丸加白术、炒麦芽（可用到100g左右）。后者平素肝气郁结，脾气不运，形体不胖或消瘦，除闭经或溢乳外，如时间延长，可见生殖器官萎缩，卵巢功能低下，伴精神抑郁、食欲不振、睡眠不佳，舌苔红，脉沉弦；治宜疏肝解郁健脾，用逍遥散加郁金、鸡内金、生麦芽、薏苡仁等。[严峻峻，罗颂平. 罗元恺教授妇科学术经验研究. 中医药通报，2002（2）：31-36]

2. 柴松岩

柴松岩认为毒邪侵袭，郁积体内，郁而化热，是高催乳素血症发生的主要病机。毒热可因不明时期、不明原因局部感染所致，亦与脏腑功能失调致代谢失司有关。柴松岩辨证治疗高催乳素血症经验为清解毒热、调理气机，选择走上、走两胁药物治疗；泌乳治在阳明，观察患者有无阳明病变，常以全瓜蒌调理；以"通"法为治，化瘀行滞，给邪以出路；擅用引经药，常以葛根、桔梗、川芎引经，载药上行。[滕秀香. 柴松岩辨证治疗高催乳素血症的经验. 北京中医药，2011，30（5）：340-342]

五、预后转归

高催乳素血症经病因治疗、药物治疗、手术治疗后，临床症状多可消失或好转，预后良好。手术后复发或有手术禁忌证，或肿瘤扩散鞍外不能行手术切除者，采用放射治疗，其效果肯定，但可能引起垂体功能低下、视神经损伤或暂时性尿崩症，预后较差。

六、预防调护

（一）预防

（1）科学养生，加强锻炼，增强体质。

（2）调节情志，保持乐观。

（3）保持规律的性生活。

（二）调护

（1）避免精神刺激，稳定情绪，保持气血通畅，经期要注意保暖。

（2）劳逸适度，加强营养，注意调护脾胃，可以多吃生菜、海带、鲑鱼（含骨）、沙丁鱼等，应少食多餐。减少咖啡因和酒精摄入，少吃辛辣酸食物，避免使用含激素食物，肥胖患者应适当限制饮食及水盐摄入。

（3）去除慢性病灶，哺乳不宜过久；避免计划外怀孕；正确口服避孕药。

（4）及时针对引起高催乳素血症的各种病因进行治疗。

（5）定期随访　特发性高催乳素血症患者，每半年复查催乳素，每年复查蝶鞍正、侧位断层片或CT扫描，及时发现垂体肿瘤并定期随访，及时观察肿瘤变化，调整治疗方案。

七、专方选要

1. 罗氏调经种子丸

熟地黄15g，柴胡10g，菟丝子15g，当归10g，白芍15g，山药15g，茯苓15g，荆芥穗10g，女贞子15g，春砂仁6g，甘草6g。适用于肝肾亏虚型，1个月为1个疗程。[骆世存，张玉珍. 罗氏调经种子丸治疗高催乳素血症临床研究. 现代中西医结合杂志，2006（15）：2045-2046]

2. 百灵调肝汤

当归12g，赤芍12g，川牛膝12g，通草9g，川楝子9g，瓜蒌10g，皂角刺10g，枳实9g，青皮9g，王不留行12g，白术12g，茯苓12g，山药12g，甘草9g。每日1剂，常规煎煮2次，共取药汁约400ml，分早、晚2次内服，再联合甲磺酸溴隐亭片。3个月为1个疗程。[王小琴，林以棠，陈志远. 百灵调肝汤加味治疗对高催乳素血症性不孕肝郁脾虚证患者性激素水平的影

响. 中国妇幼保健，2021，36（2）：368-
371］

主要参考文献

［1］连方. 中西医结合生殖医学［M］. 北京：人民卫生出版社，2017.

［2］庞保珍，郭兴萍，庞清洋. 实用中西医生殖医学［M］. 北京：中医古籍出版社，2019.

［3］孙自学，庞保珍. 中医生殖医学［M］. 北京：人民卫生出版社，2017.

［4］周中月，李燕. 中西医结合治疗高催乳素血症型垂体微腺瘤验案［J］. 现代医学与健康研究电子杂志，2021，5（9）：140-142.

［5］戚灵霞，张晓甦. 张晓甦教授治疗高催乳素血症经验微探［J］. 西部中医药，2019，32（7）：51-53.

［6］梅珊珊，朱颖，金季玲. 金季玲治疗特发性高催乳素血症经验探析［J］. 江苏中医药，2018，50（11）：23-25.

［7］屈小会，张淑林，张鲜芳，等. 谈中医药治疗高催乳素血症［J］. 现代中医药，2018，38（4）：84-86.

［8］曹莹莹，于燕，邹红，等. 高催乳素血症性不孕症的中西医研究进展［J］. 长春中医药大学学报，2018，34（3）：599-602.

第六节　未破卵泡黄素化综合征

未破卵泡黄素化是指正常月经周期或促排卵周期，卵巢有卵泡发育，但到排卵期 LH 峰后卵泡不破裂，卵细胞未排出，而颗粒细胞已发生黄素化，形成黄体，分泌孕激素，卵泡维持存在数天的一种现象，当此现象反复多次出现，引起不孕，则称为未破卵泡黄素化综合征（LUFS），是女性排卵障碍性不孕原因之一，是无排卵性月经的一种特殊类型。LUFS 在正常生育年龄妇女中的发病率为 5%~10%，在不孕症妇女中发生率为 25%~43%。

中医文献中无此病名，根据其临床表现属中医学"不孕""全不产""断续"等范畴。

一、病因病机

（一）西医学认识

1. 中枢神经内分泌调节紊乱

（1）促性腺激素释放激素分泌异常　促性腺激素释放激素（GnRH）无正常的脉冲式释放频率和振幅，导致 LH 峰无法形成或过早形成 LH 峰，影响正常排卵；LH 分泌不足，可影响卵巢内环磷酸腺苷的生成，使孕酮分泌减少，局部纤维蛋白溶酶原激活剂活性降低，降低纤维蛋白溶解和卵泡壁自身的消化作用，使卵泡破裂及卵子排出受到阻碍。

（2）高催乳素血症　高 PRL 引起无排卵的病因可能是经短反馈机制促进中枢神经系统和下丘脑—垂体轴（HP 轴）多巴胺（DA）和阿片肽（OP）活性，抑制促性腺激素释放激素—促性腺激素（GnRH-Gn）的合成和释放。另外，高催乳素血症使卵巢颗粒细胞对促性腺激素的反应直接受到抑制，导致血清中雌、孕激素水平低下，卵泡液中催乳素水平升高，从而使卵泡发育不良，导致黄素化。

（3）药物因素　因枸橼酸氯米芬（CC）引起颗粒细胞过早黄素化或尿促性腺激素（HMG）中 LH 含量较高，导致卵泡提前黄素化，孕酮过早上升反馈性引起轴调节失衡，而不能排卵。促排卵药物过早或过晚使用，均可能发生 LUFS，辅助生育技术中诱导排卵和控制性卵巢刺激（COS）药物的应用导致 LUFS 的发生率上升。

2. 卵巢局部因素

（1）卵巢膜增厚　因盆腔子宫内膜异位症或盆腔炎症、卵巢手术后，组织发生粘连、增厚等形态学变化，如发生于卵巢（特别是排卵位置），就会阻碍卵泡破裂及卵子排出，这类患者LUFS持续时间长，重复出现频率高。

（2）卵巢局部调控因子异常　卵巢局部有许多调控因子，如抑制素、激活素、甾体激素、血管内皮生长因子（VEGF）、肿瘤坏死因子（TNF）及白细胞介素（IL）等，如果这些生长因子出现异常，就可能导致颗粒细胞、卵泡膜细胞分裂能力下降，发生LUFS。

（3）酶或激酶不足、缺陷或前列腺素缺乏　卵泡的破裂需在酶的作用下完成，如果酶或激酶不足、缺陷或前列腺素缺乏，导致卵泡液凝集或卵泡壁不破裂。

（4）相关基因表达改变和突变　在神经激肽－1（neurokinin-1）受体基因突变的小鼠中，卵巢黄体期的延迟释放提示卵泡排卵时的肌缩特征对卵子排出和卵泡壁收缩非常重要，这可能与人类LUFS的发生机制有关。敲除该受体相互作用蛋白1基因（nripl基因）的雌性小鼠不能生育，因为该蛋白完全阻断了小鼠排卵期成熟卵子的排出。这种现象非常接近人类内异症患者和特发不孕高发LUFS。

（5）卵巢血流动力改变　排卵期卵泡及其血管收缩期最大峰值速度均显著高于卵泡期；排卵侧卵巢的阻力指数明显高于未排卵侧；排卵前卵泡的阻力指数高，排卵后明显降低，若排卵期卵泡及其血管收缩期最大峰值速度没有显著变化，或排卵侧卵巢的阻力指数与未排卵侧相同，或排卵前后卵泡的阻力指数基本相同，则可能会发生黄素化未破裂卵泡周期。

（二）中医学认识

任通冲盛，男女"两精"于氤氲之时相搏，则胎气乃成。若肾阴不足，卵子因缺乏物质基础而不能成熟；若肾阳不足，精血虚寒，气机阻滞不畅，则无力鼓动卵子排出。肾虚则冲任不充，气血无以顺利下行，肾虚致血虚，因虚致瘀，瘀血阻滞胞脉胞络，更增加卵子排出困难，因此，排卵障碍性不孕症的病机以肾虚为本，瘀血为标。此外，肝失疏泄，血瘀气滞，冲任胞宫失调，血海蓄溢失常，经水无法按期而至，亦无法摄精成孕。脾虚痰湿滞于冲任，胞脉不通，致排卵延迟，表现为优势卵泡形成后卵泡继续增大而不排出，最终亦可导致卵泡黄素化。故本病以肾虚为主，与气郁、血瘀、痰湿等病理因素密切相关。

二、临床诊断

（一）辨病诊断

1. 临床诊断

根据卵泡增大至18mm时检测的LH峰值，或HCG注射48小时后B超检查卵泡仍然没有塌陷或消失，反而继续增长，子宫直肠凹未见明显液体潴留，基础体温典型或不典型双相，宫颈黏液评分由高分骤然下降，显示黄体期改变，孕酮水平升高＞15.9mmol/L，经前诊刮子宫内膜呈分泌期变化可诊断为LUFS。

2. 相关检查

（1）B超检查　B超下卵泡增大至18mm后48小时不破裂，或HCG注射48小时后B超检查卵泡仍然没有塌陷或消失，反而继续增长，子宫直肠凹未见明显液体潴留，卵泡持续存在或增大，卵泡内出现点状均匀的中强度回声，或卵泡内呈张力较大的囊实性或网格状回声。B超结果提示LUFS卵泡期卵泡生长缓慢，LH峰值后卵泡壁血流量减少。LUFS女性子宫动脉、弓形动脉、放射和螺旋动脉的血流阻力明显升高，与孕酮水平明显负相关。但是因为有时排卵后卵泡壁塌陷的征象并不典型，或一时出现的新鲜血体在外观上也难以和未破裂卵泡黄素化相鉴别，因此仅凭B超图像诊断可能有一定的局限性。

（2）E$_2$、P检测　黄体中期，即LH峰值后第5~9天，其血清孕酮值＞31.8nmol/L，如果为9.54~31.8nmol/L，常常提示LUFS的可能。根据血清E$_2$、P和LH的测定，可以将LUFS分成两种类型。其一为成熟卵泡型LUFS，为卵泡直径达到成熟标准后没有观察到LH峰值出现，E$_2$水平达到734pmol/L，P水平＜7.95mmol/L，成熟卵泡未排出。其二为未成熟卵泡型LUFS，卵泡直径还没有达标，但是P水平已经＞7.05nmol/L。

（3）腹腔镜检查　选择黄体期做腹腔镜检查（相当于排卵后1~6天），如有排卵，腹腔镜能直观地看到卵巢表面排卵的破口、排卵斑、血体或黄体。如未发现卵巢表面有排卵孔，结合其他临床特征可确诊。但排卵孔很容易经上皮化而修复，因而镜检假阳性率较高。如果能在卵泡内抽吸到滞留的卵子，即可确诊LUFS。但是因为技术上的原因，在腹腔镜下抽吸到卵泡的成功率比较低。因为腹腔镜检查是损伤性手术，临床上不使用腹腔镜检查有无排卵，仅仅在因其他原因行腹腔镜诊治时顺便进行检查。

（二）辨证诊断

1. 肝肾阴亏型

临床证候：婚久不孕，月经先期，经量偏少，色暗红，质稠，腰酸膝软，头晕目眩，五心烦热，舌质红，苔少，脉细数。亦可无特殊临床表现，但阴道B超提示卵泡发育为持续早熟型小卵泡型，或患者病发于西药诱发排卵后。

辨证要点：婚久不孕，月经量少，色暗红，质稠，腰酸膝软，五心烦热，舌质红，苔少，脉细数。

2. 肾阳虚型

临床证候：婚久不孕，月经错后，稀发，甚至闭经，经血量少，性欲淡漠，腰酸，舌淡，苔薄，脉细弱。亦可无特殊临床表现，但B超提示有卵泡发育为持续早熟型小卵泡型，经妇科内分泌检验，雌激素水平低下或黄体功能不健者，可舍证从病。

辨证要点：婚久不孕，月经错后，稀发，甚至闭经，经血量少，性欲淡漠，腰酸，舌淡，苔薄，脉细弱。

3. 肝郁气滞型

临床证候：婚久不孕，经前或经期小腹胀痛，拒按或坠胀痛（刺痛感），烦躁易怒，胸胁胀满，两乳胀痛，舌质紫暗或有瘀斑，或有紫芒刺，少苔，脉象沉弦或沉涩。B超监测预计排卵期卵泡持续增大或滞留型。

辨证要点：婚久不孕，经前或经期小腹胀痛，烦躁易怒，胸胁胀满，两乳胀痛，舌质紫暗或有瘀斑，少苔，脉象沉弦或沉涩。

4. 痰湿阻滞型

临床证候：婚久不孕，形体肥胖，肢困乏力，月经稀发或闭经，带下量多，质黏稠，性欲淡漠，头晕心悸，胸闷泛恶，舌胖淡，苔白腻，脉滑。B超监测预计排卵期卵泡持续增大或滞留型。

辨证要点：婚久不孕，形体肥胖，肢困乏力，月经稀发或闭经，带下量多，质黏稠，胸闷泛恶，舌胖淡，苔白腻，脉滑。

三、鉴别诊断

1. 与正常黄体或黄体血肿、黄体囊肿相鉴别

正常排卵过程中，卵泡膜血管破裂，引起出血，形成血体，血体进一步发展为黄体，正常黄体直径为10~20mm，如果出血较多，血液潴留在卵泡或黄体腔内则形成黄体血肿，黄体血肿多为单侧，一般直

径为 40mm，偶可达 100mm，黄体血肿被吸收后可导致黄体囊肿。超声下黄体血肿和血肿包膜较厚，内壁粗糙，囊内多呈杂乱不均质低回声或呈细网状、粗网状结构，与未破裂卵泡黄素化非常相似，不同之处是本病不能见到排卵征象，而正常黄体或黄体血肿、黄体囊肿可见正常排卵征象，即正常黄体或黄体血肿是在排卵后几天形成的，成熟卵泡直径明显缩小或消失后又增大，而未破裂黄素化的卵泡直径迅速增大，是一个持续增大无缩小的过程，在临近排卵期时每日做 B 超有助于区别 LUFS 和黄体血肿、黄体囊肿，在 LH 峰后偶尔做一次 B 超是不能区别 LUFS 与黄体囊肿的。

2. 与卵泡囊肿或卵泡血肿相鉴别

并不是所有不破裂的卵泡都发生黄素化，若在生长发育过程中，卵泡发生闭锁或不破裂，致卵泡液积聚，形成卵泡扩张，大于 25mm 则称卵泡囊肿，也称滤泡囊肿，多由卵泡上皮变性、卵泡壁结缔组织增生变厚、卵细胞死亡、卵泡液未被吸收或者增多而形成，常为单发，亦可为多发，囊壁平滑有光泽，壁薄而透明，囊腔内充满清澈或草黄色水样液体，一般直径为 25~30mm，偶亦可达 50~60mm。其超声表现为一侧卵巢内探及圆形或类圆形囊性暗区，壁薄光滑，内透声好。结合基础体温（BBT）单相、宫颈黏液无月经周期性改变、血清雌激素低、无 LH 峰等有助于鉴别，部分患者伴有至少这一周期的月经紊乱。

3. 与卵巢子宫内膜异位囊肿鉴别

子宫内膜组织异位到卵巢上，随卵巢激素变化而发生周期性出血，导致周围纤维组织增生和囊肿形成，其与未破裂卵泡黄素化的超声鉴别诊断首先要密切随访，前者图像回声偏低，囊内为密集细点状回声，不随月经周期改变；后者图像内回声多为絮状、点状、团状高回声，短期内可有明显变化，1~3 个月后可自行消失，可在月经干净后复查 B 超确诊。

四、临床治疗

（一）提高临床疗效的要素

1. 控制原发疾病

多囊卵巢综合征、高催乳素血症、巧克力囊肿、盆腔炎性疾病、盆腔手术史、促排药物等不合理应用等因素均可导致 LUFS 的发生，因此患有以上任一疾病，要积极控制原发病。

2. 中西结合，调经种子

对明确诊断，又有明显症状或伴有不孕，并经西药或经中药治疗效果不佳者，当尽快中西医结合治疗，对于 LUFS 反复发作、病情复杂者可采用辅助生殖技术助孕治疗。现许多研究已证实，中西医联合诊治（包括针灸等），其疗效明显优于单用中药或西药。

3. 加强心理疏导

由于这类患者病程较长，四处就医，往往都有不同程度的压力，伴焦虑、抑郁等心理精神症状，所以我们应加强与患者的沟通，重视心理疏导，让患者以积极乐观的心态、愉悦的心情配合医生治疗。

（二）辨病治疗

1.HCG 疗法

卵泡直径＞ 18mm 时，肌内注射 HCG 10000u。在 HCG 注射后 48 小时，B 超观察卵泡形态学征象，即是否发生塌陷或黄体形成。若仍不能排卵，下个月经周期 HCG 可增加至 15000u。

2.HMG/FSH-HCG 疗法

当使用 HCG 不能诱发排卵时，下个月经周期卵泡直径≥ 18mm 时，在肌内注射 HCG 同时，注射 HMG/FSH 150u，以加大排卵前的 FSH 峰值，可使排卵成功。

3.HMG/FSH-HCG 周期疗法

月经第 5 天开始肌内注射 HMG/FSH，每次 75u，B 超监测卵泡直径 ≥ 18mm，宫颈黏液评分（CMS）≥ 8 分，停用 HMG/FSH，行 HCG 10000~15000u 肌内注射。或开始时 HMG/FSH 用法同前，当卵泡直径达 18mm 时，给 HMG/FSH 150IU 和 HCG 10000~15000u 注射。但要注意，此种方法容易出现卵巢过度刺激综合征（OHSS），因此用药期间及用药后 10 天内必须严密监护，OHSS 常在注射 HCG 后 3~7 天后出现。

4.GnRH-a 类药物诱发排卵

反复注射 HCG 后诱发排卵失败者，可选择注射 GnRH-a 类药物诱发排卵。卵泡直径 ≥ 18mm 时，注射用醋酸曲普瑞林（达菲林）0.1~0.2mg 皮下注射，或丙氨瑞林 0.15~0.45mg 肌内注射；或促排卵过程中，如果 ≥ 18mm 卵泡超过 3 个，中小卵泡较多，血 E_2 ≥ 7340pmol/L 时，为避免发生 OHSS，不用 HCG 诱发排卵，改用 GnRH-a 类药物诱发排卵。

5.HCG 注射破裂情况

如果在 HCG 注射后 48 小时卵泡还没有破裂，可以轻柔地试用 B 超探头和手之间机械性地配合挤压卵泡，大多数时间卵泡的壁已经非常薄弱，稍微挤压一下卵泡就破裂了。如果卵泡壁显得坚韧，很难挤破，可以在阴道 B 超探头的指引下，使用体外受精取卵针，经阴道刺破卵泡，并辅助机械性挤压，使其卵泡塌陷。

6. 卵泡穿刺

卵泡成熟后注射 HCG 10000u，36 小时阴道 B 超检查未排卵，用 18G 单腔穿刺针在阴道 B 超指引下，选择直径 > 14mm 卵泡，快速进针至卵泡腔抽吸卵泡液，OHSS 行卵泡穿刺时尽量抽吸全部的中小卵泡。抽吸 1~5 个卵泡的卵泡液后，将含有卵冠丘复合体的卵泡液全部注射在卵巢包膜外。其余抽吸出体外，根据手术指征行宫腔内

人工授精。对 LUFS 患者行 B 超引导下卵泡穿刺术，手术操作简便，损伤小，恢复快，并发症少，妊娠率为 26.67%~48.33%.

7. 治疗原发病

治疗易引起 LUFS 的子宫内膜异位症、盆腔炎症及粘连。因为 LUFS 常常伴发子宫内膜异位症和垂体性功能异常，原因和结果的关系尚不十分明确，因此对于原发病的处理原则是尽早诊断、消灭和减灭原发病灶。

8. 腹腔镜手术

腹腔镜手术是目前临床上治疗局部机械性因素所致 LUFS 的一种较为普及的方法，术后疗效明显。对于子宫内膜异位症或盆腔粘连的患者，可行腹腔镜手术，手术可松解盆腔炎症粘连、卵巢异位病灶发生的炎症粘连，清除异位病灶，恢复解剖结构。

9. 生殖辅助技术

反复发作的 LUFS 患者，在经过以上方法促使卵泡破裂，并可以辅以诱导排卵＋宫腔内人工授精治疗。3~4 个周期后仍没有怀孕，可以考虑体外受精－胚胎移植（IVF-ET），或选择配子输卵管内移植术（GIFT）。

（三）辨证治疗

1.辨证论治

（1）肝肾阴亏型

治法：补肝益肾，滋阴填精。

方药：归肾丸（《景岳全书》）加减。常用药物有熟地黄、山药、山茱萸、茯苓、当归、枸杞子、盐杜仲、菟丝子、红花、泽兰、益母草。

（2）肾阳虚型

治法：温肾养血，填精助孕。

方药：右归丸（《景岳全书》）加减。常用药物有熟地黄、附子、肉桂、山药、山茱萸、菟丝子、当归、盐杜仲、鹿角胶、枸杞子、补骨脂、淫羊藿、鸡血藤、怀牛

膝、刘寄奴、苏木、生蒲黄。

（3）肝郁气滞型

治法：疏肝解郁，活血通络。

方药：开郁种玉汤（《傅青主女科》）加减。常用药物有白芍、香附、当归、白术、牡丹皮、茯苓、花粉、红花、益母草、山楂、泽兰、柴胡。

（4）痰湿阻滞型

治法：燥湿化痰，理气通络。

方药：苍附导痰丸（《叶天士女科全书》）加减。常用药物有苍术、香附、陈皮、枳壳、半夏、川芎、茯苓、神曲、土鳖虫、地龙、水蛭、鸡血藤。

2.外治疗法

（1）电针　在周期第8天开始以电针治疗，取关元、中极、三阴交（双）、肾俞、次髎、合谷（双侧）、足三里（双侧）以及主卵泡侧子宫、卵巢穴。适用于气阴两虚型。患者先取俯卧位，次髎和肾俞行快针治疗，后取仰卧位，针刺关元、中极时针尖朝向会阴部。子宫、卵巢穴强刺激，使下腹部有坠胀感。针刺得气后，所有穴位接通电极线（中极、关元为一对正负极，子宫、卵巢穴为一对正负极，双侧三阴交为一对正负极），以疏密波刺激，电流强度以患者能耐受为度，电针30分钟，每日1次。足三里、三阴交、合谷均采用平补平泻法，不用电针刺激。

穴位加减：血瘀甚者加内关，痰湿明显者加丰隆，气虚者配双侧足三里，血虚者配双侧血海，气郁者配双侧太冲，肾虚者配双侧太溪，脾虚者配阳陵泉，其他随证取穴，用平补平泻手法，配穴不接电针。痰湿明显者可采用腰骶部及次髎拔罐、点刺放血治疗；肾阳虚弱者同时用艾灸治疗，每次灸关元穴30分钟。同时B超监测排卵情况至卵泡排出日则停，如无排卵征象，则持续电针治疗至卵泡成熟后5天止。

（2）穴位埋线法　当B超显示卵泡直径≥15mm时选取：合谷、肾俞、气海、天枢、丰隆、足三里、关元、太溪、中极、三阴交、太冲。适用于肾气不足型。使用一次性注线针，材料为3~0号可吸收医用羊肠线，75%乙醇若干。嘱患者在餐后1~3小时进行治疗，先排空小便，取仰卧位，选定穴位，用甲紫液做好标记，再用棉签蘸碘酊或75%乙醇常规严格消毒，施术者带一次性手套，将一次性使用注线针装入可吸收线，由尖处装入针体，留一半在外，像注射一样破皮进入选定穴位及一定的深度，迅速出针，线即留在穴位内，全部穴位埋线完成后，消毒，止血。每10天穴位埋线1次，以月经来潮为停止点。治疗3个月为1个疗程，共治疗1个疗程。

（3）中药外敷　当B超显示卵泡直径≥18mm时，将川乌、炙乳香、制草乌、炙没药、红花、花椒、白芷及红藤等中药装入小布袋内，隔水蒸30分钟，取出后外敷于小腹部，1次/天，1次/30分钟，连续外敷至排卵为止，适用于气滞血瘀型。

（4）耳穴压豆　从月经来潮第7天开始，取卵巢、肾、肝、脾、膈、脑点、内分泌，进行耳压磁珠贴压，双耳交替，每3天一换，连续2次，治疗3个周期，适用于各型促排卵患者。

3.成药应用

（1）坤泰胶囊　滋阴清热，安神除烦。适用于肝肾阴亏型不孕患者，每次4粒，每日3次，口服。

（2）丹黄祛瘀胶囊　活血止痛，软坚散结。适用于痰湿阻滞型不孕患者，每次4粒，每日3次，口服。

4.单方验方

（1）加减逍遥散（柴胡、当归、白芍、茯苓、白术、菟丝子、覆盆子、枸杞子、杜仲、甘草），适用于肝郁气滞型，若是小卵泡黄素化型加仙茅、淫羊藿、巴戟天；卵泡滞留型和卵泡持续增大型加桃仁、红花、三棱、莪术、穿山甲。自月经周期的第 8 天起，连服 10 剂。[孙自学，庞保珍．中医生殖医学．北京：人民卫生出版社，2017]

（2）左归丸（熟地黄、炒山药、枸杞子、山茱萸、川牛膝、鹿角胶、龟甲胶、菟丝子），从经净第 2 天开始至排卵发生时服用，适用于肾阴不足型。[孙自学，庞保珍．中医生殖医学．北京：人民卫生出版社，2017]

（3）石英四川饮加减（紫石英、川椒、川芎、川续断、川牛膝、香附、鹿角霜、淫羊藿、枸杞子、红花、当归、白芍、牡丹皮、肉桂），日 1 剂，每月连服 8~12 剂，适用于肾虚血瘀型，嘱排卵期性生活。若气短乏力、面色㿠白、舌淡、脉虚细等气虚证明显者，加黄芪、人参；若畏寒肢冷、性欲淡漠、舌淡嫩、脉沉迟无力等阳虚证甚者加仙茅，牡丹皮减量；若经前心烦易怒、乳房胀痛等肝郁证著者，加柴胡、生麦芽；若经血块多，痛经甚，舌紫暗或有瘀点瘀斑等血瘀证表现明显者，加失笑散。治疗 3 个月经周期为 1 个疗程。[夏桂成．实用中医妇科学．北京：中国中医药出版社，2018]

（四）医家经验

1. 尤昭玲

尤昭玲认为该病病位在胞络，病机为肾脾阴阳亏虚，气血郁结瘀滞，并提出了"LUFS 三非定律"，即①非双侧卵巢同时发生，在同一月经周期，LUFS 的发生并不是双侧卵巢同时出现，一般情况下只会出现在形成优势卵泡的一侧。②非两侧卵巢均有发生，在不同的月经周期，一侧卵巢出现卵泡黄素化现象，并不能说明对侧的卵巢亦会出现。③非曾经出现，今后必定再次发生，有 LUFS 病史的患者，并不能确定患侧卵巢在未来的月经周期一定会再次

出现卵泡黄素化。尤昭玲认为 LUFS 患者病位在脾、肾，以益肾健脾、宣散脉络为治疗原则。用吴茱萸、党参、黄精、菟丝子、桑椹子、莲子、甘草等组方以健脾益肾，暖而勿过，防卵泡速长；并喜用、善用花药绿梅花、玫瑰花、三七花、月季花、代代花、百合花等宣散脉络，通而勿过，促熟卵泡离巢。[吴阳，熊桀，游卉，等．尤昭玲辨治未破裂卵泡黄素化综合征的临床经验撷要．中华中医药杂志，2019，34（11）：5187-5189]

2. 谈勇

谈勇认为 LUFS 的发生多由于肾阴不足，癸水欠实，阳气亦弱，加之肝郁气滞、血瘀、痰湿等病理因素阻滞胞宫，冲任气血运行不畅，同时涉及心脑等脏腑功能失常。故在临床治疗中，应辨病与辨证结合，以滋阴补阳方序贯，月经后期使用滋阴方（生地黄、山茱萸、炙龟甲、菟丝子、紫河车、当归、白芍等）以滋肾阴癸水为主，帮助卵泡发育；月经前期运用补阳方（巴戟天、补骨脂、淫羊藿、续断、杜仲、党参、怀山药等）以补肾助阳为主，以健全黄体功能。经间期重在调心，采取补肾活血法，方用补肾促排卵汤（当归、赤芍、白芍、怀山药、山茱萸、牡丹皮、茯苓、川断、菟丝子、五灵脂、鹿角片、红花）以补肾助阳，佐调气血以促排卵。其次对于卵泡发育不良患者，借鉴西医学对生殖内分泌周期性调节的认识，可采用中西医结合治疗。[李玉玲，谈勇．谈勇教授治疗未破裂卵泡黄素化综合征之经验总结．浙江中医药大学学报，2018，42（9）：719-722]

五、预后转归

未破卵泡黄素化综合征发病机制不明确，尚不能完全治愈。目前主要通过促排卵方式帮助育龄期妇女成功受孕，减轻患

者生活压力。其发病隐匿，用一般诊断方法易被漏诊，一般而言，早期患者早发现、及时治疗可成功受孕，一般不影响患者生命，但其复发率较高，要求受孕患者在半年内及时复诊。

六、预防调护

（1）禁烟酒，避免剧烈活动。

（2）忌食辛辣刺激食物。

（3）避免高危性接触，预防盆腔炎症等其他问题。

（4）避免性生活频繁，嘱患者通过测量基础体温预测排卵期，提高妊娠率。

七、专方选要

1. 补肾活血方

熟地黄、山药、枸杞子、菟丝子、鸡血藤、续断各15g；山茱萸、紫河车10g，当归、怀牛膝、淫羊藿、巴戟天、紫石英、覆盆子各12g，甘草6g。1剂/天，每天2次，早、晚各1次，温服。[张春华，徐继辉，王慧颖. 补肾活血方内服联合腹针治疗不破裂卵泡黄素化综合征的临床疗效. 数理医药学杂志，2019，32（3）：436–437]

2. 何氏补肾促排卵汤

黄芪30g，菟丝子15g，炒续断10g，巴戟天10g，淫羊藿15g，鹿角霜20g，桂枝15g，紫河车9g，熟地黄10g，香附15g，当归15g，川芎10g，丹参15g，鸡血藤15g，牛膝15g，浙贝母6g，胆南星9g，合欢皮12g，白芍30g，陈皮8g，甘草6g。自月经周期第5天起服用，每日1剂，连服15天，当监测优势卵泡平均直径超过18mm时给予肌内注射人绒毛膜促性腺激素（对照组只用后者）。均以3个月经周期为1个疗程，1个疗程后进行疗效评价。[黄月颖. 何氏补肾促排卵汤联合肌内注射人绒毛膜促性腺激素对未破裂卵泡黄素化综合征妊

娠率、促排卵率及激素水平的影响. 中华中医药学刊，2018，36（9）：2258–2260]

主要参考文献

［1］连方. 中西医结合生殖医学［M］. 北京：人民卫生出版社，2017.

［2］孙自学，庞保珍. 中医生殖医学［M］. 北京：人民卫生出版社，2017.

［3］焦亚男，蔡平平. 未破裂卵泡黄素化综合征中西医诊疗进展［J］. 中国中西医结合杂志，2019，39（9）：1148–1152.

［4］陈林芯，林秋芳. 未破裂卵泡黄素化综合征的研究进展［J］. 按摩与康复医学，2019，10（1）：53–54.

［5］范迎迎，黄梅花. 黄素化未破裂卵泡综合征中医治疗进展［J］. 中日友好医院学报，2017，31（3）：190–192.

［6］卢洁，施艳祝. 中医药治疗未破裂卵泡黄素化综合征的研究近况［J］. 实用中西医结合临床，2006（2）：92–94.

［7］李松，徐艳文. 未破裂卵泡黄素化综合征的高危因素和临床处理［J］. 中国实用妇科与产科杂志，2021，37（4）：431–435.

［8］王利红，徐文婷. 针药结合治疗未破裂卵泡黄素化综合征的临床研究［J］. 南京中医药大学学报，2016，32（1）：32–34.

第七节 黄体功能不足

黄体功能不足（LPD），又称黄体功能不全，是指卵巢排卵后形成的黄体发育不全，过早退化，萎缩不全，孕激素分泌不足和子宫内膜分泌不良引起的月经失调和生育功能缺陷综合征。临床上以分泌期子宫内膜发育延迟，内膜发育与孕卵发育不同步为主要特征，与不孕、流产及月经不调密切相关。LPD在生育期妇女中的自然发生率为5%，在年龄较大或有反复流产史及高催乳素血症的妇女中发生率可

高达 35%~50%。据统计，目前临床上有 3.5%~10% 的不孕症、35% 的早期妊娠流产和 4% 的复发性流产是由 LPD 所引起的。

中医无黄体功能不足的病名，根据临床症状，归属于"月经先期""经期延长""不孕""胎漏""胎动不安""滑胎"等范畴。

一、病因病机

（一）西医学认识

西医学认为黄体功能不足的病因为黄体分泌孕激素不足和子宫内膜接受功能不良、下丘脑 – 垂体 – 卵巢轴调节机制紊乱、卵巢本身内环境改变、子宫内膜容受性改变以及体内其他基础疾病如甲状腺功能低下、高胰岛素血症等代谢性疾病影响，导致排卵后黄体功能不足。近年研究显示，子宫内膜局部孕激素含量不足，减弱了对激素的反应，影响子宫内膜向分泌期转化，造成孕卵着床受阻。

（二）中医学认识

中医学认为本病的发生与情志因素、生活与体质因素等引起肾、肝、脾功能失常、气血失调、冲任失和有关，其病机主要有肾虚、肝郁、血虚、冲任亏虚。肾主生殖，为天癸之源、冲任之本，肾中精气强弱主宰着人体生育及生殖功能的盛衰。黄体期是肾阳充盛、血海满盈的时期，与肝、肾、气血、冲任关系密切，故肾虚是本病的基本病机，其中以肾阳虚为多见。

1.肾阳虚

肾为先天之本，主生殖，若先天肾气不足，或房劳多产，冲任亏损，致肾阳虚，命门火衰，冲任失于温煦，故见月经先期、宫寒不孕。

2.气血亏虚

素体脾胃虚弱或思虑、饮食伤脾胃，气血化生不足，或大病久病之后，元气必伤，气血不足，"五脏之伤，穷必及肾"，致肾阳虚，胞宫失温煦，寒积冲任，凝滞胞脉，血海充盈延迟而致月经后期，难以受孕。

3.肝郁气滞

素体情绪抑郁，七情所伤，肝气郁结，疏泄不及，则月经后期，疏泄太过，则月经先期，肝失疏泄，太过与不及交错，血海蓄溢与胞宫藏泻失常，则月经先后不定期。

4.瘀血阻络

情志不遂，肝气郁结，或经行产后，感受外邪，阻滞气机，或手术、异物所伤，瘀血内留胞宫，旧血阻滞冲任，新血不得归经，以致经前出血淋漓不净。

二、临床诊断

（一）辨病诊断

1.临床诊断

临床表现：①月经周期缩短，月经频发，经前淋漓出血，经量多少不一，经期延长，有不孕及早孕流产史。②基础体温测定黄体期 < 11 天。③黄体期温差 < 0.3℃。④高温相波动 > 0.1℃。⑤ BBT 上升第 7 天 P < 19ng/ml。⑥ BBT 上升第 9 天子宫内膜活检显示为分泌期子宫内膜，部分腺体分泌欠佳或反应不良。以上指标具备①和②~⑥项中的任何 1 项或以上，并持续 3 个月以上不正常者即可确立诊断。

2.相关检查

（1）基础体温检查　基础体温检查结果判定如上。

（2）诊断性刮宫　在月经周期第 21~22 天进行，取子宫内膜进行组织学检测，内膜分泌不良，即内膜时相少于正常 2 天以上。或 BBT 上升第 9 天子宫内膜活检显示分泌期子宫内膜，部分腺体分泌欠佳或反应不良。

（3）实验室检查　在月经第 18~28 天测血清孕激素＜10ng/ml。

（二）辨证诊断

1. 肾阳虚型

临床证候：经前阴道少量出血，色淡，或婚久不孕，测基础体温上升缓慢，高温期短，有波动，伴头晕耳鸣，腰腿酸软，腰膝冷痛，性欲淡漠，大便溏薄，小便清长，或曾屡有堕胎，夜尿频多，五更泄泻，白带清稀量多，神疲乏力，舌淡，苔薄白，脉沉细或沉迟。

辨证要点：出血色淡，量少，婚久不孕，测基础体温上升缓慢，高温期短，有波动，腰酸膝软，性欲淡漠，大便溏薄，小便清长，舌淡，苔薄白，脉沉细或沉迟。

2. 气血亏虚型

临床证候：经前阴道少量出血，色淡红，或月经频发，经量少或多，色淡，质稀，甚或闭经，或婚久不孕，测基础体温上升缓慢，高温期短，有波动，伴面色萎黄，毛发脱落，形体羸弱，头晕目眩，心悸气短，失眠健忘，神疲乏力，舌淡，苔薄，脉细弱。

辨证要点：出血色淡红，或月经频发，经量少或多，色淡，质稀，或婚久不孕，测基础体温上升缓慢，高温期短，有波动，伴神疲乏力，头晕眼花，心悸气短，舌淡，苔薄，脉细弱。

3. 肝郁气滞型

临床证候：经前阴道少量出血，色淡红，或平素月经规律，伤于情志后，月经先后不定期，经前胸胁、乳房、小腹胀痛，经色暗滞，有血块，痛经，或婚久不孕，测基础体温上升缓慢，高温期短，有波动，伴精神抑郁，甚或悲伤欲哭，或烦躁易怒，恐惧紧张，舌暗红，苔薄黄，脉弦细或弦数。

辨证要点：出血，量少色淡，婚久不孕，月经先后不定期，经前胸胁、乳房、小腹胀痛，经色暗滞，有血块，痛经，精神抑郁，甚或悲伤欲哭，或烦躁易怒，恐惧紧张，舌暗红，苔薄黄，脉弦细或弦数。

4. 瘀血阻络型

临床证候：经前阴道出血，量少不畅，或量多淋漓不断，血色紫暗，有血块，甚至有膜样组织排出，平时少腹疼痛，经行胸胁、乳房胀痛或刺痛，腹痛剧烈，胀坠拒按，甚则伴肛门坠痛，舌质紫暗，苔薄白，脉涩或细弦。

辨证要点：出血，量少不畅，或淋漓不断，血色紫暗，有血块，平时少腹疼痛，经行胸胁、乳房胀痛或刺痛，舌质紫暗，苔薄白，脉涩或细弦。

三、鉴别诊断

1. 排卵功能障碍

排卵功能障碍表现为月经周期紊乱，经期长短不一，经量时多时少，甚至大出血；基础体温显示无双相改变；B超监测排卵未见优势卵泡；诊刮内膜组织学测定显示增生期改变。

2. 黄体萎缩不全

黄体萎缩不全表现为月经周期正常，但经期延长，出血量较多；基础体温测定显示体温下降缓慢；月经第 5 天行诊断性刮宫，仍显示有分泌期改变。

四、临床治疗

（一）提高临床疗效的要素

1. 正确使用"补肾调周"法

中医主张"调经种子"，调经是治标之法。月经周期是女性生理过程中阴阳消长、气血变化节律的体现，亦是天人相应的生理现象。肾为阴阳之本、生殖之根，经水出诸肾，在肾的主导与天癸的泌至，以及肝藏血、脾统血、心主血、肺主气、气帅血的共同作用下，冲任胞宫发生周期性的阴阳气血盈虚消长变化。因而，应将"补肾调周法"贯穿于 LPD 不孕症治疗的始末，根据各期（经后期、经间期、行经期、经前期）阴阳消长转化的特点施以不同的治法，以促进卵泡发育，改善黄体功能。

2. 重视心理疏导

长期的不良心理因素可作用于神经系统，通过下丘脑 – 垂体 – 卵巢轴释放激素，破坏生殖内分泌平衡，导致内分泌功能紊乱。LPD 性复发性流产患者中，常见焦虑、抑郁等情绪，因此除了药物治疗，再施以心理疏导，有助于气血调达，促进疾病康复。

（二）辨病治疗

1. 氯米芬促排卵法

氯米芬适用于黄体功能不足卵泡期过长者，于月经第 5 日开始每日口服氯米芬 50mg，连用 5 日，应用 3~4 个周期。其机制在于增加 FSH 分泌，诱导多个卵泡或更大卵泡的形成，增加卵泡 FSH 和 LH 受体，从而提高黄体对促性腺激素的反应。

2. 卵泡期使用低剂量雌激素法

该方法能协调 FSH 促进优势卵泡发育。于月经第 5 日起每日口服结合雌激素 0.625mg 或戊酸雌二醇 1mg，连续 5~7 日。

3. 孕酮疗法

于排卵或 BBT 上升后开始补充孕激素，可改善黄体功能，延迟黄体萎缩，有效地使子宫内膜延期脱落。

4.HMG-HCG 疗法

于月经第 5 天始 HMG 75~150U 连日肌内注射，卵泡成熟时用 HCG 10000U 肌内注射。

5. 其他

若因卵巢因素、高催乳素血症、子宫内膜异位症等引起者，则针对病因治疗。

（三）辨证治疗

中医治疗黄体功能不足所致不孕症，首先要立足于辨证论治，尚须与辨病相结合，抓住病因，区分因果主次，以提高疗效。并根据月经时相的特点施以不同的治法。

1. 辨证论治

（1）肾阳虚型

治法：温肾壮阳，调补冲任。

方药：右归丸（《景岳全书》）加减。常用药物有制附子、肉桂、熟地黄、山药、山茱萸、枸杞子、菟丝子、鹿角胶、当归、杜仲等。

（2）气血亏虚型

治法：补益气血，养血调经。

方药：八珍汤（《正体类要》）加减。常用药物有当归、白芍、川芎、熟地黄、党参、白术、茯苓、甘草等。

（3）肝郁气滞型

治法：疏肝解郁，补肾调经。

方药：柴胡疏肝散（《景岳全书》）加减。常用药物有柴胡、枳壳、香附、陈皮、芍药、川芎、炙甘草等。

（4）瘀血阻络型

治法：活血化瘀调经。

方药：桃红四物汤（《医宗金鉴》）加减。常用药物有桃仁、红花、当归、川芎、白芍、熟地黄、川牛膝、益母草等。

2. 外治疗法

（1）针刺疗法　主穴取关元、三阴交、大赫、肾俞、次髎、足三里。肾阳虚配气海、中极、命门；肾阴虚配太溪（双）、照海（双）；脾虚配手三里（双）、脾俞（双）、中脘、天枢（双）；夹湿配丰隆（双）、阴陵泉（双）；肝郁配阳陵泉（双）、太冲（双）、内关（双）、合谷（双）；血瘀配上髎（双）、血海（双）、肝俞（双）；经后期配太溪（双）、照海（双）；排卵期配太冲（双）、血海（双）、内关（双）；黄体期配气海、血海（双）；月经期配合谷（双）、太冲（双）、涌泉（双）。要求针刺有酸麻胀痛的感觉，得气即可，留针25分钟，每星期2次。针刺期间患者持续测量基础体温（BBT），第3个月经周期、第6个月经周期BBT升高7天时，复查雌二醇（E_2）、孕酮（P）。

（2）灸法 血虚型取三阴交、子宫旁（中极旁开1.5寸）、关元、足三里、血海，治疗时间因人而异，一般每穴治疗15~20分钟，每日1次。

（3）中药外敷

①脾胃气虚型：保和丸和枳术丸加减组成的健脾药膏敷神阙穴。

②气滞血瘀型：由桃仁、红花、川芎、赤芍、生地黄、柴胡、枳壳等组成的双柏散瘀膏外敷下腹，其活血化瘀的功效，可增加盆腔血液循环，改善卵巢血供，从而提高黄体功能。

③寒凝血瘀型：艾叶10g、制香附10g、北细辛6g、制川乌10g、川椒9g、吴茱萸6g、官桂9g、淫羊藿10g，煎汤后，于每晚泡脚，冷则再煮，煮热后再泡，持续10~15分钟，并将药渣趁热敷于小腹子宫部，冷则煮热，亦持续15分钟。

3.成药应用

（1）肾阳虚型

①右归胶囊：温补肾阳，填精止遗。每次4粒，每日3次，口服，连服3个月。

②麒麟丸：补肾填精，益气养血。每次6g，每日3次，口服，连服3个月。

③定坤丹：滋补气血，调经舒郁。每次7g，每日3次，口服，连服3个月。

（2）气血亏虚型

①八珍颗粒：补气益血。每次3.5g，每日3次，口服，连服3个月。

②十全大补丸：温补气血。每次6g，每日3次，口服，连服3个月。

③人参养荣丸：温补气血。每次1丸，每日2次，口服，连服3个月。

（3）肝郁气滞型

①逍遥丸：疏肝健脾，养血调经。每次8丸，每日3次，口服。

②七制香附丸：疏肝理气，养血调经。每次6g，每日2次，口服，连服3个月。

（4）瘀血阻络型

①血府逐瘀口服液：活血化瘀，行气止痛。每次10ml，每日3次，口服，连服3个月，经期停药。

②少腹逐瘀颗粒：活血逐瘀，祛寒止痛。每次1.6g，每日3次，口服，连服3个月，经期停药。

4.单方验方

（1）花旗参3g，百合12g，瘦肉或水鸭、水鱼、兔肉100g，姜片适量，炖服。适用于气阴两虚型。[孙自学，庞保珍.中医生殖医学.北京：人民卫生出版社，2017]

（2）黑豆30g，黑糯米50g，红糖适量，熬粥。适用于气血两虚型。[严仲铠，丁立起.中华食疗本草.北京：中国中医药出版社，2019]

（3）红参3g，红枣、桂圆各10个，枸杞子10g，泡水，适用于气血两虚型。[严仲铠，丁立起.中华食疗本草.北京：中国中医药出版社，2019]

（4）维生素B_6，每日50~200mg，可长期服用。[孙自学，庞保珍.中医生殖医学.北京：人民卫生出版社，2017]

（5）月经干净后，每天喝红枣桂圆枸杞水，适用于气阴不足型。[孙自学，庞保珍.中医生殖医学.北京：人民卫生出版社，2017]

（四）医家经验

1.夏桂成

夏桂成总结出女性月经周期中阴阳消长转化的基本特点，以及在此阴阳消长转化过程中肾－心－子宫生殖轴所表现出的功能特点，在此理论基础上系统阐述了"补肾调周"疗法，此疗法更加符合女性自身的生理特点，有补偏救弊之功，对改善黄体功能状况收效明显。具体方法：把女性月经周期分为4个阶段，即经后期、排卵期、经前期、行经期，根据其不同阶段所表现出来的阴阳消长转化特点施以不同的治疗方法。经后期为阴长阶段，着重补养肾阴，用养阴奠基汤（白芍、山药、熟地黄、牡丹皮、茯苓、泽泻、女贞子、川续断、菟丝子等）。服药后带下增多，雌激素水平升高，B超提示卵泡成熟者提示患者进入经间排卵期，即用补肾化瘀促排卵汤（当归、赤芍、白芍、生地黄、怀山药、牡丹皮、茯苓、续断、菟丝子、紫河车、红花、川芎）。之后患者BBT曲线呈高温相状态，已进入经前期，此期对黄体功能不全患者尤为重要，宜补养肾阳而疏肝，方用助孕汤（当归、白芍、山药、菟丝子、紫河车、淫羊藿、柴胡、醋香附等）。至于诸多兼夹证型，可根据兼夹证型的程度范围而调治，有时甚则急则治标，先从标证论治。［徐丹，周惠芳，洪艳丽，等．国医大师夏桂成诊治黄体功能不全性不孕症经验．中华中医药杂志，2021，36（2）：813-817］

2. 郭志强

郭志强认为黄体功能不足多为脾肾阳气不足，胞宫虚寒之故，亦多夹郁夹瘀，强调"妇人以血为用，血得热则流畅，得寒则凝滞"以及"阳气"的重要性。临床上用中药序贯法以补脾肾之阳，可以达到经调而孕育自成的目的。［李晓荣，王必勤，郭志强．郭志强辨证治疗黄体功能不全经验．北京中医药，2011，30（9）：669-671］

3. 谈勇

谈勇认为LPD病机以肾虚为主，同时涉及心、肝、脾，病理因素可见气滞、血瘀、痰湿，导致阴阳气血失衡，而发本病。

临床上本病以肾虚为本，兼见肝气郁结、脾阳不足、心火旺盛及痰湿瘀阻证，以本虚标实多见，故治疗以补肾为主，佐以疏肝、健脾、宁心、化痰、祛瘀等法。对于肾阳虚证，治疗上当运用滋阴补阳方序贯治疗，黄体期温补肾阳，卵泡期滋补肾阴，在此基础上兼顾疏肝健脾宁心，同时联合西药治疗，配合心理及饮食方面的指导，使阴阳平衡。［李敬，谈勇．谈勇教授治疗黄体功能不全性复发性流产经验．浙江中医药大学学报，2020，44（4）：362-366］

五、预后转归

黄体功能不全是临床常见疾病，目前机制尚未完全明确，推测主要与卵泡发育不良、子宫内膜异位症以及卵巢本身病变、人为因素等有关，治疗上以补充孕酮、促进卵泡发育为主，针对高催乳素引起者着眼于降低PRL水平。中医药治疗黄体功能不全有一定优势，其诱导排卵本身不会导致黄体功能不全，同时改善子宫内膜反应，增加受孕机会。这类患者总体预后较好。

六、预防调护

（1）黄体功能不全的女性怀孕后，在孕早期应及早保胎治疗。

（2）在药物治疗的同时，患者要保持轻松、愉快的心情，消除紧张情绪。

（3）注意饮食调理，少食辛辣温燥或生冷之品，多吃高蛋白食物和姜汤、羊肉、蔬菜、水果。

（4）节制性生活，性生活太过频繁会使内分泌系统功能紊乱，不利于受孕。

（5）月经干净后，每天喝红枣桂圆枸杞水。

七、专方选要

1. 寿胎丸加减

菟丝子15g，桑寄生15g，续断15g，阿胶 15g，黄芪 20g，党参 15g，白术 15g。药煮水煎制 300ml，每次 100ml，3 次 / 天。[吴玉霞，徐宁，李伟莉. 寿胎丸加减治疗黄体功能不全型先兆流产及其对细胞因子影响. 辽宁中医药大学学报，2018，20（9）：100-103]

2. 益肾安胎方

苎麻根 20g，紫苏梗、阿胶珠、黄芩、盐杜仲各 10g，山药、续断、菟丝子、桑寄生、党参各 15g。每日 1 剂，水煎服。至少治疗 2 周，若病情未见明显改善者，则可适当延长治疗时间；若既往有不良妊娠病史者，则治疗时间应超过既往自然流产时间后进行疗效评价。[石明晴，江伟华. 益肾安胎方治疗黄体功能不全性先兆流产 30 例疗效观察. 浙江中医杂志，2018，53（2）：111-112]

3. 补肾健脾固冲汤

菟丝子 15g，杜仲 15g，续断 15g，桑寄生 15g，党参 15g，黄芪 15g，白术 15g，山药 15g，熟地黄 10g，山茱萸 10g，黄芩 10g。药物浸泡 30 分钟，加 500ml 水煎取 200ml，日 2 次温服。[王越，王昕. 补肾健脾固冲汤治疗黄体功能不全临床疗效观察. 辽宁中医药大学学报，2017，19（11）：157-160]

主要参考文献

[1] 孙自学，庞保珍. 中医生殖医学 [M]. 北京：人民卫生出版社，2017.

[2] 严仲铠，丁立起. 中华食疗本草 [M]. 北京：中国中医药出版社，2019.

[3] 夏桂成. 实用中医妇科学 [M]. 北京：中国中医药出版社，2018.

[4] 程晴. 中医辨证治疗黄体功能不全不孕症的研究 [J]. 医学信息，2021，34（13）：53-55.

[5] 罗颂平，曹蕾. 黄体功能不全的中医治疗 [J]. 中国实用妇科与产科杂志，2021，37（4）：440-443.

[6] 徐丹，周惠芳，洪艳丽，等. 国医大师夏桂成诊治黄体功能不全性不孕症经验 [J]. 中华中医药杂志，2021，36（2）：813-817.

[7] 邱雅琳，刘音吟，周惠芳. 黄体功能不全性不孕症临证思路撷要 [J]. 北京中医药，2019，38（7）：665-667.

[8] 王锦锦，刘金星. 中西医结合治疗黄体功能不全性不孕症的研究进展 [J]. 世界最新医学信息文摘，2019，19（8）：63-65.

[9] 王慧，董阳. 中西药合用治疗黄体功能不全致不孕临床观察 [J]. 实用中医药杂志，2018，34（9）：1078-1079.

[10] 杜学俊. 黄体功能不全性不孕中医治疗进展 [J]. 云南中医中药杂志，2017，38（11）：81-83.

[11] 杨林，杨丽洁，郭晓莉，等. 中医药治疗黄体功能不全研究现状 [J]. 山西中医，2017，33（9）：55-57.

[12] 刘元文，孙建欣. 黄体功能不全性不孕的中西医研究概况 [J]. 内蒙古中医药，2017，36（14）：136-137.

第八节　子宫内膜异位症

子宫内膜异位症（EMT），简称内异症，是指子宫内膜组织（腺体和间质）在子宫腔被覆内膜及子宫以外的部位出现、生长、浸润、反复出血，可形成结节及包块，不孕和盆腔痛是其主要临床表现。内异症患者合并不孕症风险明显高于一般育龄女性，约 80% 的不孕症患者存在内异症，而内异症患者不孕率可高达 40%。Semm 教授于 1991 年报道的万例腹腔镜术中，内异症见于 24% 的患者，而因不孕行腹腔镜术的 861 例患者中，51% 患者存在子宫内膜异位症。

中医学没有"子宫内膜异位症"病名记载，据其症状和体征，可属于"痛经"

"月经过多""癥瘕""不孕"范畴。

一、病因病机

（一）西医学认识

内异症对女性生育能力的影响机制非常复杂，包括病理生理和社会心理等多种机制相互作用。内异症引起不孕的可能原因和机制如下。

1. 盆腔解剖结构和功能改变

严重的盆腔粘连可明显破坏盆腔的解剖结构及功能，影响卵子从卵巢的排出，还可对输卵管上皮纤毛的摆动及输卵管自身蠕动及受精卵的运输产生影响。1986年Suginami等在内异症患者腹腔液中发现了拾卵抑制剂（OCI），OCI通过阻止伞端纤毛与卵丘的接触而阻碍输卵管功能。腹腔液中高浓度白细胞介素–6（IL-6）对输卵管纤毛的摆动是有抑制作用的，前列腺素（PG）增加不仅使输卵管自身蠕动增强，且造成收缩节律异常，内异症患者腹腔液中高水平的IL-6和前列腺素F2a（PGF2a）干扰卵子和胚胎在输卵管内正常运行，从而影响受精和胚胎着床。

2. 卵巢功能和卵子质量受累

内异症可导致内分泌及排卵异常，包括未破卵泡黄素化综合征（LUFS）、黄体功能不全、卵泡发育异常等。内异症患者排卵障碍的发生率为17%~27%，其中未破卵泡黄素化综合征发生率高达18%~19%。内异症患者腹腔液中高水平IL-6抑制雌激素的分泌进而引起卵泡发育不良。基质金属蛋白酶（MMPs）的MMP2通过参与降解基膜的骨架成分而参与排卵和卵泡的黄体转化，内异症患者腹腔液中MMP2高水平表达，可能与其排卵障碍有关。内异症患者芳香化酶活性下降，使黄体细胞分泌孕激素能力减弱，可导致黄体功能不足。

3. 影响精子

内异症患者盆腔液中前列腺素、蛋白酶、细胞因子包括炎症因子等浓度增加，致精子直线前向运动和总运动量明显降低，还可对卵子、胚胎和输卵管功能造成不利影响。内异症患者卵泡液对精子与透明带结合有较强的抑制作用。

4. 影响胚胎种植

内异症患者相关的生殖微环境中，包括在位子宫内膜中的各种细胞因子、各种抗体等体液免疫和细胞免疫均存在不同程度的紊乱，这可能导致患者子宫内膜容受性以及胚胎种植异常。其中，有研究证实了内异症腹腔液具有胚胎毒性作用，腹腔液中的细胞因子、自由基等可能发挥了重要作用。

5. 表观遗传学异常

内异症不孕的遗传组学和表观遗传学研究也日益受到重视。近年来，随着对基因表达及其调控的深入探索，大量文献已证实内异症与许多肿瘤一样是一种表观遗传学疾病。甲基化有关蛋白的下降与内异症生育能力下降有关，提示表观遗传学修饰可能参与了内异症不孕的发生。

（二）中医学认识

瘀血是子宫内膜异位症的病理基础。多由外邪入侵、情志内伤、手术损伤等原因，导致机体脏腑功能失调，冲任损伤，气血失和，致部分经血不循常道而逆行，以致"离经"之血瘀积，留结于下腹，阻滞于冲任、胞宫、胞脉、胞络而发病。常见病因病机有以下几点。

1. 气滞血瘀

素性抑郁或恼怒伤肝，使肝气郁结，疏泄失司，气机郁滞，血行不畅，瘀血内生，留结于下腹，阻滞于冲任、胞宫、胞脉、胞络而发病。

2. 寒凝血瘀

经期、产后胞脉空虚，血室正开，余血未净，若摄生不慎，或冒雨涉水，或经时贪食生冷，内伤于寒，血遇寒则凝，则经脉凝滞，寒凝血瘀，阻滞冲任、胞宫为病。

3. 瘀热互结

素体阳盛，或肝郁化热，或外感热邪，或过食辛辣，致邪热内盛，热伏冲任血海，热灼营血而蕴结于冲任、胞宫、胞脉，阻滞气血运行，可导致血瘀。或瘀久化热酿毒，热毒伏于体内，随月经定时而发，缠绵难愈。

4. 痰瘀互结

素体脾虚痰盛，或饮食不节，劳倦过度，思虑过极，损伤脾气，脾虚生湿，湿聚成痰，痰湿下注冲任胞脉，阻碍血行，可导致痰瘀互结。

5. 气虚血瘀

素体脾虚，中气不足，或饮食不节，劳倦过度，忧愁思虑所伤，或大病久病耗气，气虚运血无力，血行迟滞，以致血瘀留结于下腹，阻滞于冲任、胞宫、胞脉、胞络而发病。

6. 肾虚血瘀

先天禀赋不足，或后天损伤，大病久病，房劳多产，堕胎小产，损伤肾气，肾气亏损，阳气不足，阴寒内盛，冲任虚寒，血失温煦推动而致血瘀，或肾阴不足，虚火内生，内热灼血亦可致瘀，瘀血留结于下腹，阻滞于冲任、胞宫、胞脉、胞络而发病。

二、临床诊断

（一）辨病诊断

1. 临床诊断

（1）病史　育龄期继发性痛经、不孕，或宫腔手术、剖宫产史，或有生殖器畸形、宫颈粘连等。

（2）症状

①痛经：继发性痛经是其典型症状，且多随局部病变加重而逐年加剧。疼痛多位于下腹部及腰骶部，可放射至阴道、会阴、肛门或大腿，常于月经来潮前 1~2 日开始，经期第 1 天最剧，以后逐渐减轻，月经干净时消失。疼痛程度与病变程度不成正比，粘连严重，卵巢巧克力囊肿患者可能并无疼痛，而盆腔内散在小病灶却可导致剧烈痛经。少数患者可能有长期下腹痛，至经期加重。

②不孕：不孕是内异症的主要临床症状之一，30%~50% 的患者发生不孕。发生机制复杂。此外，内异症患者妊娠亦有约 40% 发生自然流产。

③性交痛：多见于异位灶位于直肠子宫凹陷或病变使子宫粘连后倾固定的患者，性交时由于碰撞及子宫收缩和向上提升而引起疼痛，一般表现为深部性交痛，经前疼痛更明显，约 30% 患者出现。

④月经失调：表现为经量增多或经期延长，周期短，少数出现经前点滴出血，15%~30% 患者出现。月经失调可能与卵巢结构被改变或功能失调有关。

⑤其他症状：肠道内异症患者可出现腹痛、腹泻或便秘，甚至有周期性少量便血；异位内膜侵犯膀胱肌壁可在经期引起尿痛和尿频，排尿后下腹痛；腹部瘢痕子宫内膜异位症常见于妇科腹部手术后，出现周期性瘢痕疼痛，瘢痕深部可扪及疼痛包块，且包块随时间延长而增大。盆腔外内异症可在病变部位出现周期性疼痛或出血，或包块增大。

2. 相关检查

（1）妇科检查　子宫多后倾固定，宫颈后上方、子宫后壁、子宫骶韧带或直肠子宫陷凹处可扪及硬性、触痛性结节，一侧或双侧附件可触及囊实性肿块，活动度差，有轻压痛。较大的卵巢内膜异位囊肿可扪及与子宫粘连的肿块，囊肿破裂时出现腹膜刺激征。若病变位于宫颈，可见宫颈表面有稍突出的紫蓝色小点或出血点，质硬光滑，有触痛。若病变累及直肠阴道隔，可在阴道后穹窿扪及隆起的小结节或包块。若病变累及腹壁切口、脐部等，在相应部位可触及结节性肿块。

（2）辅助检查 ①血液检查，血清CA_{125}、CA_{199}、抗子宫内膜抗体（EMAb）测定可提高内异症的诊断率，并可作为药物疗效评价的参考指标。②影像学检查，B超检查有助于发现盆腔或其他病变累及部位的包块，了解病灶位置、大小和形状，对诊断卵巢内膜异位囊肿有重要意义。钡剂灌肠有助于发现直肠子宫陷凹及直肠阴道隔内异症病灶。必要时行盆腔CT及MRI检查。③腹腔镜检查，是目前内异症诊断的金标准。腹腔

镜检查的最佳时间是月经干净后立即进行，可直接了解病灶范围和程度。

（3）临床分期

目前，常用的内异症分期方法是美国生殖医学学会（American Society for Reproductive Medicine，ASRM）分期，即1996年第3次修订的美国生育学会修订的内异症分期（r-AFS）。ASRM分期需要在腹腔镜下或剖腹探查手术时进行，按要求详细观察腹膜、卵巢病变的大小及深浅，卵巢、输卵管粘连的范围及程度，以及对直肠子宫陷凹封闭的程度进行评分。共分为4期：Ⅰ期（微小病变）：1~5分；Ⅱ期（轻度）：6~15分；Ⅲ期（中度）：16~40分；Ⅳ期（重度）：>40分。评分方法见表6-3。

表6-3 内异症ASRM分期评分表（分）

类别	异位病灶				粘连					直肠子宫陷凹封闭的程度
	位置	大小（cm）			程度	范围				
		<1	1~3	>3		<1/3 包裹	1/3~2/3 包裹	>2/3 包裹	部分	完全
腹膜	表浅	1	2	3	–	–	–	–	–	–
	深层	2	4	6	–	–	–	–	–	–
卵巢	右侧、表浅	1	2	4	右侧、轻	1	2	4	–	–
	右侧、深层	4	16	20	右侧、重	4	8	16	–	–
	左侧、表浅	1	2	4	左侧、轻	1	2	4	–	–
	左侧、深层	4	16	20	左侧、重	4	8	16	–	–
输卵管	–	–	–	–	右侧、轻	1	2	4	–	–
	–	–	–	–	右侧、重	4	8	16	–	–
	–	–	–	–	左侧、轻	1	2	4	–	–
	–	–	–	–	左侧、重	4	8	16	–	–
直肠子宫陷凹封闭	–	–	–	–	–	–	–	–	4	40

注：如果输卵管伞端完全粘连，评16分；如果患者只残留1侧附件，其卵巢及输卵管的评分应乘以2。

ASRM 分期是目前国际上普遍使用的内异症临床分期，其主要缺陷是对患者的妊娠结局、疼痛症状、复发无较好的预测性。

未行探查的临床分期可根据 1990 年中国中西医结合学会妇产科专业委员会第三届学术会议制订的盆腔内异症临床分期标准（以妇科双合诊、三合诊结合 B 超检查为主）分为轻度、中度、重度。

轻度：①散在的病灶种植，卵巢触痛，正常大或略大，但无明显的内膜囊肿形成。②粘连轻微或不明显，子宫、卵巢均活动。

中度：①卵巢单侧或双侧有多个病处，卵巢增大，或有小的内膜囊肿形成，但囊肿直径不超过 3cm。②输卵管、卵巢有粘连。③有明显的散在病灶硬结，可触及触痛结节。

重度：①卵巢子宫内膜囊肿大于 3cm（单侧或双侧）。②盆腔粘连明显。③直肠子宫陷凹封闭，片状增厚，伴触痛结节。④病变累及直肠、膀胱，伴子宫固定不动（重度广泛性）。

（4）内异症生育指数　内异症生育指数（EFI）主要用于预测内异症合并不孕患者腹腔镜手术分期后的自然妊娠情况，评分越高，妊娠概率越高。预测妊娠结局的前提是男方精子质量正常，女方卵巢储备功能良好且不合并子宫腺肌病（表 6-4）。

（二）辨证诊断

子宫内膜异位症基本病机为血瘀。子宫内膜异位症血瘀之成因，或为寒凝，或为气滞，或为痰湿。因肾主生殖，故该病的主要病机是肾虚气弱，胞脉络阻。瘀血、寒邪、痰湿和气滞是其发生的重要病理因素。

表 6-4　内异症生育指数（EFI）评分标准（分）

病史因素	评分	手术因素	评分
年龄 ≤ 35 岁	2	LF 评分 7~8 分	3
年龄 36~39 岁	1	LF 评分 4~6 分	2
年龄 ≥ 40 岁	0	LF 评分 0~3 分	0
不孕年限 ≤ 3 年	2	ASRM 评分（异位病灶评分之和）<16 分	1
不孕年限 >3 年	0	ASRM 评分（异位病灶评分之和）≥ 16 分	0
原发性不孕	0	ASRM 总分 <71 分	1
继发性不孕	1	ASRM 总分 ≥ 71 分	0

注：LF，最低功能评分（least function），指单侧（左侧或右侧）输卵管、输卵管平端、卵巢 3 个部位各自进行评分，两侧均取单侧评分最低者，两者相加即为 LF 评分，以此纳入最后的统计。根据 3 个部位的情况，将评分分成 0~4 分。4 分，功能正常；3 分，轻度功能障碍；2 分，中度功能障碍；1 分，重度功能障碍；0 分，无功能或缺失。LF 评分标准：①输卵管。轻度功能障碍，输卵管浆膜层轻微受损；中度功能障碍，输卵管浆膜层或肌层中度受损，活动度中度受限；重度功能障碍，输卵管纤维化或轻中度峡部结节性输卵管炎，活动度重度受限；无功能，输卵管完全阻塞，广泛纤维化或峡部结节性输卵管炎。②输卵管平端。轻度功能障碍，伞端轻微损伤伴轻微瘢痕；中度功能障碍，伞端中度损伤伴中度瘢痕，伞端正常结构中度缺失伴轻度伞内纤维化；重度功能障碍，伞端重度损伤伴重度瘢痕，伞端正常结构大量缺失伴中度伞内纤维化；无功能，伞端中度损伤伴广泛瘢痕，伞端正常结构完全缺失伴输卵管完全性梗阻或积水。③卵巢：轻度功能障碍，卵巢体积正常或大致正常，卵巢浆膜层极小或轻度受损；中度功能障碍，卵巢体积减小在 1/3~2/3 之间，卵巢表面中度受损；重度功能障碍，卵巢体积减小 2/3 或更多，卵巢表面重度受损；无功能，卵巢缺失或完全被粘连所包裹。

1. 气滞血瘀型

临床证候：经前、经行小腹胀痛，拒按，甚或前后阴坠胀欲便，经血紫暗有块，块下痛减，经量或多或少，腹中积块，固定不移，胸闷乳胀，舌紫暗或有瘀点、瘀斑，脉弦或涩。

辨证要点：经血紫暗有块，胸闷乳胀，舌紫暗，有瘀点、瘀斑。

2. 寒凝血瘀型

临床证候：经前或经行小腹冷痛，拒按，得热痛减，经行量少，色紫暗，或经血淋漓不净，或月经延期，下腹结块，固定不移，面色青白，舌紫暗，苔白，脉弦或紧。

辨证要点：拒按，得热痛减，下腹结块，固定不移，舌紫暗，有瘀点、瘀斑，脉弦紧。

3. 瘀热互结型

临床证候：经前或经期小腹疼痛，有灼热感，拒按，遇热痛增，月经先期，量多，经色深红，质黏稠，夹血块，心烦口渴，溲黄便结，盆腔结节包块触痛明显，舌红或舌暗红，有瘀点，苔黄，脉弦数。

辨证要点：灼热感，拒按，遇热痛增，舌暗红，有瘀点，脉弦数。

4. 痰瘀互结型

临床证候：下腹结块，经前、经期小腹痛，拒按，婚久不孕，平时形体肥胖，头晕沉重，胸闷纳呆，呕恶痰多，带下量多，色白质黏，无味，舌淡胖而紫暗，或舌边尖有瘀点、瘀斑，苔白滑或白腻，脉涩。

辨证要点：形体肥胖，呕恶痰多，舌淡胖而紫暗，苔白滑或白腻，脉涩。

5. 气虚血瘀型

临床证候：经行腹痛，喜按喜温，经量或多或少，色淡质稀，婚久不孕，面色少华，神疲乏力，纳差便溏，盆腔结节包块，舌淡暗，边有齿痕，苔薄白或白腻，脉细无力或细涩。

辨证要点：腹痛，喜按喜温，色淡质稀，面色少华，神疲乏力，苔薄白或白腻，脉细无力或细涩。

6. 肾虚血瘀型

临床证候：婚后不孕，经期或经后小腹坠痛，腰骶酸痛，痛引下肢和阴户，经色暗淡，量或多或少，质稀薄，或有血块，头晕耳鸣，面色晦暗，小腹冷感，带下清稀，舌淡暗，苔薄，脉细。

辨证要点：经色暗淡，质稀薄，或有血块，腰骶酸痛，舌淡暗，苔薄，脉沉细。

三、鉴别诊断

（一）西医学鉴别诊断

主要与卵巢恶性肿瘤、盆腔炎性包块和子宫腺肌病鉴别。

1. 卵巢恶性肿瘤

卵巢恶性肿瘤早期无症状，但病情发展迅速，腹痛、腹胀为持续性，患者一般情况差。检查除扪及盆腔内包块外，常发现腹水。B超显示肿瘤包块以实性或混合性居多，形态多不规则，血 CA_{125} 值多大于 200U/ml。凡诊断不明确时，应尽早剖腹探查。

2. 盆腔炎性包块

患者以往多有急性盆腔炎或反复感染史，疼痛不仅限于经期，平时亦有腹部隐痛，且可伴有发热。妇科检查子宫活动度差，附件区可扪及界限不清包块，抗感染治疗有效。

3. 子宫腺肌病

可合并内异症，其痛经症状与异位症相似，通常更剧烈。妇科检查子宫呈球形增大，质硬，经期触痛。

（二）中医学鉴别诊断

痛经

经行小腹疼痛，呈阵发性、痉挛性或胀痛，有下坠感，常1~2天内消失。无阳性体征，B超检查盆腔无异常。

四、临床治疗

（一）提高临床疗效的要素

治疗内异症的根本目的是"缩减和去除病灶，减轻和控制疼痛，治疗和促进生育，预防和减少复发"。

1. 综合分析，实施个体化治疗

子宫内膜异位症是临床较难治的疾病，治疗方案的制订，要根据患者年龄、病情程度及有无生育要求等因素综合考虑，制订个体化治疗方案，或手术，或手术联合药物，或药物加手术加药物联合治疗。

2. 中西结合，综合施治

从目前临床研究结果来看，手术治疗或西药治疗后复发率较高，远期疗效均不理想。近年来，采用中西医结合疗法，治疗轻型内异症，或术后联合中医药治疗中重度内异症，均取得了满意效果。所以临证时要适时选用中医药疗法，包括内治、外治（中药灌肠、针灸等）以提高临床疗效。

3. 科学运用补肾调周法

即按月经周期进行调治。行经期以活血化瘀为主，用膈下逐瘀汤，药用炒当归、赤芍、五灵脂、益母草、青皮、延胡索、制香附、泽兰叶、山楂、茯苓等。经后期滋阴养血，以归芍地黄汤加减，药用丹参、赤芍、白芍、怀山药、山茱萸、熟地黄、牡丹皮、茯苓、牡蛎、续断、菟丝子等；因子宫内膜异位症由血瘀成癥所致，因此，在滋阴养血方药中常需加入山楂、五灵脂、石见穿等。经间排卵期以补肾调气血为主，可用补肾促排卵汤，药用丹参、赤芍、白芍、怀山药、山茱萸、熟地黄、牡丹皮、茯苓、续断、菟丝子、紫石英、五灵脂、红花、石见穿等。经前期以补肾助阳为主，再加入化瘀消癥之品，常用助阳消癥汤，药用炒当归、赤芍、白芍、怀山药、牡丹皮、茯苓、续断、菟丝子、紫石英、蛇床子、生山楂等。一般自BBT达高温相后即服，直至经行停药或排卵后14天检测血HCG受孕后停药保胎治疗。

（二）辨病治疗

1. 期待治疗

对患者定期随访，根据情况对症处理。期待治疗期间，病情可能会发展，对年轻有生育要求者一般不用药物或特殊情况下慎用。

2. 药物治疗

包括对症药物治疗和激素抑制治疗。

（1）对症药物治疗　多采用非甾体类抗炎药缓解疼痛。

（2）激素抑制治疗　主要机制是造成体内低雌激素环境，使患者形成假孕或假绝经，或药物性卵巢切除状态，导致内膜萎缩、退化、坏死，从而达到治疗目的。

假孕治疗：①口服避孕药，目前常用低剂量高效孕激素和炔雌醇的复合片，连续运用效果肯定，一般每日1片，连续或周期应用至少6个月。②孕激素类，常用醋酸甲孕酮，每日口服30mg，或甲地孕酮，每日口服40mg，或炔诺酮，每日口服5mg，连续应用6个月。疗效与达那唑和促性腺激素释放激素激动剂（GnRHa）相近，但费用低，不良反应小。

假绝经治疗：促性腺激素释放激素激动剂作用机制主要是通过抑制垂体促性腺激素的分泌，导致卵巢分泌性激素减少，造成体内低激素状态，出现暂时闭经，起到药物暂时去势的作用。该疗法又称为

"药物性垂体切除"，或"药物性卵巢切除"。目前常用的药物有①亮丙瑞林（抑那通）3.75mg，月经第1日皮下注射1针后，间隔28日后注射1次，共3~6次。②戈舍瑞林（诺雷德）3.6mg，用法同前。③曲普瑞林（达菲林）3.75mg，肌内注射，用法同前。用后出现闭经，缓解痛经。主要不良反应为血管运动综合征和骨质疏松，但停药后大多数症状如潮热、盗汗等可在短期内消失，并恢复排卵，但骨质疏松恢复较慢。

达那唑：每次200mg，每日2~3次，月经第1日口服，持续用药6个月。机制为抑制FSH、LH峰，从而抑制卵巢甾体激素生成能力，直接与子宫内膜的雄激素和孕激素受体结合，抑制内膜细胞增生，导致子宫内膜萎缩，暂时闭经。

其他药物如孕三烯酮、米非司酮也可依据患者情况而选用。

3. 手术治疗

目的有①明确诊断及临床分期。②清除异位内膜病灶及囊肿。③治疗不孕。④分离粘连及恢复正常解剖结构。⑤治疗疼痛等症状。适用于药物治疗后症状不缓解或局部病变加重，或生育功能未恢复者，卵巢内膜异位囊肿较大且有生育需求者。手术指征为不孕、附件包块及盆腔疼痛。

手术方式有开腹手术和经腹腔镜手术两种。其中后者是最佳处理方法。目前认为以腹腔镜确诊、手术加药物为内异症治疗的金标准。

（三）辨证治疗

1. 辨证论治

活血化瘀是该病的治疗大法，临证时要结合病程长短及体质强弱决定祛邪扶正之先后。病程短，体质较强，属实证，以祛邪为主；病程较长，体质较弱，多为虚实夹杂证，或先祛邪后扶正，或先扶正后祛邪，亦可扶正祛邪并用。还应结合月经周期不同阶段治疗，一般经前宜行气活血止痛，经期以理气活血祛瘀为主，经后兼顾正气，在健脾补肾的基础上活血化瘀。

（1）气滞血瘀型

治法：理气活血，祛瘀止痛。

方药：膈下逐瘀汤（《医林改错》）。常用药物有当归、川芎、赤芍、桃仁、红花、乌药、枳壳、香附、牡丹皮、延胡索、炒五灵脂、甘草。

若疼痛剧烈加全蝎、土鳖虫、三棱、莪术以活血通络止痛；痛甚伴作呕者，加法半夏、白芍以柔肝和胃止痛；月经量多夹块者，去桃仁、红花，加蒲黄、三七、益母草化瘀止血；肛门坠胀、便结者加大黄化瘀通腑；前阴坠胀加柴胡、川楝子以理气行滞。

（2）寒凝血瘀型

治法：温经散寒，祛瘀止痛。

方药：少腹逐瘀汤（《医林改错》）。常用药物有当归、川芎、赤芍、官桂、小茴香、干姜、延胡索、蒲黄、五灵脂、没药。

经前、经期腹痛时，加台乌药、血竭粉以温经活血止痛；若痛甚而厥，症见面色青白、冷汗淋漓，为寒邪凝闭、阳气失宜之象，宜加制附片、艾叶，以温通阳气。

（3）瘀热互结型

治法：清热凉血，活血祛瘀。

方药：清热调血汤（《古今医鉴》）加败酱草、红藤、薏苡仁。常用药物有牡丹皮、黄连、生地黄、当归、白芍、川芎、红花、桃仁、莪术、香附、延胡索。

若经行质稠量多夹块者，加贯众、茜草炭、生地黄以清热化瘀止血；下腹疼痛，有灼热感，带下黄稠，去川芎，加黄柏、土茯苓以清热除湿。

（4）痰瘀互结型

治法：理气化痰，活血祛瘀。

方药：苍附导痰汤（《叶天士女科诊治秘方》）合桃红四物汤（《医宗金鉴》）。常用药物有茯苓、法半夏、陈皮、苍术、香附、胆南星、枳壳、神曲、生姜、甘草、当归、熟地黄、白芍、川芎、桃仁、红花。

若盆腔有结节者，加皂角刺、昆布、海藻、浙贝母化痰除湿，软坚散结。

（5）气虚血瘀型

治法：益气活血，祛瘀止痛。

方药：举元煎（《景岳全书》）加蒲黄、血竭、三七、益母草。常用药物有人参、黄芪、白术、升麻、炙甘草、蒲黄、血竭、三七、益母草。

若腹痛甚，腹冷者，加艾叶、小茴香、熟附片、干姜以温经止痛；腰腿酸软者，加续断、桑寄生以补肝肾，强筋骨。

（6）肾虚血瘀型

治法：补肾益气，活血祛瘀。

方药：归肾丸（《景岳全书》）合桃红四物汤（《医宗金鉴》）。常用药物有熟地黄、山药、山茱萸、茯苓、当归、枸杞子、杜仲、菟丝子、桃仁、红花、川芎。

阳虚者，加仙茅、补骨脂、艾叶、肉桂温壮肾阳；偏肾阴虚者，加地骨皮、鳖甲滋肾益阴。

2. 外治疗法

（1）中药灌肠　常选用丹参、牡丹皮、三棱、莪术、桂枝、乌药、延胡索、川楝子、红藤、白芷、香附等。适用于气滞血瘀型，浓煎至100ml，保留灌肠，每日1次。

（2）中药外敷　常用乳香、没药、赤芍、丹参、水蛭、三棱、莪术、川乌、草乌、延胡索、肉桂、木香、红花等活血化瘀之品制成膏、糊、粉剂外敷下腹部，适用于气滞血瘀型。

（3）离子导入　可用丹参注射液，或丹参、牡丹皮、三棱、莪术、赤芍、乳香、没药、水蛭等煎剂，适用于瘀血阻滞型，以直流感应电疗机行下腹部透腰部电离子导入。

（4）针刺疗法　取关元、中极、合谷、三阴交等，温针，每日1次，连续治疗3次，每次留针2分钟。经前或经行期治疗，适用于气阴不足型。

（5）耳针　取子宫、卵巢、交感、内分泌、神门、肝、肾。毫针捻转，中强刺激，或在上述穴位埋豆。经前或经行期治疗，适用于各型患者。

3. 成药应用

（1）散结镇痛胶囊　软坚散结，化瘀定痛。适用于痰瘀互结兼气滞型，每次4粒，每日3次，口服。

（2）桂枝茯苓胶囊　活血，化瘀，消癥。适用于瘀血阻滞型，每次3粒，每日3次，口服。

（3）少腹逐瘀胶囊　温经活血，散寒止痛。适用于寒凝血瘀型，每次3粒，每日3次，口服。

4. 单方验方

（1）益肾化瘀汤　巴戟天、续断、淫羊藿、菟丝子、制女贞子、党参、黄芪各12g，三棱、莪术、桃仁、赤芍、制乳香、制没药、香附各9g。3个月为1个疗程。具有补肾益气、活血化瘀之功效，适用于气滞血瘀型。［夏桂成. 实用中医妇科学. 北京：中国中医药出版社，2018］

（2）化瘀通腑丸　醋制生大黄、醋制炙鳖甲、琥珀按2∶2∶1比例研粉制丸，每次2.5g，每日2次，饭前开水送服，月经期不停药，连服3个月为1个疗程。适用于实证。［夏桂成. 实用中医妇科学. 北京：中国中医药出版社，2018］

（3）异位粉　地龙、土鳖虫、虻虫、蜈蚣、水蛭备等份，研粉末，装瓶备用或装入胶囊备用，每次2~3g，日2~3次。适用于血瘀型癥瘕。［孙自学，庞保珍. 中医生殖医学. 北京：人民卫生出版社，2017］

（4）七厘散（《良方集腋》）　七厘散半瓶，敷于脐部或腹痛部，外贴麝香壮骨膏，连续使用3个月经周期。适用于瘀血阻滞

型。[孙自学，庞保珍. 中医生殖医学. 北京：人民卫生出版社，2017]

（5）月季花汤　月季花15g，红糖适量，煎汤顿服，适用于气滞血瘀型。

（四）医家经验

1. 罗元恺

罗元恺认为本病的发病机制是气滞血瘀，阻滞胞中，恶血久积而致痛。气滞血瘀则冲任失调，导致月经过多和积瘀成癥等。遣方用药以蒲黄、五灵脂、田七、益母草等活血化瘀止痛药为主，瘀既得化，"通则不痛"；佐以九香虫、乌药、广木香等行气止痛，"气为血之帅"，"气行则血行"，故活血药常与行气药并用。又因血具有"寒则涩而不流，温则消而去之"的特性，结合患者的体质，选用行气药中有温肾作用的加香虫、乌药，使温运通达。罗元恺研制了以益母草、土鳖虫、桃仁、蒲黄、五灵脂等为主要成分的罗氏内异方口服液，效果显著。（《罗元恺妇科经验集》）

2. 朱南孙

朱老根据妇女以血为本，以气为用，脏腑功能完备，血海充盈由满而溢，胞脉的满溢和胞宫的藏泻有度，而形成和维持正常月经的中医理论，认为经血属"离经之血"，经血排出以通顺、畅行为贵。提出"离经之血"逆行，留聚下焦，瘀滞日久，脉道不通，瘀积成癥是形成子宫内膜异位症的病理基础。认为其主要病机为冲任气滞，胞脉瘀阻。医治该病应以活血化瘀、行气散结为主要治法。将本病分为三个类型：气滞血瘀型、血热互结型、邪恋正虚型。临证运用加味没竭汤加减治疗，常获良效。方药：生蒲黄（包煎）24g，炒五灵脂（包煎）15g，三棱12g，莪术12g，制乳香、制没药各3g，生山楂12g，青皮6g，血竭粉（冲服）2g。乳香、没药、蒲黄、血竭粉、五灵脂、三棱、莪术为活血化瘀

之要药，佐以山楂、青皮行滞散结，有行气活血、通滞化瘀之意，该方特点在于行气与活血兼顾，从而使气机调畅，瘀血得除，新血自生，癥瘕消失。（《朱南孙妇科学术经验集》）

3. 夏桂成

夏桂成认为子宫内膜异位症，血瘀虽为主要证型，但血瘀之所以形成发展，又与肾、肝、脾、胃及心神功能失调有关，尤以肾阴阳失调为主，临证中将活血化瘀法与益气补阳、疏肝宁心等法结合运用，才能取得良好效果。提出肾阳不足是本，血瘀凝结是标，治疗首先运用补肾助阳的方法，选择毓麟珠、右归丸、定坤丹及助阳消癥汤等方药，补充肾阳的同时不能忽略补阴，乃阴阳互济之理。其次结合健脾，以增强温补肾阳的作用。夏桂成认为心在生殖生理活动中的意义关键是"主神明"，而神明活动是在心肾相交、阴阳既济中得以实现的。肾藏精，心主神，心神依赖肾精的充养，肾精在心神调摄下藏泻。《傅青主女科》中说："胞脉者，上属于心，下通于肾"，进一步指出子宫是心肾交合的场所，子宫的功能活动与心肾密不可分。在这一理论指导下提出疏肝宁神法，神宁则阴阳调和，肾阳充则血行通畅，从而有效控制瘀血的产生发展，对水湿津液的运化也有重要作用。研制内异止痛汤，钩藤15g，续断、紫贝齿（先煎）、炒当归、赤芍、五灵脂、延胡索各10g，肉桂（后下）3g，全蝎末（冲服）、蜈蚣末（冲服）各1.5g，木香6g。方中钩藤、紫贝齿宁心安神，当归、五灵脂、延胡索等活血化瘀，肉桂温肾补阳。经期配合蜕膜散活血化痰，兼温阳止痛，方药为肉桂5g，五灵脂、三棱、莪术、白芥子、续断、杜仲各10g，延胡索15g，牡丹皮10g，益母草30g。（《夏桂成实用中医妇科学》）

4.刘奉五

刘奉五认为："本病是由于死血（瘀血）凝结胞宫，瘀滞流注于经脉、脏腑所致。"瘀血停留，日久可以化热。若因患者体内素有蕴湿，或气滞湿阻，湿热互结，则可兼见下焦湿热之象。在治疗上以活血化瘀、清利湿热为主。方用抵当汤与八正散合方加减。（《刘奉五妇科经验》）

五、预后转归

内异症治疗的根本目的是："缩减和去除病灶，减轻和控制疼痛，治疗和促进生育，预防和减少复发。"然而本病的高复发性尚未能克服，单纯手术和药物治疗均有局限性，因此采用手术加药物治疗有利于提高疗效。术前给药的目的在于缩小病灶，降低手术难度和损伤程度。

对药物治疗无效，盆腔包块巨大，要求近期妊娠者，可根据不同情况选择适当的手术治疗。目前认为腹腔镜手术能够提高妊娠率。对希望妊娠者，术后不宜应用药物巩固治疗，应行促排卵治疗。术后半年内积极备孕治疗，若半年内尚未妊娠，应行辅助生殖助孕技术。

六、预防调护

（一）预防

（1）防止经血逆流　及时发现并治疗引起经血潴留的疾病，如先天性生殖道畸形闭锁、狭窄和继发性宫颈粘连、阴道狭窄等。

（2）防止医源性异位内膜种植　经期避免性交和妇科检查，避免多次宫腔手术操作。宫颈及阴道手术如冷冻、电灼、激光和微波治疗以及整形术等均不宜在经前进行，否则有导致经血中内膜碎片种植于手术创面的危险。人工流产吸宫术时，宫腔内负压不宜过高，避免突然将吸管拔出，使宫腔血液和内膜碎片随负压被吸入腹腔。

（3）药物避孕　研究表明，口服避孕药者异位症发病风险降低，与避孕药抑制排卵、促使子宫内膜萎缩等有关。所以容易带器妊娠者及有高发家族史者可口服避孕药。

（二）调护

（1）月经期不宜剧烈运动，经期严禁性生活。

（2）经前、经期禁止服用寒凉之品。

七、专方选要

1.活血消异方

柴胡10g，香附10g，丹参10g，赤芍10g，莪术10g，皂角刺10g，鸡内金20g，薏苡仁20g。排卵后去丹参、赤芍、莪术、皂角刺，加茯苓10g，白术10g，菟丝子30g，续断20g。服药方法：术后开始服用，发现妊娠停药。1天1剂，水煎服，分早、晚两次温服。［韩倩，武颖，何军琴，等.活血消异方对子宫内膜异位症不孕患者妊娠结局的影响.中医药导报，2021，27（6）：73-76］

2 补肾活血汤

菟丝子20g，肉苁蓉20g，黄芪30g，熟地黄30g，山药15g，当归20g，血竭10g，牡丹皮12g，苏木12g，白芍12g，三棱9g，川芎9g，莪术9g，桃仁9g，红花6g，炙甘草6g。1天1剂，水煎煮300ml，分早、晚两次温服，经期停服。［闵美蕙，陈慧娜，王柳，等.补肾活血汤对子宫内膜异位致不孕患者的疗效及子宫内膜容受性的影响.辽宁中医杂志，2021，48（2）：90-93］

3.温肾活血化瘀汤

肉苁蓉、当归、丹参、胡芦巴、熟地黄各15g，莪术、鸡血藤、姜黄、益母草、补骨脂、菟丝子各10g，肉桂3g。每天1

剂，分早、晚两次服用，术后连续用药3个月经周期，用药期间妊娠者立即停药。[施锦梅，朱茵．补肾活血化瘀中药联合腹腔镜手术对子宫内膜异位症不孕患者性激素、氧化应激及生育情况的影响．中国妇幼保健，2019，34（24）：5740-5742]

主要参考文献

[1] 连方．中西医结合生殖医学[M]．北京：人民卫生出版社，2017.

[2] 谈勇．中医妇科学[M]．北京：中国中医药出版社，2016.

[3] 夏桂成．实用中医妇科学[M]．北京：中国中医药出版社，2018.

[4] 孙自学，庞保珍．中医生殖医学[M]．北京：人民卫生出版社，2017.

[5] 肖承悰．中医妇科临床研究[M]．北京：人民卫生出版社，2009.

[6] 杜惠兰．中西医结合妇产科学[M]．北京：中国中医药出版社，2016.

[7] 谢幸，苟文丽．妇产科学[M]．北京：人民卫生出版社，2013.

[8] 邓伟民，张金玉．不孕不育专家门诊[M]．北京：人民军医出版社，2010.

[9] 丰有吉，沈铿．妇产科学[M]．第3版．北京：人民卫生出版社，2015.

第九节　子宫内膜病变

子宫内膜病变目前尚无规范而明确的定义，主要指子宫内膜结构改变、功能紊乱和生发异常。包括子宫内膜炎、子宫内膜增生、子宫内膜癌、子宫内膜息肉、子宫黏膜下肌瘤、子宫内膜结核、医源性子宫内膜损伤等。临床以异常子宫出血（AUB）、不孕等为主要临床表现。中医学无相应病名，认为主要属"崩漏""月经过多""经期延长""月经先期""月经过少""闭经"等月经病及"不孕""癥瘕""带下"等

范畴。

正常子宫内膜细胞学组成包括上皮及间质成分。组织学分为基底层和功能层。基底层紧贴肌层，对卵巢激素不敏感，无周期性。功能层包括致密层与海绵层，对性激素敏感，在卵巢激素影响下发生周期性变化，呈周期性增殖、分泌、脱落，此层月经期坏死脱落形成月经。随周期变化子宫内膜厚度和形态受激素影响在排卵前、围排卵期、黄体期呈现不同的变化。

一、病因病机

（一）西医学认识

1. 子宫内膜炎

子宫内膜炎可分为急性、慢性、特异性及萎缩性。以细菌感染为主，还可见病毒、真菌、支原体、衣原体等感染。

2. 子宫内膜恶变和不典型增生

（1）子宫内膜癌　包括腺癌及肉瘤。腺癌最为常见，未经治疗的子宫内膜腺瘤样增生病或不典型增生会演变成子宫内膜癌。雌激素水平高（内源性/外源性），孕激素水平低或缺如，导致腺囊性增生、腺瘤性增生、不典型增生/原位癌，发展为侵袭性子宫内膜癌。

（2）子宫内膜不典型增生　子宫内膜不典型增生主要是过高的雌激素水平连续刺激，使子宫内膜产生囊性增生过长；雌激素水平长期无孕激素抵抗，形成腺瘤样增生过长；非典型增生过长，特征为增生过长的腺体同时出现细胞大小不等、排列紊乱、核分裂现象增多等细胞学异型改变。

3. 子宫内膜息肉

包括局限性和增生性子宫内膜突入宫腔两种类型。多为单发性，也可见多发性息肉，多发性息肉又称息肉病，起自炎症或胎盘背景的非增生性息肉及局灶性无茎的子宫内膜增生或增殖。多数学者认为，

息肉来自未成熟的子宫内膜，尤其是基底部内膜。

4. 子宫黏膜下肌瘤

迄今为止病因与发病机制不明。其发生发展是多因素、多环节的。可能由细胞染色体突变引起，也可能是子宫肌组织在各种性激素、生长因子、各种微环境介导下促发形成。肌瘤向宫腔方向生长，突出于宫腔，表面仅为黏膜层覆盖，易形成蒂，在宫腔内生长犹如异物，常引起子宫收缩，肌瘤可被挤出宫颈外口而突入阴道。

5. 子宫内膜结核

子宫内膜结核通常继发于身体其他部位的结核，如肺结核、肠结核、腹膜结核、肠系膜淋巴结核、骨结核等。血行传播为主要传播途径，结核先侵犯双侧输卵管，约半数累及子宫内膜，为结核杆菌感染所致。

6. 医源性子宫内膜损伤

人工流产过程中负压过高、吸宫时间较长、手术粗暴等，可导致子宫内膜无法修复、再生，或者手术后宫腔出现粘连，影响子宫内膜修复以致子宫内膜菲薄、子宫内膜粘连、子宫内膜不均质，此外还有宫内节育器对子宫内膜的影响等。

除上述原因外，子宫内膜自身抗体及炎症改变，如白细胞介素 –2（IL–2）可以促进淋巴细胞增生，影响有效封闭抗体形成，使母体对胚胎产生免疫攻击，抑制胚胎发育；抗子宫内膜抗体（EMAb）阳性，影响胚胎植入，也可引起早期流产。

（二）中医学认识

子宫内膜病变在中医学中属"崩漏""不孕"等范畴。发病机制主要是女性经行产后，胞门未闭，风寒湿热之邪或虫毒乘虚内侵，与冲任气血相搏结，蕴结于胞宫，反复进退，耗伤气血，虚实错杂，缠绵难愈而发病。常见病机有湿热下注、气滞血瘀、气虚血瘀。本病病机特点是瘀、热、虚，病位在胞宫。

1. 湿热下注

湿热之邪内侵，余邪未尽，正气未复，气血阻滞，湿热瘀血内结，缠绵日久不愈。

2. 气滞血瘀

内伤七情，肝气郁结，或外感湿热之邪，余毒未清，滞留于冲任胞宫，气机不畅，瘀血内停，脉络不通。

3. 气虚血瘀

素体虚弱，或正气内伤，外邪侵袭，留注于冲任，血行不畅，瘀血停聚；或久病不愈，瘀血内结，日久耗伤，正气亏乏，致气虚血瘀。

二、临床诊断

（一）辨病诊断

1. 临床诊断

子宫内膜病变临床以异常子宫出血为主要症状，出血多者可见贫血貌，大多数患者无特殊体征，无排卵出血，常伴不孕。可有服用激素、避孕药或宫内节育器、刮宫等病史。

2. 相关检查

（1）妇科检查　出血期应严格消毒后行妇科检查，观察阴道流血来自宫腔还是宫颈，排除宫颈病变出血。窥视或触摸宫颈口处有无赘生物，应详细检查宫颈管息肉、肌瘤。双合诊了解宫体及盆腔有无包块，以协助诊断。

（2）超声检查　经阴道超声检查已经成为评价子宫内膜厚度、形态、血供的首要检查方式。同时超声检查可观察有无卵泡发育及是否排卵，以区别是器质性子宫内膜病变还是功能性子宫内膜病变。无性生活史或大出血患者可以经腹部、肛门进行超声检查。

（3）盐水灌注超声宫腔造影术　经阴

道超声检查了解子宫内膜、子宫肌壁间情况后，向宫腔注入生理盐水 20ml 左右，使宫腔内充满液体，再次观察内膜及病灶情况。多数内膜息肉造影前仅显示内膜增厚，回声不均，造影后子宫内膜息肉、子宫黏膜下肌瘤等病变清晰可见，诊断特异性明显提高。

（4）宫腔镜检查＋定向活检　宫腔镜检查直观、定位准确、特异性及敏感度高，是诊断子宫内膜病变，尤其是诊断子宫内膜癌的首选诊断方法，是评价子宫内膜的金标准，可以准确地判断子宫内膜增生、子宫内膜息肉和子宫内膜癌。

（5）诊断性刮宫　可明确诊断并止血。诊断性刮宫（诊刮）可以分为一般诊刮和分段诊刮。内分泌异常需了解子宫内膜变化及对性激素的反应、有无排卵、有无结核以及子宫大出血需立即止血等情况可予一般诊刮。需区别子宫颈癌、子宫内膜癌及其他子宫恶性肿瘤，并需了解癌灶范围时应予分段诊刮。

（6）病理组织学检查　子宫内膜的病理组织学检查结果是明确诊断的依据。子宫内膜组织细胞学检查结果是诊断子宫内膜癌的金标准。

（7）磁共振检查　儿童期及绝经后血雌激素水平升高者可予 MRI 检查排除卵巢肿瘤以及绝经后妇女进行子宫内膜癌的诊断。

（8）激素测定　血清雌激素、孕激素、垂体激素、黄体生成素、卵泡刺激素、甲状腺激素测定等协助诊断。长期不排卵或卵泡发育不佳引起的黄体功能缺陷使子宫内膜不能发生正常的周期性改变，患者会出现子宫内膜增生过长，继而可能导致子宫内膜不典型增生和子宫内膜癌。血清激素检测 E_2 过低或过高为雌激素异常，导致增生期子宫内膜病变。此外，有性生活史者，还应做妊娠试验或 HCG 检查，排除妊娠及异位妊娠。

（9）其他检查　如血常规、血小板计数、凝血功能检查可以了解子宫内膜局部异常的原因及贫血程度并排除血液病。

（二）辨证诊断

子宫内膜病变临床以异常子宫出血、不孕等为主要表现。子宫内膜病变辨证规律：寒证少热证多，子宫内膜良性病变以虚寒证为主，恶性病变以虚热为主，病变进展寒转热多，热证实转虚多。同时将西医理化检查纳入中医四诊方法之列作为辨证依据。根据子宫内膜厚度、形态、血供等病变不同，多属瘀、属热、属虚或相兼为病。

1. 湿热下注型

临床证候：阴道下血，量少，淋漓不净，质黏稠，或赤白带下，量多质黏，有腥臭味，小腹坠胀，或伴有腹痛，肢体倦怠困重，舌红，苔黄腻，脉滑数或弦数。

辨证要点：阴道下血，质黏稠，肢倦困重，苔黄腻，脉滑数。

2. 气滞血瘀型

临床证候：阴道下血，量偏多或时多时少，色紫红，有血块，乳房胀痛，心烦易怒，夜寐多梦，舌质紫暗，有瘀斑、瘀点，苔薄，脉弦涩。

辨证要点：阴道下血，量偏多或时多时少，乳房胀痛，舌质紫暗，脉弦涩。

3. 气虚血瘀型

临床证候：阴道下血，量少，淋漓不净，色暗红，质稠，夹血块，神疲乏力，食少纳呆，舌体暗红，有瘀点、瘀斑，苔白，脉弦涩无力。

辨证要点：阴道下血，量少，淋漓不净，色暗红，神疲乏力，舌质暗红，有瘀点、瘀斑，苔白，脉弦涩无力。

三、鉴别诊断

（一）西医学鉴别诊断

1. 内膜炎与子宫肌瘤鉴别

子宫肌瘤可有月经改变及宫体增大，质硬，无压痛；而子宫体内膜炎时子宫虽可增大，但为均匀性增大，而且有压痛，子宫大小一般如孕2个月以内，消炎治疗后宫体可缩小。

2. 与输卵管炎鉴别

输卵管炎多有流产、手术史或慢性阑尾炎、结核病史，主要症状为疼痛、发热、白带增多等，但疼痛以下腹部一侧为重（淋病性可为两侧）。妇科检查宫颈有移动痛，盆腔一侧或双侧附件有明显触痛，子宫稍大，多有轻度压痛。严重病例可形成盆腔脓肿。

（二）中医学鉴别诊断

中医的经期延长、崩漏、癥瘕、不孕症等疾病均可见子宫内膜息肉，故临证时需详细问诊并依据辅助检查手段加以鉴别。

四、临床治疗

（一）提高临床疗效的要素

1. 衷中参西，明确诊断

首先要明确诊断，确定是何种内膜病变，如是内膜炎，还是息肉等。该病中医病机以瘀、热、虚三者致脏腑功能失调、气血不和、冲任不固为主，气血不和、血热易导致异常子宫出血，瘀血内结可成癥瘕。临证时还需将西医理化检查纳入中医四诊诊查方法之列，如将宫腔镜检查所见结果视为望诊的延伸，见子宫内膜色泽鲜红、绛红、血管网密集为热，色泽苍白，内膜薄，有絮状漂浮物多为寒、为虚，宫腔宽大变形，内膜增厚，有蓝斑为瘀，衷中参西，尽可能做到精准辨证，从而获得

较好疗效。

2. 辨证施治，中西结合

在明确诊断的前提下，根据不同类型病变，采取相应的治疗方案。如子宫内膜炎患者，在针对性治疗的同时，可以辨证使用中药；对子宫内膜息肉患者，息肉刚发生且小于1.0cm可予激素配合中药治疗，并定期随访，若息肉较大影响妊娠，或临床出血症状严重者宜行息肉摘除术，术后可予中药调理，必要时配合孕激素后半周期疗法；而对于晚期内膜癌患者或不耐受手术、放疗、化疗的患者，通过中医药治疗，可以稳定瘤体并改善患者的局部症状和全身情况，提高生活质量。

（二）辨病治疗

1. 保守治疗

（1）基础治疗 适当休息，加强营养。

（2）抗感染治疗 子宫内膜炎患者可以针对病原体进行抗感染治疗。

2. 联合激素治疗

单纯子宫内膜增生，一般选择使用小剂量孕激素后半期疗法，于月经周期第11~25天用药，连续3个月为1个疗程。对于反复发生的病例，可采用全周期疗法，或连续治疗2个疗程。子宫内膜不典型增生者，如果患者年轻，有生育要求，可选择药物治疗，以孕激素为主。轻度不典型增生可选择半周期小剂量孕激素治疗，中、重度不典型增生一般选用大剂量孕激素持续治疗。药物治疗以3个月为1个疗程，每疗程结束后需获取子宫内膜进行组织学检查，了解子宫内膜反应，如病变无好转，反而加重及停药后复发者，需警惕癌变可能，改行手术治疗。

3. 手术治疗

对于40岁以上无生育要求者，若出血症状明显，上述治疗不能根除或经常复发者，可行全子宫切除术。围绝经或已绝经

妇女，要警惕子宫内膜不典型增生有合并恶性病变的可能性，多考虑子宫切除。

（三）辨证治疗

1.辨证论治

（1）湿热下注型

治法：清化湿热，固冲止血。

方药：四妙丸合加味失笑散加减。常用药物有苍术、黄柏、牛膝、薏苡仁、五灵脂、蒲黄。

若热甚者，加牡丹皮、大黄以清热利湿。

（2）气滞血瘀型

治法：活血化瘀，理气止血。

方药：逐瘀止血汤加减。常用药物有生地黄、大黄、赤芍、牡丹皮、当归、枳壳、龟甲、桃仁等。

若气滞甚者，加延胡索、益母草、香附以行气导滞；疼痛引及少腹两侧痛剧者，加姜黄、乳香以活血化瘀，通络止痛。

（3）气虚血瘀型

治法：益气行血，调经祛瘀。

方药：理冲汤加减。常用药物有生黄芪、党参、白术、山药、知母、三棱、莪术、鸡内金等。

若气血亏虚不任攻伐者，加当归、白芍、熟地黄以活血养血；若兼寒凝者，加肉桂、附子、干姜以温阳散寒。

2.外治疗法

（1）贴敷疗法　将具有不同功效的中药加热敷在特定穴位，以疏通经络，激发经气，调畅气血阴阳，改善局部血液循环，平衡脏腑功能，提高人体免疫力，常用穴位有神阙、关元、中极、子宫、三阴交、归来、足三里，适用于气阴两虚型。

（2）中药离子导入　金银花、连翘、蒲公英各30g，白芍、川芎、紫花地丁、黄柏、牡丹皮、白芷、黄芪各10g，适用于湿热瘀结型子宫内膜炎症患者；寒凝气滞型

用黄芪30g，丹参20g，益母草、续断、延胡索各15g，党参、红花、香附、桂枝各10g，加水1000ml，煎取500ml。用电离子导入治疗机，将电极衬垫浸泡于50℃中药煎剂中，拧干并分别置于左右下腹部及腰骶部。

（3）电针　取中极、子宫、气海、中髎、关元、大肠俞，每次选1~2对，快速进针，有针感后通电20~30分钟，每日1次，7~10天为1个疗程，适用于气虚型。

（4）针刺疗法　辨证选穴，血热配血海、水泉，气郁配太冲、支沟、大敦，气虚配气海、脾俞、足三里，阳虚配气海、命门、复溜，阴虚配然谷、阴谷等。

（5）耳穴压豆　取子宫、内分泌、神门、卵巢、交感、皮质下、肾上腺。将王不留行籽用胶布贴压至选中穴位，每日按压3~5次，每次按压3~5分钟，3日1次。双耳交替，连续1~4周，适用于各型子宫内膜炎患者。

（6）宫腔灌注　操作前先以双合诊查清子宫大小及位置，外阴阴道消毒、探测宫腔深度后，将灭菌导尿管自宫口送入宫腔，以小于宫腔深度0.5cm即可，将选定的抗生素，经导尿管缓慢注入宫腔，待药液全部进入宫腔后，拔出导尿管，平卧或臀高1~2小时，每日1次，经期停用，由于本方法能使药物直接作用于病灶处，往往疗效显著。

3.成药应用

（1）龙血竭片　活血散瘀，定痛止血。适用于气滞血瘀型患者，每次1.2g，每日3次，口服。

（2）大黄䗪虫胶囊　活血破瘀，通经消癥。适用于瘀血内停型患者，每次1.2g，每日3次，口服。

（3）芪胶升白胶囊　补血益气。适用于气血亏虚型患者，每次1.5g，每日3次，口服。

（4）金凤丸　温肾益阳，活血和血。适用于肾阳虚型，每次 1.8g，每日 2 次，口服。

4. 单方验方

（1）败酱草 50g，黄芩、薏苡仁、赤芍各 30g，柴胡、川楝子、陈皮各 15g，每日 1 剂，水煎服，适用于湿热型患者。[夏桂成. 实用中医妇科学. 北京：中国中医药出版社，2018]

（2）金银花 30g，连翘 15g，蒲公英30g，土茯苓 15g，车前子 9g，延胡索 15g，炒枳壳 6g。水煎服，每日 1~2 剂，适用于湿滞痰阻型患者。[夏桂成. 实用中医妇科学. 北京：中国中医药出版社，2018]

（3）海螵蛸适量，炒后研极细面，每次服 9g，每日 2 次，黄酒 15g 送下，适用于脾虚型患者。[孙自学，庞保珍. 中医生殖医学. 北京：人民卫生出版社，2017]

（四）医家经验

1. 夏桂成

子宫内膜息肉属于中医"崩漏""月经过多""癥瘕""不孕"等范畴，临床上以心肾阳虚证最为多见，国医大师夏桂成教授运用"阳化气、阴成形"理论，以中医治未病思想，结合其创立的补肾调周法防治子宫内膜息肉，不仅可以恢复经期、经量，并能提高妊娠率。夏教授认为，子宫内膜息肉属本虚标实证，盖因七情内伤、生活因素或体质因素等导致机体阴阳失衡，肾阳虚衰，胞宫虚寒，冲任失于温煦，下不能暖胞宫，血失温运，运行迟滞成瘀，经脉瘀阻，寒凝、痰瘀等阴邪内生，进一步滞留胞宫而致病。夏教授认为本病不仅与血瘀有关，血瘀属阴邪，与阳对立，又与阳相关，阴盛或阳虚，致阳长不利，瘀浊增生，久而结为癥瘕，病机实为心肾阳虚，尤其血中阳虚，阴寒内盛，胞宫失于温煦，气化功能失司，经前期阳长不足，"六阳"

不能到位，无法实现重阳转阴，子宫内膜的瘀浊不能排净，瘀积于胞宫而发此病。结合补肾调周理论，创立温阳化气方：肉桂 5g，桂枝 10g，生姜 5g，茯苓 10g，牡丹皮 9g，赤芍 10g，黄芪 15g，白术 15g，续断 10g，菟丝子 10g，琥珀粉 3g。《素问》云："女子胞（子宫）属于奇恒之腑，有藏有泻。"子宫之泻受制于心，因而降心气安心神，才能使子宫泻之顺利。泻者，可排出经血及排出过多的阴液水湿。子宫内膜息肉为血分之病证，心主血脉，临证治疗之时当重视心（脑）的主导作用。同时，子宫内膜息肉反复发作，影响受孕，患者容易焦虑不安，临证之时需配合心理疏导。[郭红玉，任青玲，胡荣魁，等. 国医大师夏桂成运用"阳化气、阴成形"理论防治子宫内膜息肉经验. 南京中医药大学报，2021（4）：574-576]

2. 尤昭玲

尤教授采用中医药调整周期法，根据月经周期中脏腑阴阳气血的生理性变化，按照月经周期不同时段采用相应的治法，因势而治，以达到修复内膜、提高子宫内膜容受性的目的，利于胚胎着床及胚胎发育。女性月经周期的循环，不是简单的重复，而是每次循环都受到阴阳消长规律的支配。女性月经周期一般分为 4 期，即行经期、经后期、经间期、经前期。行经期月经来潮，基础体温从高温相迅速下降，气血活动表现为排出经血，经血下行顺为畅，故此时气血以"通调"为要。经后期血海空虚，此时应滋养卵子，促进卵子发育，涵养血海，促进血海充盈，即子宫内膜增长，开始为受孕或排泄月经做准备。尤教授根据月经周期的生理特点，制订了"攻补兼施"的治疗法则，即行经期以"祛邪"为主，经后期以"补虚"为要。行经期着重活血化瘀，祛除邪气，促进经血排出，疏通微循环；经后期着重补益肝肾，固护阴血,促进卵泡发育成熟和子宫内膜修复。尤教授亦注重药食同补,嘱患者适当搭配自创暖巢煲、养膜糕等增强疗效。若患者卵巢功能不良,则月经第10天嘱服用1个暖巢煲,该煲由黄芪、巴戟天、石斛、黄精、山药等药物组成,以暖巢填精,增液养泡,促进卵泡生长、发育、排出;若子宫内膜偏薄者,加用养膜糕(由山药、莲子、黑豆、阿胶等药物组成),2片/次,2次/天,以助子宫内膜生长;若患者有生育要求,则尤教授指导其同房后第6天服用1个着床煲(由党参、黄芪、龙眼肉、三七花等药物组成)。[田赛男,谈珍瑜.尤昭玲运用补肾活血法改善子宫内膜容受性经验.湖南中医杂志,2019,35(6):25-27]

五、预后转归

子宫内膜病变临床治疗较为棘手,对于急性子宫内膜炎及时而有效的治疗可完全康复,并不影响生育功能,预后较好。慢性子宫内膜炎多合并宫颈炎、子宫肌炎、附件炎和盆腔结缔组织炎,治疗效果较差。而子宫内膜息肉有复发的可能,可在诊刮术后给予相关干预措施,预防复发,尽早受孕。

六、预防调护

(一)预防

(1)坚持锻炼,增强体质,提高免疫力。同时保持乐观情绪,注意调整个人心态。

(2)注意个人卫生、经期卫生,保持外阴清洁,穿透气性好的宽松棉质内裤。

(3)正规服用避孕药。

(4)定期去医院进行妇科检查,特别是出现外阴瘙痒、分泌物增多及手术后。

(5)发现妇科炎症要积极治疗,发现有子宫内膜息肉应尽快进行手术摘除。

(二)调护

(1)多喝水,多吃水果、蔬菜、核果、种子、谷类等食物。

(2)多食瘦肉、鸡肉、鸡蛋、鹌鹑蛋、草鱼、甲鱼、白鱼。

(3)多吃补血补肾的食物,以性平性温的为主,忌食寒凉类食物。

(4)荤肉类要打碎打烂吃,荤素搭配比例最好是1:1。

(5)禁食热性和含激素成分的食品,如桂圆、红枣、阿胶、蜂王浆等。

(6)忌食辣椒、麻椒、生葱、生蒜、白酒等刺激性食物及饮料。

七、专方选要

1.扶正祛邪解毒方

生黄芪、石见穿、莪术30g,南沙参、枸杞子、淫羊藿15g,党参、茯苓、巴戟天、肉苁蓉、蜂房12g,白术9g。每日1剂,水煎取汁400ml,分早、晚2次服用。3周为1个治疗周期,连续治疗6个周期。[赵丹,甄凤玲,宋一明,等.自拟扶正祛邪解毒方联合新辅助化疗治疗乳腺癌并子宫内膜病变疗效观察.现代中西医结合杂志,2019,28(17):1908-1910]

2.补肾疏肝汤

菟丝子30g,山茱萸12g,黄精、覆盆子、何首乌各20g,鹿角片、紫河车、香附、柴胡各15g,白芍、陈皮、当归、熟地黄各10g。以上中药加水500ml浓煎至200ml,1剂/天,分早、晚各服1次,月经期第5天开始连续服药,5天为1个疗程,连续用3个经期。[高洁,应洁敏,孙建平,等.补肾疏肝汤治疗绝经期妇女功能性子宫出血临床研究.陕西中医,2021,42(7):867-869]

主要参考文献

[1] 连方. 中西医结合生殖医学 [M]. 北京：人民卫生出版社，2017.

[2] 连方，谈勇. 中西医结合妇产科学临床研究 [M]. 北京：人民卫生出版社，2018.

[3] 宋冬梅，李天照，夏恩兰. 宫腔镜检查诊断慢性子宫内膜炎的临床价值 [J]. 中国妇产科临床杂志，2020，21（2）：120-124.

[4] 李明慧，李慧敏，贺玲，等. 经阴道超声造影在子宫内膜病变中的诊断价值 [J]. 中国临床研究，2020，33（8）：1084-1086.

[5] 杨淑芬. 绝经后子宫异常出血患者的临床特征及其出现子宫内膜癌的影响因素分析 [J]. 中国妇幼保健，2019，34（15）：3517-3519.

[6] 全国卫生产业企业管理协会妇幼健康产业分会生殖内分泌学组. 中国子宫内膜增生诊疗共识 [J]. 生殖医学杂志，2017，26（10）：957-960.

第十节 阴道炎

阴道炎是指阴道黏膜及黏膜下结缔组织的炎症，可表现为带下量、色、质的改变。临床常见的有滴虫性阴道炎、细菌性阴道病、外阴阴道假丝酵母菌病及萎缩性阴道炎等，为生育期女性生殖器炎症中最常见的疾病。

中医学无此病名记载，据其表现，如带下量多，色、质、气味异常及外阴、阴道瘙痒，可归属"带下病""阴痒"范畴。阴道炎症时，阴道内环境不利于精子的成活，影响精子的活动力和穿透力，从而降低受孕率而发不孕。

一、病因病机

（一）西医学认识

正常健康妇女阴道由于解剖组织学特点，对病原体的侵入有自然防御功能。正常阴道内有多种细菌存在，菌群之间可形成生态平衡，并不致病。其中，乳酸杆菌、雌激素及阴道 pH 值（PH ≤ 4.5）在维持阴道生态平衡中起重要作用，可抑制其他病原体生长。育龄期子宫内膜周期性剥脱，亦有利于病原体的清除。但阴道与尿道、肛门毗邻，局部潮湿，易受污染，若不注意卫生或分娩、流产、阴道手术等受到损伤，内源性菌群发生变化，外界病原体如滴虫、真菌感染，抑或卵巢储备功能低下及卵巢早衰因雌激素缺乏，局部抵抗力差等，导致阴道酸碱平衡紊乱或免疫力下降，相应的致病菌大量繁殖可引起阴道炎。

1. 滴虫性阴道炎

由阴道毛滴虫感染引起的阴道炎称为滴虫性阴道炎。滴虫适宜在温度 25~40℃、pH5.5~6.5 的潮湿环境中生长，在 pH 5 以下或 7.5 以上的环境中则不生长。月经前后阴道 pH 值升高时，隐藏在阴道皱褶中的滴虫常易繁殖，引起炎症发作。滴虫还可寄生于男方的包皮皱褶、尿道或前列腺中，由于男性感染滴虫后常无症状，更易成为传染源，通过性交直接传染给女性，亦可经公共浴池、浴盆、浴巾、游泳池、坐便、衣物、污染的器械等途径间接传播。

2. 细菌性阴道病

细菌性阴道病是由于阴道内乳酸杆菌减少而其他细菌大量繁殖，主要有加特纳菌、各种厌氧菌及支原体引起的混合感染。引起本病的病因是多方面的，如多个性伴侣、频繁性交或经常阴道冲洗，使阴道碱化。碱性环境不利于乳酸杆菌的黏附和生长，而利于其他细菌大量繁殖，从而引发细菌性阴道病。厌氧菌繁殖的同时可产生胺类物质，使阴道分泌物增多，并有臭味。

3. 外阴阴道假丝酵母菌病

外阴阴道假丝酵母菌病（VVC）是由假丝酵母菌引起的一种常见阴道炎，曾被称为外阴阴道念珠菌病、念珠菌阴道炎。据统计，约70%妇女一生中至少患过1次VVC，其中40%~50%经历过1次复发。假丝酵母菌为条件致病菌，10%的健康妇女及30%孕妇阴道内有此菌寄生，并不发病，只有在抵抗力降低，或阴道局部环境改变时，假丝酵母菌大量繁殖，才引发阴道炎症状。本病多见于糖尿病、孕妇、潮湿环境、大量应用免疫抑制剂及广谱抗生素者。少数患者亦可通过性交直接传染或通过接触衣物间接传染。

4. 萎缩性阴道炎

萎缩性阴道炎常见于高龄女性或卵巢功能衰退者，因雌激素水平降低，阴道萎缩，黏膜变薄，上皮细胞内糖原含量减少，阴道内 pH 值上升，局部抵抗力下降，致病菌容易入侵繁殖引起炎症。

（二）中医学认识

本病的主要病因病机是湿邪伤及任带二脉，使任脉不固，带脉失约。湿邪是导致本病的主要病因，有内湿、外湿之别。脾、肾、肝三脏功能失调是产生内湿之因。脾虚失运，内生水湿；肾阳虚损，气化失常，水湿下注；木郁侮土，肝火夹脾湿下注；外因多为涉水淋雨，或久居湿地，或不洁性交，或摄生不洁等，以致感受湿热毒虫邪。

1. 脾虚湿盛

素体脾虚，或饮食所伤，或劳倦过度，或忧思气结，损伤脾气，脾阳不振，运化失司，水谷精微不能上输以化血，反聚而成湿，流注下焦，伤及任带而为带下过多。如《女科经纶·带下门》引缪仲淳云："白带多是脾虚……脾伤则湿土之气下陷，是脾精不守，不能输为荣血，而下白滑之物。"

2. 肾阳虚

素体阳虚，或房劳多产，或年老体虚，久病伤肾，肾阳虚损，命门火衰，气化失常，水湿下注，任带失约；或因肾气不固，封藏失职，精液滑脱而致带下过多。《万氏妇人科》曰："白带者，时常流出清冷稠黏，此下元虚损证也。"

3. 湿热下注

经行产后，胞脉空虚，摄生不洁，湿热内犯，或淋雨涉水，或久居湿地，感受湿邪，蕴而化热，伤及任带而致。或脾虚生湿，湿蕴化热酿成。或因肝郁化热，肝气乘脾，脾虚失运，肝火夹脾湿流注下焦，损伤任带二脉而致带下过多。《傅青主女科·黄带下》："妇人有带下而色黄者，宛如黄茶浓汁，其气腥秽，所谓黄带是也。夫黄带乃任脉之湿热也。"

4. 阴虚夹湿

素禀阴虚，或房劳多产，或年老真阴渐亏，天癸竭绝，或久病失养，肾阳虚损，暗耗阴津，导致相火偏旺，阴虚失守，下焦复感湿邪，伤及任带，失于约固，而致带下过多。

5. 湿毒蕴结

经期产后，胞脉空虚，忽视卫生，或房事不禁，或摄生不慎，或手术损伤，湿毒之邪乘虚直犯阴器、胞宫，湿毒蕴结，损伤任带，而致带下过多。

6. 热毒蕴结

摄生不慎，或妇科手术消毒不严，或经期、产后胞脉空虚，房事不禁，感染热毒，热毒蕴结阴器、胞宫；或因热甚化火成毒，或湿热遏久成毒，热毒损伤任带二脉而为带下过多。

二、临床诊断

（一）辨病诊断

1. 滴虫性阴道炎

（1）临床诊断

①病史：有不洁性接触史及公共浴池、浴盆、浴巾、泳池、厕所、衣物等间接接触史。

②症状：主要表现为阴道分泌物增多，外阴及阴道口瘙痒，分泌物呈黄绿色，稀薄，泡沫状，有腥臭味，严重者白带混有血液，性交疼痛，若尿道口有感染，可有尿频、尿痛等刺激症状，有时可见血尿，阴道毛滴虫能吞噬精子，并能阻碍乳酸生成，影响精子在阴道内存活，可致不孕。

（2）相关检查

①妇科检查：阴道黏膜、宫颈充血，常有散在的出血点，呈草莓样，后穹窿有多量灰黄色、黄白色稀薄液体或黄绿色分泌物，常呈泡沫状。

②实验室检查：阴道分泌物可找到阴道毛滴虫。

2. 细菌性阴道病

（1）临床诊断

①病史：多个性伴侣、频繁性交或经常阴道冲洗史。

②症状：本病患者有 10%~50% 无临床症状，有症状者主要表现为有鱼腥臭味的灰白色白带，性交后加重，阴道瘙痒或灼热感。

（2）相关检查

①妇科检查：分泌物呈灰白色，均匀一致，稀薄，常黏附于阴道壁，但黏度很低，在阴道壁上易于擦掉，阴道黏膜无潮红、充血的炎症表现。

②实验室检查：阴道 pH > 4.5，阴道分泌物胺试验阳性，线索细胞阳性。

3. 外阴阴道假丝酵母菌病

（1）临床诊断

①病史：有不洁性接触史、糖尿病史或妊娠期，大量应用免疫抑制剂、肾上腺皮质激素及广谱抗生素者，或通过接触衣物间接传染。

②症状：外阴及阴道瘙痒、灼痛，严重时坐卧不宁，异常痛苦，外阴痛痒程度居各种阴道炎症之首。还可伴有尿频、尿痛及性交痛，部分患者白带增多。

（2）相关检查

①妇科检查：可见外阴抓痕，外阴、阴道黏膜红肿，白带增多，呈白色、凝乳状或豆渣样，小阴唇内侧及阴道黏膜附有白色薄膜，擦除后可见阴道黏膜红肿，急性期可有糜烂面及浅表溃疡。

②实验室检查：分泌物涂片可找到假丝酵母菌的芽孢及菌丝，若涂片检查不满意，可用染色或培养法，阳性率更高。

4. 萎缩性阴道炎

（1）临床诊断

①病史：多发生于高龄或卵巢储备功能减退者。

②症状：阴道分泌物增多、稀薄，常呈黄水样或脓样，也可呈血性，多伴外阴瘙痒、灼热感。若侵犯尿道则出现尿频、尿痛等泌尿系感染的症状。

（2）相关检查

①妇科检查：阴道黏膜萎缩，上皮菲薄，皱襞消失，黏膜充血，有出血点或出血斑，有时可形成浅表溃疡，甚至出现阴道粘连，严重时造成狭窄甚至闭锁致炎症分泌物引流不畅形成阴道积脓或宫腔积脓。

②实验室检查：分泌物涂片检查可见大量白细胞，而无滴虫及假丝酵母菌。

（二）辨证诊断

阴道炎的辨证要点主要是带下的量、色、质、气味的局部异常，其次根据伴随症状及舌脉辨其寒热虚实。一般来说，带下量多，色白或淡黄，质稀，脘胀满者，多属脾阳虚证；带下色白，质清稀如水，腰膝酸软，畏寒怕冷者，多为肾阳虚证；带下量多，色黄，质稠或如泡沫状，或如白色豆渣状，有秽臭者为湿热下注证；带下量不甚多，色黄或赤白相兼，质稠或有臭气，潮热面红，五心烦热，为阴虚夹湿证；带下量多，色黄如脓，其气腥臭，虫毒作痒者，属湿毒蕴结证；带下量多，黄绿如脓，或赤白相兼，五色杂下，质黏腻，臭秽难闻，小腹疼痛，腰骶酸痛，大便干结者，多属热毒蕴结证。

1. 脾虚湿盛型

临床证候：带下量多，色白或淡黄，质稀薄，或如涕如唾，绵绵不断，无臭；面色㿠白或萎黄，四肢倦怠，脘胁不舒，纳少便溏，或四肢浮肿，舌淡胖，苔白或腻，脉细缓。

辨证要点：带下量多，色白或淡黄，质稀，无气味，伴神疲乏力。

2. 肾阳虚型

临床证候：带下量多，绵绵不断，质清稀如水，腰酸如折，畏寒肢冷，小腹冷感，面色晦暗，小便清长，或夜尿多，大便溏薄，舌质淡，苔白润，脉沉迟。

辨证要点：带下量多，质清稀如水，腰酸如折，畏寒肢冷。

3. 湿热下注型

临床证候：带下量多，色黄或呈脓性，或如泡沫状，质黏稠，其气腥臭，阴部潮红，灼热瘙痒，甚或肿痛，尿短赤，涩痛，大便溏而不爽，口腻而臭，舌质红，苔黄腻，脉滑数。

辨证要点：带下量多，色黄或呈脓性，或如泡沫状，有臭味。

4. 阴虚夹湿型

临床证候：带下量多，色黄或赤白相兼，质稠，有气味，阴部灼热感，或阴部瘙痒，腰酸腿软，头晕耳鸣，五心烦热，咽干口燥，或烘热汗出，失眠多梦，舌质红，苔少或黄腻，脉细数。

辨证要点：带下色黄或赤白相兼，质稠，有气味，五心烦热。

5. 湿毒蕴结型

临床证候：带下量多，色白或淡黄，如豆渣状或凝乳状，阴部瘙痒，脘闷纳差，舌红，苔黄腻，脉滑数。

辨证要点：带下量多，色白或淡黄，如豆渣状或凝乳状，阴部瘙痒。

6. 热毒蕴结型

临床证候：带下量多，黄绿如脓，或赤白相兼，或五色杂下，质黏腻，臭秽难闻，小腹疼痛，腰骶酸痛，烦热头晕，口苦咽干，小便短赤，大便干结，舌红，苔黄或黄腻，脉滑数。

辨证要点：带下量多，黄绿如脓，质黏腻，臭秽难闻，小腹疼痛。

三、鉴别诊断

（一）西医学鉴别诊断

1. 各种阴道炎的鉴别诊断

各种阴道炎的鉴别诊断见表 6-5。

2. 外阴湿疹

外阴湿疹多发生在大阴唇或大腿内侧皮肤，常见潮红、肿胀、糜烂、流液，亦可见肥厚、浸润、抓痕。易继发感染，导致女阴炎、尿道炎、膀胱炎。

3. 子宫恶性肿瘤

阴道炎有血性白带者，应与子宫恶性肿瘤鉴别，需常规做宫颈细胞学检查，必要时行分段诊刮术。对阴道壁肉芽组织及溃疡者，需与阴道癌相鉴别，可行局部刮片或活体组织检查。

表 6-5　阴道炎鉴别诊断表

	滴虫性阴道炎	外阴阴道假丝酵母菌病	细菌性阴道病	萎缩性阴道炎
症状	分泌物增多，轻度瘙痒	分泌物增多，重度瘙痒，烧灼感	分泌物增多，无或轻度瘙痒	分泌物增多，外阴瘙痒，烧灼感
分泌物特点	稀薄，脓性，泡沫状	白色，豆腐渣样	白色，均匀，腥臭味	稀薄，淡黄或脓血性
阴道黏膜	散在出血点	水肿，红斑	正常	充血，小出血点，浅表溃疡
阴道 pH	＞ 5（5~6.5）	＜ 4.5	＞ 4.5（4.7~5.7）	升高，近中性
胺试验	阴性	阴性	阳性	阴性
显微镜检查	阴道毛滴虫，多量白细胞	芽孢及假菌丝，少量白细胞	线索细胞，极少量白细胞	大量基底层细胞及白细胞

（二）中医学鉴别诊断

1. 经期间出血、崩漏

带下呈赤色时应与经间期出血、崩漏鉴别。经间期出血是指月经周期正常，在两次月经中间出现周期性出血，一般持续3~7天，能自行停止。赤带者，其出现无周期性，且月经周期正常。经漏是经血非时而下，淋沥不尽，无正常月经周期可言。而赤带者，月经周期正常。

2. 阴疮、子宫黏膜下肌瘤

带下呈赤白带或黄带淋沥时，需与阴疮、子宫黏膜下肌瘤鉴别。阴疮溃破时虽可出现赤白样分泌物，但伴有阴户红肿热痛，或阴户结块，带下病无此症，分泌物的部位亦大不相同。子宫黏膜下肌瘤突入阴道伴感染时，可见脓性白带或赤白带，或伴臭味，与黄带、赤带相似，通过妇科检查可见悬吊于阴道内的黏膜下肌瘤，即可鉴别。

3. 白浊

带下呈白色时需与白浊鉴别。白浊是指尿窍流出混浊如米泔水样物的一种疾患，多随小便排出，可伴有小便淋沥涩痛。而

带下过多分泌物出自阴道。

由于带下过多是一种症状，许多疾病均可出现。若出现大量浆液性黄水或脓性或米汤样恶臭白带，需警惕输卵管癌、宫颈癌、宫体癌，可通过妇科检查和借助阴道细胞学、宫颈或子宫内膜病理检查、B超、宫腔镜及腹腔镜等检查进行鉴别。

四、临床治疗

（一）提高临床疗效的要素

1. 明确诊断，查明病因

阴道炎是女性常见病、多发病，明确诊断，查明病因，如是滴虫性，还是细菌性，或霉菌性，或萎缩性等，以便采取科学、合理的治疗方案。

2. 中西结合，内外兼治

中医治疗阴道炎具有整体调节、标本兼治之特点，治疗上要抓住"脾虚湿盛"这个病机关键，在脏以调理肝、脾、肾的功能为主，要重视"健脾除湿"在治疗中的重要作用。同时，要适时配以外治法，如熏洗、外擦或阴道坐药等方式，内外同治，提高疗效。但中医之治，总体上针对病原体的治疗作用相对较弱，所以当病因

明确时，要及时足量使用敏感抗生素，或相应的治疗方案，中西结合，以获得更快、更好的效果。

（二）辨病治疗

1. 滴虫性阴道炎

（1）全身治疗　初次治疗可选择甲硝唑400mg，每日2次，连服7日，或甲硝唑2g，单次口服，或替硝唑2g，单次口服。服用后，部分患者可有胃肠道反应，如食欲不振、恶心、呕吐等，偶见头痛、皮疹、白细胞减少等不良反应，上述症状一旦发现应停药。甲硝唑用药期间及停药24小时内，替硝唑用药期间及停药72小时内禁止饮酒；哺乳期患者用药后不宜哺乳。

（2）局部治疗

①用0.5%~1%乳酸或醋酸溶液冲洗阴道，每日1次，10次为1个疗程，以增强阴道防御能力。

②甲硝唑阴道泡腾片200mg，于阴道冲洗后或每晚塞入阴道1片，10日为1个疗程。

（3）妊娠期治疗　妊娠期滴虫性阴道炎可致胎膜早破、早产及低出生体重儿，治疗妊娠期滴虫性阴道炎可以减轻症状，减少传播，防止新生儿呼吸道和生殖道感染。方案为甲硝唑2g，顿服，或甲硝唑400mg，每日2次，连用7日。应用甲硝唑前应取得患者及其家属的同意。

（4）随访及治疗失败处理　由于滴虫性阴道炎患者再感染率较高，应考虑对患有滴虫性阴道炎的性活跃女性在最初感染3个月后进行复查。对于甲硝唑2g单次口服治疗失败且排除再次感染者，增加甲硝唑疗程及剂量仍有效。若治疗失败，可给予甲硝唑2g或替硝唑2g，每日1次，连服5日。

（5）注意事项　因滴虫性阴道炎主要由性行为传播，故性伴侣应同时治疗。治疗期间为避免复感，内裤及毛巾应煮沸5~10分钟，以消灭病原体。

2. 外阴阴道假丝酵母菌病

（1）全身治疗　单纯性VVC可选用口服氟康唑150mg，顿服。严重VVC口服氟康唑150mg，72小时后加服1次。1年内有症状并经真菌学证实的VVC发作4次或以上，称为复杂性VVC，若氟康唑150mg口服治疗，于第4、第7各加服1次；巩固治疗可口服氟康唑150mg，每周1次，连服6个月。对复杂性VVC治疗前应做真菌培养确诊。在治疗期间定期复查，监测疗效及药物不良反应，一旦发现不良反应，应立即停药。

（2）局部治疗

①阴道纳药：选用咪康唑栓剂，每晚1粒（200mg），连用7日，或每晚1粒（400mg），连用3日，或1粒（1200mg），单次用药。制霉菌素栓剂，每晚1粒（10万单位），连用10~14日，克霉唑栓剂，每晚1粒（150mg），连用7日。若为严重VVC，可延长局部用药时间为7~14日。

②调节阴道酸碱度：用2%~3%苏打液（碳酸氢钠）冲洗外阴及阴道，或坐浴，每日1次，10次为1个疗程。此法可改变阴道酸碱度，不利于假丝酵母菌生长。

（3）去除病因　一定要保持皮肤清洁、外阴干燥；用过的内裤、盆及毛巾均需用开水烫洗；及时停用广谱抗生素或激素；积极治疗糖尿病；妊娠期患者应以局部治疗为主。

3. 细菌性阴道病

（1）全身治疗　甲硝唑，每次400mg，每日2次，口服，7日为1个疗程，连续应用3个疗程；或克林霉素300mg，每日2次，连服7天。

（2）局部治疗　甲硝唑栓（200mg），每晚1次，连用7天；2%克林霉素软膏阴道涂抹，每次5g，每晚1次，连用7天。

（3）妊娠期治疗　本病与不良妊娠结局（绒毛膜羊膜炎、胎膜早破、早产等）有关，且有合并上生殖道感染的可能，故妊娠期应选择口服用药。甲硝唑200mg，每日3次，连用7日；或克林霉素300mg，每日2次，连用7日。

4. 萎缩性阴道炎

（1）全身治疗　提高阴道抵抗力、补充雌激素是治疗萎缩性阴道炎的主要方法。给予替勃龙2.5mg，每日1次，也可选用其他雌孕激素制剂连续联合用药。

（2）局部治疗　雌三醇软膏局部涂抹，每日1次，连用14日；或可选用氯喹那多–普罗雌烯阴道片，每日1次，连用7~10日；抗生素如诺氟沙星100mg，置于阴道深部，每日1次，7~10日为1个疗程；也可选用中成药保妇康栓阴道纳药。对于阴道局部干涩明显者，可应用润滑剂。

（三）辨证治疗

阴道炎是妇科常见病、多发病，其临床表现为带下增多及阴户、阴道瘙痒，临证时须根据带下的量、色、质结合局部及全身症状进行辨证论治。一般来说，湿热虫毒作痒者，常见带下量多，色黄如脓，其气腥臭；而肝肾阴虚作痒者，常带下量不多，阴中干涩，灼热疼痛。因其发病内因肝脾肾功能失调，外因感受热毒，湿热下注，故治疗除清热利湿解毒杀虫外，还要采用疏肝清热、滋补肝肾之法，着重调理肝、脾、肾功能。同时要注意采用内服同外治、整体与局部相结合的原则进行施治，才能达到较好的疗效。

（1）脾虚湿盛型

治法：健脾益气，升阳除湿。

方药：完带汤（《傅青主女科》）。常用药物有人参、白术、白芍、山药、苍术、陈皮、柴胡、荆芥穗、车前子、甘草等。

若脾虚及肾，兼腰痛者，酌加续断、杜仲、菟丝子温补肾阳，固任止带；若寒湿凝滞腹痛者，酌加香附、艾叶温经理气止痛；若带下日久，滑脱不止者，酌加芡实、龙骨、牡蛎、海螵蛸、金樱子等固涩止带；若脾虚湿蕴化热，带下色黄黏稠，有臭味者，宜健脾除湿，清热止带，方选易黄汤（《傅青主女科》）。

（2）肾阳虚型

治法：温肾助阳，涩精止带。

方药：内补丸（《女科切要》）。常用药物有鹿茸、肉苁蓉、菟丝子、潼蒺藜、肉桂、制附子、黄芪、桑螵蛸、白蒺藜、紫菀茸等。

若腹泻便溏者，去肉苁蓉，酌加补骨脂、肉豆蔻；若精关不固，精液下滑，带下如崩，谓之"白崩"，治宜补脾肾，固奇经，佐以涩精止带之品，方选固精丸（《仁斋直指方》）。

（3）湿热下注型

治法：清热利湿，杀虫止痒。

方药：止带方（《世补斋不谢方》）。常用药物有猪苓、茯苓、车前子、泽泻、茵陈、赤芍、牡丹皮、黄柏、栀子、牛膝等。

若带下如脓而臭秽者，加土茯苓、败酱草、苦参以清热祛湿毒；若带下色黄，呈泡沫状，外阴痒甚者，加椿根皮、黄柏、白头翁以清热杀虫止痒；若腹痛加川楝子、延胡索。

（4）阴虚夹湿型

治法：滋阴益肾，清热祛湿。

方药：知柏地黄丸（《医方考》）。常用药物有知母、黄柏、山茱萸、茯苓、牡丹皮、泽泻、山药、熟地黄等。

若失眠多梦明显者，加柏子仁、酸枣仁以养心安神；咽干口燥甚者，加沙参、麦冬养阴生津；五心烦热甚者，加地骨皮、银柴胡以清热除烦。

（5）湿毒蕴结型

治法：清热利湿，疏风化浊。

方药：萆薢渗湿汤。常用药物有萆薢、薏苡仁、黄柏、赤茯苓、牡丹皮、泽泻、通草、滑石等。

（6）热毒蕴结型

治法：清热解毒，利湿止带。

方药：五味消毒饮加减（《医宗金鉴》）。常用药物有金银花、野菊花、蒲公英、紫花地丁、天葵子、土茯苓、薏苡仁、黄柏、茵陈。

若腰骶酸痛，带下臭秽难闻者，酌加贯众、马齿苋、鱼腥草、半枝莲等清热解毒除秽；若小便淋痛，兼有白浊者，酌加萆薢、萹蓄、虎杖、甘草梢以清热解毒，除湿通淋。

2.外治疗法

（1）熏洗坐浴法

①塌痒汤：鹤虱、苦参、威灵仙、当归尾、蛇床子、狼毒，煎水熏洗，临洗时加猪胆汁更佳，每日1次，10次为1个疗程，适用于湿热下注型，外阴并发溃疡者忌用。

②蛇床子散：蛇床子、川椒、明矾、苦参、百部，煎水趁热先熏后坐浴，1日1次，10次为1个疗程，适用于湿毒蕴结型。若阴痒溃破，则去川椒。

③灭滴丸（夏桂成经验方）：蛇床子9g，明矾3g。上药研细末，炼蜜为丸，如弹子大，每晚用药熏洗后塞于阴道深部，24小时后更换。10天为1个疗程，适用于湿热蕴结证。［夏桂成.实用中医妇科学.北京：中国中医药出版社，2018］

④附滴虫熏洗方（夏桂成经验方）：蛇床子30g，土槿皮、黄柏、百部、苦参各15g，花椒10g，明矾6g。煎汤熏洗坐浴，每日2次。适用于滴虫性阴道炎。［夏桂成.实用中医妇科学.北京：中国中医药出版社，2018］

⑤刘敏如经验方（《全国中医妇科验方集锦》）：大黄、银花藤、百部、薄荷各30g，雄黄、硼砂各3g。上药用布包，煎水2000ml，分3次坐浴。适用于湿热下注型阴道炎。［孙自学，庞保珍.中医生殖医学.北京：人民卫生出版社，2017］

⑥野菊花、金银花、淫羊藿各30g，当归、黄柏、蛇床子、赤芍、牡丹皮各15g，紫草30g，冰片（冲）3g。清水1500~2000ml浸泡12小时，煎煮20~30分钟，先熏后洗，待水温适宜后，坐浴15~20分钟。每日1~2次，每剂药可熏洗2次。适用于萎缩性阴道炎。［孙自学，庞保珍.中医生殖医学.北京：人民卫生出版社，2017］

（2）阴道纳药法 可根据不同情况选择洁尔阴泡腾片、保妇康栓等阴道纳药治疗。

3.成药应用

（1）龙胆泻肝丸 清肝胆，利湿热。适用于湿热蕴结型，每日3次，每次6g，口服。

（2）妇科止带片 清热燥湿，收敛止带。适用于湿热下注型，每次5片，每日3次，口服。

（3）白带丸 清热，除湿，止带。适用于脾虚湿盛型，每次1丸，每日2次，口服，温开水送下。

（4）妇科千金片 清热除湿，益气化瘀。适用于湿热瘀阻型，每次5片，每日3次，口服。

4.单方验方

（1）银花饮 金银花15g，白糖20g。上2味加入适量清水，煎煮10分钟，去渣取汁，代茶饮，适用于湿热型。［严仲铠，丁立起.中华食疗本草.北京：中国中医药出版社，2019］

（2）蒲公英饮 蒲公英15g，白糖20g。上2味加入适量清水，煎煮10分钟，去渣取汁，代茶饮，适用于湿热型。［夏桂成.实用中医妇科学.北京：中国中医药出版

社，2018]

（3）山药地黄粥　怀山药30g，熟地黄10g，砂仁6g，粳米100g。将怀山药与熟地黄煎取浓汁，分2份与粳米煮粥，煮沸后加入砂仁细末，煮成粥，可调入适量白糖食用，适用于脾虚湿盛型。[夏桂成.实用中医妇科学.北京：中国中医药出版社，2018]

（4）黄花马齿苋饮　黄花菜30g，马齿苋30g。将上2味洗净，放入锅内，加水适量，武火烧沸，后用文火熬煮30分钟，待冷，取汁代茶饮，适用于热毒型。[夏桂成.实用中医妇科学.北京：中国中医药出版社，2018]

（5）芡实粥　芡实、粳米各50g，煮粥食之，可加入少许白糖调味，适用于脾气虚型。[严仲铠，丁立起.中华食疗本草.北京：中国中医药出版社，2019]

（6）二至苡仁粥　女贞子、墨旱莲各12g，煎汤取汁，入薏苡仁60g，煮粥，加白糖适量调味食之，适用于肝肾不足型。[孙自学，庞保珍.中医生殖医学.北京：人民卫生出版社，2017]

（四）医家经验

1. 蔡小荪

临床上出现带多色赤或赤白，或有臭味，阴部灼热瘙痒，心烦易怒，口苦溲赤，便艰，此多由肝郁化火，心肝火炽，注于任带二脉，或年老体衰，肾阴亏损，阴虚生内热，热注冲任，冲任带脉失约而致赤带下。治疗宜清肝泻火止带，药物用龙胆草10g，生山栀10g，黄芩10g，柴胡5g，当归10g，生地黄12g，车前子12g，牡丹皮10g，生甘草3g，贯众炭10g。如兼血虚者加熟地黄12g，阿胶（烊化冲服）9g；便秘加栝楼仁10g。如赤带质稀，阴部灼热刺痛，头晕耳鸣，腰酸盗汗，口干，多为肾阴虚，治疗拟滋阴益肾，降火止带，药

物用生地黄10g，知母6g，川柏6g，当归10g，白芍10g，炒牡丹皮5g，鸡冠花10g，车前子（包煎）12g，椿根皮10g，泽泻10g，炒子芩5g，云茯苓12g。[黄素英，莫惠玉，王海丽.中国百年百名中医临床家丛书·蔡小荪.北京：中国中医药出版社，2002]

2. 哈荔田

哈荔田认为湿热为带，十虚木浮所致，主张治以清化湿热，因势利导，多用瞿麦、萹蓄各9g，云苓12g，淡竹叶、白檀香各4.5g，血余炭、车前子（用布包）、滑石各12g，忍冬花、败酱草各12g，荜澄茄、甘草梢各6g，水煎服。[哈荔田.哈荔田妇科医案医话选.天津：天津科学技术出版社，1982]

五、预后转归

本病经过及时治疗多可痊愈，预后良好，但易复发。若治疗不及时或治疗不彻底，疾病迁延日久，可导致月经异常、癥瘕和不孕症等病证。若日久不愈，且五色带下秽臭伴癥瘕或形瘦者，要注意排除宫颈及宫内膜恶性病变可能；对复发的患者，可选择与初次治疗不同的药物。若未及时治疗，炎症可沿宫颈管上行感染，造成盆腔炎及盆腔结缔组织炎，甚至发展为弥漫性腹膜炎，预后较差。

六、预防调护

（一）预防

注意个人卫生，尤其是外阴清洁，保持经期、孕期、分娩期及产褥期卫生；避免穿着化纤内裤，并应经常换洗内裤；内裤与袜子分开洗涤，避免重复感染；增强体质，加强营养；避免用刺激性强的药物冲洗阴道，杜绝接触感染源；定期进行妇科检查，发现病变应及时治疗。

（二）调护

（1）调畅情志，保持乐观心理。

（2）治疗期间禁食辛辣厚味、油腻之物。

（3）用药期间禁止性生活。

（4）妊娠及月经期停用外用药。

七、专方选要

1. 加减易黄汤（夏桂成经验方）

怀山药、炒芡实各10~12g，盐黄柏6~10g，车前子（布包）9g，白果6~10g，制苍术10g，薏苡仁15g，败酱草10g，桑寄生12g。功能清热利湿，健脾益肾。[王艳春. 易黄汤加减治疗脾虚湿热型阴道炎的临床疗效研究. 中医临床研究，2021，13（12）：81-83]

2. 健脾化湿方（蔡小荪经验方）

云茯苓12g，炒白术10g，怀山药10g，生苡仁12g，海螵蛸10g，杭白芍10g，香白芷3g。功能健脾扶土，化湿止带。

主要参考文献

[1] 李婷，白会会，宗晓，等. 保妇康栓对萎缩性阴道炎阴道上皮细胞修复机制的实验研究[J]. 中国实用妇科与产科杂志，2021，37（5）：595-597.

[2] 吕倩. 双黄洗剂联合八髎穴针刺治疗湿热下注型滴虫性阴道炎90例[J]. 浙江中医杂志，2021，56（6）：441-442.

[3] 杜惠兰. 中西医结合妇产科学[M]. 北京：中国中医药出版社，2016.

[4] 夏桂成. 实用中医妇科学[M]. 北京：中国中医药出版社，2009.

[5] 肖承悰. 中医妇科临床研究[M]. 北京：人民卫生出版社，2009.

[6] 张玉珍. 中医妇科学[M]. 北京：中国中医药出版社，2006.

第十一节　子宫颈炎

子宫颈炎是指发生于子宫颈管上皮、腺体及其周围组织的感染，是常见的女性下生殖道炎症。包括子宫颈阴道部炎症及子宫颈管黏膜炎症，因子宫颈阴道部鳞状上皮与阴道鳞状上皮相延续，故阴道炎症可引起子宫颈阴道部炎症。当发生宫颈炎时，毒素及炎症细胞增多，出现白带增多，使阴道内环境改变，不利于精子的生存和运动，精子无法穿透子宫颈进入子宫腔而导致不孕的发生。子宫颈炎是育龄妇女的常见病，分为急性子宫颈炎与慢性子宫颈炎两种。

中医学无本病记载，因其以带下增多，色、质、气味异常改变为主要症状，故属"带下病"范畴。

一、病因病机

（一）西医学认识

1. 病因

（1）病原体感染　性传播疾病病原体如淋病奈瑟菌及沙眼衣原体，主要感染子宫颈柱状上皮，可引起急性子宫颈炎。部分子宫颈炎的病原体与细菌性阴道病病原体、生殖支原体感染有关。葡萄球菌、链球菌、大肠埃希菌、厌氧菌等是引起慢性子宫颈炎的常见病原体。

（2）机械性刺激或损伤　约半数以上已婚患者的子宫颈炎和性生活有一定关系；另外，分娩、流产、手术、不洁性交等可致子宫颈损伤并发感染而发病。

（3）其他　使用高浓度酸性或碱性溶液冲洗阴道，或放置腐蚀性较强的药片、栓剂，以及邻近器官炎症蔓延至阴道、子宫颈亦可引起本病。

2.病理

（1）急性子宫颈炎　表现为子宫颈红肿、子宫颈黏膜充血水肿，其脓性分泌物可经子宫颈外口流出。

（2）慢性子宫颈炎　①子宫颈息肉，为慢性炎症刺激致子宫颈管腺体和间质所形成的局部增生，向宫颈外口凸出，形成单个或多个带蒂的小肉芽样组织，质软脆，易出血。光镜下见息肉表面被覆高柱状上皮，并可见间质水肿、丰富的血管及慢性炎性细胞浸润。②子宫颈黏膜炎，病变局限于子宫颈管黏膜及黏膜下组织，可表现为子宫颈口充血、发红，子宫颈管覆盖黏液及脓性分泌物，且反复发作。③子宫颈肥大，慢性炎症长期刺激可导致腺体和间质增生，子宫颈充血水肿，表现为子宫颈不同程度肥大、硬度增加，为正常的2~4倍，表面多光滑或有糜烂。

（二）中医学认识

本病主要由于外感湿热毒邪，伤及任带，或脾肾不足，湿邪内生，伤及任带而引起带下量多。故任脉不固、带脉失约是其主要病机。

1.热毒蕴结

摄生不慎，或妇科手术消毒不严，或经期、产后胞脉空虚，热毒乘虚直犯阴器、胞宫，或因热甚化火成毒，或湿热遏久成毒，热毒损伤任带二脉可发为本病。

2.湿热下注

经行产后，胞脉空虚，如摄生不洁，或感染虫毒，或久居湿地，湿蕴化热或肝经湿热下注，损伤任带二脉可发为本病。

3.脾虚湿盛

平素饮食不节，或劳倦过度，思虑郁结伤脾，脾虚运化失职，水湿内停，湿邪下注，伤及任带二脉亦可致本病。

4.肾阳虚损

素体肾阳不足，或年老肾衰，或久病及肾，或多产伤肾，命门火衰，气化失常，水湿下注，或因肾气不固，封藏失职，致任带失约可发为本病。

二、临床诊断

（一）辨病诊断

（1）临床诊断

①病史：常有分娩、流产、手术感染史，或经期不卫生、不洁性生活史，或子宫颈损伤，或化学物质刺激，或病原体感染，也可继发于子宫内膜炎和阴道炎。

②症状：可见阴道分泌物增多，呈黏液脓性或乳白色黏液状，甚至有血性白带或性交后出血，或伴有外阴瘙痒或腰酸，下腹坠痛。

（2）相关检查

①妇科检查：可见子宫颈充血、水肿，黏膜外翻，有脓性分泌物从宫颈管流出，宫颈质脆，触之易出血。若为淋病奈瑟菌感染，可见尿道口、阴道口黏膜充血、水肿以及多量脓性分泌物。

②实验室检查：阴道分泌物检查白细胞增多即可做出子宫颈炎的初步诊断。子宫颈炎诊断后，需进一步做淋病奈瑟菌、衣原体和支原体等病原体的检测、子宫颈刮片或TCT检查。

（二）辨证诊断

主要根据带下的量、色、质、气味变化，结合全身证候、舌脉象和体质情况进行辨证。若带下量多，色白或淡黄，质稀如涕，无臭气，为脾虚湿盛；带下量多，色淡，质稀如水者，为肾阳虚损；带下量多，色黄或黄绿如脓，质稠，臭秽难闻者，为热毒蕴结；带下量多，色黄或赤白相兼，质稠，有臭味者，为湿热下注。

热毒蕴结型

临床证候：带下量多，色黄或黄绿如

脓，质稠，或夹血色，小腹胀痛，腰骶酸楚，小便黄赤，或有阴部灼痛、瘙痒，舌红苔黄，脉滑数。

辨证要点：带下量多，色黄或黄绿如脓，或夹血色，质稠，小腹胀痛，腰骶酸楚。

其他证型如湿热下注型、脾虚湿盛型、肾阳虚损型可参见阴道炎一节论治。

三、鉴别诊断

（一）西医学鉴别诊断

在诊断慢性子宫颈炎时，应注意将妇科检查所发现的阳性体征与子宫颈的常见病理生理改变进行鉴别。

1. 子宫颈柱状上皮异位和宫颈上皮内瘤变

除慢性子宫颈炎外，子宫颈的生理性柱状上皮异位、宫颈上皮内瘤变，甚至早期子宫颈癌也可呈现子宫颈糜烂样改变。生理性柱状上皮异位多见于青春期、生育年龄妇女雌激素分泌旺盛者、口服避孕药或妊娠者，由于雌激素的作用，鳞柱交界部外移，子宫颈局部呈糜烂样改变。此外，宫颈上皮内瘤变（CIN）及早期子宫颈癌也可使子宫颈呈糜烂样改变。因此，需借助辅助检查，如"三阶梯检查"［子宫颈细胞学检查和（或）HPV检测、阴道镜检查、宫颈活组织检查］以明确诊断。

2. 子宫颈腺囊肿

绝大多数子宫颈腺囊肿是子宫颈的生理性变化。本病是子宫颈转化区内鳞状上皮取代柱状上皮过程中，新生的鳞状上皮覆盖子宫颈腺管口或伸入腺管，并阻塞腺管口，导致腺体分泌物引流受阻而潴留形成的。子宫颈局部损伤或子宫颈慢性炎症亦可使腺管口狭窄，导致子宫颈腺囊肿形成。囊肿一般约米粒大小，略凸出于子宫颈表面，内含黄白色液体。

3. 子宫颈癌

早期从外观上很难将子宫颈炎症与子宫颈癌区别开，因此，需行子宫颈细胞学检查、阴道镜检查、子宫颈和子宫颈管活组织检查以明确诊断。

4. 子宫颈湿疣

子宫颈息肉与子宫颈湿疣难以从肉眼鉴别，故应常规行阴道镜下醋酸白试验，并取活检检测 HPV 以明确诊断。

5. 子宫黏膜下肌瘤

子宫黏膜下肌瘤可突出子宫颈外，形似息肉，但质硬，病理检查可诊断。

（二）中医学鉴别诊断

阴疮溃破时虽可出现赤白样分泌物，但伴有阴户红肿热痛，或阴户结块，子宫颈炎无此症，另分泌物的来源、部位亦大不相同。

子宫黏膜下肌瘤突入阴道伴感染时，可见脓性白带或赤白带，或伴臭味，与黄带、赤带相似，通过妇科检查可见悬吊于阴道内的黏膜下肌瘤，即可鉴别。

四、临床治疗

（一）提高临床疗效的要素

1. 中西结合，标本同治

对急性子宫颈炎，在针对病原体治疗的同时，可以联合中医药治疗，以提高疗效。慢性子宫颈炎的治疗多采用激光、冷冻等物理疗法。用中医方法进行辨证论治，使局部与全身症状得到相应改善。

2. 治带之本，法从肝脾

女子以血为本，肝藏血、调血至关重要，故有"女子以肝为先天"之说。脾胃为气血生化之源，主运化而升清，脾健则湿运，脾虚则生湿；脾健则清阳之气能升，脾虚则湿浊之气下注。肝郁脾虚是湿热为患的前提，故治疗湿热带下多以疏肝健脾法。肝气条达，肝血不燥，肝和自不克土，脾土健运，湿热得以清利，带下之证自可获愈。

3. 渗湿利水，使邪有出路

湿邪为带下病的关键，湿停则带下，湿去则带止，辨证用药时，要前后分消，使用清热、渗湿、通利水道之品。"治湿不利小便，非其治也"，意在使湿热从小便而去，使邪有出路。

4. 分清虚实，辨证论治

带下病多由湿邪所致。湿可由外侵，也可由内生，常见脾虚生湿，或内蕴湿热，或外感湿热，湿毒损伤冲任，累及任带二脉，也可由肾虚任带二脉失固所致。由于病因不同，症状各异，有虚有实，各种证候又可以相互转化，故在临床中应随其变化而灵活施治。

（二）辨病治疗

1. 急性子宫颈炎

主要为抗生素治疗，选用敏感抗生素。

（1）对于单纯急性淋病奈瑟菌性子宫颈炎主张大剂量、单次给药，常用药物有头孢菌素，如头孢曲松钠250mg，单次肌内注射，或头孢克肟400mg，单次口服；氨基糖苷类抗生素大观霉素4g，单次肌内注射。

（2）对于沙眼衣原体、支原体感染常用以下药物。①四环素类：如多西环素100mg，每日2次，连服7日。②红霉素类：主要有阿奇霉素1g，单次顿服；红霉素500mg，每日4次，连服7日。③喹诺酮类：主要有氧氟沙星300mg，每日2次，连服7日；左氧氟沙星500mg，每日1次，连服7日；莫西沙星400mg，每日1次，连服7日。

由于淋病奈瑟菌感染常伴有衣原体或支原体感染，因此，若为淋病奈瑟菌性子宫颈炎，治疗时除选用抗淋病奈瑟菌药物外，同时应用抗衣原体或支原体药物。合并细菌性阴道病，应同时治疗，否则将导致子宫颈炎持续存在。

（3）若子宫颈炎患者的病原体为沙眼衣原体、支原体及淋病奈瑟菌，应对其性伴进行相应的检查及治疗。

2. 慢性子宫颈炎

不同病变应采用不同的治疗方法。对慢性子宫颈管黏膜炎症，需了解有无沙眼衣原体、支原体及淋病奈瑟菌的再次感染，性伴侣是否已进行治疗，阴道微生物群失调是否持续存在。针对病因给予药物治疗。对表现为糜烂样改变者，若为无症状的生理性柱状上皮异位，无需处理，对于糜烂样改变伴分泌物增多、乳头状增生或接触性出血，可给予局部物理治疗，包括激光、冷冻、微波等方法。子宫颈息肉行息肉摘除术，术后将切除息肉送病理组织学检查。子宫颈肥大一般无须治疗。

（三）辨证治疗

本病治疗以祛湿止带为主。急性子宫颈炎治疗宜清热解毒、利湿止带；慢性子宫颈炎根据病情或健脾除湿，或温肾固涩止带，内外同治，以外治为主。

1. 辨证论治

热毒蕴结型

治法：清热解毒，燥湿止带。

方药：止带方（《(世补斋不谢方》）合五味消毒饮（《医宗金鉴》）。常用药物有金银花、蒲公英、紫背天葵、野菊花、茯苓、猪苓、泽泻、茵陈、赤芍、黄柏、牡丹皮、车前子、紫花地丁等。

若小腹胀痛甚者，加红藤、败酱草、川楝子等清热解毒；外阴灼热疼痛者，加龙胆草、通草清肝经湿热；带下臭秽者，加土茯苓、苦参、鸡冠花以燥湿止带；带下夹血者，加生地黄、紫草、大蓟、小蓟、椿根白皮等清热凉血止血。

其他证型，如湿热下注型、脾虚湿盛型、肾阳虚损型可参见阴道炎论治。

2.外治疗法

（1）中药坐浴　苦参、狼毒、黄柏、蛇床子、乌梅。煎水坐浴，每日1次，适用于热毒蕴结型子宫颈炎。［刘敏如，谭万信. 中医妇产科学. 北京：人民卫生出版社］

（2）阴道灌洗　野菊花、蛇床子、百部、黄柏、苍术、苦参、艾叶，煎水进行阴道灌洗，每日1剂，适用于湿热下注型子宫颈炎患者。［刘敏如，谭万信. 中医妇产科学. 北京：人民卫生出版社］

（3）中药喷布　双料喉风散、珍珠层粉、云南白药粉、外用溃疡散等喷布于子宫颈糜烂处，每日1次，10次为1个疗程，适用于子宫颈糜烂样改变。［杜惠兰. 中西医结合妇产科学. 北京：中国中医药出版社］

3.成药应用

（1）龙胆泻肝丸（软胶囊、胶囊）　清肝胆，利湿热。适用于湿热蕴结型，1次3~6g，1日2次，口服。

（2）参苓白术丸　健脾，益气。适用于脾虚湿盛型，1次6g，1日3次，口服。

（3）妇科千金片　清热除湿，益气化瘀。适用于湿热瘀阻型，每日3次，每次4~6片，口服。

4.单方验方

（1）无花果叶适量，煎汤坐浴。适用于慢性子宫颈炎，症见带下量多、色白或黄白相间，有时呈脓性白带或赤带的患者。［孙自学，庞保珍. 中医生殖医学. 北京：人民卫生出版社，2017］

（2）珍珠散　珍珠3g，青黛3g，雄黄3g，黄柏9g，儿茶6g，冰片0.03g。研细末外用。适用于子宫颈炎引起的带下量多、色白、质稀、有臭味，伴有腰腹痛等症。［孙自学，庞保珍. 中医生殖医学. 北京：人民卫生出版社，2017］

（3）山豆根粉　山豆根研末，消毒备用。每次取药后，包以糯米纸，置宫颈处，每天1次，10天为1个疗程。［夏桂成. 实用中医妇科学. 北京：中国中医药出版社，2018］

（4）蒲公英12g，紫花地丁12g，黄柏15g，黄连1g，冰片0.4g，儿茶1g。上药研细末，敷于宫颈患处，隔日1次，适用于湿热型子宫颈炎患者。［夏桂成. 实用中医妇科学. 北京：中国中医药出版社，2018］

（四）医家经验

1.丁启后

丁启后认为本病属瘀热湿毒内蕴、阴血耗伤为主的虚实夹杂证，主张用清热凉血祛瘀、解毒除湿止带、益气养阴固本法治疗。方用生地黄配茜草以清热凉血祛瘀，白头翁、败酱草、土茯苓清热凉血，解毒除湿，龙骨、牡蛎、乌贼骨固涩止带，山药、党参、白芍滋阴而固元气。基本方药为党参15g，山药15g，生地黄20g，茜草12g，白芍12g，龙骨12g，牡蛎12g，乌贼骨12g，白头翁12g，败酱草12g，地榆12g，土茯苓15g，鸡冠花12g。［丁丽仙. 丁启后妇科疑难病验案隅. 中医杂志，1994，35（9）：530］

2.李今庸

李今庸认为白带病不同于一般湿病，因为该病是妇女特有，白带与月经一样由肾气冲任所主，所以应与月经联系起来看待，此外带下病不仅由湿邪所致，同时亦涉及血分，是湿浊与瘀血相兼为患，要治湿与治血同步进行。治带首先要分清虚实。从颜色讲，色黄、质稠是湿热，多属实；色白、质稀是寒湿，多属虚。从气味讲，有异臭多实，腥味或无味多虚。从兼症讲，腹部胀痛，腰痛，卧不减，阴部疼痒，大便干，小便黄者多实；腰腹酸坠喜按，阴部干燥，大便稀溏，小便清长者多虚。实者清利，虚者温补。［李金庸. 李金庸临床经验辑要. 北京：中国医药科技出版社，

1998］

3.班秀文

班秀文认为下焦为阴湿之处，是胞宫之所居，为奇经八脉之所属，其病变虽然多端，但多与湿邪有关，盖因湿性趋下也，湿为阴邪，其性重浊黏腻，最易阻遏气机，以致阳气不伸，血行不畅，由湿而瘀，湿瘀久郁则化热生火，灼伤冲、任、胞宫，故阴道灼热，带下不绝，色白黄或夹血丝，其气臭秽。子宫颈炎有急、慢性之分，证属湿热带下或湿瘀带下的范畴，治之宜清热利湿，解毒除秽，活血化瘀。常用方剂为清宫解毒饮。药有土茯苓30g，鸡血藤20g，忍冬藤20g，薏苡仁20g，丹参15g，车前草10g，益母草10g，甘草6g。本方有热则能清，有湿则能利，有毒则能散能解，有瘀则能化能消。［张丰强．首批国家级名老中医效验秘方精选．第3版．北京：国际文化出版公司，1999］

五、预后转归

急性子宫颈炎及时治疗多可痊愈，预后良好。若治疗不及时或治疗不彻底，病程迁延日久可形成慢性子宫颈炎，甚至引发月经失调、痛经、不孕、盆腔炎性疾病等，少数可发展为恶性病变而危及生命。子宫颈息肉切除后，仍有可能复发。

六、预防调护

（一）预防

（1）保持外阴清洁，注意性生活卫生。

（2）定期行妇科检查，积极治疗急性子宫颈炎。

（3）尽量避免医源性器械损伤宫颈或分娩撕裂宫颈，产后发现宫颈裂伤应及时缝合。

（二）调护

（1）饮食有节，勿过食肥甘厚味。

（2）用药期间禁房事，经期应停止局部用药。

（3）治疗期间应禁食辛辣、油腻之物或食生冷之品，以免湿热缠绵难去，生冷更伤脾肾，病情反复。

七、专方选要

1.子宫丸

处方：白矾58.5g，乳香10.5g，没药9g，蛇床子4.2g，钟乳石13.2g，雄黄13.2g，硼砂1.2g，硇砂1.05g，儿茶10.8g，血竭7.5g，章丹46.5g，冰片1.05g，麝香1.2g。

用法：先用水2碗煮白矾，数沸至略稠状，入其次8味药，加水三五匙，煮10分钟，入章丹、血竭，再加水2匙煮开，使药呈黏液状时，加冰片、麝香搅拌，加水30ml，文火煮至糊状，将药摊在石板上，制成每丸约0.9g，3~4分钟后药丸凝干，铲下保存。用时每次1丸，置于子宫颈处，每周1次，4次为1个疗程。月经前后3天不可上药。适用于湿热型子宫颈糜烂（《实用中西医结合妇产科论治》）。

2.宫糜膏

处方：青黛100g，松香300g，樟脑150g，银珠25g，五倍子100g。

用法：上药制成油膏后，浸入纱布条。局部消毒，拭净分泌物后，以油纱条敷糜烂面，用消毒大棉球填塞，隔日更换1次。孕妇禁用。治疗中禁止性交和盆浴，经期停用。适用于湿热型子宫颈糜烂（《中医妇科验方选》）。

主要参考文献

［1］谢幸，苟文丽．妇产科学［M］．北京：人民卫生出版社，2013.

［2］夏桂成. 实用中医妇科学［M］. 北京：中国中医药出版社，2009.

［3］邓伟民，张金玉. 不孕不育专家门诊［M］. 北京：人民军医出版社，2010.

［4］肖承悰. 中医妇科临床研究［M］. 北京：

人民卫生出版社，2009.

［5］张玉珍. 中医妇科学［M］. 北京：中国中医药出版社，2006.

［6］杜惠兰. 中西医结合妇产科学［M］. 北京：中国中医药出版社，2016.

第七章　男性不育症

第一节　男性不育症诊治概论

世界卫生组织（WHO）规定，夫妇未采用任何避孕措施同居生活1年以上，由于男方因素而致女方不孕者，称为男性不育症。严格意义上讲，男性不育并非是一个独立性疾病，而是男性其他疾病或多种因素最终导致的结果。生殖生理研究证实，男性在正常生育中起两大作用：一是产生正常的生殖细胞——精子；二是能使精子与卵子正常结合。男性能否正常发挥这两大作用，受诸多因素或疾病的影响。任何能够干扰男性生殖的某一环节，均可导致男性不育。

中医学对男性不育的认识可谓是源远流长。《周易》中有"不育"之病名。《山海经·中山经》中记有许多治疗男性不育和增强男性生育能力的药物。《内经》首次提出了以"肾"为核心的生殖学理论。指出肾精的盛衰，天癸的有无，气血是否充盈，脏腑功能是否协调，直接影响男性生育能力，同时论述了许多可致男性不育的病证，之后历代医家对男性不育的病因、病机及治疗都进行了比较系统的研究，为男性不育诊治体系的确立，起到了积极促进作用。

一、病因病机

（一）西医学认识

据WHO调查，15%的育龄夫妇存在着不育的问题，而发展中国家的某些地区可高达30%，男女双方原因各占50%。我国人口和计划生育科学技术研究所对1981~1996年间公开发表的，来源于北京、上海、天津等39个市、县256份文献共11726人的精子分析数据进行研究后发现，我国男性的精液整体质量正以每年1%的速度下降。

1. 先天发育异常

先天性发育异常是导致男性不育的重要原因。主要指睾丸、外生殖器发育异常、输精管道以及其他与生育比较密切的器官的异常。

（1）睾丸发育异常

①无睾：即睾丸先天缺如，这类患者的染色体大多数为46XY，表现型为男性，但由于没有睾丸，故至青春期无第二性征出现，无生育能力，血促性腺激素水平较高。单侧无睾多发生于右侧，并常伴对侧隐睾。双侧无睾导致性别异常及合并类宦官症。

②隐睾：隐睾是常见的睾丸先天性异常。在正常情况下，胎儿在第7~8个月时睾丸降入阴囊，但有3%足月男婴和30%早产男婴发生隐睾。这些男婴大多在出生后数月，最长不超过1周岁，睾丸即可降入阴囊。成人隐睾症发生率为0.3%~0.7%，双侧隐睾所致不育者为50%~100%，单侧隐睾为30%~60%。隐睾根据睾丸所在部位不同可分为腹内高位隐睾、腹股沟隐睾、阴囊高位隐睾和滑动性隐睾4种。隐睾要注意和无睾相鉴别。

③多睾：较罕见，其病因未明，多数认为是生殖嵴内上皮细胞群分裂的结果，多无明显症状，常于无意中发现阴囊中有多个睾丸。多余睾丸一般不能正常发育，因存在恶变可能，应尽早把多余睾丸切除。

④Kallmann综合征：它是由于先天性促性腺激素（LH、FSH）缺乏引起性腺发

育不全，同时伴嗅觉丧失或减退的先天性隐性遗传疾病。因性腺发育障碍，故睾丸不能产生精子，从而失去生育能力。

⑤先天性睾丸发育不全综合征：即Klinefelter综合征，也称睾丸曲细精管发育不良。其主要表现为睾丸小，阴茎小，其形体从耻骨到足底距离较长，其手臂也比正常人长，乳房女性化，另类阉割体型，尿内促性腺激素水平高。外周血染色体核型为性染色体非整倍体异常，90%为47XXY，10%为47XXY/46XY嵌合型。

⑥两性畸形：一般分假两性畸形和真两性畸形两种。假两性畸形是指患者只有一种性腺存在，但生殖器和（或）第二性征发育异常，具有两性特征。真两性畸形是指这类患者的性腺兼有睾丸和卵巢两种组织，表现型也具有两性性征。

男性假两性畸形外生殖器发育像女性，但性腺是睾丸，男性第二性征不显著，有女性体型，细胞核型分析为46XY，故本质上是男性。真两性畸形同一机体存在睾丸和卵巢两种性腺组织，呈现两种性征，外生殖器大多认为是男性，但有周期性血尿（月经）。根据双重性腺的部位，可出现一侧为睾丸或卵巢，而另一侧兼有卵巢和睾丸，或双侧均有睾丸和卵巢组织，或一侧为睾丸而另一侧为卵巢，外表可显示男性或女性。

（2）输精管道发育异常　据统计输精管道缺陷占男性不育发病率1%~2%，是导致无精症的重要原因，主要指输精管、附睾、精囊发育异常，以及尿道上裂和尿道下裂。其中尿道下裂是临床较常见的先天性畸形，一般根据尿道开口异常的部位，分阴茎头型、阴茎型、阴茎阴囊型和会阴型，后两种可影响排尿功能和性生活，故可导致不育。

（3）外生殖器发育异常　男性外生殖器发育异常是指阴茎、阴囊发育异常。无阴茎、阴茎发育不良、双阴茎都较为罕见。小阴茎是指青春期后阴茎长度不足3cm，因影响性生活从而导致不育。

2.男性下丘脑—垂体—性腺轴功能紊乱

人类的正常生殖活动有赖于这一性腺轴功能的自然生理调节，无论何种原因引起这一轴腺功能紊乱，即可引起男性不育。

（1）性腺分泌功能异常　一般分为性腺分泌功能亢进和性腺分泌功能低下两种。

①性腺分泌功能亢进：常见的为睾丸间质细胞瘤，由于分泌较多的雄性激素（睾酮），经肝脏代谢转化为雌激素，使体内雌、雄激素比例失调。临床表现为男性女性化、乳房增大、勃起障碍、不育等。

②性腺分泌功能低下：常见的病因有以下几种。

下丘脑病变：Kallmann综合征（性幼稚嗅觉丧失综合征）、Laurence—Moon—Biedl综合征（性幼稚—多指畸形综合征）、Prader—Willi综合征（低肌张力–低智力–性腺发育低下–肥胖综合征）、Frohlich综合征（弗勒赫利希综合征）、选择性黄体生成素综合征。

垂体原因：如高催乳素血症、青春期后垂体部分或全部衰竭（因肿瘤、放射性、血管畸形等）、青春期前垂体衰竭（垂体性侏儒）等。

睾丸原因：如Klinefelter综合征、XYY综合征、男性Turner综合征、唯支持细胞综合征、先天性无睾症等。

（2）甲状腺疾病　常见为甲状腺功能亢进和低下。前者多伴男性乳房发育、性欲下降等症状，后者常发生程度不等的睾丸合成睾酮减少，精子生成障碍，并发生性功能紊乱。二者均可导致男性不育。

3.肾上腺疾病

①先天性肾上腺增生症：因分泌过量睾酮而抑制垂体分泌促性腺激素，出现青

春期早熟，但睾丸不发育，无精子。

②女性化肾上腺皮质肿瘤：因分泌过量雌激素而使男性出现女性化，表现为乳房发育，睾丸组织萎缩，精子生成障碍。

③原发性慢性肾上腺皮质功能减退症：因肾上腺皮质萎缩或破坏引起皮质醇或醛固酮缺乏，可伴有性欲下降，继发于垂体或下丘脑疾病的肾上腺皮质激素不足者，可致睾酮分泌减少和精子生成障碍，发生少精子症或无精子，从而不育。

④皮质醇增多症：因肾上腺皮质激素分泌过多所致。可伴有性欲减退和勃起障碍，影响精子生成。

⑤醛固酮增多症：男性伴有性欲减退、勃起障碍等。

（4）糖尿病 许多研究表明，葡萄糖对正常生精过程起着重要作用，血糖是生精上皮的主要能源，而睾丸中的非生精上皮（支持细胞和间质细胞）主要依靠脂类代谢供能。糖尿病是人体内胰岛素分泌相对或绝对减少而引起的一种糖代谢紊乱性疾病。由于葡萄糖的利用障碍，常伴有性功能障碍和生精功能减退，从而导致男性不育。

4. 免疫功能异常

在正常情况下，睾丸有免疫屏障隔离，即"血睾屏障"，当这种免疫屏障被破坏，即可发生自身免疫反应。如腮腺炎引起的睾丸炎、附睾炎、前列腺炎、精囊炎；因损伤或感染引起的睾丸萎缩；输精管结扎术，尚有一些不明原因等都可引起免疫反应。生殖道的损伤（如睾丸损伤、输精管结扎）引起的精子自身免疫反应已在动物实验和临床中获得证实。为什么身体健康而不育的男性会产生抗精子抗体，其原因未明。其中一种解释是由于生殖道感染引起。许多研究表明，在男性生殖道内存在各种不同的免疫复合物，它们对免疫反应起着托板作用，精液中存在 IgA 和 IgG，这些物质可能来自睾丸网和附睾。补体复合物也存在于精液中，它们共同完成了在男性生殖道内的抗精子抗体反应。精浆具有免疫抑制及抗补体特征，可能对上述免疫活性起调节作用。

精子凝集抗体可使精子凝集，精子制动抗体可使精子制动，通过抗精子抗体、细胞毒作用，可以杀死精子，包裹精子抗体，降低精子穿透宫颈黏液的能力。抗精子抗体还可妨碍正常生理反应，如精子获能过程，以及抑制精子、卵子融合。精子自身免疫可以引起精子发生过程紊乱而致少精症或无精症。

女性的同种精子免疫反应，其中以宫颈水平的免疫反应最大，其次为子宫内膜、输精管，抗精子抗体主要为 IgA 和 IgG。局部抗精子抗体可以从多方面阻碍生殖过程，提高巨噬细胞吞噬精子的作用，杀死精子或使精子制动、凝集，影响精子通过宫颈黏液，干扰精子获能、受精等，从而导致不育。

5. 生殖系统感染

生殖系统感染包括特异性和非特异性感染两类，可以影响精子的发生、输送及精子活力和精液状况，从而导致男性不育。尤其近年来随着性病的不断蔓延，生殖系统感染对生育的影响尤为明显。

（1）生殖系统特异性感染

①淋球菌感染：淋菌性尿道炎若失治、误治，常并发前列腺炎、精囊炎和附睾炎，可引起精液质量改变，或输精管道阻塞，从而导致不育。

②生殖系统结核：多由泌尿系统结核发展而来，可造成输精管和附睾阻塞，从而引发不育。

③腮腺炎合并睾丸炎：据统计，12~18岁的男孩腮腺炎患者，约20%并发睾丸炎，约1/4可因睾丸炎造成不育。若单侧睾丸受损，生育力可能会下降，若双侧睾丸受损，

睾丸、曲细精管均受到严重破坏，可致少精子症或无精子症，引起不育。

④支原体、衣原体感染：支原体从形态而言是介于细菌和病毒之间的一种病原微生物，有解脲支原体和人型支原体两种，并认为人类是其唯一宿主。衣原体是类似于革兰氏阴性细菌的微生物，只能在细胞内繁殖。衣原体、支原体生殖道感染，可致非细菌性尿道炎、附睾炎，影响精子质量从而导致不育。能否引起前列腺炎，目前尚有争议。

（2）生殖系统非特异性感染　革兰氏阴性杆菌、肠道球菌是男性生殖道感染较常见的病原体，它们在尿道炎的发病中不处于重要地位，但可易致前列腺炎、附睾炎、精囊炎。革兰氏阴性杆菌对精子是否有影响，目前尚无定论。有人发现大肠杆菌感染的生殖道炎症患者，精子活动度降低。在精子活动异常及精子凝集所致不育的患者中，查出64%有细菌感染。

此外，前列腺炎也可影响生育，据研究，精液液化不良的主要原因即是前列腺炎。精囊腺炎可致精囊腺分泌减少，精液量明显降低，精子活力下降，导致不育。

6. 精索静脉曲张

精索静脉曲张是男性不育的主要原因，据有关资料统计，精索静脉曲张伴不育的发病率为35%~40%。有50%~80%的精索静脉曲张患者有精液异常，睾丸活检可见双侧精子发生障碍。

（1）精索静脉曲张所致的生殖病理改变

①睾丸、附睾病理改变：精索静脉曲张可导致单侧和双侧睾丸缩小、变软，对此，70年代就有人报道。如Cockett报道（1979年），左侧精索静脉曲张者左睾丸比右睾丸容积小3~5ml，精索静脉曲张睾丸体积下降到正常睾丸体积的80%。在国内也有学者以睾丸模型对576例正常生育

力男性的睾丸体积进行测量，体积大小为19.8±3.3ml（范围12~27ml），同时对58例精索静脉曲张但能生育者的睾丸体积进行测量，平均体积为16.3±3.4ml，另一组精索静脉曲张伴不育86例，平均睾丸容积右侧为16.2ml，左侧为14.5ml。

许多临床和实验研究均证实精索静脉曲张所引起的睾丸损害是双侧性的。其病理组织活检表明，双侧睾丸的病理变化、范围、程度及病变类型基本相似。Mcfadden和Mehan对101例不育伴精索静脉曲张病例做睾丸活检，发现曲细精管有细胞脱落、基膜增厚、生精阻滞和Leydig细胞增生。病变组织学类型尽管各家报道不一，但均认为精子发生终止是在精子细胞阶段。不成熟生精细胞提前释放入管内，曲细精管壁增厚，间质细胞退行性变是精索静脉曲张所致睾丸病变的主要表现。20世纪80年代，有学者开始对精索静脉曲张所致睾丸超微结构变化进行研究，结果表明，存在睾丸支持细胞内质网扩张或空泡样变性，精子细胞也有核膜破裂、顶体畸形等表现，此外还有睾丸内毛细血管内皮增厚，动脉痉挛，动脉内皮细胞微丝增多等，以及血睾屏障受损。临床观察来看，若病程较短，病理变化较轻，行精索内静脉高位结扎术可恢复生育力，获得怀孕。但病理改变较严重的则可造成不可逆的睾丸生精功能损害。近来有人对附睾超微结构也进行了观察，发现附睾柱状上皮结构异常，纤维紊乱和稀少。

②易诱发生殖道感染：研究表明，精索静脉曲张患者由于局部温度升高，睾丸缺氧，代谢产物积聚，附睾功能紊乱而易合并生殖道非特异性感染，且感染不易愈合。还证实生殖道感染率并不随着精索静脉曲张程度的加重而增加。

③精液改变：许多研究表明，精索静脉曲张患者精液中精子数量和活力均降低，

尖头或不规则形状的畸形精子增多，自曲细精管脱落的不成熟精子和生精细胞增多。精液中出现原始不成熟精子细胞被认为是精索静脉曲张患者的特征性变化。

（2）精索静脉曲张导致不育的机制　迄今为止，精索静脉曲张所致不育的确切机制尚未明了，为此人们提出了许多假说，归纳起来主要如下。

①睾丸温度升高：睾丸生精功能得以正常维持，赖于睾丸保持适宜的温度。而曲张的精索蔓状静脉丛包绕睾丸，使精索静脉曲张患者的精索肌筋膜管退化而使提睾肌舒缩障碍，睾丸周围的静脉血液瘀滞，精索内静脉血液的反流，使腹腔内较高温度的血液直灌到睾丸而使睾丸温度调节障碍，从而使睾丸温度升高，使睾丸的生精过程发生障碍。

②血管活性物质及毒性代谢物对睾丸的损伤：精索静脉曲张时，左肾静脉的血液通过左精索内静脉逆流到睾丸，于是肾静脉中含有的来自肾脏和肾上腺的激素物质，如皮质醇、儿茶酚胺，以及毒性代谢产物，如5—羟色胺和肾脏分泌的前列腺素都会随精索静脉血逆流进睾丸，进而抑制睾丸生精功能。据研究，精索静脉曲张患者睾丸静脉内的前列腺素E、前列腺素F、儿茶酚胺、5—羟色胺的浓度高于外周血中的浓度，但可的松和肾素的测定显示睾丸静脉内该类物质的浓度并不高于外周血浓度。且这些代谢产物除直接损害睾丸外，已证实儿茶酚胺和前列腺素这些血管活性物质能从睾丸静脉向睾丸动脉转移。实验表明，睾丸静脉内注入儿茶酚胺和前列腺素，睾丸动脉内这类物质也增多，使动脉血管收缩而出现睾丸动脉血流减少，故血管活性物质对睾丸生精功能的抑制，可能是通过睾丸动脉收缩而使血供减少实现的。还有学者认为前列腺素对男性生育力的影响除了减少睾丸血流量、直接抑制生精功

能外，还能直接引起附属性腺收缩，使精子不易在附睾内成熟。

③曲张导致下丘脑—垂体—睾丸性腺轴功能紊乱：通过精索静脉曲张睾丸组织学研究表明，睾丸间质细胞出现增生，但有表现为退化者，这可能是病变的不同阶段所致。1978年Meiss取精索静脉曲张者的睾丸组织，测定间质细胞合成睾酮的含量，结果较正常人明显降低，但外周血中睾酮含量未必下降。这种睾丸及附睾局部的睾酮下降也许是导致睾丸精子发生及精子在附睾内成熟的原因。对周围血中FSH、LH、E_2、T值的变化，目前研究结果不一，有的报道无变化，有的认为T值有所下降，这可能与选择的病例严重程度有差异相关。有人以注射GnRH后严重少精子症的精索静脉曲张患者的血LH和FSH明显升高，以及精索静脉曲张少精子症患者行高位结扎后用HCG治疗进行对比研究，HCG治疗后可使精液质量改善，提高妊娠率，其机制可能与HCG刺激睾丸间质细胞使睾酮分泌增加有关。

④睾丸血流动力学改变影响睾丸代谢：研究表明，精索静脉曲张时，血液瘀积，静脉内压升高，可诱发脊髓交感神经反射，使睾丸微小动脉收缩而影响睾丸血供，二氧化碳积聚，进而出现低氧和碳酸升高，造成乳酸蓄积，从而影响精子的产生。

⑤睾丸、附睾微循环障碍：据研究，精索静脉曲张患者在睾丸局部区域毛细血管和静脉淤血，动脉血流下降，而另一些区域血供仍正常。这种血供的差异可以用来解释为何精索静脉曲张所致睾丸组织学病变为不均一性、斑点样表现。

⑥精索静脉曲张对附睾功能的影响：有人以人工诱发大鼠精索静脉曲张做附睾超微结构检查，发现附睾柱状上皮退化，精液中α—葡萄糖苷酶活性降低，肉毒碱值降低，表明附睾功能受损。由于附睾的血

液循环与睾丸同源，故推测精索静脉曲张影响附睾的血液供应，从而干扰附睾功能，使精子成熟发生障碍，精子质量下降。

⑦免疫屏障损坏：精索静脉曲张可致睾丸附睾免疫屏障损害，从而引起抗精子抗体产生，导致免疫性不育。但有关这方面的研究较少，有待进一步探索。

⑧其他

a.氧自由基学说，氧自由基主要由氧代谢时氧还原不充分形成，它对精子功能的影响主要是通过启动脂膜过氧化，对精子细胞膜产生破坏而实现。有实验表明，精索静脉曲张时睾丸组织中过氧化物含量比正常者明显升高，这种高浓度的脂质过氧化物损伤了睾丸生精细胞及亚细胞膜，从而引起生精功能障碍。

b.遗传学因素，精索静脉曲张通常被认为是非遗传性疾病，但近年有研究表明，精索静脉曲张患者具有某种有缺陷的基因，它可能影响 Leydig 细胞的正常发育，引起睾丸类固醇激素生物合成异常，造成外周血中睾酮水平降低和附属性腺功能紊乱。

总之，尽管有关精索静脉曲张所致不育的机制研究假说较多，但无一种假说能较完整、准确、全面阐述精索静脉曲张不育的发生机制，均存在一定的局限性和片面性。我们认为精索静脉曲张不育的发生是多种途径、诸多因素共同影响的结果。

7. 输精管道梗阻

输精管道梗阻是无精子症的常见原因。梗阻可发生于输精管道的任何部位，从睾丸网、附睾、输精管直到射精管开口。导致输精管道阻塞的病因一般分为先天性和后天性两类。前者是指输精管道发育异常（前面已介绍）；后者多是由于输精管道感染（如常见的结核杆菌和淋球菌感染）、创伤（常见为手术或非手术，误伤或损伤输精管等）和肿瘤（如常见的附睾肿瘤）等所引起。

8. 性功能障碍

可以导致男性不育的性功能障碍主要为阴茎勃起障碍（阴茎不能勃起插入阴道）、早泄（阴茎未放入阴道即射精）、逆行射精、不射精等。

9. 精液或精子异常

精液或精子异常是导致男性不育的重要原因。一般而言，除性功能障碍所致不育外，其他引起男性不育的病因最终都会导致精液或精子异常。常见的异常有精液不液化、精液不凝固、少精子症、弱精子症、无精子症、死精子症等（详见后面各节）。现仅就常见的精子功能结构异常介绍如下。

（1）顶体异常　精子顶体异常具有多种方式，其中有两种是不育的重要原因，一种为顶体发育不全，另一种为顶体未发育。精子顶体未发育（无顶体）、核圆形及染色体不成熟被称为三联征。

（2）鞭毛缺陷　精子鞭毛是精子活动的动力所在，鞭毛成分中任何一个结构异常便可导致精子运动障碍。

（3）核异常　由于精子核大部分被顶体覆盖，故常规精液分析无法检测，只有通过电子显微镜才能进行结构评价。精子的异常之一是核内空泡及包涵体过大，造成核及头部明显变形。另一种使生育力下降的核异常是染色质不成熟，并常伴有其他头部缺陷如多核、顶体发育不全及核包涵体等，这种精子的染色质呈粗颗粒状，类似于精子细胞核在早期核伸长阶段的特征，故称为染色质或核不成熟，其最严重的表现为真性核软化。染色质不成熟患者的不育是由其本身异常与其他相关异常如顶体发育不全共同影响所致，后者可单独引起不育。

（4）连接异常　连接异常最常见的是精子头尾分离。这种异常是先天性的，可能是由于头尾连接错误或因生精的最后阶段鞭毛发育时近端中心位置异常造成。

10. 呼吸道疾病的影响

现代研究表明，男性不育与呼吸道疾病具有一定的相关性。已证实属于该范畴的有纤毛不动综合征、囊性纤维化以及Youn克氏综合征，简单介绍如下。

（1）纤毛不动综合征　1957年Pederson及Afzelius分别发现有些不育症患者的精子是存活的，但不能运动，进一步研究发现精子不能运动是由精子鞭毛中轴丝的结构异常造成，以后又有学者注意到精子轴丝异常者常同时合并呼吸道等部位的纤毛运动障碍，即不能定向摆动，丧失了转运作用，表现为呼吸道阻塞性疾病、感染等征象。故轴丝异常即可引起精子鞭毛摆动及纤毛运动障碍，据统计，纤毛不动综合征占男性不育的1.14%。

（2）Youn克氏综合征　这是一种与慢性呼吸道感染有关的男性不育，以反复发作的鼻窦炎及肺部感染并双侧附睾渐进性梗阻致无精子症为特征。在男性梗阻性不育中约占50%。该综合征的主要病理改变之一位于附睾，主要表现为三联征，即慢性鼻窦炎、支气管扩张和梗阻性无精子症。生精功能正常，但由于浓缩物质阻塞附睾而表现为无精子症。手术重建成功率低。黏稠的黄色液体，其中充满精子及碎片状

构。附睾体及其以下部位穿刺抽不出液体及精子。其附睾管的梗阻可能是由浓缩的分泌物在附睾管中存留造成。

（3）囊性纤维化　属常染色体隐性遗传病，几乎所有囊性纤维化男性患者都伴有先天性输精管缺如。主要表现为外分泌腺功能紊乱，黏液腺增生，分泌液黏稠，引起呼吸道等其他器官被分泌物堵塞，同时伴有生殖道异常，引起男性不育。带有隐性基因的杂合子占新生儿的5%。该病新生儿死亡率高，活到成年的囊性纤维化患者占97%~98%，无生育能力。

以上3种疾病的鉴别见下表（表7-1）。

11. 其他因素

（1）理化因素影响　物理因素主要包括两大类，即电离辐射和非电离辐射。电离辐射主要指X射线和γ射线。睾丸受到一定量的放射线照射后，生殖细胞可受到一定影响。其影响程度与射线强度及照射时间有关，并有积累作用。一般而言，支持细胞和间质细胞对放射线的损害并不十分敏感，且这种影响是可逆的，通常在照射后几个月至几年才能逆转。生殖细胞受到大剂量放射线照射后，突变率也很高。排出体外的精子，放射线照射对精子质量的影响并不大。非电离辐射是指红外线、微波、紫外线、超声、激光等，对睾丸的

表7-1　与呼吸道疾病有关的男性不育的鉴别

病名	无精子症	精子和纤毛结构	输精管	呼吸道感染	呼吸功能	鼻窦X线	胃肠道吸收试验	汗液氯含量
Young氏综合征	有	正常	正常	有	轻度异常	异常	正常	正常
纤毛不动综合征	无	异常	正常	有	中度异常	异常	正常	正常
囊性纤维化	有	正常	无	有	重度异常	正常	正常	升高

生精功能也有一定影响。

化学因素对生育的影响可以是直接的，也可以是间接的。直接损害是生殖毒素直接分布于靶器官，阻断该器官正常生殖的物质、能量、信息传递，从而损害生殖功能。间接损害是指生殖毒素进入体内后，通过打破内分泌平衡，间接损害生理功能。对睾丸有损伤作用的化学物质主要有有机杀虫剂（如有机磷、有机氯衍生物）、除锈剂、杀螨剂、工业化学用品、塑料制品，化学元素如铅、锰、镉、铜、铁、硒、钴、氟、溴、砷、汞等。它们通过直接或间接途径破坏睾丸正常组织结构，抑制和干扰生精过程，引起少精子症甚至无精子症，导致不育。

（2）药物影响　许多药物对男性性功能和睾丸生精功能具有不良影响。这种损害作用与用药剂量、用药频率、用药持续时间、用药者的年龄及耐受性密切相关。这些药物主要有化疗药物、某些降压药物、某些利尿药物、激素以及某些作用于中枢神经系统的药物等。

①化疗药物：临床研究证实，绝大多数化疗药物可影响睾丸的生精功能。如治疗慢性淋巴细胞白血病的白消安片，能抑制精原细胞分裂，有些抗癌药物对精子发生的后期也有影响，对精子细胞和附睾内的精子有损害作用。

②降压药物：如利血平、胍乙啶，可影响下丘脑—垂体功能，抑制精子发生，从而导致不育。

③作用于中枢神经系统的药物：这些药物常见的有大麻、麻醉剂、乙醇、巴比妥酸盐、苯环己哌啶等。

④激素和利尿药物：长期大量使用雄性激素以及糖皮质激素如泼尼松、地塞米松等，利尿剂如螺内酯等，可致男性性腺轴功能紊乱，影响精子生成。

（3）营养缺乏　营养缺乏不但可以造成全身性疾病，还可影响男性性腺功能，从而引起精液或精子质量异常，导致不育。如研究证实，微量元素锌和镁缺乏，会影响精子生成和精子活力；钙、磷缺乏会降低生育能力；维生素 E 缺乏可致睾丸损害，维生素 B 缺乏会影响垂体功能等。

12. Y 染色体微缺失

约 15% 无精子症或重度少精子症患者存在 Y 染色体微缺失。常见的微缺失区域有 AZFa、AZFb、AZFc，调节生殖细胞减数分裂的 DAZ 基因就位于 AZFc 区域。

（二）中医学认识

中医学认为男性生育功能的正常、维持有赖于脏腑、气血和经络等功能的正常以及它们之间相互关系的协调。肾藏精，主生殖；脾主运化，为气血化生之源，以滋养先天之精；肝藏血，主疏泄，精血互生；心主神志，主血脉，为正常生殖活动之统率。故脏腑之中，与不育关系密切的为肝、脾、心、肾，其中肾尤为重要。导致不育的病理因素主要为湿热、痰浊、瘀血、毒邪等。男性不育常见的病因病机有以下几方面。

1. 肾精亏虚

多因恣情纵欲，肾精耗伐，或先天禀赋不足，肾精不足，生殖之精难以化生，故难生育。若先天生殖系畸形，不能正常交合，或精液不能正常运送，也难有子。

2. 肾阳虚衰

手淫无度，或房室失节，致肾阳虚衰，不能生育。

3. 肾阴虚衰

多因房劳、手淫日久，或过食辛热燥烈之品，灼伤真阴。肾阴亏虚，冲任二脉不能相资，故可引起男性不育。

4. 脾肾阳虚

多因饮食劳倦、情志所伤或房事失节所致。脾虚气血乏源，生殖之精失于充养；

脾虚还可引起痰湿内生，阻塞经络；肾阳虚，肾精不化。脾肾二脏相互影响，从而导致男性不育。

5.肝气郁滞

忧思恼怒，情志所伤，肝气郁滞，疏泄失司，诱发不育；或郁而化火，灼伤肾水，水不涵木，宗筋拘急，精窍之道被阻，也可致不育。

6.瘀血内阻

多因跌仆损伤或情志内伤，血运不畅，瘀血内生，阻于冲任二脉或宗筋而发不育。

7.湿热下注

素食辛辣肥甘厚味，蕴湿生热，或饮食不节，伤及脾胃，湿浊内生，日久化热，或外感湿热毒邪，湿热下注宗筋，瘀阻精窍，而致不育。

8.气血亏虚

思虑过度，劳伤心脾，心血亏虚，或大病久病之后，气血两虚，精不能化生，导致精少不育。

二、临床诊断

（一）辨病诊断

根据世界卫生组织推荐，夫妇婚后同居 1 年以上，有正常性生活，未采取任何避孕措施，因男性方面的原因而致女方不孕者，即可诊断为男性不育。这些患者一般无明显的临床表现，其诊断的第一步就要详问病史，包括工作环境、婚育史、性生活史、既往史、家族史、遗传病史等，并做全面细致的体格检查。

1.相关检查

①精液检查：精液分析是男性不育诊断的基础检查，包括精液常规分析和精液生化检查等。

②前列腺液检查：是诊断前列腺炎的重要手段。前列腺炎是导致精液不液化、精液量少、弱精症的重要原因。

③射精后尿离心检查：主要针对无精液或精液量少者，根据射精后尿离心检查是否找到精子可以辅助诊断逆行射精或部分逆行射精。

④精子–宫颈黏液体内试验：即性交后试验，其目的是测定宫颈黏液中的活动精子数目，以及评估性交几小时后（宫颈黏液的储池作用）精子的存活和精子状态。同时也可以用于评估男性或女性配偶抗精子抗体（AsAb）阳性的意义。特别当男方手淫取精困难，无法进行精液常规检查时，可以通过性交后试验来了解精液的状况。正常体现子宫颈功能的最重要指征是黏液中存在前向运动精子。性交后 9~14 小时子宫颈内黏液中存在任何快速前向运动精子，可以排除宫颈因素以及男方或女方的精子自身免疫因素导致不育的可能。如果黏液中没有观察到精子，试验结果为阴性。当观察到非前向运动精子显示颤动现象，提示宫颈黏液中或者精子表面可能存在 AsAb。

⑤内分泌检查：主要检测的项目有 T、FSH、LH、PRL，是了解男性下丘脑—垂体—睾丸轴功能，判定精子质量异常原因的重要手段。或测定血浆中性抑制素 B，来评估睾丸的生精功能。常见男性性腺功能低下类型见表 7-2。

⑥免疫学检查：是诊断男性免疫性不育的重要方法，其抗精子抗体在精浆和血液中均存在，一般认为精浆中抗精子抗体阳性的临床价值较血浆中较大。

⑦细胞遗传学检查：当每次射出的精液中精子总数少于 2000 万，睾丸容积小于 10ml 者，尤其睾丸质地又较差者，应做性染色质和核型鉴定。对不育病因诊断和预后判断具有重要意义。染色体异常引起男性不育的常见疾病有精曲小管发育不全、家族性真两性畸形、性颠倒症群、先天性无睾丸症、隐睾症、家庭性不完全男性假

表 7-2　男性性腺功能低下类型

类型	内容
继发性性腺功能低下 （低促性腺激素型性腺功能低下）	特发性促性腺激素型性腺功能低下
	Kallmann 综合征
	垂体肿瘤
	高催乳素血症
原发性性腺功能低下 （高促性腺激素型性腺功能低下）	无睾丸
	先天性因素（睾丸发育不良）
	后天因素（睾丸外伤、扭转，肿瘤，外科手术）
	睾丸下降不全
	Klinefelter 综合征
	其他染色体异常
	完全性和局灶生精细胞不发育（如唯支持细胞综合征、隐睾、射线、细胞毒药物）
	生精阻滞
	睾丸炎
	外源性因素（药物、毒物、射线、热损伤）
	系统性疾病（肝硬化、肾衰竭）
	睾丸肿瘤
	精索静脉曲张
	手术损伤睾丸血管
	特发性因素
靶器官雄激素抵抗	睾丸女性化
	Reifenstein 综合征

两性畸形、输精管不发育和精囊缺如等。

⑧Y 染色体微缺失基因检查：当精子浓度低于每毫升 5 百万，或无精子症患者，应做该项检查。

⑨精液支原体、衣原体检测：目前，已有较多研究支持支原体、衣原体感染是导致精子浓度、活力及形态异常的原因之一。因此，对于精液参数异常患者，尤其是精液白细胞增多、合并尿道分泌物的患者应进行支原体和衣原体检测。

⑩仓鼠试验或精子毛细管穿透试验：主要用于评价精子功能，尤其对那些精液常规分析正常的不育症患者，该项检查尤为重要。由于该项检查比较繁琐，目前精

表 7-3　Johnsen 评分法

评分	组织学标准
10	生精功能正常
9	生精功能轻度改变，后期精子细胞较多，上皮细胞排列紊乱
8	每小管小于 5 条精子，后期精子细胞较少
7	无精子或后期精子细胞，初期精子细胞较多
6	无精子或后期精子细胞，初期精子细胞较少
5	无精子或精子细胞，精母细胞较多
4	无精子或精子细胞，精母细胞较少
3	只有精原细胞
2	无生精细胞，只有支持细胞
1	无生精上皮

子功能的评价多以测定精子顶体酶活性等来替代。

2. 特殊检查

经过一般检查，仍不能明确男性不育的诊断时，就必须做一些特殊检查。临床上常用的特殊检查如下。

（1）诊断性睾丸 / 附睾取精术　无精子症患者因诊断和治疗需要，可考虑实施诊断性睾丸 / 附睾取精术。常用的手术方法如下。

①开放手术活检：切口选在任何一侧睾丸的中线，切开皮肤和被膜，暴露白膜，用刀锋将白膜切开，轻轻挤压睾丸后用小直剪切下组织，标本放入 Bouin 氏液中。标准的睾丸活检方法应同时做涂片细胞学检查以了解精子存在情况。

②经皮睾丸穿刺活检术：该方法比较简单方便，但该法获取的标本可能因太少而不够做组织学检查，同时还可能出现血肿、附睾损伤或取不到所需标本等弊端。

③睾丸细针精子抽吸术：有研究认为使用睾丸细针抽吸术损伤小，且可以进行多点抽吸，而另一些研究则认为该技术不像开放活检那样得到有效的病理诊断。

④其他方法：包括经皮附睾精子抽吸术（PESA）、显微附睾精子抽吸术（MESA）、显微镜下睾丸切开取精术。

任何一种手术方法获得的精子可考虑超低温冷冻保存以备卵胞浆内单精子显微注射使用。

睾丸活检病理结果推荐使用 Johnsen 评分法，见表 7-3。

（2）输精管造影　以了解梗阻部位。

（3）精索静脉造影　在多普勒听诊、温度记录尚不能明确精索静脉曲张的情况下，应行精索静脉造影。

此外，同位素锝作阴囊血池扫描对隐匿性精索静脉曲张症的诊断也有一定价值。

（4）超声波检查　主要用于了解前列腺和精囊腺状况。必要时行 CT 和核磁共振检查。

3. WHO 关于男性不育症的诊断流程

WHO 关于男性不育症的诊断流程如图 7-1 所示。

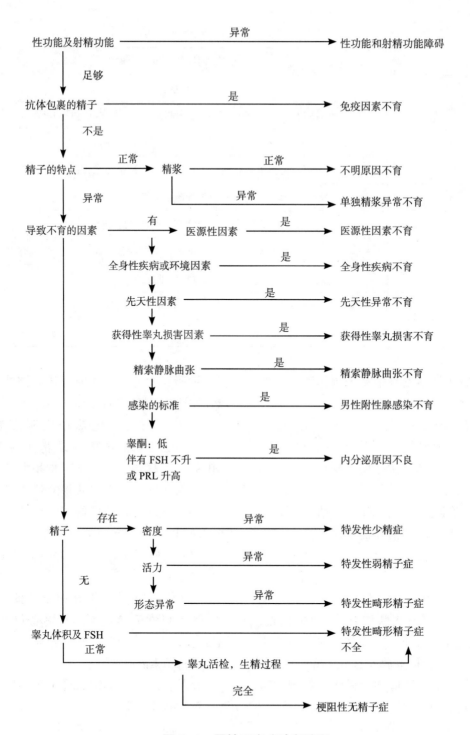

图 7-1　男性不育症诊断流程

4. 诊断分类

根据 WHO 男性不育诊断流程，可把男性不育症简要分为 4 大类 16 小类。

（1）性交和（或）射精功能障碍　主要包括不射精、逆行射精和严重早泄。

（2）精子和精浆检查异常　①不明原因性不育。②单纯精浆异常。③男性免疫性不育。

（3）病因明确　①医源性因素。②全身性因素。③先天性异常。④获得性睾丸损伤。⑤精索静脉曲张。⑥附属性腺感染性不育。⑦内分泌原因。

（4）其他病因　①特发性少精子症。②特发性弱精子症。③特发性畸形精子症。④梗阻性无精子症。⑤特发性无精子症。

5.精液分析各参数参考值

精液的检查一定要严格按照精液采集与分析和质量控制的要求并在标准的实验室进行，只有这样获得的结果才会更有参考价值。关于精液分析的各参数，目前常用为《WHO 人类精液及精子 - 宫颈黏液相互作用实验室检验手册》（第 5 版标准，2010 年）。由于缺乏国人精液参数的正常参考值范围，目前仍推荐沿用 WHO 第 4 版参考值标准（1999 年）。第 5 版、第 4 版标准分别见表 7-4 和表 7-5。

2.精子异常的诊断名称

精子异常的诊断名称如表 7-6 所示。

表 7-4　精液分析参考值下限（第 5 百分位数，95% 可信区间）（第 5 版标准）

参数	参考值下限
精液体积（ml）	1.5（1.4~1.7）
精子总数（10^6/ 一次射精）	39（33~46）
精子浓度（10^6/ml）	15（12~16）
总活力（PR+NP，%）	40（38~42）
前向运动（PR，%）（a+b）	32（31~34）
存活率（活精子，%）	58（55~63）
精子形态学（正常形态，%）	4（3.0~4.0）
其他共识临界点	
pH 值	≥ 7.2
过氧化物酶阳性白细胞（10^6/ml）	<1.0
MAR 试验（与颗粒结合的活动精子，%）	<50
免疫珠试验（与免疫珠结合的活动精子，%）	<50
精浆锌（μmol/ 一次射精）	≥ 2.4
精浆果糖（μmol/ 一次射精）	≥ 13
精浆中性葡萄糖苷酶（mU/ 一次射精）	≥ 20

表 7-5　精液分析参考值范围（第 4 版标准）

参数	参考值范围
外观	均质，灰白色
量	≥ 2.0ml
pH 值	≥ 7.2
液化	＜ 60 分钟（一般＜ 15 分钟）

参数	参考值范围
黏稠度	拉丝＜ 2cm
精子浓度	≥ 20 × 10^6/ml
精子总数	≥ 40 × 10^6/ 每份精液
活力（采集后 60 分钟内）	（a+b）精子比率≥ 50%
存活率	≥ 50% 精子存活（伊红或者伊红 – 苯胺黑染色法）
形态	≥ 30% 正常形态（改良巴氏染色法，the modified Papanicolaou staining）
白细胞数	＜ 1 × 10^6/ml
圆形细胞数	＜ 5 × 10^6/ml
免疫珠试验	附着珠上的活动精子少于 50%
MAR 试验	附着粒上的活动精子少于 10%
微生物培养	菌落数＜ 1000/ml
精子低渗试验	尾部肿胀精子＞ 50%
精浆锌	≥ 2.4μmol/ 每份精液
精浆柠檬酸	≥ 2μmol/ 每份精液
精浆中性 α– 葡糖酶	≥ 20U/ 每份精液
精浆酸性磷酸酶	≥ 200U/ 每份精液
精浆果糖	≥ 13μmol/ 每份精液或者定性试验阳性

表 7-6　各种精液状态的诊断名称

无精液症	无精液（没有精液射出或逆行射精）
弱精子症	前向运动（PR）精子百分率低于参考值下限
畸形精子症	正常形态精子百分率低于参考值下限
无精子症	精液中无精子（本手册检测方法未检出）
隐匿精子症	新鲜精液制备的玻片中没有精子，但在离心沉淀团中可观察到精子
血精症	精液中有红细胞
白细胞精液症（脓性精液症）	精液中的白细胞数超出临界值
死精子症	精液中活精子百分率低，不活动精子百分率高
正常精子	精子总数（或浓度，取决于报告结果）、前向运动（PR）精子百分率和正常形态精子百分率均等于或高于参考值下限

少弱精子症	精子总数（或浓度，取决于报告结果）和前向运动（PR）精子百分率低于参考值下限
少弱畸精子症	精子总数（或浓度，取决于报告结果）、前向运动（PR）精子百分率和正常形态精子百分率均低于参考值下限
少畸精子症	精子总数（或浓度，取决于报告结果）和正常形态精子百分率低于参考值下限
少精子症	精子总数（或浓度，取决于报告结果）低于参考值下限
畸形精子症	正常形态精子百分率低于参考值下限

（二）辨证诊断

不育症患者常无明显的临床症状。在辨证时要重视精液望诊、切脉和问诊，以尽可能收集较全面、系统的病情信息，从而做出正确的辨证诊断。

1.肾精亏虚型

临床证候：不育，头晕耳鸣，腰膝酸软，或外生殖器发育异常，精少，神疲乏力，舌淡，苔薄白，脉沉细。

辨证要点：婚后不育，精液量少，头晕耳鸣，腰膝酸软，舌淡，苔白，脉沉细。

2.肾阳虚衰型

临床证候：不育，精液清稀，精子活力差、活率低，形寒肢冷，头晕耳鸣，腰膝酸软，精神不振，舌淡，苔白，脉沉细无力。

辨证要点：不育，精液清稀，腰酸畏寒，舌淡，苔白，脉沉细无力。

3.肾阴亏虚型

临床证候：不育，精液黏稠，精液不液化，头晕耳鸣，腰膝酸软，潮热盗汗，舌红，苔少，脉细数。

辨证要点：不育，精液黏稠，头晕腰酸，潮热盗汗，舌红，苔少，脉细数。

4.脾肾阳虚型

临床证候：不育，精液清稀，纳差腹胀，神疲乏力，形寒肢冷，腰膝酸软，头晕耳鸣，舌淡，苔薄白，脉沉细无力。

辨证要点：不育，精液清稀，纳差腹胀，畏寒腰酸，头晕耳鸣，舌淡，苔白，脉沉细无力。

5.肝郁气滞型

临床证候：不育，胸胁胀满，或少腹、睾丸、会阴部坠胀疼痛，情志抑郁，善叹息，急躁易怒，舌淡，苔白，脉弦。

辨证要点：不育，胸胁胀满，善叹息，情志抑郁，舌淡，苔白，脉弦。

6.瘀阻脉络型

临床证候：不育，少精子或无精子，睾丸、少腹坠胀疼痛，舌质紫暗，或有瘀点、瘀斑，脉细涩。

辨证要点：不育，少精子或无精子，少腹、睾丸坠胀疼痛，舌暗，有瘀点、瘀斑，脉细涩。

7.湿热下注型

临床证候：不育，精液不液化或死精子、畸形精子，阴囊潮湿，口苦，心烦，胸胁胀痛，大便不爽，小便短赤，舌质红，苔黄腻，脉滑数或濡数。

辨证要点：不育，阴囊潮湿，心烦口苦，舌质红，苔黄腻，脉滑数。

三、临床治疗原则

对不育症的治疗，首先要明确病因，如属内分泌功能紊乱、精索静脉曲张、免疫功能异常、生殖系统感染等所致者，应以病因治疗为主。对在现有条件下，原因未明者，即特发性不育，以对症处理为主，通过不同的治疗手段来达到生育之目的。具体治疗方法要根据所致精液或精子的不同而定，详见后面各节。

中医治疗男性不育的原则，当是协调脏腑，调畅气血，平衡阴阳。治疗脏腑以肾为主，兼顾心、肝、脾。虚证以补肾为先，但又不仅限于肾。实证则以疏导为主，虚实兼杂者，当攻补兼施。

四、注意事项

（1）首先要明确诊断，若因先天生殖器官发育异常，或一些遗传性疾病等所致者，要放弃药物治疗，积极采用现代辅助生育技术，以达生育之目的。

（2）普及性知识，提高人们生殖保健水平，以避免因性无知而影响生育。

（3）要遵守医嘱，按疗程坚持用药。由于精子的发生过程大约需3个月，故治疗不育症疗程较长，尤其是少精子症和无精子症，因睾丸因素所致者，更要坚持治疗。

（4）要饮食有节，加强营养，合理调配，禁食辛辣厚味，戒烟酒。

（5）要重视对患者进行心理调治，注意疏导。要积极参加一些有益身心健康的文娱活动，以增强体质，陶冶性情。这对不育症患者的早日康复具有积极意义。

五、男性生殖能力评估

（1）男性生育状况的评估应该包括基本项目及特殊项目，前者主要用于一般性的筛查，主要包括病史、体检、精液分析等；后者主要用于确诊和疾病的分类，可根据情况选做内分泌激素测定、精浆生化检查、染色体检查、睾丸穿刺及病理分类等。

（2）近85%的夫妻在12个月内可自然受孕。传统观点认为，过去在12个月经周期或1年未避孕的性生活之后，或35岁以上妇女在6个月经周期或6个月未避孕的正常性生活之后仍未怀孕时，才考虑进行男性不育症的评估。现在的观点是，根据夫妇对于生育的要求，随时就可评估。

（3）通过生殖系体检和精液分析可对男性生育力做一初步判断，但需要强调的是，低于精液分析参考值范围者，提示生殖能力低下，有不育的可能；如果高于这一水平，则提示该患者具有正常生育能力。

（4）男性生育力状况是不断波动和变化的，可以由好至坏，也可以由坏至好。不同实验室、不同时间点、治疗的不同阶段都可能影响评估的结果，因此，建议男性生育力状况的准确评估应该是在没有治疗干预（尤其是药物治疗）的前提下，由质量控制严格、受过培训的专业实验室进行。

（5）如近期有手术、感染、发热、劳累者，应考虑到这些因素的影响，需在身体状态恢复后再次复查。发热达39℃以上者，对睾丸生精功能影响较大，建议2个月后复查精液。

第二节　弱精子症

弱精子症，即弱精症，也称精子活力低下症，依WHO第5版标准，是指在适宜温度（25~37℃）下，精液离体1小时后进行检查，前向运动精子率低于32%。弱精子症常与其他精液异常同时存在，是引起男性不育的主要原因之一。

中医学无弱精子症之名，但弱精子症的症状可见于"精寒""精冷"等证。

一、病因病机

（一）西医学认识

1.影响精子活动的肯定因素

（1）生殖道感染　生殖道感染可导致

精浆成分改变，锌、锰、柠檬酸、果糖的减少和 pH 值的升高，从而影响精子活力，最常见的是病原微生物感染所引起的精囊炎、前列腺炎、附睾炎、睾丸炎等。

（2）精索静脉曲张　是引起弱精子症的主要原因之一，其发生机制目前仍未明了。

（3）其他如免疫因素、内分泌因素、环境因素、精浆异常、医源性因素、全身性疾病的影响以及某些先天性疾病如隐睾症、纤毛不动综合征等。

2. 特发性弱精子症的病因分析

在弱精子症的病因中，不明原因的占有很大比例。上海第二医科大学附属仁济医院男性学研究室的统计资料表明，特发性弱精子症在精子活力差的患者中约占 10.9%。近年来，国内外学者对特发性弱精子症的病因进行了较深入的研究，并取得了一定进展。

（二）中医学认识

中医学认为，弱精子症的发生，多因先天禀赋不足，或房室无度，或久病体虚，致肾精亏乏或气血亏虚，或嗜辛辣肥甘厚味，湿热下注，扰乱精室所致。具体分述如下。

1. 肾精亏虚

先天禀赋不足，或手淫过度，或房事不节，致肾精亏虚，生殖之精失于濡养；或病情进一步发展，而致命门火衰，精子失于温养和鼓动，从而引起弱精子症。

2. 气血亏虚

久病体虚，或脾胃功能不健，气血不足，精失所养，而致弱精子症。

3. 湿热下注

嗜食辛辣肥甘，蕴湿生热，湿热下注，或湿热毒邪内侵，败精浊瘀结于精室，从而引起弱精子症。

二、临床诊断

（一）辨病诊断

1. 临床诊断

（1）病史　详细了解病史，对该病的诊断具有重要指导价值。了解患者是否有生殖道感染史，有无腮腺炎病史，是否用过对精子有影响的药物以及生活和工作环境等情况。

（2）症状　弱精子症患者可伴有阴囊潮湿、神疲乏力、头晕耳鸣、腰膝酸软、形寒肢冷等症状。但多无明显临床表现。

（3）体格检查　要重点检查睾丸、附睾情况，如有无隐睾以及附睾炎和精索静脉曲张等。

2. 相关检查

（1）精液常规分析　精液离体 1 小时后，若前向运动精子率低于 32% 即可诊断。但一般要做 2 次精液分析。

（2）前列腺液检查　了解患者是否患有前列腺炎。

（3）精索静脉曲张检查　当常规体检未能发现，但又怀疑患有静脉曲张时，可根据具体情况进行 B 超检查。

（4）精子 DNA 完整性（DFI）检查。

（5）精液微量元素检查。

（6）其他　如激素测定，免疫学检查，精液支原体、衣原体检查等以了解内分泌状况及是否存在免疫因素和感染情况等。若条件允许，可进行精子电镜检查。

（二）辨证诊断

弱精子症患者常无明显临床症状，或伴有形寒肢冷，腰膝酸软，头晕耳鸣，或阴囊潮湿，或神情抑郁，胸胁胀痛。可见精液清稀色白。舌淡，苔白或黄腻，脉濡数或沉迟无力。

1. 肾精亏虚型

临床证候：久婚未育，精子活力低下，腰膝酸软，头晕耳鸣，失眠健忘，舌淡，苔白，脉沉细。

辨证要点：久婚未育，精子活力低下，头晕耳鸣，腰膝酸软，舌淡，苔白，脉沉细。

2. 命门火衰型

临床证候：久婚未育，精子活力低下，头晕耳鸣，腰膝酸软，形寒肢冷，小便清长，夜尿频多，舌淡，苔白，脉沉迟无力，两尺尤甚。

辨证要点：久婚未育，精子活力低下，头晕腰酸，形寒肢冷，舌淡，苔白，脉沉迟无力。

3. 气血亏虚型

临床证候：久婚未育，精子活力低下，神疲乏力，头晕耳鸣，少气懒言，面色萎黄，舌淡，苔白，脉细弱。

辨证要点：久婚未育，精子活力低下，神疲乏力，少气懒言，舌淡，苔白，脉细弱。

4. 湿热下注型

临床证候：久婚未育，精子活力低下，口苦心烦，胸胁胀痛，阴囊潮湿，小便黄，舌红，苔黄腻，脉滑数或脉濡数。

辨证要点：久婚未育，精子活力低下，阴囊潮湿，舌红，苔黄腻，脉滑数。

5. 瘀血阻滞型

临床证候：久婚未育，精子活力低下，小腹或会阴部疼痛，有时牵及睾丸、腹股沟处疼痛，舌质暗，有瘀点或瘀斑，脉涩。

辨证要点：久婚未育，精子活力低下，少腹或会阴、睾丸、腹股沟处疼痛，舌暗，有瘀点，脉涩。

三、鉴别诊断

弱精子症应与死精子症相鉴别。弱精子症是指温度在25~37℃下，精液离体1小时后，快速前向运动精子率低于32%，死精子症是指存活精子减少，一般通过染色来判断，以便与不动精子相区别。

四、临床治疗

（一）提高临床疗效的要素

1. 详察病因

由于导致精子活力低下的原因较多，故在明确诊断的前提下，要通过一系列相关检查，尽可能查出引起精子活力低下的原因，这对提高临床疗效以及判断预后具有重要意义。对生殖道感染所致者，要针对不同病原体，采取相应的抗生素治疗；因精索静脉曲张引起者，要尽早采取手术治疗；因免疫因素、内分泌障碍所致者，要积极调整免疫和改善内分泌；对因某些先天性疾病如纤毛不动综合征所引起者，药物治愈的可能性较小，应采取辅助生育技术。

2. 细辨虚实

弱精子症有虚、实之分，虚者以肾精亏虚、命门火衰、气血不足较为常见，实者多责于瘀血内阻、湿热蕴结。虚者当益肾为主，兼顾脾和肺。实者重在调肝，当以解毒化瘀、清利湿热为主。

3. 中西贯通

现代研究证实，生殖道感染、免疫异常、内分泌因素、精索静脉曲张等，及某些全身性疾病可致精子活力低下，故在针对病因治疗的同时，辨证使用一些中药可提高疗效，缩短疗程。研究表明，一些补肾药如淫羊藿、巴戟天、仙茅、菟丝子等可改善性腺轴功能，调整内分泌；一些清热解毒利湿药，如金银花、败酱草、车前子、龙胆草等，具有抗菌消炎作用。

（二）辨病治疗

1. 抗生素应用

主要适用于因生殖系统感染所致精子活力降低者。针对不同感染部位，如前列腺、精囊腺、附睾等，选择敏感抗生素，具体治疗见前列腺炎、精囊腺炎等有关章节。另外，对其他病原体感染所致者，要进行针对性治疗。

2. 抗氧化治疗

精液中过多活性氧（ROS）可通过氧化应激作用导致脂质过氧化而损伤精子，而精浆中的抗氧化剂具有清除 ROS 的作用，可防止精子受损。临床上常用抗氧化剂治疗男性不育。常用的抗氧化剂包括维生素 E、维生素 C、辅酶 Q10 以及乙酰半胱氨酸等。疗效尚存争议。

3. 胰激肽释放酶

研究认为胰激肽释放酶可刺激精子生成，提高精子的活动力。其他机制还可能包括提高精子代谢、增加睾丸血供、刺激睾丸支持细胞功能、提高性腺输出管道的功能等。每日 600U，口服；或每次肌内注射 40U，每周 3 次。但疗效尚不肯定。

4. 己酮可可碱

己酮可可碱属于甲基黄嘌呤的衍生物，作为一种非选择性磷酸二酯酶抑制剂，能阻断 cAMP 转变为 AMP，增加细胞糖酵解和 ATP 的产生，常用于血管疾病的治疗。其用于治疗特发性不育的治疗机制是可能会改善睾丸微循环，减少 cAMP 降解，增加细胞内糖分解和 ATP 的合成，并因此促进精子代谢和其他功能。也有报道称可改善精子浓度、活力、正常形态精子百分比。常用剂量为 1200mg/d。

5. 左旋肉碱

左旋肉碱又称左卡尼汀。人体内的左旋肉碱是赖氨酸经甲基化后进一步修饰而成的衍生物，为附睾所分泌的物质，主要以游离态和乙酰化形式存在。在附睾运送精子过程中增加精子能量并提高精子活力，也具有一定抗氧化能力，防止氧化损伤以保护精子。常用剂量为 1~2g/d，每日 2~3 次，口服。

6. 重组人生长激素

重组人生长激素（rh-GH）可以增强睾丸间质细胞功能并增加精液量，刺激释放胰岛素样生长因子 -1（IGF-1），IGF-1 可作为精子生长过程中自分泌 / 旁分泌生长因子而发挥作用。其剂量为 2~4IU/d，皮下注射。疗效尚不肯定。

7. 内分泌治疗

对内分泌因素引起者，要根据具体情况针对性治疗。

8. 其他药物

精氨酸、氨基酸、葡萄糖酸锌、硒、维生素 E、维生素 A、前列腺素合成酶抑制剂等均有相关临床报道，但均缺乏充分证据，疗效存在争议。

（三）辨证治疗

1. 辨证论治

（1）肾精亏虚型

治法：补肾填精。

方药：五子衍宗丸加味。常用药物有菟丝子、枸杞子、覆盆子、五味子、车前子（包煎）、鹿角胶（烊化）、熟地黄、山茱萸、巴戟天、陈皮。

（2）命门火衰型

治法：温补命门。

方药：右归丸加减。常用药物有熟地黄、山药、山茱萸、菟丝子、淫羊藿、仙茅、巴戟天、紫河车、肉桂、鹿角胶（烊化）、陈皮。

（3）气血亏虚型

治法：益气养血，补肾填精。

方药：十全大补汤加减。常用药物有红参、当归、白芍、熟地黄、川芎、黄芪、白术、菟丝子、茯苓、大枣。

（4）湿热下注型

治法：清利湿热。

方药：三仁汤加减。常用药物有生薏苡仁、白蔻仁、竹叶、龙胆草、栀子、黄芩、车前子、通草、滑石、荔枝核、萆薢。

（5）瘀血阻滞型

治法：活血化瘀通络。

方药：血府逐瘀汤加减。常用药物有当归、红花、路路通、川牛膝、丹参、柴胡、黄芪、水蛭、桃仁。

2. 外治疗法

（1）针灸疗法　①针刺三阴交、曲骨、大赫，灸关元、中极或针八髎、肾俞，灸肾俞、命门。先针刺，取补法，捻转得气后，隔姜灸3壮为度。隔日交替针灸1次，15次为1个疗程。②取关元、大赫、三阴交、肾俞。针关元、大赫、以平补平泻为主，针灸并用，将普通艾条截成2cm左右的小段，插到针柄上，距离患者皮肤2~3cm，一般灸3壮即可，使局部发红，针下有热感，隔日1次，15次为1个疗程。③取命门、中极、肾俞、脾俞、关元、气海等，针刺用补法，每日1次，10次为1个疗程。

（2）中药灌肠　苦参、黄柏、地龙、蛇床子、蒲公英、败酱草各30g。水煎取汁100~150ml，温度控制在40℃左右，保留灌肠。适用于湿热瘀阻型弱精子症。

3. 成药应用

（1）黄精赞育胶囊　补肾填精，清热利湿。适用于肾虚兼湿热型弱精子症。每次4粒，每日3次，口服。

（2）五子衍宗胶囊　补肾益精。适用于肾虚型弱精子症。每次4粒，每日3次，口服。

（3）十全大补丸　温补气血。适用于气血亏虚型弱精子症。每次6g，每日2次，口服。

（4）龙胆泻肝丸　清肝胆，利湿热。适用于湿热下注型弱精子症。每次6g，每日2次，口服。

4. 单方验方

（1）雄蚕蛾50g，文火烘干，研末，每晚吞服3g。适用于肾阳虚型弱精子症。[孙自学，庞保珍. 中医生殖医学. 北京：人民卫生出版社，2017]

（2）黄芪50g，白芍30g，当归10g，丹参30g。共研细末，每日3次，每次3g，冲服。适用于气血亏虚型弱精子症。[孙自学. 男科病诊疗与康复. 北京：中国协和医科大学出版社，2018]

（3）活力生精灵　菟丝子90g，枸杞子90g，覆盆子60g，五味子60g，车前子30g，沙苑子60g，蛇床子60g，仙茅90g，淫羊藿90g，黄精60g，何首乌60g，黄芪90g，熟地黄6g，龟甲50g，鱼鳔胶90g。共研细末，炼蜜为丸，每丸约9g，每次1丸，每日3次，口服。适用于肾精亏虚型弱精子症。[孙自学. 男科病诊疗与康复. 北京：中国协和医科大学出版社，2018]

（四）医家经验

1. 罗元恺

罗元恺对弱精子症的治疗，主张"当温阳益气"，并创温肾益精汤（天雄6~9g，熟地黄、菟丝子、怀牛膝、枸杞子各20g，炙甘草6g，淫羊藿10g），取得了良好效果。[史宇广. 当代名医临证精华：男科专辑. 北京：中医古籍出版社，1992]

2. 王琦

王琦认为瘀血、肾虚、湿热三者构成不育症病变核心，他们单独为病或相互作用导致了疾病的发生、发展。用药以"补肾填精、活血化瘀、兼清湿热"为指导思想，组方以"阴阳并调、补中有通、补中有清"为特色。肾阳不足者治以温补肾阳，温肾填精，常用方为金匮肾气丸、右归饮；肾精不足、虚火亢盛者，治以滋阴降火，补肾填精，常用方为六味地黄丸、大补阴丸；肾精亏虚者治以阴中求阳、阳中求阴、补益肾精，常用方为五子衍宗丸；气血亏虚者，治以益气养血种子，常用方为补中益气汤。此外根据药理研究成果选用相应药物，如有促进病理性精子膜结构改变的中药有淫羊藿、黄精、当归、丹参、枸杞子等，促进DNA合成的有补中益气汤（增强DNA、RNA、蛋白质合成），调节微量元素的有枸杞子、女贞子、菟丝子、巴戟天、沙苑子、韭菜子、蛇床子、仙茅、黄芪、当归（能提高精子密度、运动力、运动速度）。[王琦. 王琦男科学. 第2版. 郑州：河南科学技术出版社，2007]

3.徐福松

徐福松认为本病的辨证要点是要弄清虚实。精子动力异常为不足之症，其不足者，有肾阴亏虚、肾阳不足以及气血两虚之分，此为本虚；亦有肝经湿热所致者，此乃因实致虚。治疗当以扶正为本，以恢复精子活力。"阴为体，阳为用"，徐福松认为弱精子症以虚证为主，采用温补肾阳治之，同时临床运用时不忽视滋阴，即善补阳者，必于阴中求阳是也。精血喜动恶滞，徐福松运用补法时还注意补中有通，使补而不滞，增强疗效。同时经过20年的研究，徐福松开发研制了聚精丸，该方对精子数量、活力、顶体酶完整率、精子向前运动速度及精子形态学等都有明显的改善，治疗不育症有效率为85.77%，怀孕率为17.1%。[徐福松. 实用中医男科学. 中国中医药出版社，2011]

4.赵锡武

赵锡武认为弱精子症责于精气清冷，阳气亏虚，其病变脏腑以脾、肾为主。治疗常用《金匮要略》中的天雄散加味（天雄、桂枝、白术、生龙骨），加用药物多为肉苁蓉、枸杞子、巴戟天、淫羊藿、冬虫夏草、当归、党参等，并强调在使用时注意以下几点。①坚持服用，持之以恒。②加强营养，以增补益之功。③调畅情志，节制房事。[史宇广. 当代名医临证精华：男科专辑. 北京：中医古籍出版社，1992]

五、预后转归

一般而言，对病因明确者，治疗具有针对性，预后较好；对特发性弱精子症，常采取经验性治疗，若经一段时间治疗后精子活力仍未改善，预后较差。根据患者意愿，可采取辅助生育技术。

六、预防调护

（一）预防

（1）积极治疗泌尿生殖系统炎症，如尿道炎、前列腺炎、精囊炎、附睾炎等。

（2）饮食有节，禁食辛辣厚味及其他刺激性食物，戒烟。

（3）应避免不良因素的影响，如不穿紧身裤、牛仔裤，不经常洗桑拿浴、蒸汽浴等。

（4）避免接触对睾丸生精功能有影响的化学物品等。

（5）隐睾患儿，应在半岁至1岁半之间行手术治疗。

（6）生活起居要有规律，加强锻炼，增强体质，房事有度。

（二）调护

1.饮食

在我们日常生活中，许多食品具有一定补益作用，可提高精子活动力，如核桃仁、枸杞子、韭菜、松仁、甲鱼、大虾等，但有些食品可影响精子生成及活动能力，应避免食用，如芹菜、棉籽油等。

2.食疗

（1）扁豆薏仁粥　扁豆 30g~50g，薏苡仁 30g~50g，加适量水，先浸泡，后同煮为粥，早、晚各食 1 次。具有健脾、清热利湿之效。适用于湿热下注型弱精子症。

（2）羊脊粥　羊脊骨 1 具，洗净，剁碎，肉苁蓉、菟丝子各 30g，以纱布包扎，加适量水，共煮炖 4 小时，取汤加大米适量煮粥。粥熟后加入调料，即可食用。适用于肾精亏虚型弱精子症。

（3）青虾炒韭菜　青虾 250g，洗净，韭菜 100g，洗净，切段，先以素油炒青虾，加入调料，再加入韭菜煸炒，嫩熟即可食用。适用于肾阳虚型弱精子症。[孙自学，庞保珍.中医生殖医学 [M]. 北京：人民卫生出版社，2017]

七、专方选要

1.疏肝补肾毓麟汤

治以疏肝理气，补肾填精。药物组成为刺蒺藜 15g，郁金 15g，仙茅 15，生地黄、熟地黄各 20g，枸杞子 15g，巴戟天 15g，淫羊藿 20g，菟丝子 15g，肉苁蓉 15g，鹿角胶（烊化）12g，当归 30g，黄芪 30g，党参 30g，川芎 15g。水煎 200 ml，分早、晚各 100ml 服用。[魏巍，曹继刚.疏肝补肾毓麟汤治疗肝郁肾虚型弱精子症引起男性不育的临床观察.辽宁中医，2020，47（10）：110-112]

2.益肾生精饮

治以补肾生精，药用菟丝子 30g，补骨脂 25g，淫羊藿 20g，肉苁蓉 30g，枸杞子 20g，党参 30g，当归 15g，黄芪 15g，山茱萸 20g，五味子 10g，墨旱莲 20g。水煎 200ml，分早、晚各 100ml 服用。[吴佩蔚，杨弋戈，任红娟.益肾生精饮治疗肾阳虚型弱精子症.中医学报，2019，34（258）：2446-2449]

主要参考文献

[1] 王琦.王琦男科学 [M].第 2 版.郑州：河南科学技术出版社，2007.

[2] 秦国政.中医男科学 [M].北京：科学出版社，2017.

[3] 孙自学.男科病诊疗与康复 [M].北京：中国协和医科大学出版社，2018.

[4] 耿强，陈少峰，李重，等.基于 Keap1-Nrf2-ARE 通路探讨加味天雄散调节弱精子症大鼠精子活力的作用机制 [J].中国中西医结合杂志，2021，41（1）：86-90.

[5] 马金辰，王琦，李博怿，等.国医大师王琦治疗少弱精子症病例系列分析 [J].中华男科学，2021，27（2）：155-160.

[6] 张芳，孙自学，邱荃，等.益肾通络方治疗少弱精子型男性不育症肾虚瘀阻证的临床疗效 [J].中国实验方剂学杂志，2021，27（11）：113-116.

[7] 邱荃，孙自学.特发性弱精子不育症益肾通络法探讨 [J].时珍国医国药，2020，31（5）：1202-1204.

[8] 秦国政，李曰庆，裴晓华，等.基于脾肾两虚夹瘀论治无症状性弱精子不育症 [J].中华中医药杂志，2016，31（6）：2235-2238.

[9] 郑燕飞，白雪，汤轶波，等.基于中医传承辅助平台探讨王琦院士临床治疗少弱精子症的用药规律 [J].中华男科学，2020，26（6）：532-542.

第三节　少精子症

少精子症，也称精子减少症，是指精子计数（浓度）低于 5×10^6/ml，是导致男性不育的主要原因之一。精子浓度或者精子数量多少与男性生育能力呈正相关。判断男性生育力，不能仅以精子数量来判定，精子浓度低于以上标准，只能表明睾丸生精功能明显下降,生育机会降低。

中医学文献中无少精子症的记载,但本病可概属于中医学"精少""精薄"等范畴。

一、病因病机

(一)西医学认识

1.导致少精子症的肯定病因

(1)内分泌疾病 下丘脑—垂体—睾丸轴功能正常,是维持睾丸正常生精的重要条件,凡是能够影响这一性腺轴的内分泌疾病,如垂体功能不足、性腺功能低下等,均可导致 GnRH、FSH、LH、PRL 等分泌异常,从而引起精液质量改变。

(2)精索静脉曲张 据有关资料统计,24%~39% 的少精子症是由精索静脉曲张引起的,有人对因精索静脉曲张所致不育的 26 例患者进行精液分析,精子数 10×10^6/ml 以下者 10 例,(10×10^6)~(20×10^6)/ml 者 6 例,(20×10^6)~(30×10^6)/ml 者 3 例,(30×10^6)~(40×10^6)/ml 者 2 例,无精子症者 5 例,精索静脉曲张引起不育的机制详见本章第一节有关内容。

(3)免疫因素 自身免疫可通过两种途径造成少精子症。①自身免疫影响精子的发生,使生精细胞脱落。②睾丸内及附睾的自身免疫过程可造成精子输出阻断。国内外许多研究表明,抗精子抗体(AsAb)可对精子数目产生一定影响。精子表面抗体并不直接引起精子破坏,往往通过补体作用而破坏细胞。

(4)生殖系统感染 一般认为,生殖道感染约占少精子症不育的 26%,如急性睾丸炎可致睾丸实质广泛破坏,从而引起睾丸生精功能下降或丧失;急、慢性附睾炎可致邻近的睾丸实质损伤,或炎症引起输精管道如附睾、输精管、射精管阻塞,从而导致少精子症或无精子症,或附属性腺病变,精浆增多引起稀释性精子密度下降。

(5)染色体异常 一般认为染色体异常在少精子症中的发生率为 1.76%。性染色体畸变可对精液质量产生严重影响。

(6)隐睾 有关资料统计表明,少精子症中隐睾约占 9%,对隐睾患者的睾丸活检证实,隐睾中生殖细胞数量减少,而且转化成 Ad 型精原细胞过程延长,同时随着隐睾患者年龄的增长,可导致曲细精管管腔变小,精原细胞减少及支持细胞结构改变,产生更多的隐睾损害。

(7)理化因素及药物影响 引起少精子症的物理及化学因素主要有辐射、有机杀虫剂、工业化学用品及铝、铜、锡等化学元素。许多药物如化疗药物、中枢性降压药、镇静剂、麻醉剂等,对男性生殖功能均有不同程度影响。

(8)营养缺乏及全身性疾病影响 能量摄入不足,蛋白质、维生素及某些微量元素摄入不足,以及食用粗制棉籽油,均可引起睾丸生精功能障碍,精子数量下降,一些全身性疾病如糖尿病、慢性肝病、结核等,也可导致少精子症。

2.特发性少精症的病因研究

有人统计 7273 例男性不育患者,其中特发性少精子症 717 例,占 9.9%。关于其发病原因和发病机制,以往有人认为,有 77% 的少精子症患者在各组织中证实有循环抗体,75% 的特发性少精子症患者睾丸活检中有 IgG 和 C_3 沉积。也有人认为,特发性少精子症的病理变化可能位于睾丸曲细精管管壁,由于未成熟胶原纤维增殖,使曲细精管管壁增厚,一方面减少了生精上皮细胞的数目,另一方面阶段性增厚的部分造成管腔狭窄,影响管腔内液体的流动,而这种液体的流动有助于后期精子的发育、精子活动率的提高和营养物质及信息的传递。

（二）中医学认识

（1）先天禀赋不足，肾精不充，致精少不育。

（2）手淫过度，或房事不节，恣情纵欲，耗伐肾精，致精少不育。

（3）大病久病，气血亏虚，后天之精乏源，肾精失于充养，致精少不育。

（4）饮食不节，过食辛辣肥甘厚味，酿湿生热，下注精室，灼伤阴精，湿阻精窍，均可致精少不育。

（5）跌仆外伤，瘀血阻络，或久病入络，精道不畅，故精少不育。

二、临床诊断

（一）辨病诊断

1.临床诊断

要详细询问病史，了解患者的生活、工作情况，是否服用某些对生精过程有影响的化学药物，是否接触某些放射物质，是否曾食用粗制棉籽油，有无生殖系外伤史，是否患过病毒性腮腺炎、结核等疾病，并结合体格检查，了解全身及生殖器官发育情况。

2.相关检查

（1）精液分析　精子浓度低于 $20 \times 10^6/ml$。

（2）精浆生化检查。

（3）激素测定　主要检测 LH、FSH、T、PRL、E_2，以了解睾丸生精功能。或行抑制素 B 检查。

（4）染色体核型分析和 Y 染色体微缺失基因检查。对于重度少精子症（浓度低于 $5 \times 10^6/ml$）患者，建议做该项检查。

（5）输精管道造影。

（6）抗精子抗体（AsAb）检查。

（7）睾丸、附睾和精索静脉彩色多普勒检查。

少精子症的诊断，主要依靠精液分析，但每次排出精子的多少由于受各种因素，如不同时间、环境以及检验者的技术水平等影响，其结果也不尽相同，所以对少精子症的判断，应以连续检验 3 次为准。另外，在对男性生育能力进行评判时，应将精子计数与精子活动能力、精子活动率与精液状况结合起来进行综合分析。

（二）辨证诊断

少精子症患者多无临床症状，或见头晕耳鸣，腰膝酸软，五心烦热，神疲乏力，面色不华，或阴囊潮湿，睾丸胀痛，舌红，少苔，或苔黄腻，脉细数或沉，或濡数等。

1.肾精亏损型

临床证候：久婚未育，精子减少，精液量少或量多稀薄，伴头晕耳鸣，腰膝酸软，记忆力下降，舌淡，苔白，脉沉细弱。

辨证要点：久婚未育，精子稀少，头晕耳鸣，腰膝酸软，舌淡，苔白，脉沉细弱。

2.肾阳虚衰型

临床证候：久婚未育，精子减少，精液清稀，伴头晕耳鸣，腰膝酸软，形寒肢冷，小便清长，夜尿频多，阴茎勃而不坚，舌质淡胖，脉沉细或沉迟。

辨证要点：久婚未育，精液清稀，精子稀少，头晕耳鸣，腰膝酸软，形寒肢冷，舌质淡，脉沉细或脉沉迟。

3.气血两虚型

临床证候：久婚未育，精子稀少，神疲乏力，面色萎黄，心悸气短，失眠多梦，食少便溏，舌淡，苔白，脉细弱无力。

辨证要点：久婚未育，精子稀少，神疲乏力，面色萎黄，舌淡，苔白，脉细弱无力。

4.湿热下注型

临床证候：久婚未育，精子稀少，精液黏稠不液化，口苦咽干，胸胁胀满，阴囊潮湿，舌红，苔黄腻，脉濡数或滑数。

辨证要点：久婚未育，精子稀少，精液黏稠，口苦咽干，阴囊潮湿，舌红，苔黄腻，脉濡数或滑数。

5. 瘀阻精道型

临床证候：久婚未育，精子稀少，精液量少，阴囊、会阴部胀痛或刺痛，舌暗红或有瘀点、瘀斑，脉弦涩。

辨证要点：久婚未育，精子稀少，精液量少，会阴或睾丸胀痛、刺痛，舌质暗红或有瘀点、瘀斑，脉涩。

三、临床治疗

（一）提高临床疗效的要素

1. 详察病因

由于导致少精子症的病因较多，所以在诊断明确的前提下，要尽可能查找病因。要通过体格检查和必要的现代仪器检测，了解患者有无隐睾、精索静脉曲张、睾丸发育是否正常，以便针对病因制订相关的治疗措施和判断预后。

2. 细辨虚实

少精子症以虚证居多，常责于肾精亏虚、肾阳不足和气血虚损。实证可见于湿热下注，精道瘀阻，或虚实兼杂，所涉脏腑以肾为主，兼及心、肝、脾、胃。

3. 中西贯通

对少精子症的治疗，在明确病因的前提下，常对症处理。如因炎症所致者，当抗感染治疗；因精索静脉曲张所致，常予以手术；对性激素水平低下、内分泌功能障碍引起者，当补充性激素、调整内分泌等。现代研究表明，许多中药如金银花、连翘、蒲公英、野菊花等，具有较好的抗炎作用；有些补肾药如淫羊藿、巴戟天、菟丝子、蛇床子等，具有调整内分泌和性激素样作用，且都无明显不良反应；精索静脉曲张手术后加服补肾活血中药，临床疗效明显提高。另外，中西医结合治疗尚

可降低某些西药的不良反应。

4. 贵在坚持

由于自一个精原细胞到精子的生成和成熟需要较长时间，所以少精子症的疗程较长，一般为3个月。要让患者对治疗的长期性有所思想准备，使其充满信心，坚持用药。

5. 指导受孕

精子数目减少并不意味着就没有怀孕的可能，只是表明怀孕的几率降低，在某种意义上讲，精子的活力和功能比精子数目更重要。在没有影响优生因素存在的情况下，建议在配偶排卵期检测卵泡发育，指导受孕，以缩短疗程，提高妊娠率。

（二）辨病治疗

对病因明确的少精子症，应针对病因进行治疗。如促性腺激素治疗，脉冲式GnRH治疗，促进内源性促性腺激素分泌，其他内分泌疾病治疗等或抗感染治疗等，常可获得较好效果。对特发性少精子症多采用经验性治疗，常用药物如下。

1. 抗雌激素类药物

抗雌激素药物是治疗特发性少精子症最为常用的药物之一。这类药物通过阻断雌激素的负反馈抑制效应而促进垂体分泌促性腺激素，继而可以提高血清中FSH和LH水平。主要能刺激睾丸间质细胞产生睾酮，同时也促进精子生成。但是疗效仍存争议。临床常用的抗雌激素药物为克罗米芬和他莫西芬。此类药物的抗雌激素作用为增加下丘脑GnRH分泌，从而引起垂体LH和FSH分泌增加。此外，枸橼酸氯米芬还可选择性刺激肾上腺雄激素生物合成，增加睾丸内睾酮水平，从而刺激睾丸生精功能。

枸橼酸氯米芬是合成的非甾体类雌激素，常用剂量为50mg/d，口服，3个月为1个疗程。

他莫西芬的雌激素效应较枸橼酸氯米芬弱，剂量范围为 10~30mg/d，口服。

2.手术治疗

手术治疗最常见适应证是少精子症伴精索静脉曲张，常用手术方式有传统经腹膜后精索内静脉结扎术（Palomo 手术）、经腹股沟精索内静脉结扎术、外环下精索静脉结扎术；腹腔镜下精索内静脉高位结扎术、精索内静脉栓塞术及近年开展的显微外科精索静脉结扎术。

（三）辨证治疗

1.辨证论治

（1）肾精亏虚型

治法：补肾填精。

方药：五子衍宗丸加味。常用药物有菟丝子、枸杞子、覆盆子、五味子、制何首乌、熟地黄、山茱萸、生山药、车前子（包煎）、鹿角胶（烊化）、淫羊藿、巴戟天、陈皮。

若伴精液不液化，精液质地黏稠者，加地骨皮、玄参、水蛭。

（2）肾阳虚衰型

治法：温肾助阳。

方药：右归丸加减。常用药物有熟地黄、菟丝子、枸杞子、鹿角霜、淫羊藿、巴戟天、锁阳、山茱萸、仙茅、黄芪、陈皮。

（3）气血两虚型

治法：补气养血，佐以补肾填精。

方药：十全大补汤加减。常用药物有黄芪、党参、白术、红参、茯苓、当归、熟地黄、菟丝子、枸杞子、紫河车、覆盆子、淫羊藿、巴戟天、丹参。

（4）湿热下注型

治法：清利湿热，兼补肾填精。

方药：程氏萆薢分清饮加减。常用药物有萆薢、龙胆草、滑石、车前子（包煎）、金银花、连翘、菟丝子、熟地黄、山茱萸、生山药、牡丹皮、巴戟天。

（5）瘀阻精道型

治法：活血通络，化瘀生精。

方药：血府逐瘀汤加减。常用药物有当归、桃仁、红花、川芎、川牛膝、炒山甲（冲服）、路路通、王不留行。

2.外治疗法

（1）针刺疗法　取双侧肾俞、志室、太溪、三阴交；气血亏虚者，取双侧脾俞、胃俞、肾俞、足三里、三阴交。用补法，留针 30 分钟，每日 1 次，10 次为 1 个疗程，适用于肾精亏损少精子症。

（2）灸法　取命门、肾俞、关元、中极等为主穴，隔姜灸，以艾灸 3 壮为度。有温肾壮阳、益气培元之功，适用于命门火衰型少精子症。

（3）针灸疗法　主穴取关元、中极、气海、命门、肾俞。配穴取蠡沟、次髎。针刺关元、中极、气海时，要求针尖向下斜刺 1.5~2 寸，然后采用捻转补法，使针感向下传导至阴茎或会阴部为止。留针 30 分钟，针后加灸关元、命门、肾俞，以局部皮肤潮红为度，隔日 1 次，20 次为 1 个疗程。

（4）中药外敷

①增精膏：枸杞子 360g，制黄精、菟丝子、肉苁蓉各 180g，黑狗肾 1 具，食盐 15g。麻油煎熬，黄丹收膏。贴神阙、肾俞穴（双侧），14 天为 1 个疗程，隔日 1 贴。具有温肾阳益肾精、增加精子之功能。适用于肾阳虚型少精子症。

②熟地黄、枸杞子、山药、楮实子、菟丝子各 15g，淫羊藿 12g，泽泻、山茱萸、牡丹皮、茯苓各 10g，丁香 9g，透骨草 10g，雄蚕蛾 25g，大蜻蜓（雄性）9 个。把上药加水 2000ml 煎煮，煎至约 1000ml 时去渣，将毛巾浸泡于药液中，温度适宜后取出毛巾，绞去毛巾上的药液，敷于脐下丹田穴。毛巾凉后再浸泡再敷，之后以同

样的方法热敷命门、肾俞，共3次，1日1剂，适用于阴阳两虚型少精子症。

③滋肾膏：生地黄、熟地黄、山药、山茱萸各120g，牡丹皮、泽泻、茯苓、锁阳、龟甲各90g，牛膝、枸杞子、党参、麦冬各60g，天冬、知母、黄柏（盐水炒）、五味子、肉桂各30g。麻油熬，黄丹收。敷于脐上，适用于肾精亏虚型少精子症。

3.成药应用

（1）黄精赞育胶囊　补肾填精，清热利湿。适用于肾虚兼湿热型少精子症。每次4粒，每日3次，口服。

（2）五子衍宗胶囊　补肾益精。适用于肾精亏虚型少精子症。每次4粒，每日3次，口服。

（3）桂附八味丸　补肾助阳。适用于肾阳虚衰型少精子症。每次8粒，每日3次，口服。

（4）十全大补丸　温补气血。适用于气血亏虚型少精子症。每次6g，每日2次，口服。

（5）龙胆泻肝丸　清肝胆，利湿热。用于湿热下注型少精子症。每次6g，每日2次，口服。

（6）桂枝茯苓胶囊　活血，化瘀，消癥。适用于瘀血阻滞型少精子症。每次4粒，每日3次，口服。

4.单方验方

生精汤：枸杞子、何首乌、党参、续断各15g，菟丝子、覆盆子、五味子、桑椹子、车前子、陈皮各9g，当归、熟地黄、淫羊藿各12g，黄芪18g。水煎服，每日1剂。适用于肾阳虚型少精子症、弱精子症。[《中医药学报》2021，49（7）：84-88]

（四）医家经验

1.王琦

王琦对少、弱精子症引起的男性不育，有自己独特的见解，提出"肾虚夹湿热瘀毒虫"是男性不育的核心病机，并指出环境的污染、电磁辐射、抗肿瘤药物的使用、性传播疾病及微生物的感染等属于"毒""虫"范畴的致病因素，在少、弱精子症发病中尤为明显，应引以重视。随着时代的进步，生存环境的变化，饮食结构、生活习惯的改变，单纯补肾已不能很好地符合少、弱精子症的病理病机，对于"毒""虫"引起的少、弱精子症，有炎症反应的，补肾甚至可能导致越补越严重，要掌握好祛邪与扶正的辨证关系。此时，如果在补肾益精的基础上，加以解毒杀虫的药物就会取得比较满意的效果。常用补肾填精药如黄精、菟丝子、枸杞子等；清热解毒杀虫药，如蒲公英、白花蛇舌草、败酱草、金钱草、蛇床子、蜂房等。[焦招柱，郑燕飞，王停，等.从"毒""虫"论治少弱精子症.云南中医学院学报，2014，37（6）：70-73]

2.李曰庆

李曰庆认为本病的病机较为复杂，归纳起来有虚、实、寒、热、痰、瘀、郁的不同，与五脏有关，但本病病位主要在肾，病机主要是肾阴阳不足。肾阴阳平衡则精气充盛，藏泄适宜，运行有度，阴阳和而有子；肾阴阳失调则精少气衰，藏泄失宜，气化障碍从而导致男性不育症。李曰庆根据多年经验，在传统补肾治疗的基础上，提出了"以肾虚为本，以补肾生精为则，以微调阴阳为法"的治疗理论，在具体治法上则偏重"补肾生精，调补肾阳"，提倡用药补肾清补并用，避免峻补滥用久服。强调要微调阴阳，充分调动机体自身的调节机制，使阴阳平衡，以达阴阳互根、互用之效能，精气充盛而有子。[宣志华，王彬.李曰庆教授治疗男性不育症临床经验.中国性科学，2014，23（2）：84-86]

3.郭军

郭军认为肾虚、肝郁、脾虚、血瘀是

男性不育症的基本病机。治疗上以补肾为基本治法，同时兼以疏肝、健脾。在临床实践中，按照传统的辨证方法常无证可辨，此时，加以活血通络之水蛭、地龙、王不留行等治之，常能明显提高疗效，缩短疗程。男性不育和其他疾病有着很大的区别，病情的缓解与加重主要依据精液分析等实验室检测的结果，这就需要微观辨精。根据"阳化气，阴成形"等理论，精子量少，或伴有精液稠黏，液化不良或不液化主要责之于肾阴、肾精不足，治疗原则当为滋肾填精。而精子成活率低，精子活动力差，伴有精液清稀，主要责之于肾阳虚衰，治疗原则为温补肾阳。对于精子畸形，根据"阴中求阳，阳中求阴"的理论，运用阴阳双补的治法，往往能得到事半功倍的效果。[郭军，宋春生，耿强，等. 男性不育症辨证论治思路与方法总结. 北京中医药，2012，31（1）：65-66]

4.李海松

李海松认为男性不育症的发病主要责之于肾、脾、肝三脏，但痰贯穿于其中，影响精液的正常分泌、输布及液化。治疗时在首重病机的基础上，把化痰祛瘀贯穿治疗始终，临床上分四型辨证论治：湿热蕴脾证，燥湿健脾以化痰，常选用生麦芽、陈皮、鸡内金、炒白术、土茯苓、茯苓、益母草等；肾阴不足证，养阴生津以化痰，多选用熟地黄、山茱萸、枸杞子、五味子、茯苓、白术等；肝郁气滞证，疏肝理气以化痰，常选用青皮、陈皮、柴胡、郁金、百合等；肾阳不足证，温阳化气以祛痰，多用茯苓、姜半夏、桂枝、白果、炒白术等。[赵冰，李海松，王彬，等. 李海松教授从痰论治男性不育症经验. 中国性科学，2014，23（7）：56-57]

四、预后转归

少精子症的预后（主要指配偶自然受孕能力）与患者的年龄、发病原因以及病情的轻重等密切相关。一般而言，患者年龄较小（35岁以下）、病因明确、病情较轻者，预后较好，反之预后较差。

五、预防调护

（一）预防

（1）避免不良因素刺激，积极治疗原发病。如及早发现和治疗精索静脉曲张、隐睾、泌尿生殖系统疾病，避免放射性、电辐射、长期洗桑拿等和某些药物的影响。

（2）饮食有节，忌食辛辣肥甘厚味，要既清淡又富有营养，不食用对生精功能有损害作用的食物，如粗制棉籽油、芹菜等。

（3）树立良好性观念，戒除不良手淫，房事有节，忌恣情纵欲。

（4）要加强体育锻炼，以增强体质。

（二）调护

（1）少精子症的疗程一般较长，故务必按照医嘱，坚持用药，切忌时断时续。

（2）许多食物具有补肾填精、益气养血之功能，故在一日三餐中注意选择使用，如大虾、枸杞子、龙眼肉、核桃仁、山药、大枣等。

（3）食疗

①肉苁蓉粥：肉苁蓉20g，羊肉25g，大米30g。将肉苁蓉切片或切块，与羊肉丁、大米共煮成稠粥，食之。适用于肾阳虚型少精子症。[孙自学，庞保珍. 中医生殖医学. 北京：人民卫生出版社，2017]

②海参适量，糯米100g。先把海参浸透，剖洗干净，切片煮烂，后加入糯米，煮成稀粥，调味食用。适用于肾精亏损型少精子症。[孙自学. 男科病诊疗与康复. 北京：中国协和医科大学出版社，2018]

③杞子苡仁粥：枸杞子100g，生薏苡

仁 100g，炒扁豆 100g。加适量水共煮为粥，随意食用。适用于湿热下注型少精子症。[孙自学. 男科病诊疗与康复. 北京：中国协和医科大学出版社，2018]

④韭菜、鲜虾仁各 150g，鸡蛋 1 个，白酒 50g。韭菜炒虾仁，鸡蛋佐膳，喝白酒，每天 1 次，10 天为 1 个疗程。适用于肾阳亏虚型少精子症。[孙自学. 男科病诊疗与康复. 北京：中国协和医科大学出版社，2018]

⑤山药大枣粥：红参 50g，山药 150g，大枣 10 枚，龙眼肉 100g，太子参 100g。先小火久煎红参取汁，后 3 味加适量水共煎为粥，再入红参煎液，稍煮即可食用。适用于气血两虚型少精子症。[孙自学，庞保珍. 中医生殖医学. 北京：人民卫生出版社，2017]

六、专方选要

1. 龙马育嗣汤

补肾添精，益气壮阳。药用海龙 15g，海马 5g，黄狗肾 1 条，山茱萸 10g，胡芦巴 10g，韭菜子 10g，黄芪 15g，菟丝子 20g，淫羊藿 10g，西洋参 5g，鹿角片 10g，牛膝 6g，山药 15g。肝郁气滞加柴胡、白芍；湿热内蕴加黄柏、苍术、车前子；阴虚火旺加知母、黄柏、生地黄；血瘀阻滞加丹参、王不留行。[赵磊，马超，王岩斌. 生精汤治疗少精子症临床观察. 新疆中医药，2011，29（1）：8-9]

2. 续嗣方

补益肾气，填精益髓，补肾阳，滋肾阴。药用山茱萸、天冬、麦冬、生地黄、黄芪、黄精、熟地黄各 20g，菟丝子、枸杞子、女贞子、覆盆子、蛇床子、巴戟天、肉苁蓉、补骨脂、白芍、当归、生麦芽、续断、淫羊藿各 10g，五味子 6g，柴胡 12g，

水蛭 3g。[韩建涛，吴洪涛. 续嗣方治疗少精弱精的临床研究. 光明中医，2012，27（9）：1794－1795]

主要参考文献

[1] 王琦. 王琦男科学 [M]. 第 2 版. 郑州：河南科学技术出版社，2007

[2] 孙自学. 男科病诊疗与康复 [M]. 北京：中国协和医科大学出版社，2018.

[3] 秦国政. 中医男科学 [M]. 北京：科学出版社，2017.

[4] 马金辰，王琦，李博恽，等. 国医大师王琦治疗少弱精子症病例系列分析 [J]. 中华男科学，2021，27（2）：155-160..

[5] 何明，王权胜，蒙帅杰，等. 续断种子方对少精子症模型小鼠精子发生的影响 [J]. 中国中医基础医学杂志，2020，26（11）：1631-1635.

[6] 何明，蒋越，蒙帅杰，等. 续断种子方对少精子症模型小鼠生精功能障碍的实验性研究 [J]. 时珍国医国药，2020，31（1）：6-9.

[7] 袁轶峰，傅显文，朱文雄，等. 调治天癸方对少弱精子症模型大鼠 Bax、Bcl-2 表达的影响 [J]. 中医学报，2020，35（269）：2168-2172.

[8] 宾彬，陆海旺，谭育能，等. 强精煎对生精障碍大鼠睾丸精子 $Na^+-K^+-ATPase/Ca^{2+}-ATPase$ 的影响 [J]. 辽宁中医杂志，2018，45（5）：1092-1094.

[9] 宾彬，陆海旺，林思伟，等. 强精煎对少、弱精子症大鼠 CFTR 蛋白表达的影响 [J]. 中医药信息，2018，35（5）：1-4.

[10] 阎基，王琦，朱斌，等. 生精类中成药治疗男性少弱精子症的 Meta 分析 [J]. 中华中医药学刊，2018，36（4）：793-796.

第四节　无精子症

无精子症，是指禁欲 3~7 天后通过体外排精的方法获得精液，连续 3 次以上实验室精液离心镜检，未发现精子者。是导致男性不育的常见原因之一，据有关资料统计，占男性不育的 6%~10%。睾丸生精功能障碍引起者，称真性无精子症；因输精管道阻塞所致者，称假性无精子症。

中医学无此病名，但可概属于"绝育""无子""精冷无子"等病范畴。

一、病因病机

（一）西医学认识

1. 先天性疾病

如无睾症、隐睾症、睾丸融合、多睾、睾丸附睾分离、Kallmann 综合征、睾丸发育不良（如精曲小管发育不全）以及常染色体或性染色体异常，影响生精功能，导致无精子症。

2. 睾丸后天病变

如睾丸外伤、炎症、扭转、腹股沟疝修补或精索静脉部位的其他手术，损伤睾丸动脉，致使睾丸血运障碍；病毒性腮腺炎并发睾丸炎等均可引起睾丸萎缩和退行性变，影响精子生成。

3. 全身性疾病影响

如糖尿病、慢性肾功能衰竭、结核病、肿瘤、肝炎等，生存和工作环境中的辐射，有毒化学物质，重金属元素，某些化学药物等，可影响精子生成，导致无精子症。

4. 内分泌疾病影响

如肾上腺皮质增生症、肾上腺皮质肿瘤、先天性肾上腺综合征、甲状腺功能亢进或低下、垂体肿瘤、肾上腺皮质功能减退症等，均可导致内分泌功能紊乱，从而影响下丘脑—垂体—性腺轴，引起无精子症。

5. 营养缺乏

睾丸生精功能的正常发挥，赖于各种营养供给，如维生素 A、维生素 E、维生素 B，以及各种微量元素。若长期营养缺乏，会引起睾丸生精功能障碍，导致无精子症。

6. 免疫因素

精子的自身免疫也可通过损害睾丸或附睾，引起精子发生过程紊乱而造成无精子症。

有些无精子症，在现有技术条件下，尚不能明确病因，称之为特发性无精子症。

（二）中医学认识

中医学认为，肾藏精，主生殖，故无精子与肾精亏虚关系密切；脾为后天之本、气血化生之源，后天不足，先天失养，也影响精子化生；肝主疏泄，调畅全身气血，若情志所伤，气郁血阻，壅塞精道，引起无精子症。可见无精子症在脏虽以肾为主，同时与肝、脾也有一定关系。具体病因病机如下。

1. 肾气不充

先天禀赋不足或发育不良，肾气不充，肾子体小或缺如，致无精子症。

2. 肾精亏虚

恣情纵欲，房事太过，肾精耗伐，生殖之精无以化生。

3. 气血亏损

大病久病，虚损太过，脾失健运，精血乏源而致无精。

4. 湿毒内侵

饮食不节致湿热内生，或感受疫毒之邪，侵及精室，精子难生，或侵及精道，精阻难出。

二、临床诊断

（一）辨病诊断

1. 临床诊断

无精子症患者，一般无任何明显症状，

性生活正常，要注意询问病史和进行体格检查。有些患者既往有腮腺炎、结核病、睾丸炎、附睾炎、前列腺炎、精囊炎以及食用粗制棉籽油，长期或大量使用某些对生精功能有损伤作用的化学药物等病史。注意询问所处的生活和工作环境有无放射性物质，是否接触农药、高温等。体检时重点检查第二性征状况及外生殖器的发育情况，有些患者第二性征不发育，睾丸极小，或隐睾，无睾丸，或外生殖器异常，或见有严重的精索静脉曲张等体征，要测定睾丸容积。

2.相关检查

（1）精液分析　精液离心沉淀后，经显微镜检查，连续 3 次，未发现精子，即可诊断为无精子症。

（2）彩色 B 超检查　以了解前列腺、精囊腺状况（最好经直肠超声），对判断梗阻性无精子具有一定帮助。

（3）精浆生化分析　主要检查果糖、α-葡萄糖苷酶或肉毒碱、柠檬酸等，通过这些精浆生化因子的检测，不仅可做出梗阻

性无精子症的诊断，而且可推断出梗阻部位，详见表 7-7。

（4）内分泌激素检查　生殖激素改变与各种常见睾丸性无精子症的关系见表 7-8。

（5）染色体核型分析。

（6）Y 染色体微缺失基因检查　大量研究表明在人类 Y 染色体长臂远侧存在无精子因子（AZF），目前分为 3 个区域，即 AZFa、AZFb、AZFc。这些区域大都由多基因大家族组成。其中某些基因对精子发生起调控作用，现已证实 YRRM、DAZ 基因的缺失是导致部分严重生精障碍的重要原因，故无精子症或重度少精子症（5×10^6/ml）患者要做该项检查。

（7）放射线检查　输精管、精囊造影能确定输精管、射精管是否存在梗阻性病变，判断梗阻部位、范围及解剖形态学上是否存在异常。

（8）睾丸活检　若通过精浆生化分析、激素测定尚不能判定无精子症原因，可做睾丸活检。

表 7-7　部分精浆生化因子与无精子症的关系

肉毒碱	果糖	柠檬酸	FSH	可能梗阻部位
↓	缺失	正常	正常	射精管阻塞或输精管发育不良
↓	正常	正常	正常	附睾或（和）输精管阻塞
正常	正常	正常	↑	非梗阻性无精子症

表 7-8　生殖激素改变与各种常见睾丸性无精子症的关系

FSH	LH	T	可能诊断
↓	↓	↓	低促性腺激素性性腺功能减退症；高催乳素血症；垂体嫌色细胞瘤等
↑	↑	↓	Klinefelter 综合征，睾丸炎，隐睾等
↑	正常	正常	生精上皮细胞萎缩，唯支持细胞综合征
↓	正常	正常	选择性 FSH 缺陷
↓	↑	↑	雄激素耐受综合征

（二）辨证诊断

无精子症患者多数无明显临床表现，可伴有腰膝酸软，形寒肢冷，头晕耳鸣，或阴囊潮湿，尿道滴白，舌淡，苔薄白，或舌质暗红，脉沉细或涩。

1.肾精亏虚型

临床证候：无精子，并见睾丸偏小，质地较软，性欲低下，头晕耳鸣，腰膝酸软，舌质淡或红，苔薄白，脉细弱。

辨证要点：无精子，睾丸偏小，质地较软，头晕耳鸣，腰膝酸软，舌质淡，苔薄白，脉细弱。

2.精道瘀阻型

临床证候：无精子，睾丸大小、质地正常，伴见腰痛，会阴部疼痛，睾丸胀痛，小便余沥，舌边尖红或暗红，脉滑数或涩。

辨证要点：无精子，睾丸大小、质地正常，伴见睾丸、会阴部胀痛，舌质暗，脉涩。

三、鉴别诊断

无精子症需与下列疾病相鉴别。

1.无精症

无精症指既无精子也无精液，而无精子症则指有精液而无精子。

2.不射精症

不射精症具有正常的性欲，阴茎勃起坚硬，性交时间长，但达不到情欲高潮和快感，不能在阴道中射精，因而无精液和精子排出。

3.逆行射精

逆行射精是指患者性交持续时间正常，有性交快感和射精动作，并能达到性高潮，但无精液自尿道排出，而从尿道逆行流入膀胱的一种病症，与无精子症不同。

四、临床治疗

（一）提高临床疗效的要素

1.明确病因

导致无精子症的病因比较复杂，务必通过详细的体格检查和实验室检查明确病因，以便对症治疗和预后判断。一般而言，因先天发育异常或染色体异常所致者，药物治疗无价值；对有些原因所致的睾丸生精障碍，经过正确治疗后有可能发生逆转；对输精管道阻塞引起者可采取手术予以畅通，以恢复生育力。

2.明辨虚实

辨虚实是本病中医药治疗之关键。本病临床以虚证多见，且以肾虚为主；实证多为瘀阻精道，湿热毒邪内侵，或虚实兼杂，如肾虚兼瘀证等。

3.中西结合

在辨明病因的前提下，要采取有针对性的中西医结合疗法，以提高疗效。如Kallmann综合征，若能早期治疗，及时采用促性腺激素释放因子或HCG和HMG治疗，可促使患者性成熟，甚至能促使睾丸产生精子，获得生育能力。若同时辨证使用中药，必能增强机体对药物的敏感性，从而提高疗效。

（二）辨病治疗

1.药物治疗

对病因明确的无精子症，应针对病因进行治疗。如内分泌异常者，可根据具体病情，采用促性腺激素治疗或脉冲式GnRH治疗，或促进内源性促性腺激素分泌，或针对其他内分泌疾病治疗等。因感染如慢性附睾炎等所致者，可抗感染治疗等，常可获得较好效果。

2.手术治疗

手术治疗主要适用于梗阻性无精子症。

输精管道梗阻是造成无精子症的常见原因之一，包括输精管、精囊先天缺如引起的梗阻性无精子症，输精管节段性不发育，输精管医源性损伤或结扎，炎症后梗阻，射精管口先天性狭窄等。对于输精管结扎等输精管道梗阻者应积极手术治疗。输精管吻合术和输精管-附睾吻合术是治疗梗阻性无精子症常见和有效的方法。据统计，显微外科复通率为60%~87%，累计怀孕率为10%~43%。

睾丸内梗阻：常用睾丸取精术（TESE）和睾丸细针精子抽吸术（TESA），几乎适用于所有梗阻性无精子症。

附睾梗阻：因炎症等因素造成的获得性附睾梗阻引起无精子症可行显微外科附睾管-输精管吻合术。如果没有手术条件或者手术失败，可行经皮附睾精子抽吸术（PESA）或显微附睾精子抽吸术（MESA）获取精子，获取的精子一般用于卵胞浆内单精子显微注射技术（ICSI）治疗。

近端输精管梗阻：输精管结扎后的近端梗阻可行显微外科输精管复通术，即输精管-输精管吻合术。如果术中近附睾端输精管液中未查到精子或发现有牙膏样黏稠液时即可证实继发附睾梗阻，改行附睾管-输精管吻合术。

远端输精管梗阻：儿童时期行疝气或睾丸下降固定手术导致单/双侧输精管损伤，通常情况下可进行输精管吻合术；大范围缺失时，一般是不可重建的。这些病例应行TESE、TESA、PESA或MESA用于ICSI治疗。大范围单侧输精管缺失伴对侧睾丸萎缩可考虑将患侧输精管残端与对侧输精管或附睾管吻合。

射精管梗阻：射精管口梗阻可行精囊镜探查术，或经尿道射精管切开术/射精管囊肿切除术。前者目前作为一种检查手段，缺乏大样本数据支持，后者需要一定经验，注意避免逆行射精，尿液反流至射精管、精囊和输精管（导致精子活力降低、精液pH降低和附睾炎）等并发症。

（三）辨证治疗

1.辨证论治

（1）肾精亏虚型

治法：补肾生精。

方药：生髓育麟丹加减。常用药物有人参、麦冬、肉苁蓉、山药、山茱萸、熟地黄、桑椹子、鹿茸、龟甲胶、枸杞子、当归、鱼鳔胶、菟丝子、北五味子、紫河车、柏子仁、淫羊藿、蛇床子。

（2）精道瘀阻型

治法：活血化瘀通络。

方药：血府逐瘀汤加减。常用药物有桃仁、红花、当归尾、路路通、王不留行、皂角刺、炒山甲、川牛膝、水蛭。

2.外治疗法

（1）针灸疗法　①针刺疗法，取三阴交、肾俞、关元、次髎、气海、足三里。针刺用补法，每日1次，10次为1个疗程，适用于肾气虚型。②针灸并用法，针刺取任、督、足少阴、足太阴为主，用补法，并隔姜灸关元、气海，针三阴交，适用于肾阳虚型。

（2）中药外敷　由蛇床子12g，肉苁蓉12g，韭菜子12g，大青盐5g，炮附子9g，淫羊藿12g组成。将上药放入砂锅中，加水适量，浸泡1小时后，用文火煎30~40分钟，浓缩成100ml，倒入碗中备用。用纱布一块，折2~3层，以盖住肚脐为度，用纱布沾上药液，以全湿不滴药为度，然后盖在肚脐上，用胶布贴牢。每天换药1次，30天为1个疗程。适用于肾阳虚型无精子症。

3.成药应用

（1）五子衍宗丸　补肾益精。适用于肾精亏虚型无精子症。每次6g，每日3次，口服。

（2）六味地黄丸　滋阴补肾。适用于

阴精虚损型无精子症。每次8粒，每日3次，口服。

（3）血府逐瘀口服液 活血化瘀。适用于精道瘀阻型无精子症。每次10ml，每日3次，口服。

（4）桂枝茯苓胶囊 活血，化瘀，消癥。适用于精道瘀阻型无精子症。每次4粒，每日3次，口服。

4. 单方验方

（1）生精汤 枸杞子9g，韭菜子、菟丝子、补骨脂、肉苁蓉、生地黄、熟地黄、紫河车各12g，淫羊藿、制何首乌各15g。每日1剂，水煎服。适用于肾阳虚型无精子症。[孙自学，庞保珍. 中医生殖医学. 北京：人民卫生出版社，2017]

（2）生育丸 红参40g，鹿茸10g，鹿角胶、枣皮各60g，枸杞子、熟地黄、黄芪、五味子各80g，海狗肾、蛤蚧各1对。将上药共为细末，炼蜜为丸，每日2次，每次10g。适用于肾精亏虚、元气大伤所致无精子症。[孙自学，庞保珍. 中医生殖医学. 北京：人民卫生出版社，2017]

（3）红白皂龙汤 夏枯草15g，金银花15g，蒲公英15g，红花10g，皂角刺10g，地龙10g，车前子（包煎）10g，泽泻15g，牛膝15g，泽兰10g，香附10g，黄芩10g，黄柏10g，日1剂，水煎服。适用于精道瘀阻兼湿热型无精子症。[孙自学. 男科病诊疗与康复. 北京：中国协和医科大学出版社，2018]

（四）医家经验

1. 陈文伯

陈文伯认为不育病因虽复杂，但其致病之机皆缘精气不足，治当审证求因，辨证论治，先立调理阴阳总则，继可设滋肾生精、温肾生精、益肾生精、增液生精、固肾生精、清肾生精、祛瘀生精、理气生精诸法。且常以基本方淫羊藿、肉苁蓉、

山药、枸杞子加减。肾阳不足加附子、肉桂、巴戟天、菟丝子；阴精亏乏加制何首乌、熟地黄、女贞子、知母；精室湿热加黄柏、知母、龙胆草、野菊花；精道瘀阻加丹参、赤芍、红花。[史广宇. 当代名医临证精华：男科专辑. 北京：中医古籍出版社，1993]

2. 孙自学

孙自学认为不育症病因复杂，其主要由肾虚、湿热、瘀阻所致，辨证治疗当细审病因，详查病机，此病证型虽多，总与肾虚、肝郁、湿热、瘀阻有关，治疗多以补肾益精、清热利湿解毒、活血化瘀为法。补肾益精法以熟地黄、山药、山茱萸、菟丝子、枸杞子、沙苑子等药物为主。根据辨证，肾阳虚者加入仙茅、淫羊藿、锁阳、巴戟天、韭菜子等温肾助阳；气血不足者加入黄芪、红参、当归、白芍等益气养血生精；阴精亏虚者加入何首乌、黄精、鹿角胶、龟甲胶等血肉有情之品填补肾精。清热利湿解毒法常用金银花、蒲公英、车前子、大血藤、败酱草、薏苡仁、栀子、龙胆草、半枝莲、白花蛇舌草、生甘草等药物；活血化瘀法常用药物有丹参、赤芍、路路通、王不留行、穿山甲、当归、川芎、水蛭、桃仁、川牛膝等。同时提倡夫妻同治并指导受孕。[于文俊. 孙自学教授治疗男性不育症经验. 中医临床研究. 2014, 6（1）：77-81]

五、预后转归

无精子症为男科的一种难治病症，一般而言，真性无精子症，尤其因先天发育异常所致者，药物治疗价值不大，应尽早采取辅助生育技术。假性无精子症，应在明确梗阻部位、范围和性质的前提下，及时采取手术方案或中西结合治疗，恢复生育能力的几率相对较大，预后较好。

六、预防调护

（一）预防

（1）要做好幼儿时期的预防接种。青少年时，要积极预防流行性腮腺炎，若一旦感染，要及时正确治疗，避免并发睾丸炎。

（2）避免不良因素的刺激，如放射线、高温，以及有毒化学物质和某些对生精功能有影响的化学药物。

（3）饮食有节，不宜过食辛辣厚味，戒烟酒，不食粗制棉籽油。

（4）要及早发现和治疗某些先天发育异常性疾病，使对生育力的影响降低到最低限度。

（二）调护

（1）由于无精子症的疗程较长，故务必遵守医嘱，持之以恒，坚持治疗。

（2）日常生活中的许多食物，如羊肉、羊睾、大虾、核桃仁、海参、鹿鞭、鹿血等，具有补肾生精作用，患者应根据自己的情况，选择食用。

（3）食疗

①木耳汤：白木耳30g，鹿角胶7.5g，冰糖15g。把白木耳用温开水泡发，除去杂质，洗净，放砂锅内，加适量水，煎煮，待白木耳熟透时加入鹿角胶和冰糖，使之烊化，和匀，熟透即成。该汤可分次或1次食用。具有补肾填精之功效。适用于肾虚型无精子症。[孙自学. 男科病诊疗与康复. 北京：中国协和医科大学出版社，2018]

②鱼胶糯米粥：取鱼鳔胶30g，糯米50g。先将糯米煮粥，煮至半熟，放入鱼鳔胶，一同煮熟和匀，不时搅动，以防粘滞锅底，每2天服1次，连服10次。具有补肾填精之功效。适用于肾精亏虚型无精子症。[孙自学，庞保珍. 中医生殖医学. 北

京：人民卫生出版社，2017]

七、专方选要

1. 聚精丸枸橘颗粒

治以补肾生精，疏通精道，组成为生地黄、熟地黄、枸杞子、沙苑子、南沙参、北沙参、天冬、麦冬、全枸橘、红花、白花蛇舌草、皂角刺、干地龙、续断、煅龙骨、煅牡蛎、柴胡、制水蛭。每日1剂，早、晚饭后温开水冲服，3个月为1个疗程。[景涛，唐志安，刘叶兰，等. 聚精丸枸橘颗粒干预继发梗阻性无精子症. 中国实验方剂学杂志，2013，19（5）：303-308]

2. 益肾生精冲剂

治以补肾益精，益气养血，组成为菟丝子、枸杞子、紫河车、车前子、丹参、黄芪加减。[曾宪乐. 益肾生精冲剂治疗睾丸性无精症的临床效果观察. 中医临床研究，2019，11（1）：73-74]

3. 补肾益精方

治以补肾壮阳，补血益精，组成为淫羊藿25g，巴戟天25g，阳起石25g，熟地黄15g，当归15g，枸杞子15g，金樱子10g，五味子10g，薏苡仁5g。[刘磊. 补肾益精方辅助左卡尼汀治疗附睾梗阻性无精子症临床研究. 实用药物与临床，2018，21（8）：921-924]

主要参考文献

[1]秦国政. 中医男科学[M]. 北京：科学出版社，2017.

[2]孙自学. 男科病诊疗与康复[M]. 北京：中国协和医科大学出版社，2018.

[3]王琦. 王琦男科学[M]. 第2版. 郑州：河南科学技术出版社，2007.

[4]孙自学. 一本书读懂男性不育[M]. 郑州：中原农民出版社，2020.

[5]邓佩佩，马婧，张展羽. 无精子症患者基因检测分析[J]. 中国计划生育杂志，

2021, 29（1）：198-202.

[6] 中华医学会男科学分会. 男性生殖相关基
因检测专家共识[J]. 中华男科学, 2020,
26（9）：844-851.

[7] 姚晨成, 李朋, 田汝辉, 等. 梗阻性无精
子症的遗传学研究进展[J]. 中华生殖与避
孕杂志, 2020, 40（12）：1038-1042.

[8] 中国医师协会男科分会无精子症诊疗专家
共识编写委员会. 无精子症规范化诊疗专
家共识精要[J]. 中华医学杂志, 2018, 98
（46）：3732-3736.

[9] 王德胜, 宾彬, 陆海旺. 中药治疗无精
子症近况[J]. 实用中医药杂志, 2017, 33
（1）：105-106.

第五节　死精子症

死精子症是指精子的成活率下降, 死
亡精子超过40%的病症, 是导致男性不育
的常见原因之一。世界卫生组织编写的第4
版《不育夫妇标准检查与诊断手册》中的
不育症16类分类中, 并没有将死精子症单
独列出, 而是将其归于特发性弱精子症中
进行分析。据国外有关资料统计, 死精
子症导致男性不育的发生率约为1.3%。

中医学并无"死精子症"的病名, 但
其症状可见于中医的"肾寒""精寒难嗣"
等病证。

一、病因病机

（一）西医学认识

西医学认为死精子症与精索静脉曲张,
精囊、前列腺、附睾炎症所致生精功能缺
陷, 以及营养状况欠佳, 微量元素和维生
素A、维生素E缺乏等因素有关。这些因
素均可引起精子的生长发育障碍, 而出现
死精子症。此外, 高温、放射线、抗精子
抗体等也与死精子症有一定关系。

（二）中医学认识

1.肾气亏虚, 生精障碍

先天禀赋不足, 或手淫过度, 房室不
节, 肾精亏乏, 肾气虚衰, 不能正常化生
精子而见死精子; 或素体阴血不足, 或过
用温燥伤阴之品, 导致肾阴亏虚, 虚火内
生, 热灼肾精, 致死精增多。

2.湿毒内侵, 扰及精宫

湿热毒邪内侵, 或过食辛辣厚味, 蕴
湿生热, 内扰精宫, 肾精受伐, 故见死精
子增多。

二、临床诊断

（一）辨病诊断

1.临床诊断

死精子症患者一般无明显特殊表现,
或伴有睾丸坠胀、阴囊潮湿、腰膝酸软、
形寒肢冷等, 要详问病史, 严格体检。

2.相关检查

（1）精液分析　精液分析是诊断死精
子症的主要依据, 通过精子染色检查, 若
死精子超过40%, 即可确诊。

（2）其他检查　应依据具体情况, 进
行性激素测定、前列腺液常规分析、彩超
或超声多普勒检查以了解精索静脉情况和
精囊、附睾是否伴有炎症等, 明确病因。

（二）辨证诊断

死精子症临床表现复杂, 或全无症状,
或头晕耳鸣, 腰膝酸软, 潮热盗汗, 阴囊
潮湿, 精神抑郁, 舌淡, 苔薄白或黄腻,
脉细弱或濡数等。

1.肾气亏虚型

临床证候：死精子过多, 神疲乏力,
射精无力, 头晕耳鸣, 腰膝酸软, 短气自
汗, 舌淡, 苔薄白, 脉沉细。

辨证要点：死精过多, 不育, 头晕耳

鸣，腰膝酸软，舌淡，苔薄白，脉沉细。

2. 阴虚火旺型

临床证候：死精子过多，五心烦热，潮热盗汗，失眠多梦，腰膝酸软，头晕耳鸣，性欲亢进，舌红，少苔，脉细数。

辨证要点：死精子过多，腰膝酸软，头晕耳鸣，潮热盗汗，五心烦热，舌红，少苔，脉细数。

3. 肾阳虚弱型

临床证候：死精子过多，形寒肢冷，面色㿠白，腰膝酸软，头晕耳鸣，性欲下降，精神不振，小便清长，舌体胖大，舌苔薄白，脉沉细无力。

辨证要点：死精子过多，腰膝酸软，头晕耳鸣，形寒肢冷，舌体胖大，舌淡，苔薄白，脉沉细无力。

4. 肝郁血瘀型

临床证候：死精子过多，情志抑郁，少腹、睾丸胀痛，射精时茎中作痛，舌暗红，或有瘀点，脉涩。

辨证要点：死精子过多，少腹、睾丸胀痛，舌暗红，或有瘀点，脉涩。

5. 湿热蕴结型

临床证候：死精子过多，口苦，形体肥胖，胸脘痞闷，阴囊潮湿，小便短赤，大便不爽，舌红，苔黄腻，脉弦数。

辨证要点：死精子过多，阴囊潮湿，溲黄尿热，舌红，苔黄腻，脉弦数。

三、鉴别诊断

死精子症应与假死精子症相鉴别。所谓假死精子症，一是指检查方法不当或操作不规范造成的人为死精子增多，二是将一些活动力差或不活动的精子，误认为是死精子。鉴别假死精子症，一要正确收集标本，进行科学检测，二要对不动精子进行染色，以助鉴别。一般用伊红染色法，活精子不被染色，死精子被染成红色。若精液中不动精子多于死精子，表明精液标

本中存在制动因素，或精子结构发育异常，如鞭毛缺损等。

四、临床治疗

（一）提高临床疗效的要素

1. 明确病因

由于生精功能缺陷、抗精子抗体、精索静脉曲张、附属性腺炎症等均可引起死精子增多，故临证时要详问病史，如是否接触放射性物质，有无生殖系统感染，尤其是性病史等；要检查精索静脉或睾丸发育情况，以及睾丸所处的位置，以便明确病因，采取针对性治疗。

2. 正确辨证

死精子症的辨证，首要分清虚、实、寒、热。虚者，多为肾虚，肾虚又分为肾气虚、肾阴虚、肾阳虚。阳虚则外寒，阴虚生内热。实者常责于血瘀、湿热。虚者当补肾填精，实者宜化瘀通络，清热利湿。

（二）辨病治疗

1. 药物治疗

生精功能低下者，可针对性治疗；维生素缺乏者，可口服维生素 A、维生素 E；附属性腺炎症者，当抗感染治疗。

2. 手术治疗

由于隐睾和精索静脉曲张引起的死精子症患者，宜采用手术治疗。

（三）辨证治疗

1. 辨证论治

（1）肾气亏虚型

治法：补肾填精。

方药：生精种玉汤加减。常用药物有菟丝子、枸杞子、覆盆子、制何首乌、黄芪、当归、淫羊藿、续断、紫河车、桑椹子。

（2）阴虚火旺型

治法：滋阴清热。

方药：知柏地黄汤加减。常用药物有知母、生地黄、白芍、黄柏、金银花、蒲公英、川断、当归、赤芍、丹参、甘草、红藤。

（3）肾阳虚弱型

治法：温肾壮阳。

方药：赞育丹加减。常用药物有熟地黄、巴戟天、淫羊藿、肉苁蓉、蛇床子、当归、杜仲、肉桂、白术、枸杞子、仙茅、山茱萸、韭菜子。

（4）肝郁血瘀型

治法：疏肝理气，活血通精。

方药：逍遥丸加减。常用药物有当归、柴胡、茯苓、炒白术、乌药、橘核、路路通、王不留行、荔枝核、赤芍、丹参、淫羊藿。

（5）湿热蕴结型

治法：清热利湿。

方药：龙胆泻肝汤加减。常用药物有龙胆草、栀子、黄芩、生薏苡仁、萆薢、瞿麦、滑石、车前子、菟丝子、淫羊藿、巴戟天。

2.外治疗法

（1）针刺疗法　取气海、关元、三阴交，或肾俞、太溪、次髎。每次选一组穴位，交替使用，隔天治疗1次，10次为1个疗程。属肝气郁结、气滞血瘀、痰湿内蕴型，用提插结合捻转，泻法并加丰隆、阴陵泉、太冲、曲骨及精宫穴，另加梅花针，温针关元、命门、足三里等。

（2）灸法　取关元、气海、足三里、三阴交。艾条灸以上穴位，使皮肤红润有灼热感为度。每次20分钟，每日或隔日1次，3个月为1个疗程。适用于脾肾两虚型。

（3）天灸疗法　取关元，外敷白芥子、毛茛等药物，使穴位处皮肤潮红、起疱，然后揭去药物。每5天1次，10次为1个疗程。适用于肾阳虚型。

3.成药应用

（1）金匮肾气丸　温补肾阳，化气行水。适用于肾阳虚型死精子症。每次8粒，每日2次，口服。

（2）右归胶囊　温补肾阳，填精止遗。适用于肾阳虚型死精子症。每次4粒，每日3次，口服。

（3）五子衍宗丸　补肾益精。适用于肾精亏虚型死精子症。每次6g，每日3次，口服。

（4）龙胆泻肝丸　清肝胆，利湿热。适用于湿热下注型死精子症。每次6g，每日2次，口服。

4.单方验方

（1）健肾生精散　淫羊藿、川断各15g，制何首乌、当归各15g，黄芪30g，菟丝子、枸杞子、车前子、覆盆子、桑椹子、五味子各9g。每日1剂，水煎服。适用于精气不足型死精子症。[孙自学，庞保珍．中医生殖医学．北京：人民卫生出版社，2017]

（2）清热育阴汤　板蓝根、生地黄各15g，金银花、蒲公英、连翘、山豆根、牡丹皮、赤芍、女贞子、菟丝子各10g，枸杞子20g。阴虚较甚者，加天冬、麦冬各10g；气滞者，加枳壳、川楝子各10g；睾丸肿痛者，加橘核、荔枝核各10g；小便不利者，加车前子、猪苓各10g。每日1剂，水煎，分2次口服，1个月为1个疗程。适用于湿热蕴结型死精子症。[孙自学．男科病诊疗与康复．北京：中国协和医科大学出版社，2018]

（3）死精Ⅱ号方　炙带子蜂房10g，阳起石50g，淫羊藿50g，补骨脂50g，全当归50g，党参50g，鹿角粉50g，炙龟甲50g，桑寄生50g，韭菜子50g，大熟地黄60g。共研细粉，日服3次，每次10g，温水调服。适用于肾气不足型死精子症。[孙自学．男科病诊疗与康复．北京：中国协

和医科大学出版社，2018]

（四）医家经验

1. 李广文

李广文认为死精子症，原因一般可分为两类，一为肾火偏旺，多伴有生殖系统炎症，一为肾气不足，患者健康状况不佳，生殖功能低下。对前列腺炎或精囊炎所致死精子症，治宜滋阴清热，活血化瘀。方用金银花30g，丹参30g，蒲公英15g，生地黄15g，续断15g，当归12g，知母9g，黄柏9g，赤芍9g，白芍9g，生甘草9g。对肾气不足，生殖功能低下，无前列腺炎和精囊炎病变者，方用生精种玉汤，方中当归、续断两味药的用量宜加大。[史宇广. 当代名医临证精华：男科专辑. 北京：中医古籍出版社，1993]

2. 班秀文

班秀文认为引起死精子症原因虽然复杂，但总不外乎先天不足，或后天失养，以致真阴亏损，虚火内炽，或命门火衰，阴盛于内，寒湿过重。如肝肾阴虚，精血亏损，水不能济火，虚阳浮动，冲任伏火内炽，煎熬津血，真阴耗竭愈甚，则精液的液化功能失常，精子无法生存而死之。治当用柔养之品，如何首乌、桑椹子、枸杞子等以治肝体；用调舒之剂，如合欢花、素馨花、玉兰花以治肝用；用滋补之方，如六味地黄汤、八仙长寿丸以补肾。依病情轻重缓急，一般选用六味地黄汤或八仙长寿丸加当归、白芍，如阴虚较甚加二至丸、甘麦大枣汤、何首乌、枸杞子，并酌加芳香平淡的素馨花、合欢花、玉兰花加减论治。终用五子衍宗丸加当归、白芍、太子参、山药、山茱萸、女贞子之类以平补阴阳，善其后而巩固疗效。[史宇广. 当代名医临证精华：男科专辑. 北京：中医古籍出版社，1993]

3. 徐福松

徐福松认为死精子症多为虚实夹杂之证，以肾虚为本，邪实为标，治宜补肾填精，兼以祛邪。一方面在补虚时不忘祛邪，使补而不滞，以免助纣为虐，邪毒更甚；另一方面祛邪时也不忘扶正，以免戕伐太过。在治疗本病时应辨证与辨病结合，在辨证施治的基础上，如患者睾酮水平低于正常，多用温肾壮阳之品；生殖系统炎症明显者，常加清热利湿解毒之品，精索静脉曲张者，多用活血化瘀之品。精子的质量优劣是能否与卵子结合的关键，故精子异常的治疗中，以精子质量为主。提高精子活动率的治疗要点有四：一为滋阴降火，改善全身情况；二为清热化湿，控制感染；三为温补肾气，调整内分泌；四为疏肝理气，改善局部血运。[徐福松. 实用中医男科学. 北京：中国中医药出版社，2009]

4. 莫矜耀

莫矜耀认为肾为生殖之本，精室为肝脉所系，先天不足，肾气衰微，或房劳过度，肾阴亏耗，或后天罹病，精失涵养，或素嗜辛辣酒醴厚味，湿热内生，熏蒸精室，肾精灼伤，或精神抑郁，肝郁化火，肝失疏泄，反侮肾水，肾精受伤等，皆可引起死精子症，故病证与肾、肝、脾有关，病机为肾虚脾弱、湿热和肝郁。提出肾虚脾弱为本，治以补肾顾脾，但需详辨阴阳，在正虚的同时常见肝郁、湿热，故临床中理气活血、清热利湿也尤为常用。常以补肾活精汤为基础方，药用仙茅、淫羊藿、巴戟天、续断、菟丝子、桑椹子、覆盆子、女贞子、枸杞子、黄芪、白术、当归。方中仙茅、淫羊藿、巴戟天、续断、菟丝子温肾助阳；桑椹子、女贞子、枸杞子滋补肾阴；黄芪、白术、当归健脾益气养血。肾阴不足者加用生地黄、沙参、麦冬、杭白芍滋养阴液；阴虚火旺者加知母、黄柏、牡丹皮清热，以降虚火。湿热者先以大青叶、金银花、赤芍、牡丹皮、黄柏、川萆薢、石菖蒲、薏苡仁、茯苓、川牛膝、车前草、台乌药等药清利湿热，再用补肾活精汤治疗。气滞血瘀者在补肾活精汤基础上，加柴胡、郁金、益母草、路路通、甲珠、王不留行、牡丹皮等药。[刘红英，姜丽娟，莫矜耀.莫矜耀教授诊疗精子异常学术经验（二）——死精症.中国中医药现代远程教育，2014，12（21）：25-27]

五、预后转归

生精功能障碍者通过激素或中西医结合治疗，能使部分患者生育能力得到改善。慢性前列腺炎、精囊腺炎所致者治疗较困难，疗程长，疗效欠佳。

六、预防调护

（一）预防

（1）积极治疗原发病，如生殖系统感染、精索静脉曲张、隐睾等。

（2）养成良好的生活习惯，不抽烟，不酗酒。

（3）避免经常洗桑拿浴和接触化学物品。

（4）性生活应有规律，既不要禁欲，又不要纵欲。

（5）禁食粗制棉籽油。

（二）调护

（1）要遵守医嘱，调畅情志，坚持治疗。

（2）食疗，常用食疗方如下。

①山药粥：生山药50g，枸杞子10g，桑椹子15g，粳米30g。如精液有红细胞，加土茯苓15g。每日煮粥温服。适用于肾阴亏虚型死精子症。[孙自学，庞保珍.中医生殖医学.北京：人民卫生出版社，2017]

②蒸羊睾：羊睾1对，仙茅、巴戟天各10g。将睾丸切开，其余两味药研末放入睾丸内合好，置锅内中蒸熟，分4~6次服完。适用于肾阳虚弱型死精子症。[孙自学，庞保珍.中医生殖医学.北京：人民卫生出版社，2017]

③羊肉粥：羊肉600g，黄芪20g，人参、白茯苓各10g，大枣5枚，粳米100g。先取精羊肉120g，切细，余下羊肉与4味药物同煮，取汁300ml，入洗净的粳米煮粥，待粥临熟时入切细的羊肉，调和，加调料即可食用。适用于肾气虚弱型死精子症。[孙自学.男科病诊疗与康复.北京：中国协和医科大学出版社，2018]

七、专方选要

益肾通络方

益肾填精，活血通络。组成为菟丝子20g，淫羊藿15g，熟地黄10g，黄芪20g，丹参30g，川牛膝10g，烫水蛭6g。肢冷畏寒者，加锁阳15g，酒苁蓉15g；五心烦热，加生地黄15g，麦冬12g。[孙自学，陈翔，祝莉，等.益肾通络方治疗肾虚络阻型特发性死精子不育症疗效观察.中华中医药杂志，2021，36（2）：1185-1188]

主要参考文献

［1］王祖龙，赵盼盼，王诗琦，等.督脉灸治疗肾阳亏虚型死精子症不育60例［J］.时珍国医国药，2019，30（3）：631-632.

［2］王琦.王琦男科学［M］.第2版.郑州：河南科学技术出版社，2007.

［3］孙自学.一本书读懂男性不育［M］.郑州：中原农民出版社，2020.

［4］孙自学.男科病诊疗与康复［M］.北京：中国协和医科大学出版社，2018.

第六节　逆行射精

逆行射精是指阴茎勃起功能正常，性交时能达到性高潮，有射精的感觉，但无精液或仅有少量精液从尿道外口射出，部分或全部精液从后尿道逆行射入膀胱的一种病证。本病亦是引起男性不育的常见原因之一。

本病常归属于中医学的"不育""少精"等范畴。

一、病因病机

（一）西医学认识

1. 射精机制

尿道内口的内纵、外环两层平滑肌由膀胱的内纵、外环两层平滑肌的延伸部位交错而成，组成了尿道内括约肌。膀胱颈部、尿道内括约肌有丰富的 α 肾上腺素能受体，受交感神经支配。正常的射精包括泄精、尿道内口关闭和射精 3 个生理过程。当生殖器受到的刺激通过阴部神经传入大脑高级射精中枢后，回传的冲动经胸腰椎的交感神经节引起前列腺、附睾和输精管收缩，把精液泄入后尿道，射精过程中膀胱内括约肌处于痉挛收缩状态，防止精液流入膀胱，回传到骶部副交感神经的冲动，一方面使会阴部的球海绵体肌及坐骨海绵体肌产生节律性收缩，一方面使尿道外括约肌松弛，输精管和膀胱之间形成一反压力差，迫使精液从压力低的尿道外口射出。

2. 逆行射精病因

任何干扰膀胱解剖生理功能，或阻断下尿路交感神经支配的因素，都将造成膀胱颈部和尿道外括约肌功能的共济失调，使膀胱内括约肌松弛，关闭不全，而外括约肌反而收缩，使已进入尿道前列腺部的精液逆向射入膀胱而造成逆行射精。逆行射精的常见病因有以下几种。

（1）先天性尿道瓣膜、膀胱颈挛缩，脊柱裂，膀胱憩室及膀胱尿道、精阜的慢性炎症，引起膀胱括约肌功能失调而致逆行射精。

（2）严重尿道狭窄时只能通过少量尿液，而精液黏稠度高常不能通过，在阴茎勃起时狭窄更为严重，以致精液被迫向后通过内括约肌进入膀胱。巨大膀胱结石患者长期持续用力排尿，可引起内括约肌功能过度代偿，最后丧失收缩能力，导致射精时精液逆流。

（3）骨盆骨折，尿道撕裂，手术损伤膀胱颈部括约肌及经尿道切除前列腺和膀胱颈部等，均可造成膀胱颈部括约肌功能丧失，致射精时膀胱颈部不能关闭。各种盆腔内手术，如直肠癌根治术、后腹膜淋巴结清扫术、腰交感神经切除术、腹主动脉瘤切除术，均可影响支配后尿道的交感神经，导致逆行射精。但局限性交感神经切断并不一定产生射精障碍。

（4）糖尿病之神经病变，支配后尿道的远近端括约肌因神经系统或局部病变引起括约肌功能失调而致逆行射精。

（5）用肾上腺素能阻滞剂，如胍乙啶、利血平、盐酸甲硫哒嗪、溴苄胺等都可引起逆行射精。

3. 逆行射精病理

逆行射精主要是各种原因造成膀胱颈部的内括约肌在射精时不能收缩关闭，处于松弛状态，而尿道外括约肌在射精时，产生一种能松弛神经的共济失调状态，使精液被逆行射入膀胱，其病变以器质性为多见。根据原发病的不同而又有不同的病理变化。

（二）中医学认识

中医认为本病主要为肾气亏虚，阴阳失调，推动无力，以致精液无力射出，反而逆行流入膀胱；或为气滞血瘀，湿浊内阻精道，致使精液不循常道，逆行泄入膀胱。前者属虚，后者属实，但二者常相互影响。肾气亏虚，推摄无力，则可致败精、瘀血等阻滞；精道瘀阻，日久不通，亦可损伤肾气而出现虚实夹杂之象。常见病因病机分述于下。

1.肾气亏虚

多因先天禀赋不足，恣情纵欲，房劳过度，损伤肾气，以致肾气不足，无力摄精以行常道。

2.气滞血瘀

情志不畅，气机郁滞，气滞而血亦瘀，或外伤、手术损及阴器，致精道瘀阻，以致精液不循常道而逆行进入膀胱。

3.湿浊阻滞

脾虚湿盛或外感湿邪致水湿内停，下注宗筋，阻滞精道，使精液逆行而入膀胱。

二、临床诊断

（一）辨病诊断

1.临床诊断

（1）症状　性交或手淫时有性高潮及射精快感出现，但尿道口无精液射出。性交后第1次小便混浊。

（2）病史　有无会阴部及尿道外伤史，有无下腹部和盆腔手术史，有无膀胱颈部及前列腺手术史及有无长期服用降压药史、糖尿病史等。

2.相关检查

（1）果糖测定　性交后第1次尿液离心沉淀后涂薄片镜检，可发现大量精子。果糖定性检查阳性。

（2）膀胱造影　膀胱造影检查可以观察膀胱收缩时膀胱颈部的功能。排尿时用手捏住尿道口，阻滞造影剂流出，摄取前后位及左、右斜位的X射线片，可更好地显示后尿道。逆行尿道造影适用于前尿道有狭窄病变者。膀胱镜检查可发现膀胱颈口松弛、扩大，精阜与膀胱颈的距离缩短。

（二）辨证诊断

1.肾气亏虚型

临床证候：性交不射精，有性高潮和射精感觉，随即阴茎即萎软，性交后小便混浊，伴性欲低下或勃起不坚，腰膝酸软，头晕耳鸣，舌淡，苔薄白，脉沉细无力。

辨证要点：性交无精液射出，但有射精感觉，射后阴茎即萎软，伴腰膝酸软，头晕耳鸣，舌淡，苔薄白，脉沉细无力。

2.气滞血瘀型

临床证候：性交不射精，有射精快感，阴茎勃起色紫暗，或有会阴外伤手术史，伴少腹、胁肋胀痛，舌质紫暗，脉沉涩。

辨证要点：同房无精液射出，但有射精快感，阴茎勃起色紫暗，两胁、少腹胀痛，舌质紫暗，脉沉涩。

3.湿浊阻滞型

临床证候：性交有快感但无精液射出，伴阴囊潮湿，小便混浊，淋漓不畅，舌红，苔黄腻，脉濡数。

辨证要点：性交有快感，无精液射出，阴囊潮湿，舌红，苔黄腻，脉濡数。

三、鉴别诊断

逆行射精当与不射精症相鉴别。逆行射精与不射精症均为性交时无精液射出体外。逆行射精多有性欲高潮的快感和射精感觉，但无精液射出，而是逆流入膀胱，确诊的依据是性交后尿液检查可有精子或果糖存在。其病理主要为性交射精时膀胱内括约肌关闭不全，导致精液逆行射入膀胱，为器质性病变。不射精症虽然性交时亦无精液流出，但性交时既无性高潮快感，亦无射精动作，性交后留取尿液，离心沉淀后涂薄片，在显微镜下观察，无精子存在，同时新鲜尿液果糖定性为阴性。其病理主要为射精中枢处于抑制状态或输精管道不通，精液不能射出。

四、临床治疗

（一）提高临床疗效的要素

1.了解病史

原发性逆行射精在临床上较为少见，多数患者常因不育症检查时偶然发现。继发性逆行射精多有骨盆骨折、尿道外伤或膀胱颈部手术（如前列腺摘除）等，以及有糖尿病史、服过肾上腺素能阻滞剂史等情况，应详细询问，以明确发病原因，从而针对治疗。

2.抓住特征

本病以性交中有性交高潮和射精动作出现，尿道外口无或仅有少量精液流出为特征，性交后第1次尿液检查有大量精子。

3.分清虚实

逆行射精临证有虚实之别。实证多为气滞血瘀、湿热阻滞；虚证多为肾气不足。其临床表现各不相同，当仔细辨别。

4.男女同查

治疗逆行射精的一个重要目的是生育，所以在男方治疗的同时，应检查女方生育力，如宫腔镜检查、排卵监测、输卵管检查等。

（二）辨病治疗

1.药物治疗

对本病治疗可选用一些兴奋交感神经和降低副交感神经活性的药物，如一些拟肾上腺素药、抗胆碱药、抗组织胺药等。应用这类药物可兴奋交感神经，降低副交感神经活性，从而提高膀胱颈部张力，以防止精液逆流入膀胱。如麻黄素，对治疗腹膜后淋巴切除和交感神经切断术引起的逆行射精具有一定疗效，可于性交前半小时到1小时口服盐酸麻黄素50~75mg，或用脱羟肾上腺素60mg，于性交前静脉注射。糖尿病神经病变引起的逆行射精可用具有

抗组织胺和抗胆碱能特性的苯丁烯二酸、溴苯吡胺和丙咪嗪治疗。

2.手术治疗

轻度患者可采用硝酸银烧灼尿道内口和后尿道的方法。严重者可重建膀胱颈，用肠线紧缩膀胱颈口，对阻止精液逆向射入膀胱有较好的疗效。

3.人工授精法

为治疗逆行射精引起的不育症，有人研制了一种提取和保存逆行射入膀胱精子的技术，再通过人工授精或合并使用拟肾上腺素能药物治疗，成功地解决了许多逆行射精引起的不育问题。提取和保存尿液中精子，是人工授精成功的关键。具体方法是口服碳酸氢钠冲洗膀胱，以达到碱化尿液、提高膀胱内尿液的渗透压、防止逆流的精子受损的目的，保证人工授精成功。

4.立位性交技术

当膀胱充盈时取立位进行性交，此时膀胱颈部的张力大于仰卧位。先手淫使男方感到有射精紧迫感，然后立即进行阴道内性交，有时可顺利射精。一次不成功，可连续多次尝试。

5.提肛肌锻炼

提肛后闭气10~15秒，然后再呼气，全身放松，每次练习20~30次，各种姿势练习均可，长期锻炼可改善膀胱颈部肌肉的张力。

（三）辨证治疗

1.辨证论治

（1）肾气亏虚型

治法：温补肾气，填精益髓。

方药：金匮肾气丸加味。常用药物有熟地黄、山药、山茱萸、云苓、泽泻、牡丹皮、制附子、肉桂、蜈蚣、鹿角胶（烊化）、露蜂房。

（2）气滞血瘀型

治法：活血行气，通络开窍。

方药：血府逐瘀汤加味。常用药物有当归、生地黄、桃仁、红花、桔梗、赤芍、柴胡、川芎、枳壳、川牛膝。

寒象偏重者，加乌药、小茴香。

（3）湿浊阻滞型

治法：清热利湿，通关化浊。

方药：四妙散加味。常用药物有苍术、黄柏、川牛膝、生薏苡仁、龙胆草、车前子、茯苓。

可加石菖蒲，以加强开窍利湿之力。

2.外治疗法

针刺疗法：选用八髎、中极、关元、三阴交、阳陵泉。平补平泻法，每次留针15~20分钟。1日1次，15天为1个疗程。肾气亏虚者以关元、气海、足三里为主穴；气滞血瘀者以阳陵泉、肝俞、秩边为主穴；湿热阻滞者以三阴交、阳陵泉、丰隆为主穴。

3.成药应用

（1）血府逐瘀口服液　活血化瘀。适用于气滞血瘀型逆行射精。每次10ml，每日3次，口服。

（2）桂枝茯苓胶囊　活血，化瘀，消癥。适用于气滞血瘀型逆行射精。每次4粒，每日3次，口服。

（3）龙胆泻肝丸　清肝胆，利湿热。适用于湿热阻滞型逆行射精。每次3g，每日2次，口服。

（4）金匮肾气丸　温补肾阳，化气行水。适用于肾阳虚型逆行射精。每次8粒，每日2次，口服。

五、预后转归

逆行射精经适当药物治疗、手术治疗及其他简单的辅助生殖技术绝大多数可解决生育问题。由于心理上的因素导致勃起功能障碍者经心理疏导配以药物疗法，预后良好。

六、预防调护

（1）注意防治膀胱炎、尿道炎、糖尿病等，以减少引起膀胱颈部内括约肌功能紊乱的因素，防止加重逆行射精。

（2）调畅情志，保持心情舒畅，加强体育锻炼，切忌房事过频。

（3）禁服肾上腺素能阻滞剂，如胍乙啶、利血平等药物。

主要参考文献

［1］王祖龙，赵盼盼，王诗琦，等. 督脉灸治疗肾阳亏虚型死精子症不育60例［J］. 时珍国医国药，2019，30（3）：631-632.

［2］王琦. 王琦男科学［M］. 第2版. 郑州：河南科学技术出版社，2007.

［3］孙自学. 一本书读懂男性不育［M］. 第1版. 郑州：中原农民出版社，2020.

第七节　精液不液化

正常情况下，在25~37℃室温条件下，精液排出体外15~20分钟后逐渐液化，若精液液化时间超过1小时，称为精液不液化，或精液液化不良，是引起男性不育的常见原因。因为精液凝固不化，使精子发生凝集或制动，减缓或抑制精子的正常运动，精子不易透过宫颈。据有关资料统计，因精液不液化而致男性不育的发生率为2.51%~42.65%。

中医文献中没有精液不液化的类似记载，但与"淋浊""精寒""精热"有关，当代中医称精液不液化症为"精滞"。

一、病因病机

（一）西医学认识

精液中存在精囊分泌的凝固因子及前列腺分泌的液化因子。目前研究证实，参与或影响精液液化的因子中，以蛋白酶系统最为重要。当前列腺感染，或其他因素，引起前列腺的分泌活动降低，蛋白溶解酶的分泌量或酶的活性下降，从而导致精液液化不良。据统计90%精液不液化患者患有前列腺炎，而前列腺炎患者中，精液不液化者约占12%。

另外一些全身性及附属性腺外的因素，如体温变化、睾丸功能变化和内分泌情况以及外界因素如室温的高低、标本的移送等，均对精液的正常液化具有影响。

（二）中医学认识

中医学认为精液的正常液化有赖于阳气的气化作用，肾主生殖，精液为肾所属，故与肾的气化功能直接相关。凡肾阳不足，阴阳失调或湿热郁滞、痰凝瘀阻等，均可引起气化失常，出现精液不液化。

1. 肾阳虚弱

先天禀赋不足，后天失养，或大病久病及肾，致肾阳不足，气化失司，引起精液不液化。

2. 阴虚火旺

手淫过度，或恣情纵欲，或五志过极化火，灼耗肾阴，虚火内炽精室，精液黏稠不化。

3. 湿热下注

嗜食辛辣肥甘厚味，蕴湿生热，下注精室，或外感湿热毒邪，熏蒸精室。

4. 痰瘀交阻

素体肥胖，或素食肥甘厚味，痰浊内生，或久病入络，或忍精不射，败精瘀阻，痰瘀交阻，致精不液化。

二、临床诊断

（一）辨病诊断

凡离体精液置于25~37℃室温，或37℃恒温水浴箱内60分钟，精液仍不液化者，即可诊断。此类患者一般无明显临床表现，或有腰膝酸软，形寒肢冷，心烦，潮热盗汗，少腹、睾丸胀，阴囊潮湿等。可进行前列腺肛诊、前列腺液常规或前列腺B超检查，以了解前列腺情况。

（二）辨证诊断

患者可表现为腰膝酸软，潮热，心烦，舌淡，或舌红少苔，或苔黄腻，脉沉细或滑数，或细数等。

1. 肾阳虚弱型

临床证候：久婚未育，精液不液化，头晕耳鸣，形寒肢冷，小便清长，性欲低下，阳痿，早泄，腰膝酸软，舌淡，苔薄白，脉细弱。

辨证要点：久婚未育，精液不液化，腰膝酸软，形寒肢冷，头晕耳鸣，舌质淡，苔薄白，脉细弱。

2. 阴虚火旺型

临床证候：久婚未育，精液不液化，五心烦热，口干，潮热盗汗，失眠健忘，腰膝酸软，阳事易举，头晕耳鸣，舌红，少苔或无苔，脉细数。

辨证要点：久婚未育，精液不液化，潮热盗汗，头晕耳鸣，腰膝酸软，舌红，少苔或无苔，脉细数。

3. 湿热下注型

临床证候：久婚未育，精液不液化，小便黄赤，尿频，尿急，小腹拘急，阴囊潮湿，大便不爽，舌红，苔黄腻，脉濡数或滑数。

辨证要点：久婚未育，精液不液化，阴囊潮湿，舌红，苔黄腻，脉滑数或濡数。

4. 痰瘀交阻型

临床证候：久婚未育，精液不液化，形体肥胖，素有痰湿，神疲乏力，少腹、睾丸、会阴胀痛，或射精不爽，或射精时刺痛，舌质暗红，有瘀斑，苔腻，脉涩。

辨证要点：久婚未育，精液不液化，

形体肥胖，少腹、睾丸、会阴胀痛，舌质暗红，有瘀斑、瘀点，苔腻，脉涩。

三、鉴别诊断

首先要与生理性精液黏度增加相鉴别。这种情况多见于长期禁欲、贮精不泄者，其液化时间虽然相对延长，但不超过1小时，仍属正常范围。黏度也属正常。其次，要注意与慢性前列腺炎相鉴别。慢性前列腺炎是导致精液不液化的主要原因，但精液不液化并非均由前列腺炎引起。要注意寻找其他病因。

四、临床治疗

（一）提高临床疗效的要素

1.首辨寒热虚实

导致精液不液化的病机有寒热虚实之别。肾阳亏虚，为寒证、虚证；阴虚内热为虚证、热证；湿热下注为实证、热证；痰瘀交阻为实证。或表现为虚实兼杂。

2.明确病变部位

精不液化，主要病位在肾，湿热下注又及肝、胆、脾、胃，痰瘀交阻涉及肝、脾、肾。

3.辨病辨证相结合

研究证实，慢性前列腺炎是导致精液不液化的主要原因，故在辨证施治的同时，结合辨病即慢性前列腺炎的病理特点，针对性使用某些药物或疗法，可进一步提高疗效，缩短疗程。

（二）辨病治疗

1.药物治疗

（1）抗生素，主要适用于因前列腺炎所致者。具体选药、用法、用量详见慢性前列腺炎有关内容。

（2）透明质酸酶1500U，每日1次肌内注射；或α—糜蛋白酶5mg，隔日1次肌内注射，3周为1个疗程。

（3）维生素C片0.3g，每日3次，口服，连服1~2个月；或复方颠茄片，每次2片，每日3次，口服。

（4）外用药物目前常用的有α—淀粉酶、糜蛋白酶、Alevaire溶解剂（四丁酚醛溶解剂）、脱氧核糖核酸酶（牛胰）及Sputolysin（二硫苏糖醇）溶于磷酸盐缓冲液。如有人以α—淀粉酶50mg，混入可可脂，做成药栓，长3cm，性交前5~10分钟置于阴道内，可促使精液液化。此药不改变精液的酸碱度，不影响精子质量。

2.物理疗法

采用精液标本震荡法，或将精液抽入注射器内，通过18号或19号针头加压，注入玻璃容器内，反复抽吸5~6次，精液液化后可做人工授精，或对精液进行洗涤后做人工授精。

（三）辨证治疗

1.辨证论治

（1）肾阳虚弱型

治法：温肾壮阳填精。

方药：右归丸加减。常用药物有菟丝子、鹿角胶（烊化）、枸杞子、杜仲、淫羊藿、仙茅、熟地黄、制何首乌、当归、丹参。

（2）阴虚火旺型

治法：滋阴降火。

方药：知柏地黄汤加减。常用药物有生地黄、熟地黄、生山药、山茱萸、牡丹皮、川牛膝、女贞子、墨旱莲、知母、黄柏、乌梅。

若精子活力低者，去知母、黄柏，加玄参、麦冬。

（3）湿热下注型

治法：清利湿热。

方药：萆薢分清饮加减。常用药物有萆薢、益智仁、石菖蒲、龙胆草、栀子、黄芩、车前子、滑石、生薏苡仁、败酱草、金银花、牡丹皮、赤芍。

（4）痰瘀交阻型

治法：化痰除湿，活血通络。

方药：桃红四物汤合二陈汤加减。常用药物有当归、桃仁、红花、陈皮、茯苓、白芥子、皂角刺、路路通、丹参、生薏苡仁。

2.外治疗法

针灸疗法：取气海、中极、关元、三阴交、肾俞、次髎、照海、阴陵泉。分为2组，每日1组，交替进行，平补平泻，每次留针30分钟。肾阳虚型可加灸关元、肾俞、命门；湿热下注型，加太冲、中都、然谷；瘀阻者配血海。

3.成药应用

（1）金匮肾气丸　温补肾阳，化气行水。适用于肾阳亏虚型精液不液化。每次8粒，每日2次，口服。

（2）五子衍宗软胶囊　补肾益精。适用于肾精亏虚型精液不液化。每次4粒，每日3次，口服。

（3）知柏地黄丸　滋阴降火。每次8粒，每日2次，口服。适用于阴虚火旺型精液不液化。

（4）龙胆泻肝丸　清肝胆，利湿热。用于湿热下注型精液不液化。每次6g，每日2次，口服。

4.单方验方

（1）玄参30g，麦冬20g，丹参20g。每日1剂，水煎服。适用于阴虚内热型精液不液化。［孙自学.男科病诊疗与康复.北京：中国协和医科大学出版社，2018］

（2）疏木暖水一号方　川芎15g，郁金20g，刺蒺藜20g，枸杞子20g，熟地黄20g，生地黄20g，淫羊藿20g，巴戟天20g，仙茅15g，肉苁蓉20g，韭菜子20g，蛇床子20g，黄芪30g，当归30g，陈皮15g，甘草10g。每日1剂，水煎服，水煎服，1剂/天，3次/天。适用于肝郁肾虚型精液不液化。［任毅轩，陈曙辉，王望，等.曹继刚"疏木暖水"法治疗精液不液化不育症经验.湖北中医药大学学报，2021，23（4）：107-110］

（3）疏木暖水二号方　柴胡10g，枳壳15g，白芍30g，浮小麦30g，川楝子15g，延胡索30g，丹参20g，红花20g，牡丹皮15g，川牛膝15g，炙鳖甲10g，茯苓20g，白术15g，泽泻10g，石菖蒲10g，桂枝15g，黄芪30g，当归30g，甘草10g。每日1剂，水煎服，适用于血瘀湿阻型精液不液化。［任毅轩，陈曙辉，王望，等.曹继刚"疏木暖水"法治疗精液不液化不育症经验.湖北中医药大学学报，2021，23（4）：107-110］

（四）医家经验

1.王琦

王琦认为本病多为湿热蕴结下焦，湿热蕴蒸，阴津亏损，气化失常致精稠不化；或为肾阴不足，相火偏亢，热炼精稠。湿热蕴结者，易阻碍气机，灼伤阴液，故治疗当以清热、利湿、通络、养阴为法，药用黄柏、虎杖草、土茯苓、车前子、茯苓、薏苡仁等清热利湿，王不留行、地龙、泽兰叶等通络，天花粉、知母等清热养阴。若肝经湿热盛者，加龙胆草、栀子、夏枯草；瘀血明显者，加水蛭、赤芍、牡丹皮。阴虚火旺者，治宜滋阴清热，盖火旺由于阴亏，肾阴充盈，则相火自息，精液得化，药用黄精、生地黄、熟地黄、山茱萸、枸杞子滋肝肾之阴；天花粉、女贞子、知母滋阴清热；黄柏、夏枯草、泽泻清泻相火；泽兰、牡丹皮活血通络；续断补肝肾，川牛膝行血脉，补而不滞，防苦寒伤阳。清滋并行，滋补肾水，益精气，清相火、散瘀血，用药重甘寒、甘润而慎苦寒，常获效机。此外，在辨证用药时，还针对精液不液化病症加入溶酶之物，如鸡内金、麦芽、谷芽、山楂、乌梅、地龙等，尤其是助脾胃化生之品，可以调节全身酶的活性，有利于精液液化物质补充及功能的恢复。[王琦. 王琦男科学. 第2版. 郑州：河南科学技术出版社，2007]

2.黄海波

黄海波认为该病病机特点为虚实夹杂，虚责肾阴亏损，肾阳不足，实责湿热下注，痰湿内盛。按照脏腑辨证和病因辨证的方法可分为肾阴亏损、肾阳不足、湿热下注、痰湿内盛4个证型。其中湿热下注和肾阴亏损型较为多见，因寒而致者少见。肾阴亏虚者，治以滋阴降火，自拟滋阴清热液化汤，主要药物为知母6g，黄柏9g，夏枯草9g，败酱草15g，生地黄12g，丹参15g，赤芍10g，车前子（包煎）6g，枸杞子12g，淫羊藿10g等。湿热下注者，治以清热利湿，滋阴降火，自拟清利湿热液化汤，主要药物为土茯苓15g，败酱草10g，龙胆草10g，生地黄12g，柴胡9g，炒黄柏9g，茯苓15g等。[黄霞洲. 黄海波教授治疗精液不液化症经验介绍. 南京中医药大学学报，2011，27（6）：577-578]

3.李广文

李广文认为精液液化不良，乃属肾火偏旺，热灼津液，致精液黏稠难化。临床见症，病程短者，常有性欲亢进，交媾过频，病程长者，每多性欲减退。治当滋阴泻火，用液化汤（自拟）加减。基本药物为知母9g，黄柏9g，生地黄9g，熟地黄9g，赤芍9g，白芍9g，牡丹皮9g，天冬9g，天花粉9g，茯苓9g，车前子9g，连翘12g，牡丹皮9g，淫羊藿15g，生甘草6g。全方具有滋阴降火、祛瘀利湿之功。其中知母、黄柏二味能降低性神经系统兴奋性，减少性活动次数，缓解生殖器官充血水肿。淫羊藿能提高性欲并增加精液量，可防止知母、黄柏抑制过度。性欲下降者，淫羊

藿可增15~30g。[史宇广. 当代名医临证精华：男科专辑. 北京：中医古籍出版社，1993]

五、预后转归

精液不液化，除附属性腺缺损所致者治疗比较困难外，其他原因所引起者，若能采取正确的治疗方案，如中医或中西医结合治疗，并注意摄生调护，绝大多数患者均能获得理想效果，预后良好。

六、预防调护

（一）预防

（1）普及性常识，婚前戒手淫，婚后勿纵欲。

（2）养成良好的生活习惯，饮食有节，禁食辛辣厚味，戒烟酒。要加强锻炼，增强体质。

（3）积极预防或诊治泌尿生殖系统感染，不要长时间骑车或久坐。

（二）调护

1.注意饮食调理

研究表明，精液不液化的主要原因责于前列腺炎，使其分泌的某些"液化因子"减少，或使这些"液化因子"的活性降低，故一般而言，饮食宜忌辛辣厚味，如辣椒、羊肉、酒等。由于酸甘类食物可促使精液液化，故可多食一些草莓、麦芽糖、饴糖等。另外，可多食些生山药、枸杞子，以补肾养阴。

2.食疗

（1）山药粥　生山药150g，王不留行50g，白面适量。先将王不留行加适量水煎煮取汁，把山药切薄片，放入药汁中煮沸，再变小火慢煎，待山药熟透后，搅拌适量面粉为粥，即可随意食用。适用于肾阴亏虚型精液不液化。[孙自学. 男科病诊疗与

康复. 北京: 中国协和医科大学出版社, 2018]

（2）灯心薏仁粥 灯心草 10g, 生薏苡仁 100g, 赤小豆 100g。先将灯心草水煎取汁, 再入薏苡仁、赤小豆共煎, 待其熟透后即可食用。适用于湿热下注型精液不液化症。[孙自学, 庞保珍. 中医生殖医学. 北京: 人民卫生出版社, 2017]

七、专方选要

1. 益精化液汤

治以益肾生精, 化瘀行血通络, 治疗肾（阴）虚血瘀型精液不液化。组成为熟地黄、牡蛎各 30g, 枸杞子 20g, 山药、菟丝子、当归、川楝子、牡丹皮、王不留行、鹿角霜各 10g, 水蛭 6g。[沈涛, 连芳. 益精化液汤治疗精液不液化症临床分析. 实用中医药志, 2018, 34（11）: 1310]

2. 甘酸化阴汤

治以甘酸化阴, 清利湿热 治疗阴虚湿热型精液不液化。组成为乌梅 20g, 山茱萸 20g, 木瓜 24g, 生地黄 24g, 黄精 20g, 枸杞子 30g, 制何首乌 20g, 黄柏 15g, 车前子 30g, 白芍 30g, 五味子 15g, 土鳖虫 15g, 砂仁 18g, 川草薢 30g, 石菖蒲 20g, 茯苓 20g, 泽泻 18g。[李家龙, 杨妮娜, 沈培花, 等. 甘酸化阴汤治疗精液不液化所致不育症的临床研究. 中国性科学, 2016, 25（1）: 106-109]

主要参考文献

[1] 秦国政. 中医男科学 [M]. 北京: 科学出版社, 2017.

[2] 孙自学. 男科病诊疗与康复 [M]. 北京: 中国协和医科大学出版社, 2018.

[3] 王琦. 王琦男科学 [M]. 第 2 版. 郑州: 河南科学技术出版社, 2007

[4] 孙自学. 一本书读懂男性不育 [M]. 郑州: 中原农民出版社, 2020

[5] 朱勇, 葛晓东, 李享, 等. 中医药治疗精液不液化的临床研究进展 [J]. 中国性科学, 2020, 29（7）: 103-107.

[6] 何鑫, 孙自学, 张云山, 等. 孙自学辨治精液不液化经验 [J]. 中医药通报, 2019, 18（4）: 15-17.

[7] 黎志清, 何清湖, 宾东华, 等. 知柏地黄丸治疗肾阴亏损型精液不液化的临床观察 [J]. 湖南中医药大学学报, 2019, 39（1）: 73-76.

[8] 周明连, 潘林清, 张帅. 精液不液化患者精液常规参数与精子 DNA 碎片相关性分析 [J]. 中国性科学, 2019, 28（2）: 33-35.

[9] 林煦垚, 陈曙辉, 张明强, 等. 基于文本挖掘技术分析治疗精液不液化症的中医用药规律 [J]. 中国性科学, 2018, 27（7）: 124-127.

第八节　免疫性不育

免疫性不育是指因男性自身对抗精子的自身免疫反应所引起的不育, 其基础是基于精子作为一种抗原, 在男性体内激发引起免疫反应。研究表明, 与精子有关的免疫反应和生育力下降之间有相关性。据统计大约 5% 的不育病例可能是由于各种免疫因素引起。中医学无 "免疫性不育" 的记载。

一、病因病机

（一）西医学认识

身体健康而不育的男性, 产生抗精子抗体的机制尚未明了, 其主要学说如下。

1. 体液免疫

在正常情况下, 睾丸有免疫屏障隔离, 即血睾屏障, 从而防止免疫反应的产生。但若因化学（如药物）、物理（如射线、超声波）、手术（如睾丸活检、结扎等）、外伤、感染（如腮腺炎所致的睾丸炎、附睾睾丸炎等）等因素破坏了血睾屏障，从而影响生育。生殖道的损害（如睾丸损伤、输精管结扎）引起的精子自身免疫反应已在动物实验和临床获得证实。研究表明，精浆中的抗精子抗体比血浆中抗精子抗体，对生育的影响更大，更有参考价值。

2. 细胞免疫

有抗精子抗体和少精子症的不育男性，与无抗精子抗体而精子数正常的男子相比，其淋巴细胞转化率高。研究发现，用睾丸匀浆和佐剂主动免疫前列腺癌患者，能引起细胞免疫和体液免疫，伴无精子发生。

3. 免疫复合物

抗原、抗体结合后形成的免疫复合物，可以对机体造成损伤，其机制涉及许多体液与细胞因素，其中补体活化后的细胞毒作用，中性粒细胞吞噬、处理免疫复合物时释放的各种水解酶是造成组织损伤的重要环节。在某些不育患者及输精管结扎术后的正常人睾丸中均可测及免疫复合物。Tung 认为曲细精管周围的睾丸中也可测到免疫复合物的存在，但有时组织形态完全正常的睾丸中也可测到免疫复合物的存在，所以免疫复合物是睾丸病变的"因"或"果"尚难定论。

4. 免疫失调

Burnet 提出了自身免疫发生的禁株学说，即在正常情况下，干细胞分化成具有特异性受体的免疫细胞，正常的免疫细胞在其分化后立即遭到相应抗原决定簇的作用而被消灭（克隆流产）。但如干细胞经体细胞突变后，其抵抗性增强，由其分化成的免疫细胞在接触特异性抗原刺激后，不但不会被消灭，反而增殖成禁株，在机体免疫稳定功能失调时，禁株细胞就会失控，发生攻击自身组织的现象。成年时发生的睾丸炎、无精子症可能就是机体内稳定机制失调，T 抑制细胞活力减退，禁株 T 细胞功能活跃，损伤正常睾丸组织所致。

5. 肥大细胞作用

有报道某些不育患者的睾丸间质中肥大细胞增加，其精浆或血清中有较高水平的 IgE。IgE 与肥大细胞作用后，所释放的介质可能对生精上皮造成一定的损伤。Askenase 发现 T 细胞因子可引起肥大细胞增殖，释放介质，肥大细胞与 T 细胞之间的相互作用，可能构成免疫调节环路。

一般认为，抗精子抗体主要通过以下几方面影响生育。

（1）抗体引起精子制动与凝集，降低精子的活力。

（2）影响精子膜上颗粒运动，从而干扰精子获能。

（3）干扰精子黏附到卵泡透明带上，阻碍受精。

（4）影响顶体酶的释放，干扰精子正常通过宫颈黏液。

（5）抗体与精子结合后可活化顶体酶抗体依赖性细胞毒活性，加重局部炎症，导致白细胞趋化运动，使精液中白细胞增多，白细胞产生的淋巴因子和巨噬细胞因子等影响精子运动，使精子活力下降。另外，白细胞的吞噬、杀伤作用，也对精子造成损伤，从而影响生育能力。

（二）中医学认识

西医学的"免疫"概念似归属于中医学中"邪正相争"范畴。中医学认为"正气存内，邪不可干"，正虚则邪恋。其病因病机有以下几点。

1. 肝肾阴亏或脾肾亏虚

先天禀赋不足，肾气不足，或房事不节，耗损肾精，肝肾同源，肝脏自亏；肾阳亏虚，后天失养，脾肾阳虚，机体免疫能力下降而易感。

2. 肺脾气虚

体质素虚，或大病久病之后，肺脾亏虚，机体抵抗力下降。

3.湿热下注

素食辛辣厚味，蕴湿生热，湿热下注，精室被扰。

4.肝郁气滞

情志所伤，气机不畅，肝失疏泄，瘀血内阻。

总之，本病病位主要在肝、肾，其次在肺、脾，为本虚标实之证，虚为气虚、阴虚、阳虚，实多为瘀血、湿热毒邪。

二、临床诊断

（一）辨病诊断

1.临床诊断

免疫性不育，多无临床症状，或伴有性功能下降，形寒肢冷，神疲乏力，腰膝酸软，阴囊潮湿等。本病的确诊主要依据实验室检查。

2.相关检查

目前推荐使用直接免疫珠试验和抗精子膜抗体混合凝集试验。

（二）辨证诊断

免疫性不育其临床表现多种多样，或无任何症状，或精神抑郁，头晕耳鸣，阴囊潮湿等，舌淡，苔薄白，或舌红，苔黄腻，脉细无力，或脉濡数，或滑数。

1.肝肾阴虚型

临床证候：久婚未育，头晕耳鸣，腰膝酸软，五心烦热，潮热盗汗，易怒，口干咽燥，性欲亢进，舌红，少苔，脉弦细数。

辨证要点：久婚未育，头晕耳鸣，腰膝酸软，五心烦热，舌红，少苔，脉弦细数。

2.脾肾阳虚型

临床证候：久婚未育，形寒肢冷，纳差，腹胀，便溏，头晕耳鸣，腰膝酸软，神疲乏力，小便清长，舌淡，苔白，脉沉细。

辨证要点：久婚未育，神疲乏力，纳差腹胀，形寒肢冷，腰膝酸软，头晕耳鸣，舌淡，苔白，脉沉细无力。

3.肺脾气虚型

临床证候：久婚未育，神疲乏力，言语低怯，纳差腹胀，面色白，舌淡，苔白，脉细弱无力。

辨证要点：久婚未育，神疲乏力，言语低怯，纳差腹胀，舌淡，苔白，脉细弱无力。

4.湿热下注型

临床证候：久婚未育，阴囊潮湿，口渴不欲饮，小便短赤，大便不爽，口中黏腻，舌红，苔黄腻，脉濡数。

辨证要点：久婚未育，阴囊潮湿，舌质红，苔黄腻，脉濡数。

5.肝气郁结型

临床证候：久婚未育，精神抑郁，胸胁胀闷，甚则胀痛，善叹息，或牵及少腹胀痛，舌边红，苔白，脉弦细。

辨证要点：久婚未育，精神抑郁，胸胁、少腹胀痛，善叹息，舌边红，苔白，脉弦细。

6.瘀血内阻型

临床证候：久婚未育，睾丸、少腹刺痛，或阴囊青筋暴露，舌质暗，脉涩。

辨证要点：久婚未育，睾丸、少腹刺痛，舌质暗，脉涩。

三、鉴别诊断

免疫性不育应与其他原因所致不育相鉴别。在免疫性不育患者中精液常规化验可正常，也可出现少精子、精子活力低下，与内分泌、感染等其他原因导致少精子症、弱精子症不同的是，免疫性不育的血清或精浆中可查到抗精子抗体。当然极少数患者可能为诸多因素共同作用的结果。

四、临床治疗

（一）提高临床疗效的要素

1.明确疾病原因

尽管免疫性不育的病因病机目前尚未完全明了，但研究证实，感染、生殖系统损伤均可引起抗精子抗体产生，故在确诊后应查明有无前列腺炎、睾丸炎、附睾炎等，以及精液支原体、衣原体是否阳性，详细询问是否患过病毒性腮腺炎，有无明显外伤史，这对采取针对性治疗十分重要。

2.辨清虚实寒热

本病的基本病机为正虚邪恋，虚者多为肝肾阴虚、肺脾气虚、脾肾阳虚。阳虚则表现为寒证，阴虚则表现为内热证。实者多为气郁、湿热。或表现为虚实错杂。当谨守病机，辨证治疗。

3.明识病变部位

本病病位主要在肝、肾，其次在肺、脾。

4.病证结合用药

在辨证用药的同时，可针对引起免疫不育的病因，选用一些西药，尤其对同时伴有精液不液化、少精子或精子活力低下时，尤为重要。

（二）辨病治疗

对病因明确者，如因附睾炎、精囊炎所致免疫性不育，可采用抗生素与低剂量雄激素联合治疗，使血清抗体滴度下降；因生殖道局部损伤导致的精子外溢，应用外科手术切除暴露精子抗原的病灶，也可使抗体滴度下降；对没有肯定病因的男性免疫性不育，其治疗主要有免疫抑制疗法、精子洗涤、人工授精法等，具体如下。

1.免疫抑制疗法

免疫抑制疗法是目前研究最多、应用较为广泛的一种方法，通过运用类固醇药物来达到抑制抗体产生的作用。Bronson等认为在具体应用时应针对不同患者有所选择。治疗的适应证是：①所有的精子都结合了精子抗体者。②精子头部及（或）精子尾干部结合了精子抗体者，这类精子在穿透宫颈黏液时将有困难。

对具有以下实验室检查特征者，则可不予治疗。①仅血液中存在抗精子抗体，而精浆或精子膜表面无抗体。②结合抗精子抗体的精子不足总数的50%（抗精子抗体混合凝集试验）③精子仅在尾尖部结合了抗体。

但多数学者认为无论是血液或局部存在抗体均应治疗。

目前国内外在应用免疫抑制疗法的剂量、具体使用方法上尚未取得一致，可归纳为以下3种。

（1）低剂量持续疗法　每日口服地塞米松2~3mg，连服9~13周，以后经7周减量停药。

（2）大剂量间歇疗法　要求患者在其妻子的月经周期的第21天开始，每天服甲基泼尼松龙96mg，连服7天，如未能妊娠应重复进行。若出现药物反应则停药。

（3）周期疗法　要求患者在妻子月经周期的第1~10天，每日服用泼尼松40mg，如抗精子抗体滴度不降，剂量增加到80mg。

总之，采用可的松甾体激素，无论使用何种剂量（大、中、小）、如何使用，临床均有一定效果。

2.精液洗涤、人工授精法

通过对精液反复洗涤，去除精浆和精子表面的免疫球蛋白，然后将洗涤过的精子行宫腔内人工授精，但由于技术的限制，洗涤法并不能完全去除抗精子抗体，而且在洗涤过程中还可能对精子造成损害，故其使用范围受到限制。

（三）辨证治疗

1.辨证论治

（1）肝肾阴虚型

治法：滋补肝肾，益精消抗。

方药：六味地黄汤加减。常用药物有生地黄、熟地黄、山茱萸、生山药、牡丹皮、女贞子、墨旱莲、制何首乌、黄精、桑椹子、潼蒺藜。

（2）脾肾阳虚型

治法：温补脾肾消抗。

方药：附子理中汤加减。常用药物有红参、白术、干姜、菟丝子、覆盆子、淫羊藿、巴戟天、紫石英、三棱、莪术。

（3）肺脾气虚型

治法：益气健脾消抗。

方药：四君子汤加味。常用药物有党参、白术、茯苓、黄芪、红参、黄精、炙甘草、陈皮。

（4）湿热下注型

治法：清利湿热消抗。

方药：程氏萆薢分清饮加减。常用药物有萆薢、车前子、生薏苡仁、黄柏、赤芍、赤小豆、龙胆草。

（5）肝气郁结型

治法：疏肝理气解郁。

方药：逍遥散加减。常用药物有柴胡、当归、白芍、白术、茯苓、佛手、香附、菟丝子、丹参、生甘草。

（6）瘀血内阻型

治法：活血化瘀消抗。

方药：血府逐瘀汤加减。常用药物有当归、丹参、赤芍、桃仁、红花、三棱、莪术、小茴香、荔枝核、川牛膝。

2.外治疗法

（1）针刺疗法　以关元、三阴交为主穴。脾虚易感者加足三里，失眠心悸者加内关、心俞；腰膝酸软者加肾俞。治疗时关元穴以烧山火法，使针感至生殖器终端，

留针5分钟，三阴交刺7分，补法，使酸麻感达大腿内侧或腹股沟，下至足大趾及足背，留针15分钟，每5分钟捻转1次，每日针刺1次，30次为1个疗程。

（2）耳针　取内分泌、脾、肾、免疫点等穴。以3分毫针，刺入软骨膜下，选取肾、内分泌留针30分钟。或用王不留行籽做耳贴贴于上述诸穴，分别按压5分钟，每天3次。适用于脾肾两虚型免疫性不育。

（3）中药外敷　取黄芪30g，白术15g，防风10g，升麻6g，共研细末，每次取6g，以适量姜汁调敷，然后将之热敷于脐处，每日1次。或可将上述药末装入袋中，使之穿戴并覆盖于肚脐处，每2周更换药袋，每日用热水袋热敷15~30分钟。适用于肾气虚型免疫性不育。

3.成药应用

（1）六味地黄丸　滋阴补肾。适用于肝肾阴虚型免疫性不育。每次8粒，每日3次，口服。

（2）人参养荣丸　温补气血。适用于心脾不足、气血两亏型免疫性不育。每次6g，每日3次，口服。

（3）五子衍宗胶囊　补肾益精。适用于肾精亏虚型免疫性不育。每次4粒，每日3次，口服。

4.单方验方

（1）脱敏康精方　苍术10g，忍冬藤15g，当归15g，赤芍10g，枸杞子15g，白鲜皮10g，青皮10g，泽泻10g，车前子（另包）15g，蝉蜕10g，肉苁蓉15g，蒲公英10g，防风5g，黄精20g，葛根10g，淫羊藿15g，生地黄、熟地黄各10g。每日1剂，水煎服。适用于原因不明的免疫性不育。[孙自学.男科病诊疗与康复.北京：中国协和医科大学出版社，2018]

（2）益肾补精散　鹿茸、淫羊藿、菟丝子、鹿角胶、黄精、枸杞子、五味子、人参、紫河车各适量，共研细末，每次6g，

每日 2 次，温水冲服。适用于肾精不足型免疫性不育。[孙自学，庞保珍. 中医生殖医学. 北京：人民卫生出版社，2017]

（3）脱敏生育方　苍术、忍冬藤、当归、赤芍、青皮、泽泻、泽兰、车前子各取适量。将上方制成冲剂，每次服 10g，日服 2 次，3 个月为 1 个疗程，适用于免疫性不育。[孙自学，庞保珍. 中医生殖医学. 北京：人民卫生出版社，2017]

（4）除凝汤　龙胆草 6g，黄连 5g，制大黄 5g，生地黄 12g，牡丹皮 10g，当归 15g，金银花 24g，连翘 12g，蒲公英 18g，白花蛇舌草 15g，生甘草 6g。每日 1 剂，水煎服。适用于湿热内蕴型免疫性不育。[孙自学，庞保珍. 中医生殖医学. 北京：人民卫生出版社，2017]

（四）医家经验

1.徐福松

徐福松认为本病病机在于患者素体不足，肝肾亏虚，引动下焦湿热，湿热循肝经结于精道，气血不和，日久精血瘀滞；或有局部损伤伤及先天屏障，与湿热互结，精血瘀滞；或肺脾气虚，易于外感，邪热入于营血，归于精室，阻滞精道。病位首在肝、肾，次在肺、脾；体虚为本，损伤或感染为标。病机实为正虚邪恋，本虚标实。据此可分为肝肾阴虚湿热型和肺脾气虚易感型。肝肾阴虚湿热型治宜滋阴降火，清利湿热，方选六味二碧散加减：生地黄 10g，泽泻 10g，牡丹皮 6g，碧桃干 10g，碧玉散 20g，知母 6g，茯苓 10g，鳖甲 20g，牡蛎 30g，枸杞子 10g，车前草 10g，白芍 10g。肺脾气虚易感型治宜补肺健脾，理气清肠，方选参苓香连汤加减：人参 10g，白术 10g，茯苓、黄芪各 12g，怀山药 10g，广木香 6g，黄连 2g，薏苡仁 15g，鸡内金 6g，益元散 15g，芡实 10g，菟丝子 10g。[黄健. 徐福松教授治疗男性免疫性不育的

学术思想初探. 湖北中医杂志，2009，31（10）：28-29]

2.秦国政

秦国政认为本病主要由于脾肾两虚夹湿热瘀阻，治疗以补益脾肾为主，除湿清热化瘀为辅，进行辨病论治。自拟聚精助育抗免汤：生黄芪 30g，炙黄芪 30g，生地黄 15g，熟地黄 15g，制何首乌 15g，炙黄精 10g，沙苑子 30g，枸杞子 30g，益母草 15g，太子参 30g，续断 15g，鸡血藤 30g，丹参 30g，菟丝子 15g，乌梅 10g，珍珠母 30g，威灵仙 30g，仙鹤草 30g。每日 1 剂。首先以冷水浸泡 30 分钟再煎煮，水沸腾后小火煎煮 40 分钟左右即可服用，二三煎时仍加冷水。每剂药煎煮 3 次，每次服用 120~150ml。[孙小勇，秦国政，耿立果. 秦国政教授治疗男性免疫性不育症经验总结. 广西中医药，2012，35（4）：42-44]

3.孙自学

孙自学认为免疫性不育多虚实夹杂，虚多为肾虚、气虚，实多为湿热、血瘀。治疗应查明病因，明确诊断，中西医结合。由于西医治疗多采用肾上腺类固醇激素免疫抑制剂、避孕套隔绝以及人工助孕等疗法，疗程长，疗效欠佳，且有致畸风险，孙教授在治疗中多以中药辨证治疗为主，临床多采用益气补肾、清热养阴、利湿活血法。在辨证的基础上，灵活运用健脾、补肾、清热解毒、清热利湿、活血化瘀类药物来治疗男性免疫性不育，效果满意。[王祖龙，申保庆，马永. 孙自学教授治疗男性免疫性不育症用药经验分析. 时珍国医国药，2013，24（8）：2033-2034]

五、预后转归

男性免疫性不育目前尚缺乏较好疗法，小剂量激素持续疗法效果不理想，大剂量激素冲激疗法不良反应大，患者不易接受，中医药对该病的治疗显示了良好势头。一

般而言，病因明确者，通过积极治疗，多数预后较好。对药物治疗效果欠佳者，可采用精液处理技术，进行人工授精。

六、预防调护

（一）预防

（1）注意对身体的保护，避免泌尿生殖器官的损伤和感染。

（2）加强体育锻炼，增强体质，提高机体免疫力。

（3）房室有节，注意生殖系统卫生。

（4）积极治疗生殖系统感染。

（5）饮食有节，禁食辛辣厚味。

（二）调护

（1）贵在坚持　由于本病疗程较长，故要遵照医嘱，坚持治疗。

（2）良好心态　情绪低落易致机体免疫力下降，故心情舒畅、保持一个良好心态对治疗十分重要。

（3）食疗

①薏苡仁银耳粥：取薏苡仁200g，银耳50g。以文火煮成粥，每日1次，分两餐食用。适用于湿热下注型免疫性不育。［孙自学，庞保珍．中医生殖医学．北京：人民卫生出版社，2017］

②黄芪大枣粥：黄芪150g，炒扁豆100g，大枣50g。先将黄芪煎煮取汁，再入大枣（切片），炒扁豆，共煮为粥，随意食用。适用于肺脾气虚型免疫性不育。［孙自学，庞保珍．中医生殖医学．北京：人民卫生出版社，2017］

③山药枸杞粥：鲜生山药（切片）150g，枸杞子100g，桑椹子100g，小米50g。先将枸杞子、桑椹子共煎取汁，再入小米、鲜山药（切片），煎煮为粥，随意食用。适用于肝肾阴虚型免疫性不育。［孙自学，庞保珍．中医生殖医学．北京：人民

卫生出版社，2017］

主要参考文献

［1］王琦．王琦男科学［M］．第2版．郑州：河南科学技术出版社，2007

［2］孙自学．男科病诊疗与康复［M］．北京：中国协和医科大学出版社，2018.

［3］孙自学．一本书读懂男性不育［M］．郑州：中原农民出版社，2020

［4］李嘉诚，方跃坤，方腾铎，等．免疫性不育与中医体质的相关性研究［J］．浙江中西医结合杂志，2021，31（5）：439-442.

［5］张芳，孙自学，李鹏超．虚气留滞与男性免疫性不育症病机探讨［J］．中医药临床杂志，2021，48（4）：71-73.

［6］张芳，孙自学，李鹏超．孙自学论治男性免疫性不育症经验［J］．中医药临床杂志，2020，32（11）：2095-2097.

第九节　畸形精子症

依照世界卫生组织（WHO）编写的第5版不育夫妇标准检查与诊断手册标准，畸形精子症是指精液中正常形态精子低于4%的一种病症。常同时伴有弱精子症及少精子症等，是引起男性不育的常见原因之一。中医学中无此病名，可归属于"精清""精寒""精冷"等范畴。

一、病因病机

（一）西医学认识

导致精子畸形的原因主要有以下两种。

（1）全身性疾病或局部睾丸病变，影响睾丸的生精功能，从而使精子畸形率升高。如一些内分泌疾病、病毒性睾丸炎、睾丸结核、精索静脉曲张、隐睾和睾丸鞘膜积液等。

（2）物理或化学因素或某些化学药物

（如呋喃类药物）的影响，如放射线、微波、醇类、尼古丁等，可影响睾丸的生精功能。

（二）中医学认识

（1）婚后房室失节，婚前手淫过度，或大病久病之后，肾精亏虚，精失所养，致畸形精子增多。

（2）饮食失节，素食辛辣厚味，蕴湿生热，湿热下注精室，或湿热毒邪内侵，蕴结精室而致畸形精子增多。

二、临床诊断

（一）辨病诊断

1.临床诊断

畸形精子症多无临床表现，或伴有腰膝酸软，头晕耳鸣，阴囊潮湿，或睾丸坠胀疼痛等。要详细询问病史，如有无接触放射性物质，有无腮腺炎病史等；要认真体检，了解有无精索静脉曲张，有无隐睾、睾丸炎或附睾炎、前列腺炎等。

2.相关检查

（1）精液分析　若镜下正常形态精子低于4%者，即可诊断。常见的精子形态改变有大椭圆头精子、小椭圆头精子、尖头精子、梨状头精子、双头精子、粗体粗尾精子、双体双层精子、卷尾、缺尾、双尾精子、幼稚精子等。精子有许多形态学异常的多种缺陷，当多种缺陷同时存在时，只记录一种，应先记录头部缺陷，然后是中段缺陷，最后才是尾部缺陷。每种精子缺陷的平均数目，称畸形精子指数，是预测精子在体内、体外功能有意义的指标，故形态学分析应该是多参数的。分别记录每种缺陷。

常用的精子形态观察的染色方法有吉姆萨法（常用于评价不同类型的白细胞）、改良巴氏染色法、勃—利二氏染色法、肖

尔染色。人类精子标本在固定、染色后用亮视野光学显微镜观察和分类，或用高质量的相差显微镜观察涂片。

（2）性激素测定　主要检测 LH、FSH、T、PRL 等，以了解内分泌状况。

（3）精浆生化分析和精浆弹性硬蛋白酶测定　用于了解附属性腺功能和生殖道有无感染等。

（4）精液支原体和衣原体检查。

（5）前列腺液常规检查　以了解有无前列腺炎。

（6）B超检查　以了解有无前列腺炎、精囊腺炎等。

（二）辨证诊断

畸形精子症患者可伴有阴囊潮湿，睾丸坠胀疼痛，头晕耳鸣，腰膝酸软，形寒肢冷，潮热盗汗等，舌淡，苔薄白，或舌质红，苔黄腻，脉沉细无力，或脉濡数，或滑数等。

1. 肾阳不足型

临床证候：畸形精子增多，头晕耳鸣，腰膝酸软，形寒肢冷，小便清长，性功能下降，舌质淡胖，脉沉细无力。

辨证要点：久婚未育，精子畸形率较高，形寒肢冷，腰膝酸软，头晕耳鸣，舌质淡胖，脉沉细无力。

2. 肾阴亏虚型

临床证候：精子畸形率较高，精液量少，潮热盗汗，五心烦热，头晕耳鸣，腰膝酸软，舌红，少苔，脉细数。

辨证要点：久婚未育，精子畸形率升高，五心烦热，腰膝酸软，头晕耳鸣，舌红，少苔，脉细数。

3. 湿热下注型

临床证候：久婚未育，精子畸形率升高，精液黏稠不液化，口苦，口黏，阴囊潮湿，大便不爽，舌红，苔腻，脉濡数。

辨证要点：精子畸形率升高，阴囊潮

湿，舌质红，苔黄腻，脉濡数。

三、鉴别诊断

本病应与精子凝集症相鉴别。精子凝集是因精子抗原和精子抗体的抗原抗体反应，造成精子头对头，或尾对尾，或头对尾集结在一起。而精子畸形则是指单个精子的形态异常，精液中形态异常精子数目增多。

四、临床治疗

（一）辨病治疗

1.针对病因治疗

根据诱发原因，采取针对性治疗措施。如因感染者，当抗感染治疗；因精索静脉曲张、隐睾所致者，当及时手术。

2.药物治疗

据药物作用的部位，可分为睾丸前水平、睾丸水平和睾丸后水平。作用于睾丸前水平药物是指刺激释放内源性促性腺激素，或通过增加内源性促性腺激素活性来促进生精作用。作用于睾丸水平的药物，可能通过纠正精子发生中特殊代谢缺陷来发挥作用。作用于睾丸后的药物能促进精子的成熟和增加精子活力。常用药物有克罗米芬、维生素C、维生素E等，具体用法如下。

（1）枸橼酸氯米芬胶囊25~50mg，每日1次，口服，连用3个月为1个疗程。

（2）维生素C片0.2g，每日3次，口服。

（3）维生素E胶丸0.1g，每日2次，口服。

（二）辨证治疗

1.辨证论治

（1）肾阳不足型

治法：温肾助阳，益气填精。

方药：赞育丹加减。常用药物有熟地黄、枸杞子、山茱萸、鹿茸、淫羊藿、仙茅、杜仲、巴戟天、肉苁蓉、韭菜子、蛇床子、当归、红参、白术。

（2）肾阴亏虚型

治法：滋肾养阴填精。

方药：六味地黄丸合五子衍宗丸加减。常用药物有生地黄、熟地黄、山茱萸、生山药、菟丝子、枸杞子、覆盆子、五味子、牡丹皮、车前子（另包）、巴戟天。

（3）湿热下注型

治法：清利湿热。

方药：程氏萆薢分清饮加减。常用药物有萆薢、滑石、车前子（另包）、生薏苡仁、川牛膝、丹参、菟丝子、白术。

2.外治疗法

针灸疗法

①取气海、命门、三阴交、地机。肾阳虚者配关元、肾俞；肾阴虚者配太溪、曲泉；气血亏虚者配足三里、照海；湿热者配中都、阴陵泉。据虚实采用补泻手法。肾阳虚者可针灸并用。间日1次，7次为1个疗程。

②肝郁肾虚型以背部腧穴、足少阴经穴为主，兼取足厥阴、手少阴经穴，如太冲、侠溪、风池、肝俞、胆俞、鱼际等穴。

3.成药应用

（1）金匮肾气丸　温补肾阳，化气行水。适用于肾阳虚型畸形精子症。每次8粒，每日2次，口服。

（2）五子衍宗丸　补肾益精。适用于肾精亏虚型畸形精子症。每次6g，每日3次，口服。

（3）六味地黄丸　滋阴补肾。适用于肾阴亏虚型畸形精子症。每次8粒，每日3次，口服。

（4）龙胆泻肝丸　清肝胆，利湿热。适用于湿热下注型畸形精子症。每次6g，每日2次，口服。

4.单方验方

（1）温肾化瘀降畸汤　巴戟天 10g，淫羊藿 15g，肉苁蓉 15g，菟丝子 15g，肉桂 5g，熟地黄 15g，当归 10g，枸杞子 15g，山茱萸 10g，人参 10g，白术 10g，桃仁 10g，红花 10g，延胡索 10g。每日 1 剂，水煎服，30 剂为 1 个疗程。适用于肾阳虚型畸形精子症。[孙自学，庞保珍.中医生殖医学.北京：人民卫生出版社，2017]

（2）益精灵　淫羊藿 50g，锁阳、巴戟天、熟地黄各 250g，山茱萸、附子各 90g，肉苁蓉 200g，枸杞子 150g，黄芪 250g，当归 90g，韭菜子 60g，车前子 60g，菟丝子、茺蔚子、桑椹子各 150g，龟甲胶、鹿角胶、甘草各 100g。上药用 60° 白酒 1kg 左右浸泡 7~15 天后即可饮用。每日 3 次，每次 25~50ml，饭前饮，也可以菜送下。适用于肾阳虚型。[孙自学，庞保珍.中医生殖医学.北京：人民卫生出版社，2017]

（3）滋阴清热降畸汤　知母 10g，黄柏 10g，生地黄 15g，山茱萸 10g，山药 10g，牡丹皮 10g，茯苓 15g，泽泻 10g，蚤休 10g，土茯苓 15g，柴胡 10g，黄芩 10g，枸杞子 20g，菟丝子 20g，巴戟天 10g。每日 1 剂，水煎服，30 剂为 1 个疗程。[孙自学.男科病诊疗与康复.北京：中国协和医科大学出版社，2018]

（三）医家经验

1.王琦

王琦认为本病主要由肾虚和湿热之邪下注所致，治宜补肾益精，清热利湿解毒。肾阳虚证治宜温肾壮阳，生精助孕，以赞育丹加减，药用附子、肉桂、巴戟天、仙茅、淫羊藿、蛇床子、韭菜子、肉苁蓉等；肾阴不足证治宜滋阴补肾，降火益精，以六味地黄丸合五子衍宗丸加减，药用熟地黄、山药、山茱萸、泽泻、茯苓、牡丹皮、菟丝子、覆盆子、枸杞子、车前子等；湿热下注证治宜清热利湿，解毒生精，以利湿益肾汤加减，药用萆薢、薏苡仁、土茯苓、车前子、山药、肉苁蓉等。[王琦.王琦男科学.第 2 版.郑州：河南科学技术出版社，2007]

2.徐福松

徐福松常用的治疗思路有健脾补肾、补肾导浊、活血化瘀、清热利湿等。此类患者往往无证可辨，徐老常常从痰瘀入手，也曾经用温胆汤加减和红白皂龙汤加减治疗多例，亦收效明显。另外多用子类药，因子类药入肾，而且富含脂类及微量元素，对于精子的发生、成熟、获能、酶活性都有帮助。另外，还要让患者改变自己的不良生活习惯，如吸烟、酗酒、洗桑拿等。避免在高温、有毒以及放射性污染的环境中工作。[唐志安，景涛，欧桌荣，等.徐福松教授治疗精子形态异常不育的临床经验.南京中医药大学学报，2013，29（6）：588-589]

五、预后转归

一般而言，畸形精子症不育病因明确者，通过正确治疗，大多预后良好；对病因未明者，采用中药或中西医结合治疗，多数患者预后也较好。

六、预防调护

（一）预防

（1）饮食有节，禁食辛辣厚味，戒烟。

（2）积极预防和治疗睾丸疾病，如病毒性睾丸炎、睾丸结核、睾丸鞘膜积液以及前列腺炎、附睾炎等。

（3）注意保护睾丸免受外伤、高温，以及 X 光射线照射等。

（4）房事有节，不恣情纵欲。

（二）调护

1.一般措施

畸形精子症患者要遵守医嘱，坚持治疗；要调畅情志，保持一个良好心态。

2.食疗

（1）清炒虾仁　取河虾肉500g，鸡蛋清2只，及干淀粉等调料，先将虾肉洗净，用食盐拌和，再加入蛋白，搅拌，加干淀粉，和匀。另用油滑锅后，加入熟猪油，烧至四成熟，加入拌好的虾肉，熟之前加入调料后取锅，即可食用。具有温肾壮阳之功。适用于肾阳虚型畸形精子症的辅助治疗。［孙自学，庞保珍．中医生殖医学．北京：人民卫生出版社，2017］

（2）核桃仁炒韭菜　核桃仁50g，韭菜适量。先以香油将核桃仁炸黄，后入洗净切成段的韭菜，翻炒，调以食盐，佐餐随量食用。有温补肾阳之功。适用于肾阳虚型畸形精子症的辅助治疗。［孙自学．男科病诊疗与康复．北京：中国协和医科大学出版社，2018］

（3）枸杞羊肾粥　鲜枸杞子叶500g，羊肾1对，大米250g。将鲜枸杞子叶切碎，羊肾洗净，去筋膜臊腺，切碎，再加大米，并加水适量，用小火煨烂成粥，分顿长期食用。［孙自学．男科病诊疗与康复．北京：中国协和医科大学出版社，2018］

七、专方选要

益肾通络方

治以益肾填精，活血通络。药用菟丝子20g，淫羊藿15g，熟地黄10g，黄芪20g，丹参30g，川牛膝10g，烫水蛭6g。肢冷畏寒者，加锁阳15g，酒肉苁蓉15g；五心烦热，加生地黄15g，麦冬12g。［孙自学，陈翔，祝莉，等．益肾通络方治疗肾虚络阻型特发性死精子不育症疗效观察．中华中医药杂志，2021，36（2）：1185-1188］

主要参考文献

［1］孙自学，陈翔，祝莉，等．益肾通络方治疗肾虚络阻型特发性死精子不育症疗效观察［J］．中华中医药杂志，2021，36（2）：1185-1188.

［2］王祖龙，赵盼盼，王诗琦，等．督脉灸治疗肾阳亏虚型死精子症不育60例［J］．时珍国医国药，2019，30（3）：631-632.

［3］秦国政．中医男科学［M］．北京：科学出版社，2017.

［4］孙自学．男科病诊疗与康复［M］．北京：中国协和医科大学出版社，2018.

［5］孙自学．一本书读懂男性不育［M］．郑州：中原农民出版社，2020.

第十节　精子过多症

一般是指精子浓度超过 $200 \times 10^6/ml$，甚至超过1~2倍，称为精子浓度过大，或精子过多症。多同时伴有精子成活率降低、活力差，或畸形率升高，从而引起男性不育。本病临床较少见，据国外报道约占男性不育的0.2%。中医文献中无该病记载。

一、病因病机

（一）西医学认识

西医学对本病的机制未明，可能与内分泌因素，以及睾丸的炎症而致睾丸生精功能能异常变化有关。其发生机制有两个方面，一是精子数量虽多，但质量差，二是精子数目增多，精子运动时互相之间碰撞的机会增多，从而影响精子运动速度，减少与卵子接触的机会，难以获能而使卵子受精。

（二）中医学认识

中医学认为其发生机制主要为先天禀赋不足，或后天恣情纵欲，早婚多育，肾精虚弱，生殖之精生长异常，或饮食不节，或久病入络，致湿热、瘀血等邪内阻，生殖之精生长异常。

二、临床诊断

（一）辨病诊断

1.临床诊断

精子过多症多无临床表现，或伴有腰膝酸软，头晕耳鸣，阴囊潮湿，少腹、会阴不适等。

2.相关检查

精液化验，若精子计数在 $200 \times 10^6/ml$ 以上，即可诊断。

（二）辨证诊断

1.肾气亏虚型

临床证候：久婚未育，精子数目异常增多，头晕耳鸣，腰膝酸软，阳痿早泄，神疲乏力，短气自汗，舌淡，苔薄白，脉细弱或沉细无力。

辨证要点：久婚未育，腰膝酸软，短气自汗，头晕耳鸣，舌淡，苔薄白，脉沉细无力。

2.湿热下注型

临床证候：久婚未育，尿频，尿急，尿黄，阴囊潮湿，舌红，苔黄腻，脉濡数或滑数。

辨证要点：久婚未育，阴囊潮湿，舌红，苔黄腻，脉濡数。

3.瘀血阻络型

临床证候：婚后多年未育，少腹或会阴部胀、刺痛，射精时疼痛，舌紫暗或瘀点，脉弦涩。

辨证要点：精子数目超过正常，久婚未育，少腹或会阴部胀、刺痛，舌质暗，脉涩。

三、鉴别诊断

精子过多症应与生理性的精子浓度升高相区别。后者常见于禁欲过久，偶尔一次精子计数超过正常值的上限。鉴别方法是1周后复查，得出两次化验的平均值。生理性精子增多者该平均值会在正常值范围之内。

四、临床治疗

（一）提高临床疗效的要素

1.明察病因

要详细询问病史，仔细进行体格检查，以明确病因进行针对性治疗。

2.详辨虚实

精子过多症以肾虚为本，邪实为标。肾虚又有肾阳、肾阴之区别，实证以湿热、瘀血最为常见，或虚实兼杂。

（二）辨病治疗

西医学对本病尚无较好疗法，常针对病因，采取相应措施。如生殖系感染所致者，当抗感染；因内分泌障碍引起者，宜调整内分泌。

（三）辨证治疗

1.辨证论治

（1）肾气亏虚型

治法：补益肾气。

方药：金匮肾气丸加减。常用药物有熟地黄、山茱萸、生山药、制附子、肉桂、车前子（另包）、牡丹皮、泽泻、黄芪、陈皮。

偏肾阳虚者加紫石英、巴戟天、淫羊藿；偏肾阴虚者，加制何首乌、鹿角胶（烊化）。

（2）湿热下注型

治法：清利湿热。

方药：程氏萆薢分清饮。常用药物有萆薢、车前子（另包）、滑石、黄柏、生薏苡仁、竹叶、瞿麦、金银花、连翘、败酱草。

（3）瘀血阻络型

治法：活血化瘀，通络生精。

方药：少腹逐瘀汤加减。常用药物有桃仁、红花、柴胡、荔枝核、炒山甲、当归、丹参、赤芍、川芎、路路通、川牛膝。

2.成药应用

（1）血府逐瘀胶囊　活血化瘀。适用于瘀血内阻型精子过多症。每次4粒，每日3次，口服。

（2）桂枝茯苓胶囊　活血，化瘀，消癥。适用于瘀血型精子过多症。每次3粒，每日3次，口服。

（3）右归胶囊　肾阳不足，命门火衰。适用于肾阳虚型精子过多症。每次4粒，每日3次，口服。

五、预后转归

临床较少见，一般而言，通过规范化治疗，配偶多能自然受孕或助孕成功。

六、预防调护

（1）饮食宜清淡而富有营养，禁食辛辣厚味，戒烟酒。

（2）房事有度，节保肾精。

（3）积极预防和治疗泌尿生殖系统感染。

（4）要遵守医嘱，坚持治疗。

主要参考文献

［1］王祖龙，赵盼盼，王诗琦，等.督脉灸治疗肾阳亏虚型死精子症不育60例［J］.时珍国医国药，2019，30（3）：631-632.

［2］王琦.王琦男科学［M］.第2版.郑州：河南科学技术出版社，2007.

［3］孙自学.一本书读懂男性不育［M］.郑州：

中原农民出版社，2020.

［4］孙自学.男科病诊疗与康复［M］.北京：中国协和医科大学出版社，2018.

第十一节　精液过多

精液过多是指精液量多于6ml，且精液质地稀薄，每毫升精子数很少的病症，也是引起男性不育的原因之一，临床较为少见。中医学无此病名，可概属于中医的"精寒""精清"等范畴。

一、病因病机

（一）西医学认识

西医学对精液过多病因病理认识，目前尚未明了。有人认为当皮质功能亢进时，精液量会增加，并且超过正常值的上限。其导致不育的病理机制在于精液中精子的数量和质量均低下，活力低而不能使卵子受精成孕。

（二）中医学认识

1.肾气不固

先天禀赋不足，或年少手淫，或婚后纵欲致肾精亏虚，肾气不固，固摄无权。

2.肾阳虚衰

素体肾阳虚衰，或房劳失节，命门火衰，阴寒内生，阴精不化，精液量增多。

3.湿热下注

素食辛辣肥甘厚味，蕴湿生热，湿热下注，或湿热之邪入侵，聚于精室，精混湿浊而出，故精液量增多。

二、临床诊断

（一）辨病诊断

1.临床诊断

此类患者多无临床症状，或伴有阴囊潮湿，形寒肢冷，腰膝酸软，舌淡，苔薄白或苔黄腻，脉细弱无力或滑数。

2.精液常规

禁欲 3~7 天，精液量均在 6ml 以上者，至少连续检查 2 次，即可确诊。

（二）辨证诊断

1.肾气不固型

临床证候：久婚未育，精液量多而清稀，伴腰膝酸软，神疲乏力，头晕耳鸣，滑泄，小便频数清长，尿后余沥，舌淡，苔薄白，脉细弱。

辨证要点：久婚未育，舌淡，苔薄白，脉细弱无力。

2.命门火衰型

临床证候：久婚不育，精液量多而清冷，形寒肢冷，腰膝酸软，头晕耳鸣，舌体胖嫩，脉沉细或脉微细。

辨证要点：久婚未育，精液量多而清冷，腰膝酸软，形寒肢冷，舌淡，体胖，脉沉细无力。

3.湿热下注型

临床证候：久婚未育，精液量多而黏稠，阴囊潮湿，口苦黏腻，小便短赤，舌质红，苔黄腻，脉濡数或滑数。

辨证要点：久婚未育，精液量多而黏稠，阴囊潮湿，口苦黏腻，舌红，苔黄腻，脉濡数。

三、鉴别诊断

精液过多应与长期禁欲而出现的精液量增多相鉴别，后者属正常生理。

四、临床治疗

（一）提高临床疗效的要素

本病有虚、实之别。虚者，肾气亏虚，命门火衰；实者以湿热下扰精室较为常见。临证当须详辨。

（二）辨病治疗

对因肾上腺皮质功能亢进而引起的精液量过多，可分别采取补钾、抗高血压、降血脂、降血糖等对症治疗措施。

（三）辨证治疗

1.辨证论治

（1）肾气不固型

治法：补肾固气，生精赞育。

方药：固精丸（《济生方》）加味。常用药物有鹿茸、熟地黄、山茱萸、生山药、肉苁蓉、巴戟天、金樱子、益智仁、怀牛膝、黄芪、党参、淫羊藿、桑螵蛸。

（2）命门火衰型

治法：温补命门。

方药：右归丸加减。常用药物有熟地黄、枸杞子、菟丝子、鹿角胶、炒杜仲、肉桂、制附子、巴戟天、淫羊藿、仙茅、丹参。

（3）湿热下注型

治法：清利湿热。

方药：程氏萆薢分清饮。常用药物有萆薢、车前子、滑石、生薏苡仁、赤芍、赤小豆、泽泻、黄柏、冬葵子。

2.外治疗法

针刺疗法　肾气不固型，可针刺会阴、足三里、中极、命门、精宫，用补法，中等强度刺激，每天 1 次，1 周为 1 个疗程；可配悬钟、阴市、太溪等穴，针刺手法如上。命门火衰型选命门、肾俞、气海、委中，配以足三里、三阴交、阴陵泉等穴，用补法，中度或强刺激，留针 10~15 分钟，每天 1 次，10 次为 1 个疗程。湿热下注型可选三阴交、肝俞、太冲等，针刺用泻法。

3.成药应用

（1）金锁固精丸　温补肾气，固护肾阳。适用于肾气不固型精液过多。每次 6g，每日 2 次，口服

（2）右归丸　肾阳不足，命门火衰。

适用于命门火衰型精液过多。每次 6g，每日 2 次，口服。

（3）龙胆泻肝丸　清肝胆，利湿热。适用于湿热下注型精液过多。每次 6g，每日 2 次，口服。

由于本病病因机制不明，为采取针对性治疗带来了一定困难。本病疗程长，若遵守医嘱，坚持治疗，大多能获痊愈，若失治、误治，或治疗不及时彻底，则很难孕育。

五、预防调护

（一）预防

（1）加强有关性知识的学习，树立良好的性观念，戒除手淫，节制房事。

（2）饮食有节，湿热证者禁食辛辣肥甘之品，命门火衰者忌食生冷之物。

（3）加强锻炼，增强体质。

（二）调护

（1）遵守医嘱，坚持治疗，切忌时断时续。

（2）在采用中医或中西医结合治疗的同时，可配合饮食疗法，常用的食疗方如下。

①鹿茸、附子各 9g，海马 10g，黄狗肾 1 具。黄狗肾用酒浸泡后切薄片，与其他药混合，以白酒 1000ml 浸泡 7 日后服用，每次 15~30ml，1 日 2 次。适用于命门火衰型精液增多。

②莲子（去心）15g，枸杞子、大米各 30g。煮粥，熟后加白糖食用。适用于肾气不固型。

③生薏苡仁 50g，赤小豆 50g，白扁豆 50g。加水适量，共煮为粥，随意食用。适用于湿热下注型。

主要参考文献

[1] 王祖龙，赵盼盼，王诗琦，等. 督脉灸治疗肾阳亏虚型死精子症不育 60 例 [J]. 时珍国医国药，2019，30（3）：631-632.

[2] 王琦. 王琦男科学 [M]. 第 2 版. 郑州：河南科学技术出版社，2007.

[3] 孙自学. 一本书读懂男性不育 [M]. 郑州：中原农民出版社，2020.

[4] 孙自学. 男科病诊疗与康复 [M]. 北京：中国协和医科大学出版社，2018.

第十二节　精液量过少

根据世界卫生组织（WHO）第 5 版男性不育的诊断标准，若 1 次排出精液量小于 1.5ml 者，即为精液过少。属于中医学"少精""精少"等范畴，是导致男性不育的原因之一。

一、病因病机

（一）西医学认识

西医学认为精液过少的关键是精浆量减少。导致这一结果的原因主要有以下几种。

（1）手淫过度或房室过频，故检查前禁欲时间不能少于 3 天。

（2）性腺功能减退和内分泌紊乱，导致精囊和前列腺分泌不足。

（3）先天性精囊发育不全或射精管阻塞，前者因输精管和精囊发育属同一胚胎来源—中肾管，故体检时常可发现输精管发育不全；后者多因炎症、外伤所致。

（4）垂体功能减退引起的性腺功能低下症，是因垂体激素的分泌障碍，导致雄激素及催乳素等与附性腺功能有关的激素合成分泌减少，从而表现为持久存在的精液量少，但可有精子和精子前细胞存在。

（5）生殖系统感染特别是附属性腺的感染，导致腺体分泌功能下降，最常见的是慢性精囊腺炎、前列腺炎；若为前列腺或精囊结核，精液量可减少到1~2滴，甚至无精液排出。

（6）精囊的肿瘤或囊肿，尿道狭窄，尿道憩室或生殖道手术引起输精管道损伤等。

（二）中医学认识

中医学认为肾藏精，主生殖，先天之精需赖后天之精的不断滋养，肝肾同源，精血互生，且肝主疏泄，调畅气机，与气血正常运行关系密切，故精液量过少之症，在脏以肾为主，且与肝、脾、胃相关。

1.肾精亏虚

先天禀赋不足，或手淫过度，或恣情纵欲，或久病大病之后，耗伐肾精，故精液量减少。

2.气血亏虚

思虑过度，劳伤心脾，或饮食不节，损伤脾胃，气血乏源，先天失养，或大病久病，气血亏虚。

3.湿热下注

素食辛辣肥甘厚味，蕴湿生热，或湿热毒邪内侵，恋于精室，蒸化精液，故精液量少。

4.瘀阻精道

房事忍精不泄，日久败精瘀阻精道，或湿热之邪，熏蒸精道，久而为瘀，或跌仆损伤，瘀血内阻，均可导致精液量减少。

二、临床诊断

（一）辨病诊断

1.临床诊断

精液过少患者或无症状，或伴有阴囊潮湿，少腹、睾丸坠胀刺痛，神疲乏力，腰膝酸软，射精时疼痛等。要详问病史，尤其是性生活史和泌尿生殖系统感染、手术、外伤史。

2.相关检查

（1）精液分析：若连续2次精液化验，精液量均在2ml以下者，即可确诊。

（2）精液生化分析：主要检测精浆中果糖含量、酸性磷酸酶，以了解精囊腺、前列腺功能状况。

（3）前列腺液常规检查或前列腺、精囊腺B超检查：以明确前列腺、精囊腺是否患有炎症。

（4）内分泌检查：主要测定T、FSH、LH、PRL，以了解男性性腺轴功能状况。

（二）辨证诊断

本病患者多无临床表现，或伴有腰膝酸软，头晕耳鸣，神疲乏力，心悸气短，阴囊潮湿，射精痛等，舌质淡，苔薄白，脉细弱。

1.肾精亏虚型

临床证候：精液量少，不育，腰膝酸软，头晕耳鸣，神疲乏力，舌淡，苔薄白，脉沉细。

辨证要点：久婚未育，精液量少，腰膝酸软，头晕耳鸣，舌淡，苔薄白，脉沉细无力。

2.气血亏虚型

临床证候：久婚未育，精液量少，头晕目眩，形体消瘦，精神不振，神疲乏力，爪甲不荣，面色不华，心悸气短，舌淡，苔薄白，脉细弱。

辨证要点：婚后未育，精液量少，神疲乏力，头晕目眩，爪甲不荣，面色不华，舌淡，苔薄白，脉细弱。

3.湿热下注型

临床证候：婚后不育，精液量少，尿道灼热，小便黄赤，口苦黄腻，大便不爽，阴囊潮湿，舌质红，苔黄腻，脉濡数或滑数。

辨证要点：不育，精液量少，阴囊潮湿，舌红，苔黄腻，脉濡数。

4. 瘀阻精道型

临床证候：久婚未育，精液量少，排精不畅，或射精疼痛，或睾丸、少腹坠胀疼痛，舌质暗，有瘀点，脉细涩。

辨证要点：婚后不育，精液量少，排精不畅，或射精疼痛，舌质暗，有瘀点，脉涩。

三、鉴别诊断

精液过少应与性生活过频、遗精过频，以及久病初愈而出现的精液量过少相鉴别，后几种情况一般通过节制性事，加强营养调治即可获得改善。

四、临床治疗

（一）提高临床疗效的要素

1. 明确病因

导致精液量减少的原因比较复杂，故应详问病史，在认真体检的基础上，借助现代检查技术，尽可能明确病因，以便针对性治疗，或为预后判断提供依据。

2. 确立病位

本病病位在全身、肾及前阴。全身性多见于久病未愈，或思虑过度，耗伤心脾，气血亏虚；肾性多为先天禀赋不足，或后天纵欲耗精；前阴多见于精道阻塞。

3. 辨清虚实

本病临床有虚实之别，虚者常为肾精亏虚，脾胃虚弱，气血不足，实者多为瘀血内阻，湿热内恋。

4. 中西汇通

对病因明确者，如内分泌性、附属性腺感染所致者，在应用西药治疗的同时，结合中药辨证施治，可提高疗效，缩短疗程。

（二）辨病治疗

（1）因性腺功能减退所致精液量减少者，可用 HCG 注射剂肌内注射，每次 2000~4000u，每周 2 次，8 周为 1 个疗程，或根据情况选择 HMG、十一酸睾酮胶丸等。

（2）前列腺炎、精囊腺炎及结核引起者，当积极抗感染治疗。

（3）因射精管、输精管阻塞、尿道狭窄，尿道憩室所致者，宜手术治疗，或行单精子显微注射技术（ICSI）。

（4）附属性腺先天性异常，宜采用供者精液人工授精或 ICSI。

（5）单纯性的精液量过少，若精液中 a 级和 b 级活动精子总数在 1000 万以上者，可通过精液体外处理，收集这部分精子行宫腔内人工授精；若精子浓度过低或缺乏高活动力的精子，可采取多次收集、冷冻贮存、再复苏后合并用于人工授精，或采用 ICSI 技术行体外受精—胚胎移植。

（三）辨证治疗

1. 辨证论治

（1）肾精亏虚型

治法：补肾填精。

方药：生精育麟丹加减。常用药物有熟地黄、山茱萸、制何首乌、生山药、鹿角胶（烊化）、龟甲胶（烊化）、菟丝子、枸杞子、人参、巴戟天。

偏于阳虚者加淫羊藿、仙茅。

（2）气血亏虚型

治法：益气养血，补肾填精。

方药：八珍汤合五子衍宗丸加减。常用药物有人参、白术、茯苓、黄芪、当归、熟地黄、白芍、川芎、菟丝子、枸杞子、覆盆子、鹿角胶（烊化）、五味子、巴戟天。

（3）湿热下注型

治法：清利湿热，疏通精道。

方药：程氏萆薢分清饮加减。常用药物有萆薢、车前子（另包）、滑石、黄柏、冬葵子、瞿麦、扁蓄、赤芍、川牛膝、路路通。

（4）瘀阻精道型

治法：活血化瘀，通络生精。

方药：少腹逐瘀汤加减。常用药物有当归尾、桃仁、赤芍、红花、制乳香、没药、路路通、炒山甲、王不留行、川牛膝、丹参。

2.外治疗法

（1）针刺疗法

肾精亏虚型主穴取肾俞、志室、关元、精宫，配足三里、三阴交、委中。主穴中刺激，配穴用补法。隔日针刺1次，每次选3~5穴。15天为1个疗程。

气血亏虚型主穴选血海、肾俞、肝俞、脾俞、胃俞、气海，配上巨虚、梁丘、伏兔。方法是主穴中刺激，配穴用补法，每日1次，1次选用3~5穴。15天为1个疗程。

湿热下注型主穴选脾俞、肝俞、三焦俞、气海俞、精宫，配三阴交、委中、足三里。主穴中、重度刺激，留针10~15分钟，配穴采用平补平泻手法，1日1次。15天为1个疗程。

（2）中药坐浴　湿热瘀阻型取生大黄30g，败酱草40g，红藤30g，苏木40g，红花30g。加水适量煎煮，倒入大盆中坐浴，水温控制在41℃左右，每日1~2次，每次15~20分钟。

3.成药应用

（1）五子衍宗胶囊　补肾益精。适用于肾精亏虚型精液过少。每次4粒，每日3次，口服。

（2）十全大补丸　温补气血。适用于气血亏虚型精液过少。每次6g，每日3次，口服。

（3）龙胆泻肝口服液　清肝胆，利湿热。适用于湿热下注型精液过少。每次10ml，每日2次，口服。

（4）大黄䗪虫丸　活血化瘀。适用于瘀血内阻型精液过少。每次6g，每日2次，口服。

（5）血府逐瘀胶囊　活血化瘀。适用于瘀阻精道型精液过少。每次4粒，每日3次，口服。

（6）归脾丸　益气健脾，养血安神。适用于气血亏虚型精液过少。每次8粒，每日3次，口服。

（7）桂枝茯苓胶囊　活血，化瘀，消癥。适用于瘀阻精道型精液过少。每次4粒，每日3次，口服。

五、预后转归

对病因明确、治疗及时、措施得当的精液过少，大部分均能痊愈，而恢复生育能力。反之，对病程较长、病因未明且又不坚持治疗者，预后较差。

六、预防调护

（1）饮食有节，忌食辛辣厚味，戒烟酒。

（2）科学进行性生活，既不纵欲，又不禁欲。

（3）避免不良因素的影响，如放射线、高温、性病、某些化学药物等，内裤宜宽松，不宜经常进行桑拿浴、蒸汽浴等。

（4）调畅情志，保持一个良好心态，积极配合医生治疗。

（5）加强锻炼，增强体质。

（6）遵守医嘱，坚持治疗。

（7）合理配合食疗，加快疾病康复，常用食疗方如下。

①鱼鳔五子汤：鱼鳔15g，沙苑子10g，菟丝子12g，女贞子15g，枸杞子15g，五味子9g。水煎，水沸1小时后，取汤饮用。每日1次。适用于肾精亏虚型。［孙自学，庞保珍.中医生殖医学.北京：人民卫生

②桑椹冰糖汤：鲜熟桑椹 50~75g，用清水煎熟，加入适量冰糖，取汤饮用，1 日 2 次，可作茶饮。适用于肾精亏虚，阴虚内热型。[孙自学，庞保珍. 中医生殖医学. 北京：人民卫生出版社，2017]

③白鸽 1 只，去毛及内脏，枸杞子 24g，黄精 50g。共炖或蒸熟食。或用鸽蛋 2 枚，去壳，加龙眼肉、枸杞子各 15g，放于碗内，加水蒸熟，加糖食。适用于肾精亏虚型。[孙自学. 男科病诊疗与康复. 北京：中国协和医科大学出版社，2018]

④生薏苡仁 50g，赤小豆 50g，车前子 30g，王不留行 20g。后两味药共煎取汁，再入生薏苡仁、赤小豆共煎为粥，随意食用。适用于湿热内恋精室型。[孙自学. 男科病诊疗与康复. 北京：中国协和医科大学出版社，2018]

主要参考文献

［1］王琦. 王琦男科学［M］. 第 2 版. 郑州：河南科学技术出版社，2007.

［2］秦国政. 中医男科学［M］. 北京：科学出版社，2017.

［3］孙自学. 男科病诊疗与康复［M］. 北京：中国协和医科大学出版社，2018.

［4］王琦. 王琦男科学［M］. 第 2 版. 郑州：河南科学技术出版社，2007.

［5］孙自学. 一本书读懂男性不育［M］. 郑州：中原农民出版社，2020

［6］张宗圣，张庆顺. 两地汤加味治疗精液量少 37 例［J］. 实用中医药杂志，2005，21（2）：76.

［7］徐福松. 徐福松实用中医男科学［M］. 北京：中国中医药出版社，2009.

第十三节　精液不凝固

正常情况下，精液排出体外即呈凝胶状态，若精液排出体外呈液化状，甚至稀薄者，称精液不凝固。该病发生率较高，有可能导致男性不育。中医学无此病名记载，相当于"精清""精冷""精薄"等。

一、病因病机

（一）西医学认识

西医学认为，精液的凝固主要是由精囊腺所分泌的一种"凝固因子"作用的结果。精液部分或全部不凝固，其病因可能是先天性精囊腺缺乏，或精囊腺感染。精液不凝固所致不育的机制，目前未明，可能主要与清稀精液中精子数目、精子活动率及活力有关。

（二）中医学认识

（1）先天禀赋不足，或手淫无度，或房室失节，致肾精耗伐，肾阳肾气虚弱，精液不能温化，故致精液不凝固。

（2）素体阳虚，阴寒内结，瘀阻血脉，气化不利，故精液不凝固。

（3）劳倦过度，心脾虚损，气血乏源，先天之精难以充养，且脾失统摄，故精液不凝固。

二、临床诊断

（一）辨病诊断

本病患者多无临床症状，或伴有形寒肢冷，腰膝酸软，少腹、睾丸坠胀疼痛等。详细询问病史，仔细体格检查，是正确诊断的重要措施。精液常规检查，精液无凝固过程，精液的黏稠度低于正常范围。

（二）辨证诊断

1.肾气亏虚型

临床证候：婚后不育，精液清冷，稀薄而不凝固，头晕耳鸣，神疲乏力，腰膝酸软，夜尿频多，阳痿，早泄，舌淡，苔薄白，脉沉细弱。

辨证要点：精液清冷，稀薄而不凝固，头晕耳鸣，腰膝酸软，乏力，尿频，舌淡，苔薄白，脉沉细。

2.命门火衰型

临床证候：婚后未育，精液稀薄，清冷如水，不凝固，头晕耳鸣，腰膝酸软，形寒肢冷，外阴和两股寒冷，面色白，小便清长，频数，性功能下降，舌淡润有齿痕，脉沉迟。

辨证要点：精液稀薄，清冷如水，不凝固，头晕耳鸣，腰膝酸软，形寒肢冷，舌淡，体胖，边有齿痕，脉沉迟。

3.心脾两虚型

临床证候：精液稀薄而不凝固，婚后不育，心悸气短，纳差，腹胀神疲乏力，面色不华，失眠多梦，舌淡，苔薄白，脉细弱。

辨证要点：精液稀薄而不凝固，婚后不育，心悸，失眠多梦，纳差，腹胀，舌淡，苔薄白，脉细弱。

4.寒凝血瘀型

临床证候：精液清稀而冷，不育，伴阴部刺痛，少腹冷痛，胸胁胀闷，精神抑郁，面色晦暗，舌质暗或有瘀点、瘀斑，脉涩。

辨证要点：精液清稀而冷，不育，少腹冷痛，舌暗有瘀点，脉涩。

三、鉴别诊断

本病应与生理性精液稀薄相鉴别。精液不凝固其精液清稀无凝固过程，精液黏稠度低于正常值。在生理状况下，房事过频，精液也会稀薄，黏稠度也下降，但仍在正常范围。

四、临床治疗

（一）提高临床疗效的要素

1.明确病因

精液不凝固的主要原因是精囊腺功能下降或先天性缺失，对因精囊腺感染所致

者，宜积极抗感染治疗。

2.辨清虚实

本证以虚证、寒证居多，也有虚实兼杂者。虚者肾气虚，命门火衰；实者以瘀血内阻、寒凝血脉较常见。临证当详察，防犯虚虚实实之戒。

3.确立病位

肾气亏虚，命门火衰所致精液不凝固者，病位在肾；劳伤心脾，或心肾不交者，病位在心、脾、肾；寒凝血瘀者病位在肾、肝或脾。

（二）辨病治疗

（1）对因精囊腺炎、前列腺炎或结核所致者，当积极抗炎、抗结核治疗。

（2）对因附性腺缺失者，应据情况，及时手术。

（三）辨证治疗

1.辨证论治

（1）肾气亏虚型

治法：补肾益气固精。

方药：五子衍宗丸加味。常用药物有熟地黄、菟丝子、枸杞子、覆盆子、五味子、车前子（另包）、山茱萸、人参、黄芪、制何首乌。

（2）命门火衰型

治法：温补命门，填精固肾。

方药：右归丸加减。常用药物有菟丝子、枸杞子、鹿角胶（烊化）、制附子、覆盆子、肉桂、熟地黄、山茱萸、巴戟天、淫羊藿。

（3）心脾两虚型

治法：益气健脾，补血养心。

方药：归脾汤加减。常用药物有黄芪、党参、白术、茯苓、当归、龙眼肉、菟丝子、鹿角胶（烊化）、炙甘草。

（4）寒凝血瘀型

治法：温经散寒，活血通络。

方药：少腹逐瘀汤加减。常用药物有当归尾、川芎、桃仁、红花、小茴香、肉桂、乌药、川牛膝、路路通、菟丝子、枸杞子。

2.成药应用

（1）金匮肾气丸　温补肾阳，化气行水。适用于肾阳亏虚型精液不凝固。每次8粒，每日2次，口服。

（2）归脾丸　益气健脾，养血安神。适用于心脾两虚型精液不凝固。每次8粒，每日3次，口服。

（3）桂枝茯苓胶囊　活血，化瘀，消癥。适用于寒凝血瘀型精液不凝固。每次4粒，每日3次，口服。

3.单方验方

羊肉当归汤：羊肉100g，当归10g，生附子6g，生姜3片。后3味药加入羊肉文火熬汤，待羊肉熟透，取汤去药，吃肉喝汤。适用于肾阳虚、命门火衰型精液不凝固。[孙自学．男科病诊疗与康复．北京：中国协和医科大学出版社，2018]

五、预后转归

除附性腺缺如引起者外，其他原因导致的精液不凝固，采用中医药或中西医结合治疗，均能获得较好效果，预后较好。

六、预防调护

（1）合理饮食，忌辛辣刺激食物，戒烟酒。

（2）性生活要有规律，勿忍精不射。

（3）积极预防和治疗生殖系统感染。

（4）要调畅情志，保持良好心态。

（5）遵守医嘱，坚持治疗。

（6）科学配用食疗，促使疾病康复。常用食疗方如下。

①温肾活精汤：巴戟天、菟丝子各10g，肉苁蓉15g，狗鞭20g，羊肉100g，肉桂10g，花椒、生姜、料酒、味精、猪油、食盐适量。将狗鞭用清水泡胀，洗净，用油炸酥，再用温水浸泡30分钟，然后与羊肉入锅中共煮。相继放入调料。煮至七成熟，再入诸药，诸药均以布袋包炖，待羊肉、狗鞭烂后将药捞出，加入调料，吃肉喝汤。凡肾气不足和命门火衰者均可食用。[孙自学．男科病诊疗与康复．北京：中国协和医科大学出版社，2018]

②益气健脾汤：人参15g，黄芪、山药各20g，麻雀脑5个，母鸡1只，水发香菇15g，调料适量。将母鸡与麻雀脑入锅中共煮，待七成熟时，加入黄芪、山药、香菇、调料，用文火煨至烂。人参用温开水泡开，上笼蒸半小时，喝汤吃肉和口嚼人参。凡肾精不足及气血亏虚者均可食用本汤。[孙自学，庞保珍．中医生殖医学．北京：人民卫生出版社，2017]

主要参考文献

[1]汪亚玲，李玉华，胡洪亮，等．精液液化异常的中西医机制与治疗研究进展[J]．中国男科学杂志，2020，34（2）：76-80.

[2]孙自学．男科病诊疗与康复[M]．北京：中国协和医科大学出版社，2018.

[3]孙自学．一本书读懂男性不育[M]．郑州：中原农民出版社，2020.

第十四节　白细胞精液症

按照世界卫生组织（WHO）人类精液检查与处理实验室手册第5版标准，每毫升精液中白细胞超过10×10^5者，即可诊断为白细胞精液症。亦称"脓精症"，是引起男性不育的重要原因之一，据统计本病约占不育的17%。

中医学文献中无此病名记载，但可概属于"精浊""淋证""精热"等范畴。

一、病因病机

（一）西医学认识

西医学认为本病主要与生殖系统炎症有关，多见于睾丸炎、附睾炎、前列腺炎及尿道炎。

（二）中医学认识

中医学认为湿、热、毒是本病的主要原因，基本病机为湿热积毒，内蕴精室，或虚火内炽精室，日久化腐成脓。

1.湿热下注

嗜食辛辣肥甘厚味，蕴湿积热，或感染毒邪，内侵精室，日久化腐成脓，而为本病。

2.阴虚火旺

手淫过度，或恣情纵欲，或过食温燥之品，致肾阴亏耗，虚火内生，灼精炼液，化腐为脓，而发本病。

二、临床诊断

（一）辨病诊断

患者多伴有阴囊潮湿、口苦黏腻或腰膝酸软、潮热盗汗等。详细询问病史和进行体格检查，对辨病的正确诊断十分重要。本病的确诊主要依据精液的实验室检查。若久婚未育，精液分析，每毫升精液白细胞浓度在 10×10^5 以上就可确诊。

（二）辨证诊断

1.湿热下注型

临床证候：婚后不育，精液浓稠有腥臭，色黄，口苦黏腻，少腹或会阴部不适，阴囊潮湿，舌红，苔黄腻，脉濡数或滑数。

辨证要点：不育，精液黏稠腥臭，色黄，阴囊潮湿，舌红，苔黄腻，脉濡数或滑数。

2.阴虚火旺型

临床证候：婚后不育，精液黏稠色黄，五心烦热，潮热盗汗，腰膝酸软，头晕耳鸣，性欲亢进，舌红，少苔，脉细数。

辨证要点：婚后不育，精液黏稠色黄，五心烦热，盗汗，腰膝酸软，头晕耳鸣，舌红，少苔，脉细数。

三、鉴别诊断

精液白细胞过多症应与精液中的生精细胞相区别，应采用科学准确的检测方法。传统的白细胞检查一般用新鲜精液，直接镜检，这种方法常把精液中的生精细胞误认为白细胞。目前通常采用染色法，常用的有瑞氏－姬姆萨染色或正甲苯胺蓝过氧化物酶染色。

四、临床治疗

（一）提高临床疗效的要素

1.明确病因

由于本病的主要原因是生殖系统感染，故应明确感染发生于何种腺体，即是前列腺、精囊腺还是附睾、睾丸，以便采取针对性治疗。

2.审察虚实

本病的病因为湿、毒、热，临床表现有虚、实之别。虚者为阴虚内热，精液被灼；实者为湿热，毒邪内侵。另外，对于久病者，也应注意瘀血的存在。

3.中西贯通

对本病的治疗，当中西医结合，以取长补短，提高疗效。

（二）辨病治疗

应针对前列腺或精囊腺或附睾、睾丸的感染，采取相应的抗生素治疗。

（三）辨证治疗

1.辨证论治

（1）湿热下注型

治法：清利湿热，解毒化脓。

方药：程氏萆薢分清饮合五味消毒饮加减。常用药物有萆薢、黄柏、车前子（另包）、生薏苡仁、败酱草、金银花、蒲公英、野菊花、生甘草、红藤。

（2）阴虚火旺型

治法：滋阴清热。

方药：知柏地黄汤加味。常用药物有生地黄、熟地黄、山茱萸、生山药、女贞子、墨旱莲、制何首乌、茯苓、泽泻、牡丹皮、金银花、败酱草、知母、黄柏、龟甲。

2.外治疗法

针刺疗法：肾虚者取中极、肾俞、三阴交。湿热下注或阴虚火旺者加大敦、然谷、曲泉，以泻法为主。

3.成药应用

（1）萆薢分清丸　分清化浊，温肾利湿。适用于湿热下注型。每次6g，每日3次，口服。

（2）龙胆泻肝丸　清肝胆，利湿热。适用于湿热下注型。每次6g，每日2次，口服。

（3）知柏地黄丸　滋养肾阴，清热泻火。适用于肾阴亏虚、阴虚火旺型。每次8粒，每日2次，口服。

（4）六味地黄丸　滋阴补肾。适用于肾阴亏虚型。每次8粒，每日2次，口服。

4.单方验方

（1）马鞭草60g，萆薢15g。水煎服，日1剂。适用于湿热下注型。［孙自学．男科病诊疗与康复．北京：中国协和医科大学出版社，2018］

（2）龙胆草9g，栀子9g，当归、赤芍药、穿山甲、桃仁、红花各6g，王不留

行12g，蒲公英30g。日1剂，水煎服。适用于瘀热阻滞型。［孙自学．男科病诊疗与康复．北京：中国协和医科大学出版社，2018］

（3）紫草50g，苦参30g，大黄30g，黄柏30g，蛇床子30g，莪术20g，红花15g，生甘草10g。每日1剂，煎汤坐浴。［孙自学，庞保珍．中医生殖医学．北京：人民卫生出版社，2017］

五、预后转归

该病中医或中西医结合治疗效果较好。其中急性期疗程短，治愈率高；慢性期疗程较长，痊愈率较低。

六、预防调护

（一）预防

（1）积极预防和治疗生殖系统炎症。

（2）养成良好的生活习惯，饮食有节，起居有常，禁食辛辣肥甘厚味，戒烟酒，加强锻炼，增强体质。

（3）性生活要有规律，既不纵欲，又不有意识地禁欲。

（二）调护

（1）遵守医嘱，坚持治疗。

（2）科学辅以食疗，加快疾病康复。常用食疗方如下。

①薏苡仁200g，银耳50g。文火煮粥，加少许白糖，每日食用2次。或用薏苡仁150g，车前草30g，白茅根30g。文火煮1小时，取汁加白糖少许，凉后随意饮用。适用于湿热型。［孙自学．男科病诊疗与康复．北京：中国协和医科大学出版社，2018］

②山药小豆粥：生鲜山药200g（切片），山茱萸50g，赤小豆50g，大枣5枚（切片）。加适量水先煎后3味药，之后再

入生山药，待山药熟烂后即成，随意食用，适用于阴虚型。[孙自学，庞保珍. 中医生殖医学. 北京：人民卫生出版社，2017]

七、专方选要

清解强精颗粒

治以益肾，清热利湿。组成为金银花20g，蒲公英30g，玄参20g，野菊花20g，败酱草30g，赤芍20g，黄芪20g，菟丝子20g，黄精20g，淫羊藿20g。每日1剂，200ml温开水冲，分2次服，连服30天。[陈建设，孙自学，毕海宁. 清解强精颗粒治疗白细胞精子症临床观察. 中国中医基础医学杂志，2011，17（11）：1233，1235]

主要参考文献

[1] 文雯. 白细胞精子症的研究进展 [J]. 人人健康，2020（9）：100.

[2] 刘双宁，罗成，赵波，等. 不育男性白细胞精液症与精浆 IL-6 及 TNF-α 表达水平的相关性分析 [J]. 西医学，2019，47（10）：1202–1206.

[3] 赵丽，蔡昭炜，李雪玲，等. 探讨精液中白细胞对精液各主要参数的影响 [J]. 现代诊断与治疗，2019，30（14）：2492–2494.

[4] 张帅，周明连，潘林清. 抗生素及抗氧化剂治疗白细胞精子症的系统性回顾 [J]. 中国性科学，2019，28（1）：24–29.

[5] 蒋敏，岳焕勋，李福平，等. 精液中白细胞异常增高对精液质量的影响及其与男性生育力的相关性 [J]. 成都医学院学报，2018，13（3）：291–294.

[6] 孙自学，张宸铭，门波，等. 白细胞精子症不育相关问题探讨 [J]. 中国男科学杂志，2015，29（8）：69–71.

第八章　与男性不育相关的常见疾病

第一节　精索静脉曲张

精索静脉曲张是由于精索静脉蔓状丛伸长扩张、迂曲，继而引起一系列临床症状的疾病。本病在男性青春期前即可发生，青春期后，随着年龄的增长，发病率逐渐升高。多见于18~30岁青年男子，发病率各家报道极不一致，占男性人群的8%~23%。而在男性不育症患者中则高达21%~42%，超过其他各种病因。传统观点认为，本病绝大多数发生在左侧，而右侧或双侧少见。经精索静脉造影证实，精索静脉曲张发生在左侧者占80%~98%，双侧者可高达20%~58%。临床上本病有原发和继发之分，继发者多由后腹膜后病变，如肾肿瘤、肾积水等阻碍精索内静脉血液回流所致。

中医文献中无此病名，根据其临床表现属中医学的"筋瘤""筋疝"等范畴。

一、病因病机

（一）西医学认识

精索静脉曲张的原因复杂，左肾静脉和右肾静脉的回流系统之间的内在解剖差异起重要作用。从解剖上看，睾丸及附睾静脉汇集成蔓状静脉丛，经3条径路回流：①在腹股沟管内汇成精索内静脉，在腹膜后上行，左侧精索内静脉成直角进入左肾静脉，右侧在右肾静脉下方约5cm处成锐角进入下腔静脉，直接进入右肾静脉者可达5%~10%。②经输精管静脉进入髂内静脉。③经提睾肌静脉至腹壁下静脉，汇入髂外静脉。左侧精索静脉曲张较右侧常见，可能原因为：①左侧精索内静脉行程长，

并呈直角进入肾静脉，压力升高。②左精索内静脉可能受乙状结肠压迫。③左肾静脉在主动脉与肠系膜上动脉之间可能受压，影响左精索静脉的回流（称为近端钳夹现象）。④右髂总动脉可压迫左髂总静脉，使左精索静脉部分回流受阻（称为远端钳夹现象）。⑤人的直立姿势影响静脉回流。⑥静脉瓣膜有防止血液回流的作用，当精索静脉瓣膜缺如或功能不良均可导致血液回流。肿瘤、巨大肾积水等疾病可能影响精索静脉回流，导致继发性精索静脉曲张的发生。

（二）中医学认识

房劳所伤，或感受寒湿，或湿热下注，或情志所伤，或劳力过重，致气血运行障碍，血脉瘀阻，筋脉失养而为本病。由于肝主宗筋，脉循阴器，足少阴之筋结于阴器，肾主二便，因此肝肾亏虚是发病的内在病理基础，日久则瘀血停滞，故肝肾亏虚，瘀血内阻是该病的基本病机。

二、临床诊断

（一）辨病诊断

1.临床诊断

（1）症状　轻度精索静脉曲张一般无明显症状。病情较重者常有患侧阴囊肿大、坠胀感，或钝性隐痛，同侧睾丸、少腹有抽痛、坠胀不适感，站立过久或行走时间过长或重体力劳动可使症状加重，同时可伴有失眠多梦、乏力头晕等神经衰弱症状，甚者出现阳痿、早泄等性功能障碍。据统计，真正因症状而来就诊的精索静脉曲张患者不足35%，多因不育就诊检查时才

发现。

（2）体征　典型患者在阴囊皮肤浅表可见扩张并扭曲的呈浅蓝色的蔓状血管丛，触诊可感觉到这种曲张静脉呈蚯蚓团状，平卧或按压后消失，站立时复现。不典型病例需采用 Valsalva 方法检查，被检者取站立位，检查者用手按压被检者腹部以加大腹压，并请患者屏气用力加大腹压以配合，再触摸阴囊内精索静脉，可发现轻度的精索静脉曲张。

根据以上检查，临床上将精索静脉曲张分为如下 4 级。

Ⅲ级精索静脉曲张大而可见，容易摸到。

Ⅱ级精索静脉曲张可以摸到，但不能看见。

Ⅰ级精索静脉不能摸到，但 Valsalva 试验时可出现。

0 级无精索静脉曲张症状表现，Valsalva 试验也不能出现。

2. 相关检查

（1）超声波检查　采用多普勒超声听诊技术，可以判断精索内静脉中血液反流情况。Hirsh 采用此法将精索内静脉反流现象分为 3 级：Ⅰ级表示精索内静脉血液淤滞，但无自发性静脉反流；Ⅱ级表示精索静脉发生间歇性反流；Ⅲ级表示精索内静脉发生持续性反流。另外，彩色 B 超检查对本病诊断也具有重要意义。

（2）红外线测温　由于精索静脉曲张时患侧阴囊的温度尤其是静脉曲张部位的温度会升高，采用红外线照相机对被检查阴囊摄片，再分析精索静脉曲张的程度。另外，也有人采用一般测温方法，记录阴囊各部位的温度来判断精索静脉曲张是否存在。

（3）静脉造影检查　由于精索静脉曲张时常有左肾血液逆流入左精索内静脉，可进行左肾静脉或左精索内静脉造影，以观察精索静脉曲张的情况。一般采用经由大隐静脉或股静脉逆行插管，通过股静脉、下腔静脉到左肾静脉或再进入左侧精索内静脉，注入造影剂。正常情况下，造影剂不应逆流充盈精索内静脉，如有精索内静脉曲张，则发生逆流以及充盈精索内静脉，显示出静脉扩张的程度。若仅部分充盈，为轻度；若全部扩张充盈，则为重度。

（4）精液分析　可见精子计数低、活动力下降、精子形态学上不成熟、畸形精子增多等。

（二）辨证诊断

1. 湿热瘀阻型

临床证候：阴囊坠胀、灼热疼痛或红肿，蚯蚓状团块较大，伴身重倦怠，脘腹痞闷，阴囊潮湿，口中黏腻，恶心，舌红，苔黄腻，脉弦滑。

辨证要点：阴囊坠胀或疼痛，甚者如蚯蚓状团块，阴囊潮湿，身重体倦，舌红，苔黄腻，脉滑数。

2. 寒湿阻络型

临床证候：阴囊坠胀发凉，睾丸疼痛，牵及少腹、会阴，甚至阳缩，局部青筋暴露，状若蚯蚓，久行、久立加重，平卧休息减轻，腰膝酸痛，精液清冷，形寒肢冷，舌淡，苔白厚，脉沉细。

辨证要点：阴囊坠胀怕冷，睾丸疼痛，牵及少腹，甚者阴部青筋暴露，精液清稀，形寒肢冷，舌淡，苔白厚，脉沉细。

3. 瘀血阻络型

临床证候：阴囊青筋暴露，盘曲成团，状若蚯蚓，睾丸胀痛较甚，或伴面色晦暗，精液异常，少精，舌质暗或有瘀点、瘀斑，苔白，脉弦涩。

辨证要点：阴囊青筋暴露，睾丸坠胀疼痛，舌质暗或有瘀斑、瘀点，脉弦涩。

4. 肝肾亏虚型

临床证候：阴囊、睾丸坠胀不适，时

有隐痛，阴囊青筋显露，伴头晕目眩，耳鸣，腰膝酸软，失眠多梦，阳痿，不育，舌淡，苔白，脉沉细无力。

辨证要点：阴囊、睾丸坠胀不适，时有隐痛，头晕目眩耳鸣，腰膝酸软，舌淡，苔薄白，脉沉细无力。

三、鉴别诊断

1. 阴囊血肿

阴囊血肿之肿胀伴有皮色紫喑或有淤斑，压痛明显，日久有阴囊皮肤增厚，多有外伤或手术史。与体位变化无关。穿刺可有血液。

2. 鞘膜积液

鞘膜积液阴囊肿胀有波动感，与阴囊皮不粘连，睾丸不易摸到，透光试验阳性，穿刺可抽出液体。

3. 精索囊肿

精索囊肿一般局部症状不明显，仅限于阴囊内有圆形或半月形囊肿，界限清楚，透光试验阳性。

4. 丝虫性精索淋巴管扩张

精索迂曲、扩张、增厚，外观表现酷似精索静脉曲张，但有丝虫性精索炎史，可伴有鞘膜积液，入睡后外周血液可查到微丝蚴。

四、临床治疗

（一）提高临床疗效的要素

1. 明确诊断，综合分析，选择相应治法

要详问病史，结合体检，以明确诊断。因为有些患者有类似的症状，而体检未触及曲张的静脉；相反，另外一些人体检可在局部触及严重的蚯蚓状曲张静脉，而患者却无明显的主观症状，这些患者诊断及治疗方法的选择应该很慎重，对高度怀疑者，要及时进行相关现代仪器诊断。临床上以原发性精索静脉曲张多见。

原发性精索静脉曲张的治疗应根据患者有无伴有不育或精液质量异常、有无临床症状、静脉曲张程度及有无其他并发症等情况区别对待。治疗方法包括手术治疗和非手术治疗，多数文献报道以手术治疗为主。

2. 明辨虚实

精索静脉曲张的基本病机为肝肾亏虚，瘀血内阻。临证时既要抓住这一特点，又要结合其他病理。肾阴虚者，补肾养阴；阳虚者，当温肾助阳；因于寒者，当温经散寒；因于湿热者，当清利湿热。以谨守病机，选方用药。

3. 中西贯通

对诊断明确，又有明显症状或伴有不育，并经药物治疗效果不佳者，当尽快手术。不育者，手术后应尽可能辨证采用中药和西药，以尽快改善精液质量。现许多研究已证实，中药加手术，其疗效明显优于单用中药或手术。

（二）辨病治疗

1. 手术治疗

手术适应证如下。

（1）成年临床型患者应同时具备以下3个条件：①存在不育。②睾丸生精功能下降。③女方生育能力正常，或虽然有不孕情况但可能治愈。

（2）虽暂无生育要求，但检查发现精液质量异常。

（3）精索静脉曲张所伴发的相关症状（如会阴部或睾丸坠胀、疼痛等）较严重，明显影响生活质量，经保守治疗改善不明显者，可考虑行手术治疗。

（4）Ⅱ度或Ⅲ度精索静脉曲张血睾酮水平明显下降，排除其他疾病所致者。

青少年型精索静脉曲张手术适应证如下。

（1）精索静脉曲张引起患侧睾丸体积明显缩小。

（2）Ⅱ度或Ⅲ度精索静脉曲张。

（3）睾丸生精功能下降。

（4）由精索静脉曲张引起较严重的相关症状者。

（5）儿童期及青少年期精索静脉曲张应积极寻找有无原发疾病。

手术方法包括传统开放手术（常用途径包括经腹膜后途径和经腹膜沟途径）、显微外科手术、腹腔镜手术及介入栓塞术等。非手术方法包括药物治疗、心理干预、阴囊托法、降温疗法、饮食调节等。应根据患者具体情况及医生对技术的掌握情况而适当选择，必要时可以选择多种方法联合治疗。继发性精索静脉曲张应积极寻找和治疗原发病。

有资料认为，显微技术精索静脉结扎术是最为理想的治疗方式，Diegidio P 等综述了 PubMed 自 1995 年至 2011 年的英文相关文献，对比精索静脉曲张的不同治疗方式的妊娠率和并发症发生率，结果显示，显微经腹股沟下和经腹股沟途径精索静脉结扎术效果最佳。但实际上，目前尚未有统一的结论承认显微技术的优越性。

2. 药物治疗

对精索静脉曲张合并不育、精子活力差、精子计数少者，可配合西药治疗。

（1）枸橼酸氯米芬，每日 50mg，口服，连服 3 个月。具有促进精子发生作用。

（2）人绒毛膜促性腺激素（HCG）1000~2000u，肌内注射，每周 2 次，共 3 个月。有激发睾丸分泌睾丸酮和促进生精的作用。

（3）其他一些药物，如左卡尼丁口服液、锌制剂、维生素 E 等，可能对改善精子质量也有一定作用，可配合应用。

（三）辨证治疗

1. 辨证论治

（1）湿热瘀阻型

治法：清热利湿，化瘀通络。

方药：防己泽兰汤加减。常用药物有萆薢、茵陈、车前子（另包）、泽兰、赤芍、牡丹皮、丹参、川楝子、青皮、柴胡、怀牛膝、菟丝子、路路通、王不留行。

若湿邪较重，厌食，加苍术、麦芽；阴囊肿物明显，加乳香、夏枯草。

（2）寒湿阻络型

治法：温经散寒，除湿通络。

方药：当归四逆汤合良附丸加减。常用药物有当归尾、制附子、茯苓、猪苓、泽泻、泽兰、荔枝核、橘核、怀牛膝、桂枝、淫羊藿、巴戟天、乌药、路路通、王不留行、丹参。

（3）瘀血阻络型

治法：活血化瘀，通络止痛。

方药：少腹逐瘀汤加减。常用药物有当归、川芎、赤芍、川牛膝、炒山甲、王不留行、路路通、水蛭（研末冲服）、菟丝子、巴戟天、红花、丹参、黄芪。

若团块状肿物较大，加皂角刺、荔枝核；痛甚，加三七、川楝子。

（4）肝肾亏虚型

治法：补益肝肾，佐以通络。

方药：左归丸加减。常用药物有熟地黄、鹿角霜（烊化）、菟丝子、枸杞子、山茱萸、丹参、川芎、淫羊藿、当归、王不留行、路路通。

偏阳虚者，加巴戟天、仙茅；兼瘀者，加鸡血藤、炒山甲。

2. 成药应用

（1）血府逐瘀口服液　活血化瘀。每次 10ml，每日 3 次，口服。适用于用于瘀阻型精索静脉曲张。

（2）茴香橘核丸　散寒行气，消肿止痛。适用于寒凝气滞型精索静脉曲张。每次 6g，每日 3 次，口服。

（3）桂枝茯苓胶囊　活血，化瘀，消癥。适用于瘀血阻络型精索静脉曲张。每次 4 粒，每日 3 次，口服。

3. 单方验方

（1）七厘散 1g，全枸橘 6g。煎汤送下，1 日 2 次。适用于血瘀阻络型精索静脉曲张。[孙自学，庞保珍. 中医生殖医学. 北京：人民卫生出版社，2017]

（2）茵陈 30g，佛手、荔枝核、黄皮核、萆薢、灯笼草各 18g，川楝子 15g，青皮 12g。日 1 剂，水煎服。适用于湿热下注型精索静脉曲张。[孙自学. 男科病诊疗与康复. 北京：中国协和医科大学出版社，2018]

（3）化瘀通精汤 水蛭 12g，蜈蚣 2 条，三棱 10g，莪术 10g，大黄 12g，乳香 6g，川楝子 15g，荔枝核 15g，牛膝 10g，皂角刺 15g。水煎服，日 1 剂。适用于血瘀阻络型。久病致虚者，加黄芪、党参、当归。[孙自学. 男科病诊疗与康复. 北京：中国协和医科大学出版社，2018]

（4）保元生精汤 白芍 10g，白术 10g，全蝎 12g，黄芪 10g，枸杞子 10g，续断 10g，党参 12g，熟附子 12g，山药 12g，当归 12g，菟丝子 10g，杜仲 12g，蛇床子 10g，鹿角胶（烊化）10g。水煎服，日 1 剂。适用于手术后精液仍不正常而属脾肾两虚者。[孙自学，庞保珍. 中医生殖医学. 北京：人民卫生出版社，2017]

（5）通精煎 丹参 15g，莪术 15g，牛膝 15g，当归 10g，桃仁 10g，柴胡 10g，牡蛎 30g，黄芪 20g。每天 1 剂，水煎，分 2 次空腹服。适用于精索静脉曲张合并不育，属瘀血阻络者。若兼睾丸偏坠、胀痛不舒、脉弦等肝经郁滞者，加橘叶、橘核各 10g，荔枝核 15g，小茴香 10g；阴囊湿痒、小便黄赤、舌苔黄腻等湿热者，加车前子 15g，知母 10g，黄柏 10g；阴囊下坠不收、神疲肢倦、脉细等气虚者，加党参 10g，白术 10g；形寒畏冷、睾丸处阴冷、脉沉迟等阳虚者，加熟附子 10g，桂枝 10g；口干舌红、五心烦热、脉细数等阴虚者，加生地

黄 15g，白芍 10g，炙鳖甲 10g。[孙自学. 男科病诊疗与康复. 北京：中国协和医科大学出版社，2018]

（四）医家经验

1. 郭军

郭军总结本病的病因病机是肾虚、肝郁、血瘀。瘀血既是本病的病理产物，又是本病的致病因素，提出治疗本病时均需加用或重用活血化瘀药物，活血化瘀法贯穿治疗始终。同时强调中西医结合治疗，根据精索静脉曲张分级、临床症状以及治疗目的等选择保守治疗或者手术治疗。轻、中度精索静脉曲张影响精液质量或造成身体不适的可给予中药保守治疗，保守治疗效果不明显者可配合手术治疗。治疗以疏肝活血为主，佐以补肾，药用柴胡、青皮、川芎、白芍、当归等。病久损伤正气者，或先天禀赋不足，伴肝郁血瘀者以补肾为主，佐以疏肝活血，药用熟地黄、山茱萸、山药、菟丝子、赤芍、丹参等。伴精子数目不足者加五子衍宗丸；伴失眠梦多者参以酸枣仁、生龙骨、生牡蛎；伴阴囊疼痛明显者加延胡索、白芷、三棱；伴阴囊灼热、潮湿者加以黄柏、栀子、知母。对于重度精索静脉曲张建议先手术治疗，术后配合中药。临床上发现不少患者术后精液质量改善的状况仍然不尽人意，因手术损伤人体正气，导致气虚血瘀，应益气活血补肾，改善手术局部的血运，药用黄芪、党参、白术、枸杞子、菟丝子、鸡血藤、丹参、王不留行等。活血化瘀时善用虫类药，如蜈蚣、地龙、全蝎等。[赵家有，张强，王福，等. 郭军辨治精索静脉曲张经验. 中国中医基础医学杂志，2012，18（8）：862-863]

2. 陈德宁

陈德宁认为血行不畅，血脉瘀滞是本病共性病机。脉中之血所以瘀滞，或与

（中）气虚无力推动血行有关，或与厥阴肝经失疏、气滞血瘀使然。气虚血行乏力者，属虚证，治宜补气活血，佐以升提；肝郁气滞血瘀者，属实证，治宜疏肝理气，活血通络。陈教授对气滞血瘀精索静脉曲张致不育症，常借用治疗慢性前列腺炎的自拟验方——前痛定方加减治疗，疗效显著。前痛定方由柴胡、白芍、枳实、川楝子、延胡索、乌药、橘核、桃仁、红花、黄柏、车前子、甘草等组成。[尹霖，周文彬，张喜玲，等．陈德宁教授治疗精索静脉曲张致不育症经验简介．新中医，2012，44（7）：219-220]

五、预后转归

轻度精索静脉曲张一般不会引起明显症状，预后良好。对并发不育者，其预后转归与治疗是否及时、方法是否正确，以及精索静脉曲张所致睾丸的病理损伤程度有关。一般而言，诊断及时正确，内分泌检查FSH正常者，预后转归较好，反之则差。

六、预防调护

（1）节制房事，减少局部充血。

（2）忌食辛辣刺激食物，保持大便通畅。

（3）避免剧烈活动及强体力劳动，防止腹压升高而加重病情。

（4）长期穿紧身裤，用阴囊托，虽能改善症状，但不利于阴囊散热，有碍生精功能。对未生育者不宜使用。

（5）科学配以食疗，促使疾病康复。常用食疗方如下。

①生薏苡仁50g，赤小豆50g，当归尾30g，王不留行30g。先将后两味用布包水煎取汤，之后加薏苡仁、赤小豆，煎煮为粥，随意食用。适用于湿热下注型精索静脉曲张不育。[孙自学．男科病诊疗与康复．

北京：中国协和医科大学出版社，2018]

②糯米粥：鱼鳔胶30g，糯米50g。先用糯米煮粥，半熟，加入鱼鳔胶，一同煮熟食用。每2天服1次，连用10次。具有补肾填精之效。适用于本病术后精子数仍少，活力低下者。[孙自学，庞保珍．中医生殖医学．北京：人民卫生出版社，2017]

③木耳汤：白木耳30g，鹿角胶7.5g，冰糖15g。将白木耳用温水泡发，去杂质，加水煎，待木耳熟透后，加入鹿角胶、冰糖，使之烊化即可。适用于精索静脉曲张术后精子活力仍低下者。[孙自学，庞保珍．中医生殖医学．北京：人民卫生出版社，2017]

七、专方选要

1. 温肾活血汤

治法：温补肾阳，化瘀止痛。

组成：桃仁15g，红花12g，当归10g，熟地黄10g，山茱萸10g，山药10g，茯苓10g，牡丹皮8g，泽泻10g，肉桂10g，附子6g，川芎12g，赤芍10g，牛膝9g，桔梗6g，柴胡10g，枳壳10g，五灵脂10g，蒲黄10g，甘草6g。水煎服，每日1剂，早、晚温服。[樊金卿，高菡璐．温肾活血汤治疗精索静脉曲张的临床疗效观察．中国中医药科技，2020，27（4）：647-648]

2. 益肾通络方

治法：补肾填精，活血通络。

组成：生黄芪30g，菟丝子15g，熟地黄15g，淫羊藿15g，丹参30g，烫水蛭6g，川牛膝10g。每日1剂，分早、晚两次口服，每次200 ml。[陈翔，孙自学，赵帅鹏，等．益肾通络方联合微创手术治疗精索静脉曲张伴弱精子症的疗效评价．中华男科学杂志，2020，26（4）：341-345]

3. 加减聚精2号方

治法：补肾填精，分消瘀热。

组成：生地黄、熟地黄各10g，牡丹皮

6g，茯苓 10g，枸杞子 10g，南沙参、北沙参各 10g，天冬、麦冬各 10g，淫羊藿 10g，菟丝子 10g，丹参 10g，水蛭 6g，煅牡蛎 30g，炙黄芪 10g，怀牛膝 10g。免煎配方颗粒，每日 1 剂，早、晚饭后半小时温开水冲服。［孙志兴，周玉春，刘涛，等. 加减聚精 2 号方治疗精索静脉曲张致男性不育的临床研究. 中华男科学杂志，2016，22（7）：645-648］

主要参考文献

［1］孙自学. 男科病诊疗与康复［M］. 北京：中国协和医科大学出版社，2018.

［2］秦国政. 中医男科学［M］. 北京：科学出版社，2017.

［3］蒋越，蒙帅杰，王权胜，等. 基于 Nrf2/HO-1 通路的加味大黄䗪虫颗粒对精索静脉曲张模型大鼠附睾生精细胞凋亡的影响［J］. 中华男科学杂志，2021，27（3）：240-248.

［4］卢森宝，王权胜，莫宏芳，等. 加味大黄䗪虫颗粒对精索静脉曲张模型大鼠精子线粒体结构的影响［J］. 陕西中医，2021，42（5）：552-556.

［5］陈朝晖，张新荣，刘清尧，等. 中医药治疗精索静脉曲张性不育的研究进展［J］. 现代中西医结合杂志，2021，30（4）：448-452.

［6］郝高利，孙自学. 中医药治疗精索静脉曲张性不育研究现状与存在问题［J］. 中华中医药杂志，2020，35（6）：2728-2730.

第二节　勃起功能障碍

勃起功能障碍（ED）是指行房时阴茎持续地或反复地不能获得或维持足够硬度的勃起以进行性交而获得满意的性生活。中医学称"阳痿"。此外尚有"筋痿""阴器不用""不起"等名称。是引起男性不育的常见原因之一。

一、病因病机

（一）西医学认识

1. 机制与分类

阴茎勃起是阴茎海绵体组织充血的结果，其勃起的机制涉及阴茎的正常解剖结构、大脑皮质、神经通路、脊髓、局部刺激及内分泌水平、精神心理等诸多因素。近年来，对阴茎勃起机制的研究重点已转向影响阴茎勃起的神经介质的探索，主要有以下两大类。

（1）周围神经介质　在阴茎勃起调控中占着极为重要的地位。这类介质不仅来源于神经末梢，且可由血管内皮细胞产生，具有代表性的有一氧化氮（NO）、去甲肾上腺素（NA）、乙酰胆碱（ACh）及一些神经肽类物质。

（2）中枢神经介质　尽管在人体中的作用尚未证实，但大量动物实验已证实下丘脑在阴茎勃起中起着重要作用，在下丘脑中有一些区域与阴茎勃起调控相关，包括视前交叉核（MPON）和视旁核（PVN），它可通过脊髓神经向下传导至阴茎。动物实验表明，通过这些通道发挥效应的神经介质主要有儿茶酚胺、5—羟色胺（5—HT）、多巴胺、催产素、催乳素等。它们如何在人阴茎勃起过程中发挥作用，目前仍处于研究中。

总之，对阴茎勃起机制的研究，随着现代电生理、免疫和分子生物学技术的提高，已经发展到细胞内以及细胞间激素水平的变化、递质的传导这一深层次的探索，目前作为周围神经介质在阴茎勃起中的作用，已获得较为详尽、全面的阐述。尽管中枢神经在阴茎勃起中的调控作用极为复杂，但其作为阴茎勃起调控介质在治疗勃起障碍中的潜力已逐渐被人们所认识，相信在不久的将来，中枢神经介质在阴茎勃起中的调控作用，也必然会获得新的认识。

2. 勃起功能障碍的分类

ED 有多种分类方法，可据病史、病理生理机制、发病诱因、病情程度及有无合并其他性功能障碍等不同对 ED 进行分类。

（1）按发病时间分类　原发性 ED，指从首次性交即出现不能正常诱发勃起和（或）维持勃起。包括原发心理性 ED 和原发器质性 ED。继发性 ED，相对于原发性 ED 而言，是指有正常勃起或性交经历之后出现的勃起功能障碍。

（2）按程度分类　目前，多用国际勃起功能指数问卷表 -5（IIEF-5）量表来评价 ED 病变程度。

根据 IIEF-5 评分分类：各项得分相加，≥ 22 分为勃起功能正常；12~21 分为轻度 ED；8~11 分为中度 ED；5~7 分为重度 ED。

（3）按阴茎勃起硬度分级　Ⅰ级，阴茎只胀大但不硬，为重度 ED；Ⅱ级，硬度不足以插入阴道，为中度 ED；Ⅲ级，能插入阴道但不坚挺，为轻度 ED；Ⅳ级，阴茎勃起坚挺，为勃起功能正常。

（4）按是否合并其他性功能障碍分类

单纯性 ED：指不伴有其他性功能障碍而单独发生 ED。往往仅有轻、中度 ED 和 ED 病史较短的患者属于此种类型。

复合性 ED：合并其他性功能障碍的 ED。常见合并发生的性功能障碍包括射精功能障碍和性欲障碍。

（5）按 ED 的病因分类　一般分为功能性勃起障碍和器质性勃起障碍。后者又包括神经性勃起障碍、血管性勃起障碍、内分泌性勃起障碍、药物性勃起障碍等。

3. 勃起功能障碍病因

（1）精神性原因　精神心理因素是导致功能性勃起障碍的主要病因。常见的原因有①性知识缺乏、家庭关系不和、不健康的性信息、性行为的影响。②夫妻之间

不忠实、女方性障碍、家中突发各种事件等。③对性交失败的恐惧感、犯罪感，对配偶不欣赏，缺乏吸引力，或婚姻缺乏感情基础。④过度疲劳、情绪压抑、性生活环境不理想等。

以上这些因素如果导致大脑皮质对性兴奋的抑制作用加强，即可发生勃起障碍。另外，性生活过度或长期频繁手淫，均可使神经系统经常处于高度兴奋状态，最终因兴奋过度而衰竭，脊髓勃起中枢兴奋性降低，从而发生勃起障碍。这就是我们经常所说的"勃起障碍之病生于过"的道理。

（2）器质性原因　如内分泌异常、血管性病变、神经因素及某些药物的影响均可引起勃起障碍。

（二）中医学认识

中医学认为，肾主生殖，开窍于二阴，为作强之官；前阴为宗筋之汇；肝藏血，主疏泄，调气机，其经脉绕阴器，抵少腹；心主神，调血脉；脾为气血化生之源。阴茎的正常勃起必赖气血充养和调畅，必须精、神俱至，故勃起障碍的发生，所涉脏腑为肾、肝、脾、心，其中以肾为主；勃起障碍的病理因素以湿热、瘀血、痰湿居多。常见的病因病机有如下几方面。

1. 肾精亏虚

先天禀赋不足，或恣情纵欲，或频繁手淫，致肾精亏损，宗筋失养，而发勃起障碍。

2. 命门火衰

房事无节，或手淫过度，致肾阳亏虚，而发本病。

3. 肝气郁结

情志不舒，郁怒伤肝，或所愿不遂致宗筋弛纵而发勃起障碍。

4. 心脾两虚

忧思过度，伤及心脾，心伤而神怯，脾虚气血亏乏，宗筋失养，故阳事不举。

5.湿热下注

过食辛辣厚味，酿湿生热，下注肝胆，损及宗筋，而致本病。

6.恐惧伤肾

卒受惊恐，恐则气下伤肾，气陷精怯，而发勃起障碍。

7.瘀血内阻

久病入络，或跌仆损伤，致瘀血内阻宗筋，而生本病。

二、临床诊断

（一）辨病诊断

1.临床诊断

ED 的诊断主要依据患者的主诉，因此获得客观而准确的病史是该病诊断的关键，同时需要一系列查体和必要的相关检查。

（1）症状 阴茎不能勃起或勃起不坚，不能完成正常性生活且持续 3 个月以上者。但具有明显致病原因者，不限于此时间，如外伤、手术等。

（2）病史 了解病史，对勃起障碍的正确诊断具有重要意义。所以，医生一定关心、同情患者，以获得患者的信任，使其能详细诉说病史。要了解勃起障碍的发生及发展情况，是突然不能勃起，还是逐渐下降；阴茎能否勃起，在什么情况下勃起；有无明显发病诱因，如有无精神创伤史、外伤史如脊髓损伤、脑外伤、交感神经切除术、生殖器和骨盆创伤、尿道与前列腺手术、盆腔脏器手术等；有无糖尿病、高血压、动脉粥样硬化等，有无过度手淫史或恣情纵欲史，是否酗酒等。了解夫妻感情、家庭环境、工作性质以及以往用药情况等。

（3）体格检查 除全身检查外，应重点检查外生殖器、睾丸、乳房、神经系统。如有无睾丸，睾丸的大小和质地如何，阴茎有无畸形、包茎、龟头炎、包皮炎等，

是否做过包皮手术，患者的第二性征发育情况及有无男性乳房发育等。检查肛门括约肌张力，以了解球海绵体反射是否正常。通过下肢检查，以排除任何明显的神经异常，如运动障碍、感觉丧失、异常深腱反射或异常 Babinski 反射。

2.相关检查

（1）激素测定 做血清 T、FSH、LH、PRL 测定，以确定是否为内分泌原因所致勃起障碍。

（2）神经系统检查 患者逐渐丧失勃起能力，或不能维持勃起，并发展到在任何情况下都不能勃起，应考虑有神经方面的病变。

神经诱发电位检查包括多种检查，如阴茎感觉阈值测定、球海绵体反射潜伏时间、阴茎海绵体肌电图、躯体感觉诱发电位及括约肌肌电图等。目前相关研究甚少，应用价值尚需进一步临床验证。

（3）阴茎夜间勃起功能检测 夜间阴茎勃起是健康男性从婴儿至成年的生理现象，是临床上鉴别心理性和器质性 ED 的重要方法。阴茎夜间勃起功能检测（NPTR）是一种能够连续记录夜间阴茎胀大程度（膨胀度包括头部和根部）、硬度（包括头部和根部）、勃起次数及持续时间的方法。一般认为在两个晚上检测中，单次阴茎头部勃起硬度超过 60% 的时间在 10 分钟以上，即认为是正常勃起。

（4）血管系检查

①阴茎海绵体血管活性药物试验（ICI）：阴茎海绵体血管活性药物试验（ICI）主要用于鉴别血管性、心理性和神经性 ED。注射药物的剂量常因人而异，一般为前列腺素 E_1 10~20μg，或罂粟碱 15~60mg（或加酚妥拉明 1~2mg），也可混合使用。注药后 10 分钟之内测量阴茎长度、周径以及勃起阴茎硬度。勃起硬度 ≥ Ⅲ级，持续 30 分钟以上为阳性勃起反应；若勃起硬度

≤Ⅱ级，提示有血管病变；硬度Ⅱ～Ⅲ级为可疑。注药15分钟后阴茎缓慢勃起，常表明阴茎动脉供血不足。若注药后勃起较快，但迅速疲软，提示阴茎静脉闭塞功能障碍。由于精神心理、试验环境和药物剂量均可影响试验结果，故勃起不佳也不能肯定有血管病变，需进行进一步检查时到医院就诊，避免因异常勃起给患者造成阴茎损伤。

②阴茎彩色多普勒超声检查：阴茎彩色多普勒超声检查（CDDU）是目前用于诊断血管性ED最有价值的方法之一。评价阴茎内血管功能的常用参数有海绵体动脉直径、收缩期峰值流速（PSV），舒张末期流速（EDV）和阻力指数（RI）。目前该方法还没有统一的参考值。一般认为，注射血管活性药物后阴茎海绵体动脉直径＞0.7mm或增大75%以上，PSV≥30cm/s，EDV＜5cm/s，RI＞0.8为正常。PSV<30cm/s，提示动脉供血不足；EDV>5cm/s，RI<0.8，提示阴茎静脉闭塞功能不足。

③阴茎海绵体灌注测压及造影：阴茎海绵体造影术用于诊断静脉性ED。

④阴部内动脉造影：选择性阴茎动脉造影可以明确动脉病变部位和程度，并可同时进行扩张或介入治疗等。

（二）辨证诊断

由于导致勃起障碍的病因较多，临床表现也颇为复杂，或神情抑郁，善叹息，或形体肥胖，畏寒肢凉，或舌苔黄腻，舌质有瘀点、瘀斑，或脉沉细无力，或脉弦、沉涩等。

1. 肾阴亏损型

临床证候：勃起障碍，头晕耳鸣，腰膝酸软，神疲乏力，潮热盗汗，遗精，五心烦热，舌红，苔少，脉细数。

辨证要点：阳事不举，头晕耳鸣，腰膝酸软，五心烦热，舌红，苔少，脉细数。

2. 命门火衰型

临床证候：勃起障碍，腰膝酸软，畏寒肢冷，头晕耳鸣，精冷滑泄，小便清长，精神萎靡，舌淡，苔白，脉沉细无力。

辨证要点：勃起障碍，腰酸畏寒，头晕耳鸣，舌淡，苔白，脉沉细无力。

3. 肝气郁结型

临床证候：勃起障碍，胸胁胀满，善叹息，情志抑郁，急躁易怒，舌淡，苔白，脉弦。

辨证要点：勃起障碍，胸胁胀满，善叹息，常有明显的情志因素，舌淡，苔白，脉弦。

4. 湿热下注型

临床证候：勃起障碍，阴囊潮湿、瘙痒，心烦，口苦，胸胁胀痛，灼热，厌食，大便黏滞，小便短赤，舌质红，苔黄腻，脉滑数。

辨证要点：勃起障碍，阴囊潮湿，舌质红，苔黄腻，脉滑数。

5. 寒凝肝脉型

临床证候：勃起障碍，少腹牵引睾丸坠胀冷痛，遇寒加重，得热则减，舌苔白滑，脉沉弦或沉迟。

辨证要点：勃起障碍，少腹牵引睾丸坠胀冷痛，舌苔白滑，脉沉弦或沉迟。

6. 痰湿阻络型

临床证候：勃起障碍，形体肥胖，身重胸闷，纳呆，嗜睡，小便不利，舌体胖大，有齿痕，苔白腻，脉滑。

辨证要点：勃起障碍，形体肥胖，胸闷纳呆，嗜睡，舌淡，苔白腻，脉滑。

7. 败精瘀阻型

临床证候：勃起障碍，少腹牵引睾丸疼痛，胸胁窜痛，舌质紫暗，或有瘀点、瘀斑，脉涩。

辨证要点：勃起障碍，少腹、睾丸疼痛，舌暗，有瘀点，脉涩。

8.心脾两虚型

临床证候：勃起障碍，神疲乏力，纳差，腹胀，便溏，面色不华，心悸，失眠，舌淡，苔薄白，脉虚细或结代。

辨证要点：勃起障碍，纳差，腹胀，心悸，失眠，乏力，舌淡，苔薄白，脉细弱。

9.恐惧伤肾型

临床证候：勃起障碍，胆怯易惊，夜眠不宁，噩梦频多，心情烦躁，舌淡，苔白，脉弦。

辨证要点：勃起障碍，胆怯易惊，舌淡，苔白，脉弦。

三、鉴别诊断

（一）西医学鉴别诊断

1.功能性勃起障碍与器质性勃起障碍相鉴别

功能性勃起障碍发生多突然，而器质性勃起障碍发生多缓慢，并且逐渐加重。当然外伤、手术等引起的勃起障碍，发生也较突然。功能性勃起障碍在某些情况下如手淫、色情刺激等能勃起，而器质性勃起障碍无论在何种情况下均不能勃起。另外，功能性勃起障碍多有夜间勃起，而器质性勃起障碍则没有。除以上几点外，尚需根据各种化验检查鉴别。

2.勃起障碍与早泄相鉴别

早泄是指阴茎能勃起，性交时间极短即排精，甚则两人身体一接触，尚未进行性器官的接触即射精，从而导致阴茎痿软而不能继续进行性交。而勃起障碍是指阴茎不能勃起，或举而不坚，以致不能继续进行性生活。勃起障碍和早泄可互相伴有。

（二）中医学鉴别诊断

勃起障碍临床见证较多，应与阳缩相鉴别。阳缩证起病急骤，以阴茎内缩抽痛，伴少腹拘急，疼痛剧烈，畏寒肢冷为特征。勃起障碍是指阴茎不能勃起，或勃而不坚，不能进行性生活，但不出现阴茎内缩、少腹疼痛等症。阳缩的病机多是外感寒邪，凝滞肝脉。

四、临床治疗

（一）提高临床疗效的要素

1.详察病因

由于导致勃起障碍的病因较多，所以找出致病的主要原因，对明确诊断、提高疗效，起着非常重要的作用。详问病史并结合临床症状及相关检查，方能做出正确的病因诊断。

2.细辨虚实

勃起障碍有虚、实之分：虚者，肾阴虚，肾火衰，心脾亏；实者，肝气郁结，湿热下注，痰瘀阻络；或虚实兼见。从临床看，青壮年实证多见，老年人虚证居多。

3.分清寒热

因导致勃起障碍的病因病机不同，故其寒热性质也各异。勃起障碍热证者，湿与热常相兼为患，侵及肝脉，临床表现有阴囊潮湿，口苦，苔黄腻，脉弦数；或肾阴亏虚，火热上扰，可兼见腰膝酸软，潮热盗汗，舌质红，少苔，脉细数。勃起障碍寒证者，或寒邪侵及肝经，凝滞血脉，可兼见阴囊湿冷，少腹冷痛，苔白，脉沉迟；或命门火衰，临床可兼见形寒肢冷，夜尿频多，小便清长，腰膝酸软，舌淡，脉沉细。

4.明确病位

勃起障碍所涉脏腑主要为肝、肾、心、脾。因病因所犯部位不同，勃起障碍病位各异。因忧愁、郁怒、情志所伤或湿热所犯者，病位在肝；因房室劳伤，肾精亏虚，或命门火衰者，病位在肾；卒受惊恐者，病位多在胆与心；因思虑过度者，病位在心和脾。临床上或单个脏腑为患，或多个脏腑同时受累。

5.中西贯通

西医学认为，内分泌功能失常、有关神经损伤及血管病变等均可导致勃起障碍。治疗时，一定要在明确诊断的前提下，采取相应的施治方法。如因自主神经功能紊乱所致者，可辨证选用一些疏肝理气的药，药理研究表明，这些药物具有较好的调整神经功能的作用。因血管阻塞性疾病所致者，可用一些活血化瘀的药，研究表明，这些药物如丹参、桃仁、水蛭、蜈蚣等，具有较好的改善微循环、降低血液黏稠度等功能。对因激素缺乏或内分泌功能紊乱所致者，可用一些补肾壮阳、填精的中药，如鹿茸、鹿角胶、淫羊藿等，研究证实，它们可改善性腺功能，增强免疫能力等。对因脑垂体肿瘤、肾上腺肿瘤所致勃起障碍及静脉性勃起障碍等，要及早采取手术治疗。

6.重视心理

由于受传统观念影响，许多患者不去就诊，或羞于告人，或投医无门，或随意用药。勃起障碍患者因疾病本身引起的伤害和烦恼，远不及精神心理障碍所造成的压力和痛苦，这些不正常的心理因素，又会加重勃起障碍的病情，二者互为因果。所以对勃起障碍（无论精神性勃起障碍还是器质性勃起障碍）患者，心理疏导应贯穿于整个勃起障碍的治疗始终。我们每个医生都应与患者做真挚的朋友，用我们的爱心与关心去感化他，以我们的信心和诚心去帮助他，以解除患者的忧愁和恐惧，培养其良好的情绪，让患者对治疗充满希望和信心。

（二）辨病治疗

ED治疗的目的是全面康复。基础治疗（适度锻炼、减肥等）、调整不良生活方式和积极治疗基础疾病如高血压、高血脂和糖尿病等，是ED全面康复的重要措施之一。

1.药物治疗

（1）5型磷酸二酯酶抑制剂治疗　5型磷酸二酯酶（PDE5）抑制剂使用方便、安全、有效，是目前治疗ED的首选药物。其作用机制为PDE5主要分布在阴茎海绵体平滑肌中，能够特异性降解阴茎海绵体平滑肌细胞内NO诱导下合成的第二信使cGMP，使其浓度降低，抑制阴茎海绵体平滑肌松弛，使阴茎保持疲软状态。性刺激促使阴茎海绵体神经末梢和内皮细胞释放NO，增加cGMP的生物合成。口服PDE5抑制剂后，抑制cGMP降解而提高其浓度，促使海绵体平滑肌松弛，引起阴茎海绵体动脉扩张，海绵体窦膨胀而血液充盈，强化阴茎勃起。

目前常用的PDE5抑制剂包括西地那非、伐地那非和他达拉非。3种PDE5抑制剂药理作用相同，口服后有足够性刺激才能增强勃起功能，对ED患者总体有效率在80%左右。

（2）前列腺素E1　前列腺素E1也是一种可引起血管扩张和平滑肌松弛的药物，在性交前自我注射前列腺素E1 5~40ug，勃起时间可维持0.5~4小时，剂量和勃起持续时间呈正相关。无明显不良反应，适应证同上。

（3）内分泌药物　主要适用于真正激素缺乏的勃起障碍患者。

①性激素及促性腺激素：用于下丘脑及垂体疾患、原发性性腺功能不全等。若患者不要求生育及先天异常者如无睾症等，当首选睾酮治疗。常用十一酸睾酮（安特尔胶丸），每次80mg，每日2次，口服，根据病情适度调整剂量。

高催乳素血症患者伴有ED者，用溴隐亭，开始每天2.5mg，逐渐增加至每次

2.5mg，每天3次，直到PRL恢复正常，若此时睾酮仍低，可补充睾酮。对因垂体肿瘤所致PRL升高者，应当手术治疗。

②肾上腺皮质激素及甲状腺激素：主要适用于肾上腺皮质及甲状腺功能减退者。

2. 真空装置按需治疗

真空装置通过负压将血液吸入阴茎海绵体中，然后在阴茎根部套入缩窄环，阻止血液回流以维持勃起。该方法适用于PDE5抑制剂治疗无效，或不能耐受药物治疗的患者。

3. 手术治疗

对严重的动脉性阳痿、静脉瘘性阳痿，使用药物和其他疗法无效者，可以考虑手术治疗。

（三）辨证施治

1. 辨证论治

（1）肾阴亏损型

治法：滋阴补肾。

方药：左归丸加味。常用药物有熟地黄、枸杞子、山茱萸、山药、菟丝子、鹿角胶（烊化）、龟甲胶（烊化）、淫羊藿、陈皮。

阴虚火旺者，加生地黄、牡丹皮、栀子。

（2）命门火衰型

治法：温补命门之火。

方药：右归丸加味。常用药物有熟地黄、山药、山茱萸、枸杞子、菟丝子、杜仲、鹿角胶（烊化）、制附子、当归、丹参、巴戟大、淫羊藿、陈皮。

（3）肝气郁结型

治法：疏肝理气，解郁散结。

方药：逍遥散加减。常用药物有柴胡、白芍、当归、白蒺藜、佛手花（后下）、薄荷（后下）、炙甘草、醋延胡索。

肝郁日久化火，症见胸胁灼痛，口苦、口干，舌红，苔薄黄，脉弦数，宜于上方

中加牡丹皮、栀子。

（4）湿热下注型

治法：清利肝胆湿热。

方药：龙胆泻肝汤加味。常用药物有龙胆草、栀子、黄芩、柴胡、茯苓、泽泻、车前子、木通、当归、生地黄、蛇床子、淫羊藿。

（5）寒凝肝脉型

治法：暖肝散寒，温经通络。

方药：暖肝煎加味。常用药物有枸杞子、小茴香、肉桂、乌药、沉香、茯苓、淫羊藿、巴戟天、仙茅、吴茱萸、山茱萸。

（6）痰湿阻络型

治法：化痰，祛瘀，通络。

方药：僵蚕达络饮。常用药物有白僵蚕、陈皮、制半夏、茯苓、薏苡仁、瓜蒌、黄芪、露蜂房、生蒲黄、桂枝、路路通、九香虫。

（7）败精瘀阻型

治法：活血化瘀通络。

方药：血府逐瘀汤加减。常用药物有当归、蜈蚣、川芎、丹参、赤芍、水蛭、红花、桃仁、柴胡、川牛膝、地龙、路路通。

（8）心脾两虚型

治法：益气养血，补养心脾。

方药：归脾汤加味。常用药物有黄芪、白术、茯神、龙眼肉、炒酸枣仁、红参、当归、木香、淫羊藿、巴戟天、远志。

（9）恐惧伤肾型

治法：益肾补肝，安神定志。

方药：启阳娱心丹加减。常用药物有菟丝子、红参、当归、白芍、远志、茯神、石菖蒲、生枣仁、佛手、柴胡、珍珠母（先煎）、山药、甘草。

2. 外治疗法

（1）针刺疗法 取肾俞、命门、三阴交、足三里、关元、气海、中极、脾俞等穴。虚证用补法，实证用泻法。针刺下腹

部穴位时，必须使针感传到会阴部或阴茎。另外，也可根据具体证候选穴。如肾虚者，取关元、中脘、肾俞、三阴交、百会为主穴，印堂、气海、大椎、命门为配穴；肝郁者，取会阴、曲骨为主穴，急脉、中极、行间为配穴；心脾两虚者，取心俞、内关、三阴交、关元、肾俞为主穴，足三里、大椎、印堂为配穴；湿热下注者，取蠡沟、关元、三阴交、阳陵泉为主穴，肾俞、肝俞、胆俞、太冲为配穴；器质性者，取肾俞、八髎、命门、环跳、膈俞为主穴，关元、气海、阳陵泉、足三里、太冲、百会、印堂为配穴。

（2）灸法　取关元、气海、中极、曲骨、命门，温药重灸，每日1次，每穴灸3~5壮。适用于肾阳虚型阳痿。

（3）针灸疗法　取关元、中极、太溪，针刺得气后留针，并温针灸3~5壮；另取会阴穴，以艾条温和灸与雀啄灸交替使用。也可针刺次髎、曲骨、阴廉和灸大敦、神阙为主进行治疗，每天1次，15天为1个疗程。适用于肾气虚型阳痿。

（4）穴位注射　取关元、中极、肾俞穴，垂直刺入0.5~1寸后转动针头，使针感传到阴茎，注入丹参注射液或鹿茸精、胎盘组织液等，每穴0.5~1ml，间日1次，10次为1个疗程。也可据证选其他穴位如曲骨、足三里、命门等。适用于肾精亏虚型阳痿。

（5）耳针　①取耳穴肾、皮质下、外生殖器，选用适当大小胶布，在胶布中央粘上王不留行籽后贴于上述3穴（王不留行籽对准穴位），再用手指稍加压。两耳交替进行，每周2次，10次为1个疗程。②取精宫、睾丸、内分泌、外生殖器等，采用中刺激，每次取2~3穴，针5~10分钟，隔日1次，10次为1个疗程。

3. 成药应用

（1）六味地黄丸　滋阴补肾。适用于肝肾阴虚型勃起障碍。每次8粒，每日3次，口服。

（2）金匮肾气丸　温补肾阳，化气行水。适用于肾阳虚所致勃起障碍。每次8粒，每日2次，分早、晚口服。

（3）龟龄集胶囊　固肾补气。适用于肾阳亏虚型勃起障碍。每次2粒，每日1次，口服。

（4）复方玄驹胶囊　温肾，壮阳，益精。适用于肾阳亏损所致勃起障碍。每次3粒，每日3次，口服。

（5）龙胆泻肝丸　清肝胆，利湿热。适用于肝胆湿热所致勃起障碍。每次6g，每日2次，口服。

（6）逍遥丸　疏肝健脾，养血调经。适用于肝气郁结所致勃起障碍。每次8粒，每日3次，口服。

（7）归脾丸　益气补血，健脾养心。适用于心脾两虚型勃起障碍。每次8粒，每日3次，口服。

（8）右归胶囊　肾阳不足，命门火衰。适用于肾阳亏虚所致勃起障碍。每次4粒，每日3次，口服。

4 单方验方

（1）蛤蚧尾10g，鹿茸粉5g。共研末，分10包，每次半包空腹服。适用于肾阳虚型勃起障碍。［孙自学，庞保珍. 中医生殖医学. 北京：人民卫生出版社，2017］

（2）亢痿灵　蜈蚣18g，当归、白芍、甘草各60g。共研细末，分40包，每次半包或1包，早、晚各1次，空腹白酒或黄酒送服。15天为1个疗程。［孙自学. 男科病诊疗与康复. 北京：中国协和医科大学出版社，2018］

（3）羊藿酒　淫羊藿50g，取0.5kg白酒浸之，1周后即可服用。［孙自学. 男科病诊疗与康复. 北京：中国协和医科大学出版社，2018］

（4）参蛤酒　红参30g（或西洋参20g），

蛤蚧 12g，枸杞子 100g。用 500~1000ml 60°白酒（以浸没所有药物为度）浸泡 20 天即可服用。每次 10ml，早、晚空腹服。[孙自学. 男科病诊疗与康复. 北京：中国协和医科大学出版社，2018]

（5）淫羊藿 12g，水蛭 10g。适当增加剂量后，研细末装胶囊。每次 3 粒，每日 3 次，口服。[孙自学，庞保珍. 中医生殖医学. 北京：人民卫生出版社，2017]

（6）蚕蛾散　雄蚕蛾 30g，文火焙干研末，每晚吞服 3g。适用于肾阳虚型勃起障碍。[孙自学，庞保珍. 中医生殖医学. 北京：人民卫生出版社，2017]

（7）阳起石饮　阳起石 50g，水煎，每日 1 剂，分 2 次温服。适用于肾阳虚型勃起障碍。[孙自学. 男科病诊疗与康复. 北京：中国协和医科大学出版社，2018]

总之，阴茎勃起功能障碍的治疗要遵循安全有效、方便无创原则，据病情选择不同的治疗方案。一般来说，基础治疗、生活方式的调整、基础疾病的控制、心理疏导和性生活指导是基本治疗。一线治疗包括 PDE5 抑制剂、中成药；二线治疗主要有真空装置海绵体活性药物注射；三线治疗包括动脉手术、静脉瘘手术、假体植入。

（三）医家经验

1. 王琦

王琦认为疏肝通络是本病治疗大法。阳痿患者大多为青壮年，多数肾气、天癸充实，亏虚并不多见。临床常用柴胡、白蒺藜、石菖蒲等疏肝行气之品，使肝气调达，疏泄失常，气血得运而阳痿可愈。

肝肾并调：乙癸同调，肝藏血，肾藏精，相互资生；肝主疏泄，肾主封藏，相辅相成。临床多用滋肝益肾法，药用菟丝子、五味子、肉苁蓉等。

兴阳振痿，慎用温补壮阳：对阳痿患者滥用壮阳类中成药或性激素，临床往往

适得其反。过多地使用雄性激素，可抑制男性下丘脑－垂体－睾丸轴的兴奋性；另一个危险是可使男性前列腺肥大或前列腺癌加重。滥用肾上腺皮质激素，可使垂体分泌促性腺激素的量减少或受到抑制。中药附子、鹿茸等温热壮阳之品有类似上述作用，有助火劫阴之弊，故需慎用。

对病对症，注意药物的属性：在辨证施治的基础上，应对病对症，根据药物属性进行化裁。白蒺藜善治肝郁之阳痿。蜈蚣善治阳痿，通达瘀脉，辛温入肝经，其"走窜力量速，内而脏腑，外而经络，凡气血凝聚之处皆能开之"。蛇床子味苦平，主妇人阴中肿痛，男子阴痿湿热与龙肝泻肝汤配伍，实为治疗肝经湿热阳痿之良药。水蛭、地龙、赤芍、路路通皆为活血通络治痿之良药，其中水蛭咸平入肝经，善通经破滞。菟丝子、肉苁蓉、淫羊藿、巴戟天、紫梢花为治疗命门火衰阳痿的常用之品。茯神、远志、石菖蒲具有安神定志起痿之功，惊恐伤肾者多用之。露蜂房、九香虫、白僵蚕等皆为通络走窜之品，阳痿用药亦常选之。

注重体质，药疗与食疗并用：在临证治疗的同时，应注重体质的改善，药物治疗与饮食调养互用。湿热体质以萆薢、地龙之属，渗湿清热，同时辅以冬瓜粥饮食调养；痰湿体质以茯苓、苍术、荷叶、蒲黄为主药的轻健胶囊（自制），化痰消脂，配以食薏米粥、茯苓饼健脾祛痰；瘀血质者以四物汤通血流，加牛膝、水蛭活血通络，并宜常食桃仁泥；阴虚体质以天冬、麦冬、生地黄、女贞子、枸杞子等滋阴润燥，平时可选择银耳羹、虫草炖水鸭、龟肉等。不同年龄、体质特性的阳痿，调治亦有区别。年轻人体质多偏湿热、阴虚，治当侧重祛湿热，或养阴润燥；年高之人多源于肾气或肾精亏虚，治当侧重滋补肝肾。[王琦. 王琦男科学. 第 2 版. 郑州：

河南科学技术出版社，2007）

2.徐福松

徐福松认为勃起障碍病机不外虚实两端，并要辨证看待。实者责之于肝，虚者责之于肾；其中肝郁不舒、湿热下注、血脉瘀滞为勃起障碍的常见证型。同时强调治疗阳痿要重视心脑。［徐福松．徐福松实用中医男科学．北京：中国中医药出版社，2009］

3.崔学教

崔学教重视疏肝活血，从肝论治，以疏肝解郁、活血通络起痿立法，将疏肝活血法贯穿于阳痿治疗的全过程。在传统辨证的基础上，通过加入具有疏肝活血作用的药物，如四逆散、柴胡疏肝散、桃红四物汤、血府逐瘀汤、失笑散等以改善阴茎血流状态而治疗阳痿。用药以刺蒺藜为首选，因本品辛散，专入肝经，又有疏肝理气解郁之效，常与柴胡、香附、青皮等疏肝理气之品相配；次为柴胡，其一可条达肝气，使宗筋和畅，其二则引诸药入肝经。活血诸药，"以血中之气药"川芎为先，既活血又行气，可加速充血，明显改善阴茎海绵体的血液循环，其次为当归，既补血又活血，使宗筋得养。善用虫类药物，在疏肝活血的基础上加用虫类药物，如蜈蚣、水蛭、九香虫、地龙、僵蚕等。虫类药可搜风通络，温行血脉，力达宗筋，尤偏爱蜈蚣、水蛭。蜈蚣辛温，通达走窜之力甚速，用量宜足，最大可至15g。年老体弱者小剂量开始试用，逐渐加大药量。水蛭性平，功善破血逐瘀通经，生用最佳，不宜入煎剂，研末后吞服（4~6g），可避免加热煎煮后破坏其有效成分，凝血功能不良者，应慎用或忌用。虫类药物多系辛温之品，易耗气伤津，气虚者宜以人参汤送服或补中益气丸同服，津亏者可与枸杞子、麦冬等养阴之品配伍，使气血畅而无伤正之弊。中西药并用，先以西药助阴茎勃起，再继服中药，后逐渐减少西药用量。在中药治疗的同时，每周使用2次西地那非，第1周口服西地那非每次50~100mg，第2周则减为25~50mg，第3周单服中药，可取得良好治疗效果。［徐福松．徐福松实用中医男科学．北京：中国中医药出版社，2009］

4.方药中

方药中认为勃起障碍阴虚者多为青壮年，阳虚者多为老年。前者性欲亢进，后者性欲减退。阴虚者全身情况良好，阳虚者则较为衰弱。治疗上常用滋阴而略偏于温的五子衍宗丸，少加一二味补阳药物，以期阴中求阳。［史宇广．当代名医临证精华：男科专辑．北京：中医古籍出版社，1993］

五、预后转归

勃起障碍虽然不会直接危及人的生命，但可影响生活质量，伤害夫妻感情，严重阳痿可致不育，所以患病后要积极治疗。勃起障碍经过正确的治疗，多数可以治愈或明显好转。勃起障碍能否治好，取决于疾病的性质和发病年龄。一般而言，功能性勃起障碍，经过心理治疗、精神疏导，多数患者的性功能可以获得改善，少数精神性勃起障碍难以治疗，有时愈后还易反复。器质性勃起障碍的预后差异较大。如药物性勃起障碍，找出某种药物所致后，停药或改换其他药物后，勃起障碍也会逐渐好转。内分泌性勃起障碍，一旦查清原因，经相应治疗，性功能会逐渐恢复。血管性勃起障碍，保守疗法效果多不理想，最好能及时手术。神经性勃起障碍，只要不是中枢性严重损伤，或盆腔手术创伤，经正确治疗后，大多可以恢复性功能。对生殖器及全身疾病所致的勃起障碍，原发病治愈或好转后，勃起障碍也多能治愈。从发病年龄来说，青壮年勃起障碍易治，获效较快；老年人则不易治，起效慢。糖尿病性勃起障碍，临床发病率较高，治疗难度较大。糖尿病所致勃起障碍的机制不明。对糖尿病患者的勃起障碍，一定要搞清勃起障碍的出现是在糖尿病之前还是之后。一般在糖尿病早期，对血糖控制较好而仍勃起障碍者，治愈机会较少。

六、预防调护

（一）预防

1.调畅情志

勃起障碍的发生与精神因素密切相关，故无论何时，都应保持一个良好的心境，遇到烦心事，要想得开，放得下，切忌忧愁郁怒，尤其是长时间的情绪压抑。

2.节制饮食

要饮食有节，起居有常，不可以酒为浆，不可过食辛辣肥甘，以免蕴湿生热而生勃起障碍。要加强锻炼，增强体质，提高抗病能力。

3.房事有度

对未婚青年，要正确对待性关系，不看黄色书刊、音像，要养成良好的生活习惯，切勿过度手淫；对偶尔发生的自慰性手淫，切勿自责、后悔、高度紧张。已婚者，要节制房事，切勿恣情纵欲，在心情不佳、身体疲劳或患病期间，应暂停性生活。

4.及时治疗其他疾病

积极治疗可能导致勃起障碍的疾病，如高血压、糖尿病、肝病等。避免服用可能引起勃起障碍的药物。对因特殊情况，偶发勃起障碍时，妻子应充分理解，并给予丈夫更多关心和体贴，切勿指责、埋怨对方。

5.普及性知识

要加强性知识教育（包括青春期教育和婚前性教育），正确对待性的自然生理功能，掌握一些性生活常识和技巧等，对预防功能性勃起障碍具有重要意义。

6.避免外伤

会阴部损伤对勃起功能有影响，故应避免一切会导致会阴部损伤的活动和体位，如骑摩托车、骑自行车、骑马等，应保持身体的着力部位在臀部。

7.早期治疗

患勃起障碍后要坦然面对，切勿惊慌；要及时诊治，查清原因，早期治疗；切忌讳疾忌医，隐瞒病情，贻误治疗时机。

（二）调护

1.饮食调理

在我们日常生活中，许多食品对人体具有一定的补益作用，其中有些可增强性功能。常见食品如下。

（1）果仁类　松仁、核桃仁、板栗、枸杞子、龙眼肉、花生等。

（2）昆虫类　食用蚂蚁、蝗虫、蚕蛹、蜂蛹等。

（3）肉类　羊睾、鸡睾、猪肾、牛肾、羊肾、狗鞭、牛鞭、鹿鞭、鹿血、羊血等。

（4）鱼贝类　甲鱼、乌龟、黄鳝、泥鳅、鲫鱼、桂鱼、海贝、大虾等。

其他如菜蛇、蛤蚧、田鸡等对性功能均有一定的增强作用，可适当选用。

2.常见病所致勃起障碍调护

对糖尿病性勃起障碍，首先要控制血糖，戒除烟酒，其次，要积极预防糖尿病并发症，如血管病变、神经病变等，可配合使用一些活血通络、改善微循环的药物，如曲克芦丁（维脑路通）、消栓通络片等；对已出现肢体麻木者，应加服一些B类维生素，或富含B族维生素的食物等。第三，要加强锻炼，如练太极拳、慢跑等，对一些温肾壮阳的药物或食品，要尽可能不用或少用。

对血管性勃起障碍，尤其年龄较大者，一定要注意饮食，要以低脂、低热量为主，戒烟酒，多食新鲜蔬菜、水果，多食豆腐、洋葱；要加强锻炼，如游泳、跑步、打太极拳等；可以服用一些活血通脉、益肾填精的中成药，如益肾通脉胶囊等。

肾病性勃起障碍，要低盐饮食，以减轻肾脏负担。不要轻易使用壮阳膳食，如牛鞭、羊睾之类，因为有些肾病"虚不受补"，还是以清淡饮食为佳。一些壮阳酒，更是不能饮用，包括一些饮料如雪碧、可乐等。

3. 食疗

（1）虫草炖胎盘　冬虫夏草 10~15g，鲜胎盘 1 个。把胎盘洗净切块，用文火与冬虫夏草共煮，炖熟后稍加佐料食用。具有补气养血、兴阳起痿之功能。适用于肾虚型勃起障碍。[孙自学. 男科病诊疗与康复. 北京：中国协和医科大学出版社，2018]

（2）药虾酱　韭菜子 30g，枸杞子、蛇床子各 15g，菟丝子 10g。水煎服，每日 1 剂。另取鲜大虾 40g，剪头去尾，略捣烂，加醋适量即成。该方温而不燥，适用于肾阳亏虚型勃起障碍。[孙自学. 男科病诊疗与康复. 北京：中国协和医科大学出版社，2018]

（3）肉苁蓉炖羊肾　肉苁蓉 5~10g，羊肾 1 对，共煮熟，调味食用。适用于命门火衰型勃起障碍。[孙自学，庞保珍. 中医生殖医学. 北京：人民卫生出版社，2017]

（4）虾仁煨羊肉　羊肉 250g，洗净切块，加清水适量，微火煨炖，待七成熟时，加虾仁 25g，生姜 5 片，并加调料如盐、味精少许，即可食用。有补肾助阳功效。适用于老年人肾虚型勃起障碍。[孙自学，庞保珍. 中医生殖医学. 北京：人民卫生出版社，2017]

（5）虫草炖甲鱼　冬虫夏草 10g，甲鱼 1 只。将宰好的甲鱼切成 3~4 块，放入锅内煮一下捞出，割开四肢，剥去腿，油洗净。冬虫夏草用温水洗净，把大枣用开水泡胀并切块。甲鱼放在汤碗中，上放冬虫夏草、红枣，加料酒、盐、葱节、姜片、蒜瓣，上蒸笼蒸，熟后食用。本品有温阳益气、滋阴固肾作用。适用于肾虚型勃起障碍、遗精。[孙自学. 男科病诊疗与康复. 北京：中国协和医科大学出版社，2018]

七、专方选要

1. 藿萆散

治以益肾除湿，活血化瘀。组成为白芷 30g，萆薢 30g，淫羊藿 30g，当归 20g，姜黄 20g，石菖蒲 20g，川牛膝 20g，蛇床子 30g。上药为末混匀，75% 乙醇调和上药末 200g，装入密封瓶中，每次取 3g 填入肚脐，上用 PU-PET 贴敷。以 4 周为 1 个疗程，1 个疗程后进行疗效评价。[董润标，李广森，常德贵，等. 藿萆散敷脐治疗肾虚湿阻型勃起功能障碍 72 例临床研究. 中华男科学杂志，2017，23（11）：1014-1019]

2. 仙芪方

治以补肾健脾，温阳起痿。组成为淫羊藿 15g，黄芪 15g，仙茅 10g，白术 12g，山药 12g，太子参 10g，山茱萸 10g，韭子 10g，车前子 10g，川牛膝 10g。自动煎药机煎煮 400 ml，分 2 袋包装，每次 200 ml，早、晚温服。[吴秀全，王福，高庆和，等. 仙芪方治疗肾脾两虚型勃起功能障碍临床观察. 中国中医基础医学杂志，2017，23（4）：577-579]

3. 九香虫汤

疏肝理气，通络止痛，补肾壮阳。组成为九香虫 5g，蜈蚣、香附、蛇床子各 10g，桂枝、云苓、泽泻、苍术、远志各 15g，甘草梢、僵蚕、柴胡各 5g。自动煎药机煎煮 400 ml，分 2 袋包装，每次 200 ml，早、晚温服。[陈慰填，周文彬，古宇能，等. 九香虫汤对 ED 患者阴茎勃起硬度、IIEF-5 及睾酮水平的影响. 中华男科学杂志，2020，26（12）：1124-1128]

主要参考文献

[1] 秦国政. 中医男科学 [M]. 北京：科学出版社，2017.

[2] 孙自学. 男科病诊疗与康复 [M]. 北京：中国协和医科大学出版社，2018.

[3] 孙自学，李鹏超. 中医药治疗勃起功能障碍的研究进展 [J]. 中华中医药学刊，2018，36（3）：528-530.

[4] 李波男，周海完，肖丹，等. 雄蚕益肾方对肝郁肾虚 ED 大鼠阴茎 eNOS、cGMP 表达的影响 [J]. 中华男科学杂志，2020，26（2）：167-173.

[5] 陈翔，孙自学，李鹏超. 从中西医结合角度探讨勃起功能障碍的治疗思路 [J]. 中华中医药杂志，2020，35（11）：5636-5639.

[6] 赵凡，叶妙勇，马轲，等. 红景I号方对双侧海绵体神经损伤 SD 大鼠阴茎组织中缝隙连接蛋白43表达的影响 [J]. 中华男科学杂志，2021，27（1）：56-62.

[7] 陈强，朱勇，曾明月，等. 康乐方治疗肝郁肾虚型勃起功能障碍的临床疗效观察 [J]. 中华男科学杂志，2016，22（6）：538-542.

[8] 赵蔚波，王雅琦，严云，等. 国医大师王琦治疗勃起功能障碍的经验 [J]. 中华中医药杂志，2021，36（3）：1406-1408.

[9] 孙自学. 一本书读懂男性不育 [M]. 郑州：中原农民出版社，2020.

第三节　早泄

早泄（PE）是指性交时间极短，甚至勃起的阴茎尚未插入阴道或正当进入阴道或者刚刚插入尚未抽动即发生射精，且不能自我控制，以至于不能进行正常性交活动的一种疾病。本病又称为射精过早症，是导致男性不育的性功能障碍性疾病，既可单独为病，又可与阳痿、遗精相伴出现。

关于 PE 的定义，至今没有达成一个共识。但是所有的定义都包括 3 个要素：①射精的潜伏期短。②控制射精能力差。③性满足程度低。国际性医学会（ISSM）从循证医学角度指出早泄的定义应包括以下 3 点：①射精总是或者几乎总是发生在阴茎插入阴道 1 分钟以内。②不能在阴茎全部或几乎全部进入阴道后延迟射精。③消极的个人精神心理因素，比如苦恼、忧虑、挫折感和（或）逃避性活动等。该定义仅限应用于经阴道性交的原发性 PE 男性，已发表的客观数据还不足以对继发性 PE 做出循证医学定义。因其具有循证医学基础，目前临床上推荐使用该定义。

早泄为中西医通用之病名，中医又称为"鸡精"。

一、病因病机

（一）西医学认识

1.早泄分类

现综合 4 种早泄的表现将其分为原发性早泄、继发性早泄、境遇性早泄和早泄样射精功能障碍。

（1）原发性早泄　较少见，难诊断，特点是：①第一次性交出现。②对性伴侣没有选择性。每次性交都发生过早射精。

（2）继发性早泄　继发性早泄是后天获得的早泄，有明确的生理或者心理病因。特点是：①过早射精发生在一个明确的时间。②发生过早射精前射精时间正常。③可能是逐渐出现或者突然出现。④可能继发于其他疾病如泌尿外科疾病、甲状腺疾病或者心理疾病等。

（3）境遇性早泄　国内也有学者将此类早泄称为"自然变异性早泄"。此类患者的射精时间有长有短，过早射精时而出现。这种早泄不一定都是病理过程。具体特点是：①过早射精不是持续发生，发生时间没有规律。②在将要射精时，控制射精的能力降低，但有时正常，这点不是诊断的必要条件。

（4）早泄样射精功能障碍　此类患者射精潜伏时间往往在正常范围，患者主观上认为自己早泄，此类早泄不能算是真正的病理过程，通常隐藏着心理障碍或者与性伴侣的关系问题。此类早泄的特点是①主观认为持续或者非持续射精过快。②患者自己想象中的过早射精或者不能控制射精焦虑。③实际插入阴道射精潜伏时间正常甚至很长。④在将要射精时，控制射精的能力降低。⑤用其他精神障碍不能解释患者的焦虑。

2.早泄病因病理

关于早泄发生的病因病理，以前认为PE可能是心理和人际因素所致，近年研究表明，PE也许是躯体疾病或神经生理紊乱所致。而心理、环境因素可能维持或强化PE的发生。龟头高度敏感、阴部神经在大脑皮层的定位、中枢5羟色胺能神经递质紊乱、勃起困难、前列腺炎、某些药物因素、慢性盆腔疼痛综合征、甲状腺功能异常均可能是PE的发生原因。但目前缺乏大样本和循证医学证据支持。PE可能与遗传因素有关，但仍需大样本研究调查来证实这种观点。

生理上，正常射精系男女经过性交活动，在充分心理、生理交流的情况下引起的男性生殖系统性能量释放的一种表现。正常射精时，男女双方均得到充分的心理、生理上的性满足。射精是一种正常的生理现象，射精过程是受大脑的中枢神经、脊髓神经、骶髓初级神经以及内分泌系统共同调节下由泌尿生殖系统协同完成的一系列复杂的生理反射过程。在正常性交情况下，生殖器官的感觉神经感受刺激的冲动经阴部神经传入脊髓的勃起中枢，经盆腔神经（亦称勃起神经）传出，刺激到达生殖器官可反射性引起生殖器官充血。高级中枢所受到的多源性影响，也能诱发兴奋

或导致抑制。位于腰骶部射精中枢的兴奋，一般比勃起中枢要慢。性交过程中一系列的性刺激积累达到一定程度（射精中枢兴奋阈值）才引起射精中枢的兴奋，其兴奋冲动传出经腹下神经，在腹下神经从交换神经元后到达生殖器，可反射性地引起附睾、输精管、前列腺、精囊腺和尿道内口平滑肌收缩，引起泄精。同时脊髓中枢还将冲动通过体神经—阴部神经传递到由其支配的球海绵体肌、坐骨海绵体肌和其他会阴部肌肉，从而发生节律性收缩，引起射精而达到性高潮。早泄则是发生在双方性欲满足之前时的不可控制的射精，可因高级中枢受到心理等多种影响而兴奋，抑制失调，进而影响射精中枢或射精中枢兴奋所需的阈值太低，传入的性刺激太强，以及中枢神经、周围神经兴奋过高造成射精功能失控所致。

（二）中医学认识

中医学认为本病虽与五脏有关，但以心、肝、肾三脏尤为重要，凡可以影响上述三脏功能者，多可发生早泄。肝主疏泄，肾主闭藏，心主神明，且为五脏六腑之大主，本病的发生为多脏腑功能异常而共同作用的结果。其病因病机包括以下几方面。

1.肝经湿热

情志不调，肝气郁结，郁而化火，或外阴不洁，感受毒邪，或嗜食肥甘厚味，湿热内生，湿热之邪循经流注肝脉且下注于阴器，扰动精关，以致精关约束无权，精液失控，故交而早泄。

2.阴虚火旺

素体阴虚或年老体衰，或热病伤阴，房劳过度，阴精欲竭，火扰于内，精不内守而成早泄。

3.肾气不固

先天禀赋不足，久劳伤气，累及于肾，或早婚多产致肾气虚衰，精关不固，每临

房事，未交即泄。

4.心脾两虚

忧思过度，暗耗心血，或饮食不节，损伤脾胃，心脾两虚，君主失统，脾气失摄而致早泄。

二、临床诊断

（一）辨病诊断

1.详细询问病史

详细询问性生活史和一般病史。性生活史主要了解早泄的诱因、频率，出现以及持续的时间，控制射精能力，阴道内射精潜伏期，出现早泄的环境因素，性刺激强度及性伴侣情况，性行为双方感情情况，性交的特性和频率，射精及性高潮情况，早泄的进展及演变情况，早泄对性行为双方心理因素和生活质量的影响，是否合并其他性功能障碍疾病。一般病史要了解患者健康状况，教育背景，心血管疾病史，内分泌疾病史，神经系统疾病史，泌尿生殖系疾病史，外伤史，手术史，药物应用史，心理疾病及治疗史，性心理状况，其他全身疾病史。对于原发性早泄、要了解家族或遗传史，成长及生活史，精神创伤史，性心理及性取向。

2.相关检查

首先要做生殖系统体检，了解阴茎、睾丸、附睾和男性第二性征，并根据患者情况，选择性进行神经系统检查（提睾反射、球海绵体反射、肛门括约肌紧张度）、实验室检查（前列腺液常规、精液常规、内分泌激素检查）和特殊辅助检查如神经生理学检查（背神经感觉诱发电位、神经肌电图检查）、自主神经功能检查、阴茎血管检查、膀胱镜检查、经直肠超声检查、尿流率检查、勃起功能检查和阴茎震动刺激实验等。

3.早泄诊断工具

早泄诊断工具见表8-1。

4.早泄诊断流程

早泄诊断流程见图8-1。

表 8-1　早泄诊断工具

	没有困难	有点困难	适度困难	非常困难	极度困难
1. 对你来说延迟射精有多困难？	0	1	2	3	4
	几乎没有	少于半数	大约一半	超过半数	几乎总是
2. 你有过在你意愿之前射精吗？	0	1	2	3	4
3. 你有过在很小刺激的情况下射精吗？	0	1	2	3	4
	一点也没有	轻度	一般	非常	极度
4. 由于在预想之前射精，你是否因此感到沮丧？	0	1	2	3	4
5. 你对你的射精时间无法让你的伴侣达到性满足的关注度是	0	1	2	3	4

评分标准：评分 ≥ 11 建议诊断早泄，评分 9~10 建议进一步评估，评分 < 9 分诊断早泄概率较小。

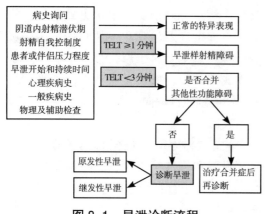

图 8-1 早泄诊断流程

注：IELT 指阴道内射精潜伏时间。

（二）辨证诊断

1.肝经湿热型

临床证候：性欲亢进，交合则泄，头晕目眩，口苦咽干，急躁易怒，阴囊潮湿，小便短赤，舌红，苔黄腻，脉弦数或弦滑。

辨证要点：射精过快，口苦咽干，急躁易怒，阴囊潮湿，舌红，苔黄腻，脉弦数或弦滑。

2.阴虚火旺型

临床证候：阳强易举，射精过快，腰膝酸软，头晕耳鸣，五心烦热，潮热盗汗，颧红咽干，梦遗滑精，舌红少苔，有裂纹，脉细数。

辨证要点：阳强易举，早泄，腰膝酸软，头晕耳鸣，五心烦热，潮热盗汗，舌红，少苔，脉细数。

3.肾气不固型

临床证候：性欲减退，射精过早，腰膝酸软，阳痿遗精，夜尿频多，舌淡，苔白，脉沉弱无力。

辨证要点：早泄伴见阳痿，腰酸，尿频，舌淡，苔白，脉沉弱无力。

4.心脾两虚型

临床证候：早泄，心悸气短，失眠多梦，周身乏力，纳差，腹胀，面色白，舌淡，苔白，脉细弱无力。

辨证要点：早泄，心悸气短，乏力，纳差，舌淡，苔白，脉细弱无力。

三、鉴别诊断

临床上早泄应与勃起障碍相鉴别，详见勃起障碍一节。

四、临床治疗

（一）提高临床疗效的要素

1.掌握特征

早泄是指多次性交中出现阴茎尚未插入阴道或刚插入阴道或抽动时间极短即射精，且不能随意控制，以致不能进行性交的病证，临床应注意与那些自诉"性交时间不够长"而就诊者相区分。

2.辨明虚实

本病实证多为早泄初期，多见于青壮年，为湿热所致，除早泄外常伴性欲亢进、口苦咽干、急躁易怒、阴囊潮湿、小便短赤；虚证多见于早泄日久或年老体衰的患者，为肾气不固、阴虚火旺、心脾两虚所致，除早泄外伴有腰膝酸软、头晕耳鸣、五心烦热，或尿频遗精，或心悸气短等症。

3.明确病位

早泄主要与肝、肾、心、脾关系密切。湿热下注者病位多在肝；阴虚火旺及肾气不固者病位在肾；忧思过度或饮食不节引起者，病位在心、脾。

4.注重心理

早泄的发生，多数与精神因素有关，所以了解患者的心理状况及性生活状况，对采取正确的心理疏导和精神调治具有积极意义。

（二）辨病治疗

1.一般治疗

（1）避免在身体疲劳的情况下进行性生活。

（2）注意生活有规律，保证充足睡眠。适当增加营养。

（3）选择合适的性交时间。性生活最好安排在节假日、休息日或其他时间较宽松时进行，这样不会因为考虑上班时间而匆忙行事，草率地完成性活动。

（4）女方在性生活中，要更加亲切、关怀和体贴丈夫，给予鼓励，密切配合，有助于男性性功能的恢复。

（5）降低阴茎的抽动。这包括两个方面的含义，即阴茎在阴道内抽动的速度与幅度。降低阴茎在阴道内抽动，可降低射精中枢的兴奋性。阴茎在阴道内暂停抽动，可遏制要射精的感觉。当阴茎松弛时再开始抽动，使阴茎变硬，如此反复训练，即可延长性交时间，待女方达到性高潮时再射精。

（6）性交时采用避孕套。男方带避孕套进行性交，可降低阴茎在阴道内所受到的性刺激，延长性交时间，避免发生早泄。但此方法因降低了男方性感受，有些男性不愿接受。

2.药物治疗

（1）选择性 5- 羟色胺再摄取抑制剂（SSRIs）和三环类抗抑郁药（TcAs）：神经药理学研究发现抑制 5- 羟色胺（5-HT）的再吸收可以延迟男性射精冲动。SSRIs 通过抑制突触前膜 5-HT 的再摄取，提高突触间隙 5-HT 的浓度，激活突触后膜相关的 5-HT 受体，提高射精阈值，发挥其延迟射精的功能。

目前 SSRIs 已成为治疗早泄的首选药物，临床常用的 SSRIs 包括达泊西汀、舍曲林、帕罗西汀、氟西汀、西酞普兰、马来酸氟伏沙明等。TcAs 药物有氯米帕明等。其中达泊西汀是目前第一个也是唯一一个被美国食品药品监督管理局批准用于治疗早泄的药物。

其他主治疾病非早泄的 SSRIs 类药物常用剂量为帕罗西汀 10~40mg、舍曲林 25~200mg、氟西汀 10~60mg。SSRIs 治疗 PE 的不良反应较少见，一般较轻，可以耐受，常发生在治疗开始的第 1 周，且在持续治疗 2~3 周后消失。其不良反应包括乏力、疲倦、打哈欠、恶心、口干、腹泻或出汗等。

（2）局部麻醉药物：局部麻醉剂，如凝胶、霜剂或喷雾状的利多卡因和（或）丙胺卡因混合制剂，在性交前 5~10 分钟使用，其不良反应与药物剂量相关，包括由于剂量过大导致的龟头麻木，偶有引起 ED 的报道。

3.手术治疗

对于行为和（或）药物治疗无效的原发性 PE 患者，有文献报道可采取手术治疗。手术方法包括选择性阴茎背神经切断术和透明质酸凝胶阴茎龟头增大术，但其总体和远期疗效尚有待进一步探讨。

（三）辨证治疗

1.辨证论治

（1）肝经湿热型

治法：清热利湿。

方药：龙胆泻肝汤加味。常用药物有龙胆草、栀子、黄芩、柴胡、生地黄、车前子（包煎）、泽泻、生薏苡仁、木通、当归、甘草。

（2）阴虚火旺型

治法：滋阴降火。

方药：知柏地黄汤加味。常用药物有知母、黄柏、熟地黄、山药、山茱萸、茯苓、泽泻、牡丹皮、炒酸枣仁。

（3）肾气不固型

治法：温阳益肾，收涩固精。

方药：金匮肾气丸加味。常用药物有制附子、肉桂、熟地黄、山药、山茱萸、茯苓、泽泻、牡丹皮、金樱子、芡实。

（4）心脾两虚型

治法：补益心脾。

方药：归脾汤加味。常用药物有黄芪、

党参、炒白术、当归、茯神、远志、炒酸枣仁、木香、龙眼肉、炙甘草、升麻。

2.外治疗法

（1）针刺疗法　取肾俞、志室、命门、三阴交等，平补平泻。根据证型的不同进行加减配穴。肝经湿热加丰隆、阳陵泉、太冲、太溪，用泻法；阴虚火旺加涌泉、照海、太冲等，宜平补平泻；肾气不固加中极、关元等，用补法；心脾两虚加脾俞、内关、神门等，用补法。每日1次，10天为1个疗程。

（2）耳针　肾精亏虚者取肾、精宫、神门、内分泌等穴，每次选2~3穴，用皮内针埋藏，或王不留行籽贴压，均3~5天更换。贴压期间，应自行频频按压。

（3）穴位注射　a.肾俞（双侧）、气海；b.小肠俞（双侧）、关元；c.中极、膀胱俞（双侧）。药物用胎盘组织液2ml（或维生素B_{12}1ml），加0.5%普鲁卡因，加至10ml，分注于3组穴位。一般采用5号长注射针头。取穴要准确，深浅适度，得气后方可推药。一般腹部穴位针感多放射至龟头，背部俞穴多放射至会阴部。每10次为1个疗程，可以连续施治，不必休息。一般早泄患者在封闭疗法第1个疗程后期（多在第七八针时）便出现黎明前有异乎寻常的举阳现象，此为见效之征，3个疗程可愈。

（4）中药外用

①取五倍子20g，文火煎熬半小时，再加入适量温开水，趁热熏蒸阴茎龟头数分钟。待水温下降40℃左右时，可将龟头浸泡到药液中5~10分钟。每晚1次，15~20天为1个疗程，一般治疗1~2个疗程，待龟头黏膜变厚变粗即可。在治疗期间禁止性交。

②细辛、丁香各20g。将两药浸泡入95%乙醇100ml内，半个月即可。使用时，以此浸出液涂擦阴茎之龟头部位，经1.5~3分钟后，即可行房事。对精神因素所致的早泄更为有效，单用此法即能治愈。

③米壳粉、诃子粉、煅龙骨粉各等份，用冷开水调成稀糊状，于性交前半小时涂抹于龟头部。

④蛇床子10g，地骨皮10g，石榴皮10g。煎汤后熏洗阴部，药液转温后浸泡阴部，浸泡后即可性交。

⑤露蜂房、白芷各10g。共研细末，用醋调成面团状，临睡前敷脐，外用纱布盖上，以胶布固定，每日或隔日1次，3~5次为1个疗程。

⑥米壳2g，五倍子3g，蜜炙，为末，以醋调成膏状，裹于脐部，纱布固定，7日换1次。

3. 成药应用

（1）龙胆泻肝丸　清肝胆，利湿热。适用于肝经湿热型早泄。每次6g，每日3次，口服。

（2）知柏地黄丸　滋阴清热。适用于阴虚火旺型早泄。每次8粒，每日2次，口服。

（3）金匮肾气丸　温补肾阳，化气行水。适用于肾气不固型早泄。每次8粒，每日2次，口服。

（4）归脾丸　益气补血，健脾养心。适用于心脾两虚型早泄。每次8粒，每日2次，口服。

（5）金锁固精丸　固肾涩精。适用于肾气不固型早泄。每次6g，每日3次，口服。

（6）五子衍宗软胶囊　补肾益精。适用于肾精亏虚型早泄。每次3粒，每日3次，口服。

4. 单方验方

（1）巴戟酒　巴戟天60g，熟地黄45g，枸杞子30g，制附子20g，甘菊花60g，川椒30g，醇酒1500g。以上药共捣碎，置于净瓶中，醇酒浸泡、密封，5天后开取，弃药渣饮用。每次空腹温饮10~20ml，每天

早、晚各服 1 次。［孙自学. 男科病诊疗与康复. 北京：中国协和医科大学出版社，2018］

（2）金樱子 15g，粳米 100g。水煎，早、晚温热服。［孙自学，庞保珍. 中医生殖医学. 北京：人民卫生出版社，2017］

（3）鹿衔草 30g，熟地黄 20g，山药 30g，巴戟天 15g，枸杞子 15g，茯苓 10g，淫羊藿 20g，肉桂 5g，熟附子（先煎）15g，五味子 12g，鹿角胶（烊化）10g。功能温肾纳气，固肾涩精。适用于肾气不固型早泄。［孙自学，庞保珍. 中医生殖医学. 北京：人民卫生出版社，2017］

（4）五倍子 250g，茯苓 60g，龙骨 30g。共为细末，水糊丸如梧桐子大。每取 6g，日服 2 次。适用于各型早泄。［孙自学. 男科病诊疗与康复. 北京：中国协和医科大学出版社，2018］

（5）芡实丸 鸡头实 500 个，七夕莲花须 30g，山茱萸 30g，沙苑子 150g，刺蒺藜 150g，覆盆子 60g，龙骨 15g。上药为末，炼蜜为丸，如梧桐子大，每服六七十丸。空心莲肉煎汤送下。适用于阳虚早泄。［孙自学. 男科病诊疗与康复. 北京：中国协和医科大学出版社，2018］

（6）固精汤 山茱萸、金樱子、五倍子、五味子、刺猬皮、覆盆子、胡桃夹、大枣各 20g，浸入 1000ml 白酒中，密封置于阴暗处 1~2 周。可于性交前服用 40~50ml，每晚佐餐用 74ml。［孙自学，庞保珍. 中医生殖医学. 北京：人民卫生出版社，2017］

5. 其他疗法

（1）心理疗法 由于早泄的发生与精神因素密切相关，故心理疏导对早泄的治疗有着非常重要的作用。要求患者了解一些性生理知识，以解除其紧张状态，消除恐惧心理，逐渐掌握性生活规律，避免早泄的发生。

（2）性行为疗法 性行为疗法是心理疗法的延续。最初是非性器官的肉体及情感交流，这个阶段的目的是打破性抑制屏障，不断熟悉对方的躯体和情感需要，在这个阶段应禁止性交，再后是性器官的抚弄，这个阶段仍不性交，在训练过程中尽量体会身心的欣快感，其目的是使夫妻双方的性感都集中到性器官上，最后是进行治疗性性交活动，即针对不同情况给予特殊的治疗方法。常用的有动停技术、配偶挤捏法、牵拉阴囊法、缓激技术和间歇法，可根据情况使用。

（四）医家经验

1. 方药中

方药中认为治疗早泄要慎用壮阳药。本病多为伤阴所致，过用壮阳药物更耗伤阴液，易出现阴虚之证。早泄患者，阴虚者多为青、中年，阳虚者多为老年，前者性欲亢进，后者淡漠；阴虚者全身情况良好，精力充沛，兼有其他阴虚之象，阳虚者则为衰弱，并有明显阳虚之证。在临床上，对阴虚者采用知柏地黄丸以养阴降火。对于阳虚者，考虑其阴损及阳，而于滋阴药中略加温补之品。常用滋阴而略偏于温的五子衍宗丸为主，少加一二味补阳药物，以达阴中求阳之功。［方药中. 医学承启集. 北京：中医古籍出版社，1993］

2. 郭军

郭军根据前人论述，结合自身临床经验，认为早泄病机当以心肾两虚为本，以肝郁湿热为标。治疗早泄时，使用中药内服，临床常用翘芍合剂，此方由连翘 20g，白芍 15g，柴胡 15g，石菖蒲 15g，巴戟天 15g，生黄芪 10g 组成，具有疏肝、补气、固精的功效。［赵家有，王福，余国今，等. 郭军治疗早泄辨证思路和临床经验. 北京中医药，2013，32（11）：848-849］

3.张敏健

张敏健认为早泄治疗当以调和阴阳、固精止泻为主，常以桂枝加龙骨牡蛎汤（桂枝、生姜、白芍、大枣、甘草、龙骨、牡蛎）临证化裁。阴虚火旺者合二至丸（女贞子、墨旱莲）加知母、黄柏，肝郁肾阳虚者合柴胡三仙汤（柴胡、淫羊藿、仙茅、威灵仙），肾气不固者合水陆二仙丹（金樱子、芡实），肾虚夹湿者加三仁汤中的三仁，并重用薏苡仁达50g。[欧阳帆.张敏建教授用桂枝加龙骨牡蛎汤治疗早泄经验.福建中医药，2014，45（2）：28-29]

五、预后转归

早泄多由精神因素所致，若能采取正确的心理治疗、药物治疗及性行为疗法等综合施治，往往可使性交时间逐渐延长，性生活逐渐和谐，直至早泄现象完全消失，其预后较好。所以说，如果患者身体健康，大多数能获痊愈。早泄对生育的影响主要是看阴茎能否插入女方生殖道，如能插入阴道，即使早泄也不影响生育力。只有当早泄发生在阴茎插入阴道之前，才可影响生育。

六、预防调护

（一）预防

1.普及性知识

由于早泄与性知识缺乏等因素有关，因此让成年人，特别是新婚夫妇了解有关的性知识，认识到性是生活中不可缺少的一部分，适当的性活动不但对身体无害，反而有利于身心健康，也不要将自以为性交时间不够长而误认为早泄。注意夫妻间的相互体贴、配合与鼓励，消除性交前的紧张、恐惧心理，性生活环境要力求安静、安全，延长性交前的爱抚时间，避免仓促

行事，这对诊治早泄具有积极作用。

2.锻炼体质

加强身体锻炼，可保持充沛的精力与体力行房，以免身体不支而养成快速射精的习惯。

3.房室有节

节制房事，避免剧烈的性欲冲动，更不能在一次性交早泄后几小时内再次性交，企图利用前一次性交后抑制状态来延长第二次性交时间，这样重复性交往往适得其反。

（二）调护

1.调畅情志

由于本病与精神因素密切相关，故保持良好心态、增强治疗信心对本病的康复极其重要。

2.调理饮食

饮食宜清淡而富有营养，忌辛辣、肥甘厚味，避免损伤脾胃，以防湿热内生，加重病情。

3.配合食疗

（1）虫草炖甲鱼　甲鱼1000g，冬虫夏草10g，红枣20g，鸡清汤1000g，盐、料酒、味精、葱、姜、蒜各适量。宰杀甲鱼后切成4大块，放入锅中煮沸，捞出洗净。洗净冬虫夏草，用开水浸泡红枣，放甲鱼入汤碗中，再放上冬虫夏草、红枣，加料酒、盐、葱、姜、蒜和鸡清汤，上笼蒸熟取出，佐餐食。具有滋阴益气、补气固精之功。适用于肾阴、肾阳不足之早泄。[孙自学.男科病诊疗与康复.北京：中国协和医科大学出版社，2018]

（2）酒煮虾　当归25g，红枣20枚，鲜虾500g，鸡肉500g，北菇50g，玫瑰露适量。把当归、北菇、红枣、鸡肉洗净，制成汤汁，浇玫瑰露酒，置火锅内烧开，吃时将虾放进汤内涮熟即可食。具有补血壮阳之功能。适用于阳虚所致之早泄。[孙

自学，庞保珍．中医生殖医学．北京：人民卫生出版社，2017〕

（3）枸杞炖羊肉　羊腿肉1000g，枸杞子20g，清汤2000g，葱、姜、盐、味精、料酒、花生油各适量。将羊肉整理干净，入开水锅内煮透，再用冷水洗净，切成小块；烧热铁锅下羊肉、姜片煸炒，放料酒焰锅，炒透后将羊肉、姜片一同倒入大砂锅，放入枸杞、清汤、盐、葱，烧开后用小火炖烂，拣出葱、姜，放入味精即成。佐餐食用。具有益精明目、补肾强筋之功。适用于肾阳不足型早泄。〔孙自学，庞保珍．中医生殖医学．北京：人民卫生出版社，2017〕

（4）北芪杞子炖乳鸽　北芪30g，枸杞子30g，乳鸽1只（去毛和内脏）。将上3味放炖盅内加水适量，隔水炖熟，饮汤吃肉。一般3天炖1次，3~5次为1个疗程，1个疗程即可显效。具有补益心脾、固摄精气之功。适用于心脾两虚型早泄。〔孙自学．男科病诊疗与康复．北京：中国协和医科大学出版社，2018〕

七、专方选要

1.固精培肾汤

治以培肾健脾固精，疏肝养心宁神。组成为党参、黄芪、白术、当归各15g，黄精、覆盆子、菟丝子、枸杞子、山药各12g，芡实、金樱子、枳壳、柴胡、夜交藤、酸枣仁各10g。日1剂，水煎取汁300ml。〔柳祖波，孙永忠，黄益波．中药固精培肾汤治疗43例早泄患者的临床观察．中国中医药科技，2021，28（3）：510-511〕

2.壮胆延时汤

治以温补肾阳，理气化痰，和胃利胆。组成为竹茹12g，枳实12g，陈皮12g，茯苓12g，姜半夏12g，生姜10g，甘草5g，肉桂5g，泽泻10g。日1剂，水煎取汁

400ml。〔刘建国，郭旭辉，赵红乐，等．壮胆延时汤联合盐酸帕罗西汀治疗早泄的临床观察．现代中西医结合杂志，2021，30（12）：1296-1299〕

主要参考文献

［1］秦国政．中医男科学［M］．北京：科学出版社，2017．

［2］孙自学．男科病诊疗与康复［M］．北京：中国协和医科大学出版社，2018．

［3］李日庆，李海松，孙永章，等．中医药治疗男科领域临床优势病种的探讨［J］．中国实验方剂学杂志，2021，27（12）：182-188．

［4］张天宇，卢桂林，杨凯，等．曾庆琪从躁郁论治早泄与阳痿［J］．中国中医基础医学杂志，2020，26（11）：1728-1730．

［5］张建中，李宏军．早泄治疗的新进展［J］．中华男科学杂志，2018，24（10）：933-936．

［6］方腾铎，崔云，秦培芝，等．中医药治疗早泄研究进展［J］．浙江中西医结合杂志，2018，28（12）：1069-1071．

第四节　不射精症

不射精症是指成年男子在性活动中有正常的性兴奋和阴茎勃起，能持续足够长的时间，但性交中达不到性高潮，无精液射出的一种病证。又称为射精不能、射精障碍。是男性不育的常见原因之一。

中医文献中无此病名，多将其归入"阳强""不育""精不泄""精闭"等范畴。

一、病因病机

（一）西医学认识

本病的发病率由于地区性等客观原因差异较大。国外有人报道450例男性性功能障碍患者不射精者仅有17名，占3.7%。

国内江鱼等报道的 2087 例男性不育患者中不射精者占 32.3%。虽然两组人群因种族差异无法对照，但从 2087 例男性不育症患者中不射精症所占的比例来看，还是远远超出了国外水平。另有人统计不射精症约占男子性功能不全就诊者的 28%，且是造成男子不育的原因之一。在一份 1836 例男性不育症调查中，属功能性不射精者 364 例，约占 20%。有学者统计，在 2 年内诊治的 1000 余例男性不育患者中，性功能障碍 180 例，其中不射精者 130 例，占性功能障碍引起不育的 72%，还有人统计本病中 70% 的患者是由于性知识缺乏及性交方法不当所引起。

1.射精机制

当龟头等处受到足够的刺激，引起性兴奋，通过大脑皮层、丘脑下部高级中枢向下传导至脊髓的射精中枢，引起膀胱颈内括约肌痉挛收缩，以防精液逆行射入膀胱；输精管、精囊、前列腺、尿道等处肌肉节律性收缩，将精液从尿道外口射出。

2.不射精症分类

本病尚无统一的分类方法，大多数临床医生将其分为功能性和器质性两类。亦有分为原发性和继发性者。

（1）功能性不射精　多与大脑皮层、丘脑下部高级中枢功能紊乱，使脊髓射精中枢受到抑制，性交时刺激往往达不到射精反射所需的阈值有关。而在睡眠状态时，皮质下中枢活动加强，性梦时可使射精中枢兴奋而引起射精。功能性不射精常由性知识缺乏引起，经性指导、心理及药物治疗后多能治愈。

（2）器质性不射精　多与先天性疾病或手术、外伤等造成脊髓、腰骶交感神经节损伤或输精管断裂、阻塞等有关。此类患者无论在性交中还是睡梦中均无射精现象。器质性不射精要积极治疗原发病，其疗程亦较长。

（3）原发性不射精　由于先天发育异常或性知识缺乏所引起。

（4）继发性不射精　是指原来有过射精，后因其他原因影响导致不射精。例如有因受爱妻的指责而不射精者；有因射精管炎性阻塞不射精者；手淫时能射精而在阴道内不射精者；选择性不射精；以及性交过频、劳累、酗酒、忧郁和其他精神因素出现继发性偶然不射精。

3.病因病理

（1）病因

①性知识缺乏及精神因素：在性交时，阴茎插入阴道后未做提插动作，或提插的幅度与频度不够等，因无摩擦或摩擦无力，未达到射精中枢兴奋所需要的阈值。不正确的性教育影响，如认为性生活是不健康行为，或认为是例行公事等，对配偶的敌视、排斥以及害怕对方怀孕。缺乏良好的性交心理与性交环境，如性恐惧、性抑制、性交不协调等。该因素引起的不射精占 90%。

②器质性因素：神经性（包括中枢神经病变、脊柱裂、胸椎以下脊髓病变、糖尿病性周围神经病变、多发性硬化症等）、手术后（包括腰交感神经节切除术、主—髂动脉手术、前列腺切除术后或腹会阴直肠癌根治术后）、创伤后（致脊髓损伤、骨盆骨折及尿道损伤等）、附属性腺的障碍（原发性或继发性睾丸发育不全、精囊或前列腺缺如、阴茎包皮过长、包茎等）、造成脊髓、腰骶神经节损伤或输精管断裂、阻塞等。

③其他：如药物影响、毒性物质影响、慢性酒精中毒、可卡因慢性中毒、尼古丁中毒、吗啡成瘾等也会抑制射精。

（2）病理

①射精中枢抑制：各种原因造成大脑皮层对射精中枢的抑制过强，使射精中枢兴奋所需的刺激阈值过高，及某些药物的

作用造成射精中枢处于抑制状态，而难以引起兴奋。

②输精管道不通：先天性输精管缺如、阻塞及畸形，泌尿生殖器官感染如精囊炎、附睾结核等炎性病变，造成输精管水肿、纤维化等；前列腺炎造成前列腺充血水肿，压迫输精管口，导致输精管阻塞；精索囊肿、钙化、萎缩，可使输精管受压或纤维化，阻碍精液排出；手术外伤等造成输精管狭窄阻塞等。

（二）中医学认识

中医学认为，射精是由心神主持，肝的疏泄与肾的封藏相互协调下完成的。心为神明之府，肝主宗筋，肾开窍于二阴，君相二火相互作用使阴茎勃起，达到一定程度，在神明的主持下宗筋发生一系列排泄活动，精关开启，生殖之精排出，完成房事。如在房事过程中因某种原因影响上述活动，均可导致本病的发生。其病因病机常见有如下几个方面。

1.肝气郁结

情志不调，郁怒伤肝，肝失条达，疏泄失常，或其他脏腑功能失调而致肝气郁滞，致使精关开合失调，不能射精。

2.瘀血内阻

气滞日久或外伤等致气滞血瘀，瘀血阻滞，痹阻精道，精之正常通道受阻，故交合时精不射出。

3.肾精不足

房劳过度，肾精亏虚，或先天禀赋不足，或大病久病之后肾气不充，虽勉能交合，但终因无精排出或排精无力而不射精。

4.湿热蕴结

外感湿邪，或嗜食肥甘，或药物苦寒，均可影响脾胃的运化，致湿热内生，下注宗筋，阻滞精窍，精关不开，交而不射。

5.心火独亢

房事不节，纵欲过度，或手淫过频，精失过多，肾阴损耗而致心火独亢。"精藏于肾，其主在心"，所以精为心所主，心肾不交，精关不开，故交而不泄。

早泄之证有虚、实之别，实者乃湿热瘀血等病邪痹阻精窍，以致精道瘀阻；虚者为肝肾亏虚，精关开合失调，而致不能射精，或心火独亢，不能下通于相火，以致不能射精。总之，该病的基本病机为精道阻滞，精窍不开，以致精液不能外泄。其病变脏腑为心、肝、肾、脾。

二、临床诊断

（一）辨病诊断

1.临床诊断

性交时阴茎尚能勃起，能维持较长时间，但无性欲高潮和射精快感，亦无精液排出，停止性交阴茎即萎软。功能性不射精虽在性交过程中无射清，但有梦遗现象，或手淫时有精液排出。器质性不射精在任何情况下均无精液泄出。原发性不射精是指性交中从未有过射精。继发性不射精是原来性交时有射精，后因某种原因而致不射精。

2.相关检查

（1）输精管道的放射线检查　输精管道的放射线检查对诊断精道机械性梗阻及先天性输精管道畸形颇有价值。

（2）尿液检查　性交后取尿液进行离心检查，寻找尿液中是否混有精子，或进行果糖测定，以排除膀胱颈松弛而致的逆行射精症。

（3）彩色多普勒检查　可了解精囊有无扩张或缺如。

（4）CT扫描检查　对于可疑因颅内病变所致的不射精症，应做头颅CT检查，以确定病位及性质。对于怀疑有腰椎、胸椎、骶椎病变的患者，应做椎管造影术或CT扫描，以明确诊断。

（二）辨证诊断

1.肝气郁结型

临床证候：交而不射，性欲减退，胸胁、少腹胀痛，情志抑郁，嗳气，善太息，可有梦遗或手淫时射精，常随情绪波动而减轻或加重，舌质淡红，苔白，脉沉弦。

辨证要点：交而不射，胸胁胀满疼痛，情志抑郁，常随情绪波动而减轻或加重，舌淡红，苔白，脉沉弦。

2.瘀血内阻型

临床证候：阴茎勃起色紫暗，刺痛，交而不射，常有阴部胀痛不适或胸腹满闷，性情急躁，舌质紫暗，边有瘀点或瘀斑，脉沉细涩。

辨证要点：交而不射，阴茎勃起刺痛，色暗，胸胁闷胀不舒，舌质紫暗，脉沉细涩。

3.肾精不足型

临床证候：性欲减退，阴茎勃而不坚或交而不射，伴有腰膝酸软，头晕耳鸣，健忘多梦，发堕齿槁，舌淡，脉沉。偏阴虚可见五心烦热，潮热盗汗，遗精，舌质红，苔少，脉细数。偏阳虚见畏寒肢冷，小便清长，或勃起不坚，甚则阳痿，舌淡，脉沉迟。

辨证要点：久交不射，伴腰膝酸软，耳鸣头晕，勃起欠佳；或有五心烦热，潮热盗汗，舌红少苔，脉细数；或畏寒肢冷，小便清长，舌淡，脉沉迟。

4.湿热蕴结型

临床证候：阴茎勃起，久交不射，可有遗精，伴脘腹胀满，纳差，小便短赤，阴囊潮湿，四肢沉重乏力，舌红，苔黄腻，脉滑数。

辨证要点：久交不射，伴阴囊潮湿，四肢沉重，纳差，舌红，苔黄腻，脉滑数。

5.心火独亢型

临床证候：性欲亢进，阳强易举，每欲交合，精难射出，心烦易怒，不寐，时有梦遗失精，口舌生疮，舌质红，脉弦细数。

辨证要点：交而不射，性欲亢进，口舌生疮，舌质红，脉弦细数。

三、鉴别诊断

1.逆行射精

逆行射精与不射精症均为性交时无精液射出体外。逆行射精多有性欲高潮的快感和射精感觉，但无精液射出，而是逆流入膀胱，确诊的依据是性交后尿液检查可有精子或果糖存在。其病理主要为性交射精时膀胱内括约肌关闭不全，导致精液逆行射入膀胱，为器质性病变。不射精症虽然性交时亦无精液流出，但性交时既无性高潮快感，亦无射精动作，性交后留取尿液，离心沉淀后涂薄片，在显微镜下观察，无精子存在，同时新鲜尿液果糖定性为阴性。其病理主要为射精中枢处于抑制状态或输精管道不通，精液不能射出。

2.遗精

一部分不射精症患者伴有遗精现象。它与遗精的共同点是都在睡眠时有精液流出，而遗精除了在睡眠时有精液流出外，尚在性交时有射精快感及射精动作，而不射精症则无。

四、临床治疗

（一）提高临床疗效的要素

1.分清虚实，辨明病位

不射精症当分清虚实。临床有虚证，有实证，亦有虚实夹杂者，且各证型间可以相互转化，或合而为病，所以在临床治疗中根据不同的病机变化，辨证治疗，才能有的放矢。本病早期多为实证，后期多为虚证或虚实杂夹，病位多在肾、肝、脾、心四脏。其总病机是各种原因导致的精关阻滞不通和开启失司，前者多实，后者多虚。当循"虚者补之、实者泻之"的治疗原则选方用药，以提高疗效，缩短疗程。

2.中西结合，优势互补

不射精症有功能性和器质性之别。中西医在诊治方面各有其优势，如输精管道阻塞者，应及早手术；功能性者在针对病因施治的同时，辨证采用中药，可提高疗效。

3.重视心理，加强疏导

由于对性知识了解甚少，人为因素造成对性刺激强度不够，达不到射精中枢兴奋所需要的阈值，如性交体位不妥，阴茎抽送的频度低、幅度小等。还有人认为"性"是不道德的、肮脏的等，故意抑制性欲望及射精。或认为"精液"是人身体强健之根本，抑制射精。

（二）辨病治疗

1.药物治疗

（1）性交前一个半小时左右口服盐酸麻黄素 50~70mg。该药为肾上腺素能受体兴奋剂，可使交感神经节后纤维释放儿茶酚胺，能增强输精管道平滑肌收缩，常可获得成功射精。也可于性交前静脉注射60mg 脱羟肾上腺素。上述两药有升高血压的作用，故高血压、冠心病患者忌用。

（2）左旋多巴，每次 0.25g，每日 3 次口服，能抑制催乳素的水平并能增加血液循环中生长激素和肾上腺素水平，使大脑皮层兴奋作用增强。适用于不射精且膀胱压力曲线呈低张型，提示高位中枢异常者。

（3）对于雄激素水平偏低，伴性功能减退的，可适当补充雄激素，如丙酸睾酮、人绒毛膜促性腺激素。

（4）对前列腺炎或其他泌尿系统感染而引起的炎性水肿、充血等造成的不射精，可采取抗感染治疗。

（5）对高位清扫手术损伤胸腰交感神经所致的不射精症，可用维生素 $B_1$10mg，

每日 3 次口服；维生素 E100mg，每日 3 次口服。脊髓损伤者无特殊治疗，取决于脊髓病变恢复的程度。

2.性感集中疗法

功能性不射精症多因心理因素加强了中枢的抑制，治疗以消除神经中枢对射精的抑制为主。医生要对患者进行必要的性知识指导，使患者树立信心，正确对待性生活。如果能获得一次成功的阴道内射精，就会永久改变射精功能障碍。在进行性感集中疗法时，夫妇双方相互抚摸使感觉集中，提高身体的感受力，唤起性反应，加强局部刺激，以达到射精目的。

3.电动按摩器局部刺激法

在医生的指导下，使用电动按摩器局部刺激诱发射精，常可获得较好疗效。有人报道，有一半以上的患者在首次治疗中即可恢复正常，而其余人经过 10 余次的治疗也能治愈。开始时需持续刺激 10~15 分钟，以后只要 5 分钟即可达到射精目的。刺激部位以龟头、系带处为主，也可沿阴茎杆上下移动。本疗法适用于功能性不射精。

4.针对病因治疗

对于器质性病变所致的不射精，要查明原发病因，积极治疗原发病。如病变部位在附睾尾部可做输精管与附睾头体部的吻合术；对肿瘤或囊肿压迫造成的阻塞，可做肿瘤或囊肿切除术。

（三）辨证治疗

1.辨证论治

（1）肝气郁结型

治法：疏肝解郁，通精开窍。

方药：柴胡疏肝散加减。常用药物有柴胡、白芍、枳壳、陈皮、川芎、路路通、王不留行、香橼、香附、甘草。

肝气郁结兼有脾虚者，可选用逍遥散加减；若久郁化火者，可加黄芩、牡丹皮、栀子等。

（2）瘀血内阻型

治法：活血化瘀，通精开窍。

方药：血府逐瘀汤加减。常用药物有当归、生地黄、桃仁、红花、桔梗、赤芍、柴胡、川芎、枳壳、路路通、炒山甲、川牛膝、甘草。

另可加蜈蚣、露蜂房。

（3）肾精不足型

治法：补肾填精，温阳益气。

方药：左归丸或右归丸加减。常用药物有熟地黄、山药、山茱萸、枸杞子、菟丝子、鹿角胶（烊化）。

偏阴精不足者加川牛膝、龟甲胶（烊化）；偏肾阳虚弱者加杜仲、当归、制附子、肉桂；阴虚火旺明显者加知母、黄柏。

（4）湿热蕴结型

治法：清热利湿，行气通关。

方药：龙胆泻肝汤加减。常用药物有龙胆草、栀子、黄芩、柴胡、生地黄、车前子（包煎）、泽泻、木通、当归、甘草。

可加萆薢、生薏苡仁以加强利湿之功；加石菖蒲以清利痰湿，通关开窍。

（5）心火独亢型

治法：滋阴降火，交通心肾。

方药：交泰丸或金匮肾气丸加味。常用药物有黄连、制附子、肉桂、生地黄、山药、山茱萸、云苓、泽泻、牡丹皮。

2. 外治疗法

（1）针灸疗法　①肾精亏损者常选肾俞、八髎、三阴交、曲骨、关元、中极等穴位，针刺行强刺激或平补平泻。可配合电针治疗，阳虚明显者可同时用灸法。湿热下注者选三阴交、阴陵泉、丰隆、中极等穴，行针用泻法；瘀血阻滞者可选大椎、膈俞、中极、八髎等穴，用泻法；心火独亢者选肾俞、肝俞、中极、关元、足三里等穴，用补法；肝气郁结者选足三里、阴陵泉、肝俞、肾俞等穴，用平补平泻法。

（2）按摩治疗　①手搓睾丸。患者自然仰卧，双腿自然放松，双掌4指并拢，托住阴囊，轻轻挤压睾丸，前后轻轻搓动，每天睡前及早晨起床前各做5分钟，半个月为1个疗程。②按摩三阴交、足三里、肾俞穴，以拇指及中指均匀揉按，以感觉到酸、麻、胀为度。每次按摩10~15分钟，双侧交替进行，每日2~3次。③按压气海、关元，取平卧位，双腿微屈，自然放松，双掌交叠，以手掌根部轻轻按揉气海、关元，顺时针、逆时针各按摩120次，间歇进行。

3. 成药应用

（1）逍遥丸　疏肝健脾，养血调经。适用于肝气郁结型不射精症。每次8粒，每日2次，口服。

（2）龙胆泻肝丸　清肝胆，利湿热。适用于肝郁化火型和湿热蕴结型不射精症。每次6g，每日3次，口服。

（3）血府逐瘀口服液　活血化瘀。适用于瘀血阻滞型不射精症。每次10ml，每日3次。

（4）知柏地黄丸　滋阴清热。适用于阴虚火旺型不射精症。每次8粒，每日2次，口服。

（5）金匮肾气丸　温补肾阳，化气行水。适用于心肾不交型不射精症。每次8粒，每日2次，口服。

4. 单方验方

（1）麝香0.3g，敷脐，以通关开窍。可用于各型不射精症。［孙自学. 男科病诊疗与康复. 北京：中国协和医科大学出版社，2018］

（2）穿山甲、王不留行各15g，路路通、怀牛膝各10g。水煎服，每日1剂，连服7剂，适用于肾虚络阻型不射精症。［孙自学，庞保珍. 中医生殖医学. 北京：人民卫生出版社，2017］

（3）制马钱子12g，生麻黄12g，石菖蒲12g，蜈蚣18条，当归60g，杭白芍60g，生甘草60g。共研细末，分40包，每

晚1包，黄酒送服。适用于肾虚肝郁型不射精症。［孙自学．男科病诊疗与康复．北京：中国协和医科大学出版社，2018］

（三）医家经验

1. 徐福松

徐福松认为不射精症其病在肾，治疗时应根据临床所见，分清主次，掌握标本。本病早期以性欲旺盛、阳强不倒、射精不能、遗精频繁为多，治疗当以通精窍为主，只要同房时能够射精，其余诸症均可随之改善。本病后期则以性欲减退、阳痿难起、射精不能、遗精减少为主，治疗当以增强性功能为主，然后始能言及治疗不射精。欲促射精，多用疏、导、调三法。所谓疏，就是疏肝理气，以恢复疏泄功能；所谓导，就是导湿热之蕴滞，导精液之下达；所谓调，就是调和气血，调理肾经的开合功能，使之归于常度。同时，重视个体化治疗。徐老曾云："行医贵有悟心。"首先通过四诊，悟出患者的脉理和心理，然后悟出其中的医理和哲理，最后因人、因时、因地、因病、因源而宜。对症下药，审因疏导，始可有效。［李相如，刘建国，金保方，等．徐福松教授辨治不射精症经验．南京中医药大学学报，2009，25（1）：6-9］

2. 郭军

郭军认为功能性不射精的主要病机为肝郁肾虚，治疗当以疏肝补肾为重，而疏肝解郁、通利精关是治疗本病的关键。不论功能性不射精症辨证为何种证型，都有精窍郁阻的病理存在，因此在治疗中开窍贯彻始终。在辨证治疗功能性不射精症的基础之上，同时配合开窍通利法，从而达到标本兼治的目的。每在治疗功能性不射精症时，大多加入虫类药物，如蜈蚣、地龙、全蝎、蜂房等。虫类擅动，飞升走窜，虫能入窍络，性峻力猛而专，有通水道通利血脉及九窍之功，使宗筋调节有制，疏

通精关。除了药物疗法外，还常配合精神心理治疗等。［李基锡、耿强，张强，等．郭军治疗功能性不射精症临证经验．中国中医基础医学杂志，2012，18（3）：342-343］

五、预后转归

功能性不射精经过系统的性知识普及、心理及药物、针灸等治疗，见效较快，多能获得痊愈。而器质性不射精，如神经系统健全，原发病治愈后也多能获得改善；若神经系统受到损伤，如腰部交感神经切除术、脊髓损伤及先天性附属性腺发育不良等，其预后较差。在疾病的治疗过程中，若由开始无精液排出变为有少量精液排出，或偶有一次正常射精，则为病情转轻，病情渐向痊愈；若偶有一次正常射精，或有少量精液排泄，逐渐出现无精液排出，则多为病势加重。若有失治、误治也可变生其他病证，常在不射精的同时伴有强中、阳痿、性欲淡漠或终生不育。

六、预防调护

（一）预防

（1）注意婚前性教育和性指导。掌握一些性解剖及性生活知识，了解和掌握正常的性交方法和性反应过程，有利于消除性紧张和性羞怯心理。树立正确的性观念。不宜过度节制性生活，因性生活次数太少，不利于雄激素的释放。

（2）注意生活要有规律，加强体育锻炼以增强体质，如打太极拳、气功等有利于身心健康。

（3）避免服用对性功能有损害的药物。如胍乙啶、奋乃静、吩噻类药品等均可导致不射精。

（4）节制房事，以养肾精。正常的性交能使夫妻关系愉悦，增进感情交流。如

性生活过频或手淫过度，能使射精中枢兴奋过度而衰竭，造成射精困难。

（二）调护

1.精神调护

不射精患者往往精神负担较重，自信心大受挫折，医生及家属要进行耐心指导劝慰。妻子应鼓励患者树立信心，建立美满、健康、和谐的家庭环境，提高生活质量。可常服六味地黄丸、逍遥丸等药物及进行气功、太极拳锻炼等以增强体质，有利于本病的恢复。

2.饮食调护

饮食宜清淡，少食辛辣助阳之品。

3.食疗

（1）菟丝甲鱼　甲鱼1只（大小适量），先在水中放置数天，待其吐尽泥土，然后剁成小块，取菟丝子30g，用纱布包好，一起入砂锅，文火炖熟至烂，去菟丝子，放食盐少许，分次食用。适用于肾精亏虚、命门火衰之不射精症。［孙自学，庞保珍.中医生殖医学.北京：人民卫生出版社，2017］

（2）山药莲子粥　山药30g（鲜用100g），莲子肉15g，粳米120g。水适量，煮为粥，分次食用。适用于心脾气虚、阴虚火旺之不射精症。［孙自学.男科病诊疗与康复.北京：中国协和医科大学出版社，2018］

（3）砂锅炖羊睾丸　羊睾丸1具，洗净剖开，放桂皮、小茴香少许，水适量，用砂锅文火炖熟，放食盐、米醋少许，分次食用。适用于肾精亏虚、命门火衰之不射精症。［孙自学.男科病诊疗与康复.北京：中国协和医科大学出版社，2018］

（4）桑椹粥：桑椹子50g（鲜品用100g），水泡洗净，加粳米250g，共煮为粥，分次食用。适用于心脾两虚、肾精亏虚型不射精症。［孙自学，庞保珍.中医生殖医学.北京：人民卫生出版社，2017］

七、专方选要

1.清心莲子饮

治以补气养阴。组成为黄芩10g，麦冬（去心）10g，地骨皮10g，车前子10g，炙甘草10g，莲肉（去心）15g，茯苓15g，黄芪（蜜炙）15g，党参15g。上药加清水500ml，浸泡2小时后武火煮沸，再以文火煎煮20分钟，过滤取汁150ml，再加清水250ml，如法煎煮取汁100ml，两汁混合，分早、晚2次温服。［韩文均，孙建明，刘鹏，等.清心莲子饮治疗气阴两虚型功能性不射精症临床疗效.河北中医，2019，41（1）：65-68］

2.疏肝通精汤

治以疏肝解郁，益肾活血。组成为桃仁10g，红花10g，白芍10g，川芎6g，熟地黄10g，肉苁蓉20g，川牛膝10g，当归10g，刺蒺藜20g，香附10g，王不留行10g，蜈蚣1条，麻黄6g，蛇床子10g，韭菜子10g。每日1剂，水煎2次，每次取汁200ml混匀。［张迅，梁季鸿，梁世坤，等.疏肝通精汤治疗功能性不射精症的临床观察.中华中医药杂志，2016，31（12）：5373-5375］

主要参考文献

［1］秦国政.中医男科学［M］.北京：科学出版社，2017.

［2］孙自学.男科病诊疗与康复［M］.北京：中国协和医科大学出版社，2018.

［3］徐新宇，余郭芳，黄明玉，等.中医药治疗功能性不射精症的研究进展［J］.中医药学报，2020，48（3）：70-73.

［4］罗标，徐新宇，戴宁.戴宁教授针药结合治疗功能性不射精症经验［J］.天津中医药，2019，36（12）：1200-1203.

［5］王浩浩，焦薇薇，王杰，等.中医外治法在不射精症中的运用［J］.中华中医药杂志，2018，33（9）：3969-3971.

[6] 李京哲. 理气化瘀补肾法治疗功能性不射精症疗效及对患者心理状态的影响 [J]. 现代中西医结合杂志, 2018, 27 (15): 1670-1673.

[7] 张迅, 梁季鸿, 梁世坤, 等. 穴位注射治疗功能性不射精症疗效观察 [J]. 上海针灸杂志, 2018, 37 (4): 399-402.

第五节　性欲低下

性欲低下是指在体内外各种因素作用下, 不能引起性兴奋, 也没有进行性交的欲望, 性生活能力和性行为水平皆降低的病证, 也称性欲抑制或无性欲。

中医对此没有明确的命名, 常归于"阳痿病"论治。现代中医认为, 性欲低下是由于先天不足, 天癸不充, 命门虚衰或劳心思虑过度, 损伤心脾, 或郁怒伤肝, 久病伤阴耗血, 肝络失养所致。

一、病因病机

(一) 西医学认识

1. 流行病学

在人群中还不能肯定是否有毫无性欲的人, 即一直没有性欲的人, 然而临床确实了解到一些人强烈地抑制性欲, 以至在生活中似乎没有性欲。性欲水平个体差异极大, 临床判断标准在不同地区也各不相同, 所以仅依据文献报道并不能明确男性性欲低下的发生率。我国无这方面的确切统计。

2. 病因病理

西医学对于性欲低下的病因学认识尚不够明确, 可以是器质性的, 也可以是精神性的。精神心理因素对性欲的抑制作用较为常见。人体由下丘脑—垂体—性腺轴主宰整个生殖活动, 只要其中某一环节出现问题, 就可以导致性欲异常。几乎所有的严重全身性疾病、慢性病、极度疲劳以及服用某些药物都可以降低性兴奋。这类患者性欲减退只不过是病变的早期表现, 大多数都会出现其他性功能障碍。

(1) 精神因素　多与夫妇双方感情矛盾或破裂和社会活动中的精神压力或工作压力过重有关。如初次性交失败, 婚姻不美满、不协调, 害怕妊娠或性病, 强奸、乱伦等性生活的创伤、刺激, 不正常的性关系, 被性伴侣在性生活时嘲弄或贬低, 责骂, 长期精神压抑, 情绪不佳, 对性行为存在内疚情绪, 自身的信心不足, 神经过敏等都可诱发心理障碍而导致性欲低下。

应特别注意的是, 夫妻关系与性欲关系十分密切。在夫妻之间如存在敌对情绪、彼此冲突、关系紧张、缺乏交流、缺少相互尊重、感情危机等均可导致夫妻间性吸引力逐渐削弱, 甚至导致性欲低下。特别是那些走向离婚边缘的夫妇, 他们之间的性和谐已荡然无存, 继发性欲低下则不足为怪。

性欲低下还可继发于其他性功能障碍, 如阴茎异常勃起、早泄、不射精等。这类患者为避免性生活失败, 常通过潜意识使性欲要求降低, 久之可导致性欲低下。

(2) 疾病因素　各种严重全身性疾病、生殖系统疾病、内分泌疾病都可引起性欲低下。如帕金森病、男性更年期综合征、结核病、肝脏疾病 (如慢性活动性肝炎、肝硬化等)、营养代谢性疾病 (如低血糖、低血钾、糖尿病、营养不良、贫血)、慢性肾功能衰竭、充血性心力衰竭、血液病、脑肿瘤、脑血管疾病、慢性阻塞性肺部疾病、胶原性疾病、寄生虫感染、前列腺炎、恶性肿瘤等。

睾酮水平低下、缺乏导致男性性欲低下。睾酮分泌受垂体、肾上腺、甲状腺等内分泌功能的直接或间接影响, 有些内分泌疾病 (如垂体功能减退、甲状腺功能减退、醛固酮增多症、库欣综合征、Klinefelter综合征等）会引起性欲改变。

（3）药物因素　有些药物可通过血脑屏障抑制性兴奋中枢，阻断中枢多巴胺系统，抑制中枢交感神经系统，也可导致疲惫不适、烦躁不安而间接影响性欲。有些药物如西咪替丁可使血浆催乳素水平升高而使性欲降低。口服抗雄激素、雌激素药物严重时可导致男性性欲低下。可导致性欲减退的常见药物有利血平、螺内酯、甲基多巴、抗组胺药、巴比妥、苯妥英钠、普萘洛尔等。

（4）年龄因素　年龄影响性的要求、性的满足和完成性行为的能力。随着年龄增长，性欲同身体其他各组织器官的功能一样逐渐衰退，但与年龄并不完全呈正相关，早者50~60岁即完全停止性生活，而有的甚至80岁以上仍有性交欲望。

除上述四方面的因素外，工作紧张、过度劳累等均可引起体力和精力暂时性下降，亦可导致暂时性性欲低下。这种性欲低下，只要体力恢复，性欲即可恢复。酗酒可抑制垂体促性腺激素的分泌，减少睾酮合成，睾酮清除率加速而使血睾酮水平下降，从而导致性欲低下。在临床上我们很难将器质性和精神性严格区分，只能依据个人经验和某些诊断方法予以判定，无法进行精确的实验测定，而且性欲低下现象的产生，也多是由几种原因综合作用的结果。

（二）中医学认识

中医认为性欲低下是由先天禀赋不足，天癸不充，命门火衰，或思虑过度伤及心脾，或久郁伤肝及久病耗伤阴血，肝络失养所致。性欲的产生是由神、气、血协调而发，肾主生殖，寓真阳之气，心主神明及血脉，肝藏血，主疏泄，脾为后天之本，气血生化之源，上述任何一脏受损，或诸脏合病，均易引起性欲低下。

二、临床诊断

（一）辨病诊断

1.临床诊断

性欲低下是一种较为顽固的"疾病"。它与那些配偶或性伙伴关系不和，或环境因素，或疾病，或药物引起的一时性性欲不强不同。

（1）症状　有规律的性生活中发生性欲降低，有性刺激亦无性欲产生，自觉无任何性要求。

（2）体征　一般无明显体征，由某种疾病引起者多有原发病相应的临床体征。

（3）病史　有些患者和某个性伴侣的性活动表现为性欲低下，而与另一个性伴侣的性活动则正常，那么就是以暂时性或处境性为特征的心理性的性欲低下；器质性因素所致的性欲低下有顽固性和持续性特点，经过系统、全面的全身检查可发现影响性欲的全身性疾病。

2.相关检查

部分患者血清睾酮水平可有降低，亦可见某些相应疾病的内分泌激素降低。

（二）辨证诊断

1.肾阳不足型

临床证候：性欲低下，腰膝酸软，头晕耳鸣，畏寒肢冷，神疲倦怠，面色㿠白，或见勃起障碍，舌质淡，舌体胖大，边有齿印，脉沉弱无力。

辨证要点：性欲低下，腰膝酸软，头晕耳鸣，畏寒肢冷，或见勃起障碍，舌淡胖，脉沉弱无力。

2.心脾两虚型

临床证候：性欲低下，心悸，失眠，健忘多梦，纳呆，腹胀，便溏，面色无华，神疲乏力，或见勃起障碍，舌淡，苔薄白，脉弱。

辨证要点：性欲低下，心悸，失眠，多梦，纳差，便溏，面色无华，舌淡，苔薄白，脉弱。

3.肝气郁结型

临床证候：性欲低下，胸胁胀痛，走窜不定，善叹息，情绪不宁，或伴勃起障碍，舌淡，苔薄白，脉弦细。

辨证要点：性欲低下，胸胁胀痛，情绪不宁，舌淡，苔薄白，脉弦细。

三、鉴别诊断

1.性厌恶

性厌恶是患者对性活动或性活动思想的一种持续性憎恶反应。其性感觉及性功能往往是正常的，只是对于产生性活动感觉有厌恶情绪，在性活动中显露身体和触摸爱人比性交心理上更为痛苦，他们的性唤起多未受损，故男性性厌恶患者性交和射精活动往往正常。有些患者可能是处境性的，即仅在与某配偶生活中或与异性接触时发病。还有一种为病态性憎恶反应，是属生理性的，临床表现有周身出汗，恶心，呕吐，腹泻或心悸。性欲低下者只是对性活动不感兴趣，对自己或他人的性活动无憎恶反应。另外性厌恶患者年龄多在40岁以下，而性欲低下患者则可发生在任何年龄。

2.勃起障碍

勃起障碍是指性交时阴茎不勃起或勃起不坚，或虽能勃起但不能完成性交，而性欲望较为正常。性欲低下指没有性交的欲望或者说根本没有性活动的思想。尽管大部分性欲低下患者也有勃起功能障碍，但有些患者勃起功能正常。因精神因素引起的性欲低下和勃起障碍可同时发病或相互转化。

四、临床治疗

（一）提高临床疗效的要素

1.审证求因

本病病因较多，常见的有先天禀赋不足，肾气亏虚，或思虑过度，心脾两虚，或郁怒伤肝，久病耗伤阴血等。临证当详审，以明确病因进行针对性治疗。

2.明确病位

性欲低下主要与心、肾、肝、脾有关。先天不足或大病久病之后引起者，多责之于肾；思虑过度，多责之于心脾；情志不畅引起者，多责之于肝。各脏腑既可单独为病，亦可合而为患。

3.分清虚实

性欲低下有虚证有实证。若症见腰膝酸软，头晕耳鸣，畏寒肢冷，或心悸，失眠，健忘，多梦，纳呆，腹胀，便溏，为虚证；若伴情志不畅，胸胁胀痛，善叹息，多为实证；亦有虚实夹杂者。

4.因人制宜

大多数患者可积极配合医生治疗，少数患者根本就不愿接受治疗，通过心理开导逐步转为愿接受治疗，可明显提高临床效果。

（二）辨病治疗

对因精神因素引起者，应从心理角度来解决。对因器质性或药物引起者，有时只需治疗原发病或停用某种药即可达到治疗的目的。年龄因素所致血清睾酮降低者可适当补充雄性激素。

（三）辨证治疗

1.辨证论治

（1）肾阳不足型

治法：温肾壮阳。

方药：右归丸加味。常用药物有熟地黄、山药、山茱萸、鹿角胶（烊化）、制附子、肉桂、枸杞子、菟丝子、杜仲、当归、陈皮、淫羊藿。

阴茎不能勃起者加韭菜子、阳起石。

（2）心脾两虚型

治法：补益心脾。

方药：归脾汤加味。常用药物有党参、白术、黄芪、当归、茯神、远志、炒酸枣仁、木香、龙眼肉、甘草。

加蛇床子、淫羊藿振奋阳气以提高性欲。

（3）肝气郁结型

治法：疏肝解郁。

方药：柴胡疏肝散加味。常用药物有柴胡、白芍、枳壳、陈皮、川芎、香附、甘草。

可加蜈蚣、淫羊藿通络兴阳；加茯神、远志宁神定志。

2.外治疗法

（1）针刺疗法 肾阳不足者可选肾俞、中极、关元、气海等穴，用补法；心脾两虚者选心俞、脾俞、足三里、内关、神门等，用补法；肝气郁结者选阳陵泉、肝俞、神门等穴，用泻法。每次针刺20~30分钟，10天为1个疗程。

（2）耳穴压豆 取肾、肝、内分泌、精宫、脑点等穴，用王不留行籽以胶布贴穴位，2~3天换1次，每日早、中、晚、睡前各刺激上述穴位5~10分钟，适用于肾虚肝郁型。

（3）穴位注射 根据不同证型，每次选2个穴位，各注射维生素 B_1 注射液 1ml（100mg/2ml），隔日1次，5次为1个疗程。

3.成药应用

（1）金匮肾气丸 温补肾阳，化气行水。适用于肾阳不足型性欲低下。每次8粒，每日2次，口服。

（2）归脾丸 益气补血，健脾养心。适用于心脾两虚型性欲低下。每次8粒，每日2次，口服。

（3）逍遥丸 疏肝健脾，养血调经。适用于肝气郁结型性欲低下。每次8粒，每日3次，口服。

（4）复方玄驹胶囊 温肾，壮阳，益精。适用于肾虚型性欲低下。每次3粒，每日3次，口服。

（5）龟灵集胶囊 固肾补气。适用于肾阳虚型性欲低下。每次2粒，每日1次，早晨空腹口服。

4.单方验方

蛇床子 12g，熟地黄 15g。每日1剂，水煎服。适用于肾虚型性欲低下。[孙自学.男科病诊疗与康复.北京：中国协和医科大学出版社，2018]

五、预后转归

在同意接受治疗的患者中，解除器质性性欲低下的原因或进行适当的心理疏导，多能向好的方向转化，甚至治愈。对于那些不愿接受治疗或经治疗无效的患者，他们的情况表现为持续的性欲低下，极少因为家庭或社会原因而成为精神病患者。

六、预防调护

如能找到致病的器质性疾病或药物等因素，应去除这方面的病因。大多数性欲低下是由精神因素引起的，性咨询指导是治疗的重要措施。在生活中解除思想负担，夫妻双方互相体贴，建立和谐的性生活，加强夫妻间的情感交流和性交中感受的交流，对于一时性性欲低下或勃起障碍，妻子要给予安慰和鼓励，夫妻间的信任、和睦、尊重以及充分交流是预防和调理性欲低下的基础。对于由环境因素所致者，要去除性欲低下的环境因素，如适当调整住房条件。

七、专方选要

疏肝通精汤

治以疏肝解郁。柴胡 15g，白芍 15g，枳实 10g，甘草 5g，白蒺藜 30g，炙远志 5g，合欢皮 30g，淫羊藿 20g，韭菜子 15g，枸杞子 15g，细辛 3g，丁香 3g，蜂房 5g，蜈蚣 1 只。每日 1 剂，水煎 2 次，每次取汁 200ml，混匀，分早、晚 2 次口服。［张迅，梁季鸿，梁世坤，等. 疏肝通精汤治疗功能性不射精症的临床观察. 中华中医药杂志，2016，31（12）：5373-5375］

主要参考文献

[1] 秦国政. 中医男科学［M］. 北京：科学出版社，2017.

[2] 孙自学. 男科病诊疗与康复［M］. 北京：中国协和医科大学出版社，2018.

[3] 张迅，梁季鸿，梁世坤，等. 疏肝通精汤治疗功能性不射精症的临床观察［J］. 中华中医药杂志，2016，31（12）：5373-5375.

第六节　病毒性睾丸炎

病毒性睾丸炎是病毒经血行侵入睾丸而引起的睾丸感染，属于睾丸特异性感染的一种，也称腮腺炎性睾丸炎。据统计 12%~20% 腮腺炎患者并发睾丸炎，但也有无腮腺炎病史者，病程一般持续 7~10 天。特点是患者双侧腮肿。本病病毒喜欢侵犯有活性的腺体，睾丸为男性的性腺体，活性强，所以睾丸炎为流行性腮腺炎在生殖系统的主要并发症。本病全年都可发生，但以冬春多见，散发为主，亦可引起流行。发病年龄以儿童多见，患病后可获终身免疫，一般预后较好，30%~50% 的患者发生不同程度的睾丸萎缩，如为双侧受累，则易导致不育。中医称为"卵子瘟"或"瘟睾"。

一、病因病机

（一）西医学认识

1. 病因

由腮腺炎病毒经鼻或口腔侵入人体后，在上呼吸道的上皮细胞内增殖产生病毒血症，经血流到达各种腺体或中枢神经系统。常受累的腺体有腮腺、颌下腺、睾丸、卵巢、胰腺、乳腺、甲状腺、肠腺、胸腺等，腮腺最易受累。睾丸炎为流行性腮腺炎在生殖系统的主要并发症，约 20% 腮腺炎患者并发睾丸炎。

2. 病理

可见睾丸增大，白膜有点状出血，睾丸实质水肿，多核细胞弥漫浸润，淋巴细胞及组织细胞碎片充斥腔内及小管，少数小管坏死，生殖上皮细胞及精原细胞退变，附睾也可受累，有炎症改变。睾丸酮的分泌一般不受影响，约 2/3 病例为单侧睾丸受累，也有报道仅 1/5~1/3 病例为双侧睾丸受累。如双侧睾丸感染，则可引起睾丸萎缩，精子生成障碍而导致不育。

（二）中医学认识

本病由风温病毒侵袭人体，病邪从口鼻而入，壅阻少阳经脉，郁而不散，结于腮腺。少阳与厥阴相表里，足厥阴肝经抵少腹，绕阴器，少阳风热传至厥阴，下注肾子，引起睾丸肿胀疼痛，发生"卵子瘟"。严重者可因阴津被灼，睾丸失于濡养而萎缩，造成不育。

二、临床诊断

（一）辨病诊断

1. 临床诊断

（1）症状：多有急性流行性腮腺炎病史，腮腺肿大后 1 周左右并发睾丸炎，常为一侧睾丸肿痛，重者如刀割，轻者仅有不适。可有恶寒发热、恶心呕吐等全身症状。

（2）体征：阴囊红肿，睾丸肿大，但质地柔韧，触痛敏感，精索、附睾均有疼痛，有时并有鞘膜积液现象，但睾丸不化脓。腮腺部位肿胀，腮腺管口处红肿，按压时有分泌物出现。

2. 相关检查

白细胞计数、中性粒细胞计数可升高或不升高，血清淀粉酶升高；呼吸道病毒中和试验阳性，在呼吸道和生殖道分泌液的微生物学检验中，可查到相应的腮腺炎病毒。肾功能有一定损害，小便中可查得特种病毒。

（二）辨证诊断

热毒蕴结型

临床证候：常为一侧睾丸肿痛，阴囊红肿，烦躁口渴，腮部漫肿，灼热疼痛，或伴高热头痛，咽喉红肿，恶心呕吐，食欲不振，精神倦怠，大便干结，小便短赤，舌红，苔薄腻而黄，脉滑数。

辨证要点：睾丸肿痛，阴囊红肿，口渴烦躁，舌红，苔黄腻，脉滑数。

三、鉴别诊断

1. 睾丸扭转

睾丸扭转症状与腮腺炎性睾丸炎相似，但发病急骤，有剧烈运动或阴囊损伤的诱因，疼痛剧烈，无腮腺炎病史，普雷恩征阳性，即托起阴囊可使疼痛加剧。阴囊触诊检查睾丸位置上移或呈横位，精索呈麻绳状扭曲。放射性核素睾丸扫描显示扭转侧睾丸血流灌注减少，呈放射性冷区。

2. 急性附睾炎

急性附睾炎发病急，附睾肿大疼痛，有放射痛并有发热等全身症状，可并发睾丸炎。但附睾炎多有尿道内使用器械及留置导尿管的病史，无腮腺炎病史，疼痛常可沿输精管放射至腹股沟及下腹部等处，

检查时常可发现附睾尾部轻度肿大，有硬结。

3. 急性化脓性睾丸炎

急性化脓性睾丸炎临床表现与腮腺炎性睾丸炎相似，但无腮腺炎病史，有化脓性败血症病史或有尿道内器械应用史，阴囊触诊发现附睾、睾丸增大，附睾处有硬结，若化脓则有波动感。血常规检查中性粒细胞明显增多，病程较长。

4. 嵌顿性斜疝

嵌顿性斜疝又称腹股沟斜疝嵌顿，临床症状与本病相似，但无腮腺炎病史，既往有阴囊内肿物可以还纳入腹腔的病史。嵌顿时腹痛症状较剧，呈持续性，阵发性加重，可伴恶心、呕吐、腹胀、肛门停止排气、发热等肠梗阻症状。局部检查可见阴囊肿胀，但睾丸及附睾扪之无异常，听诊可闻及肠鸣音，血常规检查中性粒细胞明显增多。

四、临床治疗

（一）提高临床疗效的要素

（1）本病为流行性腮腺炎的并发症，乃病毒感染所致，治疗要以清热解毒、消肿散结、综合提高机体免疫能力为主。

（2）中西结合，各取所长，补其所短。

（3）药物治疗与理疗相结合。

（二）辨病治疗

1. 干扰素诱导剂

一般抗生素和磺胺药无效，可试用干扰素诱导剂，如聚肌胞注射液 2ml，肌内注射，每 2~3 天 1 次。或干扰素注射液 300 万单位，肌内注射，隔日 1 次，连用 7~14 天。

2. 肾上腺皮质激素

可短期应用，能控制炎症反应及减轻症状。口服泼尼松 1mg/kg·d，成人 20~40mg/d，分 3 次口服，连用 1~2 周。也可应用地塞米松。

3. 丙种球蛋白

肌内注射，0.15m1/kg，1个月1次。也可试用转移因子，皮下注射2m1，或1~2IU，每周1次。

4. 康复期血清

试用腮腺炎患者康复期血清（3~4个月内的血清为宜）。

（三）辨证治疗

1. 辨证论治

热毒蕴结型

治法：清热解毒，消肿止痛。

方药：普济消毒饮或龙胆泻肝汤加减。常用药物有黄芩、黄连、野菊花、连翘、川楝子、僵蚕、玄参、大青叶、板蓝根、生甘草。

肝火盛者加龙胆草、夏枯草、车前子。若睾丸肿大，硬结不散者，加海藻、昆布、浙贝母、牡蛎；热毒壅盛，大便秘结者加大黄、桃仁。

2. 成药应用

（1）龙胆泻肝丸　清肝胆，利湿热。适用于湿热下注型。每次6g，每日3次，口服。

（2）牛黄解毒片　清热解毒。适用于火热内盛型。每次3片，每日3次，口服。

（3）清开灵口服液　清热解毒。适用于火毒内盛型。每次1支，每日2~3次，口服。

（4）黄连口服液　辛凉解表，清热解毒。适用于风热犯肺型。每次10ml，每日3次。或双黄连注射液3.6g，加入5%葡萄糖氯化钠注射液中静脉滴注，10天为1个疗程。

3. 单方验方

金银花9g，连翘6g，板蓝根9g，元参12g，蒲公英9g，青黛3g。每日煎服1剂，至症状消失。适用于热毒内蕴型。[孙自学，庞保珍. 中医生殖医学. 北京：人民卫生

出版社，2017]

五、预后转归

本病为流行性腮腺炎的主要并发症，好发于学龄前及学龄期儿童，2岁以下较少发病。这种病毒除嗜腮腺而致病外，还对生殖器官、神经组织、胰腺等有一定的侵犯率，男童病毒性睾丸炎的发生率颇高，如成人则发生率更高。一般在腮腺炎发病后1周左右，偶尔也可在腮腺肿胀前或同时发病，多侵犯一侧睾丸，也有双侧同时发生者。病程持续3~4天至1~2周，预后较好，不会影响生育，但如果双侧睾丸发病，则有可能影响生育能力。

六、预防调护

（1）发病早期给予流行性腮腺炎康复血清，可减少睾丸炎的发生。1岁后注射流行性腮腺炎稀释病毒疫苗是有效和安全的预防方法。

（2）忌食辛辣、油腻、煎炒食物。

（3）急性感染期禁止性生活。

（4）若腮腺炎未愈，应隔离患者至腮腺完全消肿为止。

（5）在腮腺炎流行期间或接触过的患者，可采用板蓝根10g、金银花10g，水煎服，每日1剂，连服3~7天。

（6）卧床休息，用阴囊托或丁字带托起阴囊。亦可用1%普鲁卡因做患侧精索封闭。

主要参考文献

[1]秦国政. 中医男科学[M]. 北京：科学出版社，2017.

[2]孙自学. 男科病诊疗与康复[M]. 北京：中国协和医科大学出版社，2018.

[3]孙自学，庞保珍. 中医生殖医学[M]. 北京：人民卫生出版社，2017.

第七节　附睾炎

附睾炎是致病菌侵入附睾而引起的炎症，是阴囊最常见的感染性疾病。临床按其发病特点有急、慢性之分；按其感染性质不同有非特异性与特异性（如附睾结核等）之别。本节主要讨论非特异性附睾炎。

本病多见于20~40岁之中青年。常继发于前列腺炎、精囊炎或尿道炎，容易伴发睾丸炎。有时由于附睾炎和睾丸炎常同时发病，不易区分，临床上又统称为睾丸附睾炎。附睾炎可以导致精子质量下降，如双侧附睾尾形成硬结，则可出现无精子，而发不育。中医称睾丸、附睾为"肾子"。附睾炎属于中医学"子痈"范畴。

一、病因病机

（一）西医学认识

西医学认为本病多为细菌感染引起，常见的致病菌有金黄色葡萄球菌、大肠杆菌、变形杆菌、肠球菌及铜绿假单胞菌，多是由于尿道炎、精囊炎、前列腺炎逆行感染引起。因为附睾是一个管道系统，近端与睾丸相通，远端与输精管、精囊、前列腺、尿道等相连，所以外面的细菌容易顺着这条管道逆行侵入附睾。

1. 急性附睾炎

（1）病因　由逆行感染所致，致病菌以大肠杆菌及葡萄球菌多见，常见的病因有3种。①因尿道留置导管和尿道内器械检查诱发前列腺、精囊或后尿道感染，亦可并发急性附睾炎。②前列腺切除术后，尤其是经尿道方式的前列腺切除术，由于射精管的开口在前列腺窝内，排尿时的尿流压力可将尿液逆流进射精管。而前列腺切除术后8~12周内，尿液中常含有一定数量的细菌，从而引起急性附睾炎。感染也可

循输精管周围淋巴管进入附睾。③一些性传播疾病，如淋病可以诱发附睾急性炎症。

（2）病理　附睾感染可发生在一侧或双侧，但以一侧多见。急性附睾炎常先从附睾尾部发生，附睾管上皮出现水肿及脱屑，管腔内出现脓性分泌物，继而急性炎症经间质浸润而蔓延到附睾体部及头部，形成微小脓肿，累及附睾全部，附睾旁鞘膜也分泌多量液体或脓液，精索也随之增厚。睾丸也可出现肿胀与充血。镜下观察见附睾组织充血水肿，有大量白细胞、浆细胞和淋巴细胞的浸润以及脓肿形成，附睾的上皮细胞有坏死，晚期瘢痕组织形成使附睾管腔闭塞，故双侧附睾炎时常造成不育症。

2. 慢性附睾炎

（1）病因　部分患者是由急性期未治愈而转为慢性，或由较轻感染逐渐演变而来，但多数患者并无急性发作史，常为慢性前列腺炎、精囊炎的并发症。

（2）病理　病变多局限在尾部，有炎性结节出现，可发生纤维样变，局部发硬，显微镜下可见附睾组织内瘢痕形成，附睾小管闭塞，有一定量的淋巴细胞和浆细胞浸润。

（二）中医学认识

中医学认为本病多因感受寒湿或湿热，或嗜食肥甘，或房事不节，或跌仆外伤等引起。与肝、肾二经密切相关。

1. 湿热下注

外感湿热邪毒，侵犯肝经，循经下注，结于宗筋；或饮食不节，嗜食肥甘厚味，湿热内生，注于厥阴之络；应用不洁尿道器械，外邪趁机而入，客于下焦，生湿化热；憋尿忍精不泄，浊湿瘀精郁而生热，宗筋气血不畅，湿热煎熬，热胜肉腐则为痈。

2. 寒湿凝滞

素体阳虚，复感寒湿，循经结于阴器，寒凝则血滞，痰聚则络阻；或病久不愈，阳气已伤，阳虚生寒，寒凝痰聚，发为本病。

3. 肝气郁结

情志不调，肝气不疏，气机运行不畅，津血循行无力，生痰化瘀，痰瘀互结，瘀久化热，合而为病。

4. 外伤染毒

前阴者，宗筋之所聚，气血充盛，一旦遭受外伤、手术等，络伤血瘀，染毒化热而酿脓成痈，发为本病。

二、临床诊断

（一）辨病诊断

1. 急性附睾炎

（1）临床诊断

①症状：附睾炎常于一次剧烈运动或性交后发生，有下尿路手术导尿史及局部感染病史，突发阴囊内肿痛，疼痛剧烈，立位时加重，可放射至腹股沟、下腹部甚至腰部。附睾非常敏感，局部迅速肿大，有时在 3~4 小时内肿大 1 倍，伴寒战、发热等全身症状及膀胱刺激征。

②体征：患侧阴囊皮肤红肿，附睾肿大，有明显压痛，有时伴鞘膜积液，重者精索增粗，有压痛。如炎症浸润范围较广，蔓延至睾丸时，睾丸与附睾界限不清，局部肿硬显著，为附睾睾丸炎。若有脓肿形成，则局部有波动感，可自行穿破形成漏管。有时尿道有分泌物，前列腺有相应的炎性改变。

（2）相关检查 血常规检查中性粒细胞计数明显升高，若有尿道分泌物做涂片检查可发现相应的细菌，小便常规检查可异常或正常。B 超检查可发现附睾增大。

2. 慢性附睾炎

（1）临床诊断

①症状：有慢性前列腺炎、精囊炎或急性附睾炎病史，阴囊内疼痛，坠胀不适，疼痛放射至下腹部及股部，有时可急性发作。

②体征：附睾轻度肿大、变硬并有硬结，局部轻压痛，同侧输精管增粗。

（2）相关检查 并发慢性前列腺炎时，尿常规可见红细胞、白细胞，前列腺液常规检查白细胞每高倍视野超过 5~10 个而卵磷脂小体减少。附睾 B 超检查有助诊断。

（二）辨证诊断

1. 热毒蕴结型

临床证候：附睾肿胀疼痛，恶寒发热，口干，口苦，小便短赤，大便秘结，心烦，舌质红，苔黄，脉洪数。

辨证要点：附睾肿胀疼痛，恶寒发热，小便短赤，大便秘结，舌质红，苔黄，脉滑数。

2. 湿热下注型

临床证候：睾丸肿胀疼痛，阴囊潮湿，大便不畅，胸脘痞闷，舌质红，苔黄腻，脉濡数。

辨证要点：睾丸肿胀疼痛，阴囊潮湿，舌质红，苔黄腻，脉濡数。

3. 寒湿凝滞型

临床证候：睾丸疼痛，遇寒加重，得热则减，形寒肢冷，腰膝酸软，舌质淡，苔白腻，脉紧。

辨证要点：睾丸疼痛，遇寒加重，得热则减，舌淡，苔白，脉紧。

4. 气滞血瘀型

临床证候：睾丸疼痛，牵及少腹，每遇情志刺激而加重，伴胸胁疼痛，善叹息，舌淡，苔白，脉弦。

辨证要点：睾丸疼痛，每遇情志刺激而加重，舌淡，苔白，脉弦。

三、鉴别诊断

1.睾丸扭转

睾丸扭转多发生于儿童，有剧烈活动等诱因，疼痛剧烈，精索呈麻绳状扭曲。扪诊附睾不在正常位置，而在睾丸的前面、侧面或上方。超声检查有助于诊断。

2.急性淋菌性睾丸炎

急性淋菌性睾丸炎有不洁性交史及急性淋病的临床表现，如尿频、尿急、尿痛及较多尿道分泌物，尿道脓液涂片染色检查可发现多核白细胞中有革兰氏阴性双球菌。

3.附睾结核

有结核病史及结核病症状，如低热、盗汗等，多为慢性，附睾逐渐增大，压痛不明显，病灶常与阴囊壁层粘连或有脓肿，窦道形成，输精管增粗或形成串珠状结节，前列腺及精囊也有结核病灶，无菌性脓尿及结核菌浓缩检查和培养阳性均可确诊。

4.阴囊内丝虫病

阴囊内丝虫病阴囊局部疼痛且附睾肿胀，有结节，有居住丝虫流行区及丝虫感染史，精索增厚，迂曲扩张，可并发鞘膜积液，夜间采血可查到微丝蚴。

5.睾丸肿瘤

发病突然的睾丸肿瘤亦有阴囊内疼痛，但肿瘤侧睾丸肿大，质地坚硬如石，沉重感明显，正常睾丸感觉消失，附睾常不易摸到，透光试验阴性。淋巴管造影术可见到腹股沟淋巴结直至腹主动脉旁淋巴结出现充盈缺损，胸部X线摄片可见肺内有数目不等、大小不一的"棉花球"样阴影。

6.睾丸外伤

有明显外伤史，局部疼痛剧烈，可放射到下腹部、腰部或上腹部，重者可发生痛性休克。检查可见阴囊肿胀，皮肤青紫淤血，睾丸肿大坚硬，触痛明显，阴囊沉重，透光试验阴性，穿刺可见鲜血或褐色陈旧血。

7.流行性腮腺炎性睾丸炎

流行性腮腺炎性睾丸炎有流行性腮腺炎病史，一般无尿路症状，小便检查无脓球和细菌。

四、临床治疗

（一）提高临床疗效的要素

1.及早使用抗生素

诊断一旦明确，尤其对急性附睾炎，应遵循及时、足量、敏感的原则，合理使用抗生素，可有效缩短病程，防止出现附睾结节。

2.辨明虚实寒热

一般而言，急性子痈多属热证、实证，慢性子痈多属本虚标实。辨证时除观察全身情况外，更要重视局部情况，辨局部的疼痛情况，察脓液状况。如疼痛较剧，局限一处，伴有红肿灼热者属实证、热证；疼痛轻微，肿大缓慢，皮色不变，属虚证、寒证。脓液稠厚，有腥味，表明正气盛；脓液稀薄无味，则表明气血亏虚。

3.注重外治

本病发病部位表浅，外治疗法可直接作用于患处，起效迅速。《理瀹骈文》曰："外治之理即内治之理，外治之药即内治之药。"本病的外治亦应符合辨证论治的原则。急性期多为湿热瘀阻致病，外治药物可选用大黄、黄柏、苦参、白花蛇舌草、蒲公英、败酱草、冰片、丹参、赤芍、血竭、桃仁、红花等单味药以及四黄膏、金黄膏、如意金黄散等复方药物，通过外敷、外洗、中药离子导入等方法作用于患处，可迅速改善症状，缓解红肿疼痛。慢性期有附睾结节组成，中医认为多为寒湿痰凝所致，可选用小茴香、肉桂、吴茱萸、军姜（姜用大黄制成）、胡椒等单味药及冲和膏、阳和膏、回阳玉龙膏等复方药通过热敷、外洗、坐浴等方法，以温经散结，化瘀止痛，不但对于附睾结节疼痛者有明显的止痛效果，而且对于结节本身的消散吸收亦有较好的作用。

4.重视合并症的处理

男性生殖系统与泌尿系统在解剖及功能学上是密切相关的两个系统，泌尿系统感染与生殖系统感染常常同时并存，互为因果，同时生殖系统各器官之间的联系亦非常紧密，病原体可以顺着精道和尿道在各器官之间互相传播，这些均成为感染迁延不愈的原因。本病常和精囊炎、尿道炎和前列腺炎等病同时存在，故治疗上在针对主病的同时亦需要兼顾他病。

（二）辨病治疗

1.药物治疗

一般治疗：卧床休息，托起阴囊，早期可用冰袋冷敷，避免性生活。后期可热敷或热水坐浴。

抗生素治疗：在使用抗生素前应留取尿液样本行细菌培养及药物敏感试验，常规行衣原体检测。经验性推荐使用头孢类抗生素静脉点滴加强力霉素或喹诺酮类抗生素口服。以后根据培养结果选择敏感的抗生素，通常静脉给药1~2周后再口服抗菌药物2~4周。

（1）急性附睾炎

①复方磺胺甲噁唑片，每次2片，每日2次，口服。

②诺氟沙星片，每次200mg，每日3次，口服。

③环丙沙星，每次500mg，每日2次，口服。或每次200mg，静脉滴注，每日2次。

④氧氟沙星，每次0.2g，每日2~3次。或每次200mg，静脉滴注，每日2次。

⑤头孢唑林钠注射液，4~6g静脉滴注，每日1次。

如局部肿痛剧烈或合并高热不退者，

可短时间使用激素，一般不超过3天，能较快缓解病情，并对防止附睾结节的出现有一定帮助。常用地塞米松5~10mg，氢化可的松100~200mg加入液体中静脉滴注。

（2）慢性附睾炎可适当使用抗生素，但效果不明显。慢性附睾炎多同时伴见慢性前列腺炎，可采用治疗慢性前列腺炎的方法如口服米诺环素，每次0.1g，1日2次；多西环素，每次0.1g，每日2次，连服7天。再结合热水坐浴、前列腺按摩。对于附睾局部也可做黄连素或新霉素离子透入，如果慢性附睾炎多次反复发作，可考虑做附睾切除，以彻底治疗。

2.手术疗法

附睾炎多采用药物治疗。但急性附睾炎可累及睾丸或影响血运，部分导致睾丸缺血萎缩，甚至影响以后生育。所以，部分患者应及时配合手术治疗。

（三）辨证治疗

1.辨证论治

（1）热毒蕴结型

治法：清热解毒，消肿散结。

方药：仙方活命饮加减。常用药物有金银花、炒山甲、皂角刺、连翘、浙贝母、蒲公英、土茯苓、生大黄、野菊花、天花粉、赤芍、生甘草。

（2）湿热下注型

治法：清利湿热，解毒散结。

方药：龙胆泻肝汤加减。常用药物有龙胆草、栀子、黄芩、车前子、生地黄、生薏苡仁、滑石、泽泻、金银花、连翘。

（3）寒湿凝滞型

治法：温经散寒，除湿止痛。

方药：天台乌药散加减。常用药物有乌药、小茴香、吴茱萸、荔枝核、醋延胡索、青皮、当归尾、川芎。

（4）气滞血瘀型

治法：疏肝理气，化瘀止痛。

方药：柴胡疏肝散加减。常用药物有柴胡、当归尾、川芎、香附、桃仁、红花、生蒲黄、炒蒲黄、川牛膝、延胡索。

2.外治疗法

（1）中药外敷

①急性附睾炎

a.脓未成者，用金黄膏外敷，也可用马鞭草叶捣烂，和蜜糖适量调匀贴敷患处；脓成者可切开排脓，并用八二丹或九一丹药线引流，以金黄膏贴盖；脓已尽则用生肌散或生肌白玉膏外敷。

b.青黛、大黄末调水外敷患处以清热解毒。

c.青黛30g，芒硝60g，两药研细拌匀，加适量面粉，开水调和，敷在肿大的阴囊上，以解毒消肿。

②慢性附睾炎

a.冲和膏外敷，适用于热毒蕴结型，治以温经通络散结。

b.睾丸冷痛者，用小茴香60g、荔枝核15g、大青盐60g炒热置布袋内，局部热敷，以温经散寒止痛。

c.小茴香30g，干姜30g，四季葱60g，净黄土120g，大曲酒45ml。先将小茴香和干姜碾细末，四季葱捣烂绞汁，再将黄土入锅内炒至变成褐色，再倒入小茴香、干姜细末同炒，待闻到香气扑鼻时，倒入葱汁和酒，拌炒片刻即取起备用。用纱布4层托药，对准痛处先熏片刻，待不烫时敷于阴囊外面，静卧勿动，待不痛时则去掉敷药。有温经散寒止痛的功效。

（2）中药坐浴 瘀阻者给予橘叶15g、红花10g。煎汤待温坐浴，每日1~2次，每次15~20分钟。

（3）理疗

①黄连素离子导入法：患者大便后用1‰黄连素20ml灌肠，然后以此药浸湿纱布置于会阴部，并连接在直流理疗器的阳极上，阴极敷于耻骨上，每次20分钟，每

日1次，每10次为1个疗程。

②超短波疗法：板状电极于患侧阴囊前后对置，间隙1.5~2cm，微热量，10~15分钟，每日1次，10~20次为1个疗程。急、慢性均可应用。

③频谱治疗仪、远红外线、紫外线照射、磁疗等均可酌情选用。

（4）针灸疗法 针刺三阴交、足三里、关元、曲骨、行间，以清热，解毒，止痛，均用泻法。或取患侧阳池穴，上置绿豆大艾炷，连灸3壮，每日1次，7次为1个疗程。适用于湿热瘀阻型。

（5）耳针 取外生殖器、肾、肝、上屏间。强刺激，留针30~60分钟，间歇运针，每天针1~2次，以通络止痛。

（6）电针 取中极、曲骨、归来、肾俞、足三里、三阴交、大敦、行间。躯干用脉冲电流，四肢用感应电流，每日1次，每次30~40分钟。适用于肾虚肝郁型急、慢性附睾炎。

3.成药应用

（1）当归芦荟丸 泻火通便。适用于湿热下注型患者。每次9g，每日3次，口服。

（2）龙胆泻肝丸 清肝胆，利湿热。适用于湿热下注型患者。每次9g，每日3次，口服。

（3）犀黄丸 清热解毒，化痰散结。适用于毒火炽盛型患者。每次1丸，每日2次，口服。

（4）橘核丸 行气止痛，软坚散结。适用于肝气郁结型患者。每次10g，每日3次，口服。

（5）阳和丸 温经通络，消肿散结。适用于寒湿凝滞型患者。每次2丸，每日3次，口服。

（6）血府逐瘀口服液 活血化瘀。适用于气滞血瘀型患者。每次10ml，每日3次，口服。

4. 单方验方

（1）内消连翘汤　橘核 10g，荔枝核 10g，夏枯草 15g，川楝子 10g，延胡索 10g，连翘 10g，泽兰 10g，白蔹 10g，红花 9g。每日 1 剂，水煎服。适用于慢性附睾炎。[孙自学. 男科病诊疗与康复. 北京：中国协和医科大学出版社，2018]

（2）活通汤　桃仁 9g，三棱 9g，莪术 9g，柴胡 9g，当归 9g，川芎 6g，香附 6g，小茴香 3g。每日 1 剂，水煎服。适用于慢性附睾炎。[孙自学，庞保珍. 中医生殖医学. 北京：人民卫生出版社，2017]

（四）医家经验

1. 许履和

许履和认为子痈治疗当"实则治肝""虚则补肾"。所谓"实则治肝"，系指前阴部急性化脓性感染，尤其早期未溃之时，多为湿热下注肝经实证，宜从肝论治，清泄肝经湿热，以龙胆泻肝汤、枸橘汤（全枸橘、川楝子、秦艽、陈皮、赤芍、泽泻、防风、甘草）治之。所谓"虚则治肾"系指前阴部慢性炎症，或急性炎症后期溃后伤及阴液，常见肾阴不足之虚证，治当从肾，滋阴降火，以六味地黄丸为代表治之。临证时，当据病情加减应用。并可外敷金黄膏，并将阴囊托起，卧床休息，每获良效。如已成脓，宜切开排脓，溃后按一般溃疡处理。

2. 赵炳南

赵炳南认为子痈一病多因肝肾阴亏，兼有湿热下注所致。病初常见毒热炽盛，治宜重用清热解毒之药，并注意佐用活血消肿之品。医家治痈"以消为贵"，湿热下注必致气血瘀滞，早期清解与活血并用，一则去其热毒以遏其势，一则畅其气血以促其消。初期以炒皂角刺、红花、当归尾增其活血通透之力；肿块坚硬当加软坚散结之品，如三棱、莪术；气阴伤者以党参、

熟地黄、石斛补益气血之阴；肿势欲溃用穿山甲一求速溃；病由湿热下注所致，始终应注意加用黄柏、白术等健脾利湿之品。[史宇广. 当代名医临证精华：男科专辑. 北京：中医古籍出版社，1992]

3. 李今庸

李今庸认为睾丸胀痛为临床所常见，或睾丸坠痛，或肿痛，其轻重程度常与患者情志变化极为密切。肝气郁结，痰浊阻滞，故见上症。治当疏肝理气，化瘀去浊，宜二陈汤加味。陈皮 10g，茯苓 10g，制半夏 10g，青皮 10g，橘核 10g，荔枝核 10g，小茴香 10g，炙甘草 10g。兼尿黄、口苦，加川楝子 10g，延胡索 10g。临床应用，获效满意。[李今庸. 李今庸临床经验辑要. 北京：中国医药科技出版社，1998]

4. 杨吉相

杨吉相认为附睾炎急性为痈，慢性为瘕，子痈属阳证，子瘕属阴证，二者可相互转化。治疗子痈主张内外兼治，药用柴胡、黄芩、栀子、蒲公英、紫花地丁、赤芍、桃仁、乳香、没药、川楝子、木通等。局部敷水调散（黄柏、煅石膏），以清热化瘀散结。一般敷药后即感患处发凉，疼痛缓解，随着湿热证候减退，适当增加软坚散结药物。若脓已成，宜及早切开排脓，托毒外泄，但切口不能过大，引流不宜过久，并外敷一效膏（朱砂、炙炉甘石、冰片、滑石）以提脓祛腐，生肌收口。内服上方去黄芩、川楝子，加生黄芪、穿山甲。子瘕，常用橘核、夏枯草、川楝子、桃仁、苏木、三棱、莪术等内服，据临床观察，效果良好。若已成瘘，证属阴证或半阴半阳证，专攻治瘘，难以取效，因瘘管由肿块液化外溃所致，治宜化痰软坚，托里生肌，以澄其源流，瘘才易痊愈。方用阳和汤加生黄芪、橘核、莪术、夏枯草、牡蛎，外敷一效膏，干则更换。[夏洪生. 北方医话. 北京：北京科学技术出版社，1996]

五、预后转归

本病若治疗正确、及时，注意休息与卫生，一般都能迅速痊愈，没有后遗症出现；如果失治误治，体质较差，又不注意休息与卫生，则容易由急性转为慢性，或慢性反复急性发作，或引起睾丸发炎，最终导致附睾与睾丸缺血坏死及纤维化，影响生育能力，双侧病变则有可能导致不育。

六、预防调护

（一）预防

（1）忌食酒、葱、蒜、辣椒和油炸煎炒等刺激性食物及油腻食物。

（2）加强锻炼，增强体质。

（3）注意环境与个人卫生，加强饮食营养。

（4）积极治疗泌尿生殖系统感染。

（二）调护

（1）急性期卧床休息，用阴囊托或布带将阴囊托起；慢性期可适当活动。

（2）急性期宜冷敷，以减轻阴囊的充血、水肿及疼痛；慢性期宜热敷，以改善局部循环，促进炎症吸收。

七、专方选要

1. 橘核丸

治以行气止痛，软坚散结。组成为橘核10g，桃仁10g，延胡索10g，连翘10g，海藻20g，昆布20g，川楝子10g，厚朴6g，枳实6g，木香10g，荔枝核10g，生牡蛎（先煎）30g，浙贝母10g，马鞭草20g。每日1剂，水煎2次，共取汁400ml，2煎混合，分早、晚温服，每次各200ml。[杨光，卞廷松，谈小林，等. 加减橘核丸联合迈之灵对慢性附睾炎患者疼痛症状的影响. 黑龙江中医药，2019，48（6）：170-171]

2. 消痈散结汤

治以养血化瘀。组成为防风、当归、天花粉、赤芍、皂角刺各20g，金银花、延胡索、贝母、乳香、陈皮、没药各15g，黄芩、生地黄、荔枝核、柴胡各10g，甘草、红花各6g。每日1剂，水煎2次，共取汁400ml，2煎混合，分早、晚温服，每次各200ml。[刘伟刚，白杰，张保，等. 联合应用消痈散结汤与盐酸左氧氟沙星注射液治疗附睾炎患者效果及对精浆中性α-葡糖苷酶和精液质量的影响. 中国性科学，2019，28（6）：9-13]

3. 参术川棱方

治以疏肝理气，补肾固源，除湿化瘀。组成为丹参12g，三棱9g，莪术9g，川楝子9g，川芎9g，桃仁9g，橘核9g，乌药9g，海藻15g，夏枯草9g。湿热明显者加蒲公英10g，黄柏10g；气虚明显者加黄芪10g。1剂/天，分2次煎服。[李凯，吕海英，王红芹，等. 参术川棱方联合头孢他啶治疗急性附睾炎临床效果. 河北医药，2016，38（22）：3449-3451，3454]

主要参考文献

[1] 秦国政. 中医男科学 [M]. 北京：科学出版社，2017.

[2] 孙自学. 男科病诊疗与康复 [M]. 北京：中国协和医科大学出版社，2018.

[3] 刘擎，崔云，陶方泽，等. 中医药治疗慢性附睾炎临床研究进展 [J]. 新中医，2018，50（5）：204-208.

[4] 张华俊，金保方，李月兵，等. 清肾散瘀方联合如意金黄散治疗急性附睾睾丸炎疗效分析 [J]. 中国中医急症，2019，28（2）：290-292.

[5] 叶廷龙，陈佐龙. 急性附睾炎的中医学研究进展 [J]. 中国中医急症，2020，29（12）：2253-2256.

[6] 杨光，卞廷松，谈小林，等. 加减橘核丸

联合迈之灵对慢性附睾炎患者疼痛症状的影响［J］. 黑龙江中医药, 2019, 48（6）: 170-171.

［7］刘伟刚, 白杰, 张保, 等. 联合应用消痈散结汤与盐酸左氧氟沙星注射液治疗附睾炎患者效果及对精浆中性 α- 葡糖苷酶和精液质量的影响［J］. 中国性科学, 2019, 28（6）: 9-13.

［8］李凯, 吕海英, 王红芹, 等. 参术川楝方联合头孢他啶治疗急性附睾炎临床效果［J］. 河北医药, 2016, 38（22）: 3449-3451, 3454.

第八节　精囊炎

精囊炎是男性生殖系统常见的感染性疾病之一。临床可分急性精囊炎与慢性精囊炎两类, 以后者较多见。发病年龄常在 20~40 岁之间。其临床主要特征是"血精", 即精液里混有不同程度的血液, 可伴有尿频、尿急、尿痛、射精疼痛、会阴不适等症状, 因其与前列腺炎在病因和感染途径方面相同, 故常与前列腺炎同时发生, 且是复发性附睾炎的病因。

根据其临床表现, 精囊炎属中医"血证"范畴, 与中医学之"血精证"相似。

一、病因病机

（一）西医学认识

精囊位于前列腺的上方, 输精管壶腹部的外侧, 膀胱底和直肠之间, 左、右各一, 为椭圆形肌性囊, 其末端与输精管汇合成射精管, 开口于尿道前列腺部。其作用过去认为是贮藏精子的地方, 故称精囊。近年来有人主张称为精囊腺, 因其是一具有分泌功能的器官, 其分泌液参与构成精液, 作为营养物质供给精子, 有助于精子的活动。

精囊腺在解剖位置上与前列腺、膀胱、附睾相邻, 且通过尿道、输精管、射精管相互交通, 故身体其他部位的炎症常可侵犯精囊腺。其感染途径主要有: ①上行感染, 即细菌可由尿道、射精管上行蔓延至精囊腺引起。②血行感染, 即身体其他部位感染性病灶的病原体通过血液循环至精囊腺。③淋巴感染, 泌尿生殖道、肠道及其他部位的炎症通过淋巴循环途径引起精囊腺感染。精囊腺有许多黏膜皱襞及曲折, 分泌物易于积聚, 引流不畅, 为细菌生长繁殖的适宜环境。其病理变化为可出现明显的黏膜肿胀、充血及出血, 正常精囊壁略透明的特点亦消失, 腺腔因炎症闭塞或脓肿形成, 严重时脓肿还会向邻近组织扩散, 甚至破溃而进入膀胱后壁。如急性精囊炎未彻底控制, 易转成慢性炎症, 慢性炎症可致精囊萎缩。

（二）中医学认识

中医学认为, 本病病位在精室, 以肉眼血精或镜下血精为其典型特征。本病病因病机复杂, 但亦不外虚、实两类。湿热邪毒侵袭精室, 损伤精室血络, 迫血妄行, 血随精出; 或久病入络, 气滞血瘀, 血不循经; 或病程迁延, 邪毒未尽, 损伤阴液, 虚火灼伤血络; 或脾肾亏损, 不能统摄血液、精液, 精血俱出。其病因病机有以下几个方面。

1. 下焦湿热

素体肥胖, 或嗜食辛辣之品, 或恣食肥甘厚味, 损伤脾胃, 运化失职, 蕴湿生热, 或湿热之邪侵袭人体, 郁于下焦, 或肝胆湿热下注精室, 或性交不洁, 湿毒侵袭, 均可致湿热内生, 循经入络, 扰动精室, 灼伤血络, 迫血妄行而致血精。

2. 阴虚火旺

素体阴虚, 或恣情纵欲, 房事不节, 手淫过度, 阴精内耗, 或湿热之邪不去,久病灼阴，阴血不足，或过服温燥助阳之品，热盛伤阴，阴虚火旺，热扰精室，灼伤血络，发为本病。

3.脾肾两虚

劳倦过度，久病体虚，损伤脾肾，脾虚不能摄血，肾虚不能固精，精血俱下而成血精。

4.瘀血阻滞

跌仆损伤阴部血脉，或久病久卧伤气，气虚推动无力，血行瘀滞，或肝气郁结，气滞血停，血液瘀滞血脉，血行不得归经，随精外出而成血精。

二、临床诊断

（一）辨病诊断

1.临床诊断

（1）症状　本病多见于成年男性，主要症状为血精。急性精囊炎与急性前列腺炎症状相似，可见尿频、尿急、尿痛、会阴部及肛门胀痛，伴有寒战高热，甚则出现终末血尿及排尿困难，性交时由于射精剧烈疼痛而出现暂时性射精抑制，精液呈红色或带血块。慢性精囊炎的主要特点为间歇性血精，精液呈粉红色、暗红色或血块，这种血精情况可持续较长时间，耻骨上区隐痛，并伴会阴部不适，此外还有性欲减退、早泄、遗精和射精疼痛，尤以射精时疼痛加剧。

（2）体格检查　肛诊检查急性精囊炎时可触及肿大的精囊腺，压痛明显，下腹部、会阴部亦可有压痛；慢性者精囊常无增大，但按压前列腺附近可有轻压痛。

2.相关检查

（1）血常规　急性者可见白细胞总数升高。

（2）精液分析　可出现许多红细胞、白细胞，急性者尤为明显；精子活动率、活力可下降。

（3）精液细菌培养　常可培养出致病菌。

（4）经直肠 B 超或 CT 检查　常提示精囊腺体积增大，囊壁壁厚，边缘粗糙，囊内透声差。

（5）精囊造影　主要适用于慢性精囊炎。方法是经射精管口插管逆行造影，或穿刺输精管注入造影剂后摄片，可见精囊形态不规则，边缘欠光滑。

（二）辨证诊断

精囊炎有急性和慢性之分，临床表现错综复杂，故临证当分清缓急，辨明虚实。实证一般病程较短，精液鲜红，量多，并伴射精疼痛，尿频，尿黄，尿道灼热感；虚证病程较长，精液量少色淡，并伴腰膝酸软、四肢乏力等症状。

1.湿热下注型

临床证候：病程较短，精液色鲜红，量多，射精疼痛，早泄，尿痛，尿黄，阴囊潮湿，口苦咽干，会阴、小腹部疼痛，舌质红，苔黄腻，脉弦滑而数。

辨证要点：血精，阴囊潮湿，会阴及小腹部疼痛，舌质红，苔黄腻，脉弦滑数。

2.阴虚火旺型

临床证候：精液量少、色红，痛性射精，早泄，腰膝酸软，头晕耳鸣，五心烦热，潮热盗汗，便干溲黄，会阴部隐痛，舌红，有裂纹，苔少，脉细数。

辨证要点：精液带血，量少，腰膝酸软，头晕耳鸣，潮热盗汗，舌红，苔少，脉细数。

3.脾肾两虚型

临床证候：精液色淡红，神疲肢倦，腰膝酸软，畏寒，性欲减退或阳痿，失眠多梦，舌淡，苔薄白，脉沉弱无力。

辨证要点：精液色淡红，神疲肢倦，腰膝酸软，舌淡，苔薄白，脉沉弱无力。

4.瘀血阻滞型

临床证候：精液色暗红或有血块，会阴部刺痛，或有阴部外伤史，舌质暗，有瘀斑、瘀点，脉涩。

辨证要点：精液色暗红或有血块，舌质暗，有瘀斑、瘀点，脉涩。

三、鉴别诊断

（一）西医学鉴别诊断

1.前列腺精囊结核

与精囊炎相比，该病发生时间较晚，精液量减少，呈粉红色，带有血丝，精子计数减少甚则无精子。直肠、会阴部疼痛，射精疼痛较明显，排尿困难。精液镜检见红细胞、脓细胞。肛诊前列腺及精囊有浸润及硬结。X线摄片精囊区有钙化影。造影见精囊轮廓不规则，扩张或破坏。结核菌素试验有助于鉴别。

2.精囊囊肿

该病发生时间较晚，精液呈淡红色，精子计数及精液量略减少，无射精痛，囊肿较大压迫周围组织时可见腹部、腰部疼痛，排尿困难，可影响生育，肛诊常触及。

3.精囊癌

本病精液呈鲜红色，量及精子数目均减少，无射精疼痛，腹股沟及睾丸疼痛，有尿频、尿痛及血尿。肛诊可触及精囊不规则硬结。造影精囊轮廓不清，有破坏。发病年龄较精囊炎者为高。

4.前列腺结石、精囊结石

前列腺、精囊结石可见精液量减少，色暗红，精子计数下降，射精痛存在，合并感染时会阴部放射痛，阴茎疼痛明显，排尿困难常存在，但不影响生育。肛诊可见局部增大、压痛。B超可了解结石情况，但注意与钙化影区别。发病年龄常大于40岁。

5.淋病性精囊炎

该病患者多有不洁性生活史或其他传染源接触史，精液色红，镜检可查到淋球菌。肛诊触痛明显。青年人发病率高。

（二）中医学鉴别诊断

血精证常与血尿、血淋相鉴别。它们发病原因可相同，但病位不同。血精证以精液带血为主症，伴有射精疼痛、阴囊潮湿、影响生育等。血尿是以小便色红但不伴淋漓涩痛为主症，无精液色红，常不影响生育。血淋是以小便色红伴淋漓涩痛，一般不影响生育。上述三证虽有区别，但临床亦可互见。

四、临床治疗

（一）提高临床疗效的要素

1.明确诊断

血精是该病的主要特征。要抓住这一特征，并结合病史和相关实验室检查，注意鉴别，从而做出正确诊断。

2.详辨虚实

血精有虚、实之别，虚者阴血亏虚，脾肾亏损；实者湿热下注，瘀阻精道。临证当详察，以防犯虚虚实实之戒。

3.中西汇通

急性期当及时应用敏感抗生素，尽快控制病情。对于急、慢性精囊炎，在使用抗生素的同时，均可辨证使用中药，以中西结合，优势互补。同时也可积极辅以理疗措施，以提高疗效。

4.积极治疗并发症

精囊炎常合并前列腺炎等邻近器官病变，故在治疗精囊炎的同时也应积极治疗其并发症，同时应注意生活调理，以提高疗效。

（二）辨病治疗

急性精囊炎应注意休息，禁止房事，保持大便通畅。慢性者可定期做前列腺按摩，也有助于精囊液的排出与引流，利于疾病康复。对精囊形成脓肿者，要经直肠或会阴切开引流。对于血精证伴明显全身症状的急性炎症，当以敏感的抗生素治疗为主。如血精症状较明显，可适当选用止血药物。

1. 抗生素

对细菌培养阳性者，可根据药敏结果选用敏感性高的药物。常用药物有大环内酯类、喹诺酮类、磺胺类及头孢菌素类等。当感染可疑，但细菌培养阴性者，应考虑衣原体、类杆菌感染的可能，可予多西环素、四环素等治疗。抗生素的应用当足量、按疗程用药，方可收到理想效果。

（1）诺氟沙星胶囊，每次300mg，每日3次，口服。

（2）环丙沙星，每次500mg，每日2次，口服；或每日200mg，静脉滴注，每日2次。

（3）罗红霉素片，每次150mg，每日2次，口服。

（4）头孢拉定，每次0.5g，每日4次，口服；或每次2g，静脉滴注，日2次。

除了全身应用敏感抗生素治疗外，尚可局部用药。方法为通过手术先置入输精管导管，选用适当抗生素，通过导管注入药物，使局部药物浓度升高，以起到较快的治疗效果。

2. 止血药物

（1）肾上腺色腙片，每次1mg，每日3次，口服。

（2）维生素K_3，每次4mg，每日3次，口服；或每日8mg肌内注射。

（3）酚磺乙胺注射液，每次0.25~0.75g，静脉注射或肌内注射，每日2次。

3. 精囊前列腺按摩

每周1~2次，持续4周，适用于慢性精囊炎郁积较明显的患者。适当延长按摩时间，则有利于精囊液的排空。对于急性者或合并急性前列腺炎者禁用。

4. 离子导入法

患者排空大便后用1‰黄连素溶液20ml灌肠，然后用药液浸湿纱布并垫置于会阴部位，将浸湿的纱布与直流电理疗器阳极相连接，阴极置于耻骨上，电流8~20mA，每次透入20分钟。每日1次，10次为1个疗程。

5. 手术治疗

精囊炎通常不需行手术治疗，但有部分患者可伴有精液潴留或精囊腺脓肿，患者自觉会阴胀痛，直肠指诊发现精囊肿大，有波动感和压痛，B超及CT等检查发现精囊有积液或积脓，需经会阴穿刺抽液减压，或从直肠或会阴部切开引流。或进行精囊腺检查。

6. 常见并发症及处理

（1）前列腺炎：精囊腺和前列腺位置毗邻，易相互感染，故往往同时治疗精囊炎与前列腺炎。前列腺炎的处理见有关章节。

（2）尿道炎：精囊腺通过射精管开口于后尿道，故尿道和精囊腺的炎症亦可互相影响。尿道炎位置表浅，临床较易处理；精囊腺位置较深，病情表现复杂，疗效较尿道炎为慢。二者除了药物治疗外均需多饮水，以增加尿量，使细菌排出体外；并注意个人卫生，保持会阴部清洁，防止病菌上行感染。

（三）辨证治疗

1. 辨证论治

（1）湿热下注型

治法：清热利湿，凉血止血。

方药：龙胆泻肝汤加减。常用药物

有龙胆草、栀子、黄芩、柴胡、生地黄、车前子（另包）、泽泻、木通、生甘草、当归。

尿痛较重者加竹叶、灯心草；阴囊潮湿明显者加萆薢。

（2）阴虚火旺型

治法：滋阴降火止血。

方药：知柏地黄汤加减。常用药物有知母、黄柏、生地黄、山药、山茱萸、云苓、泽泻、牡丹皮、大蓟、小蓟、仙鹤草、墨旱莲。

口燥咽干加麦冬、元参；遗精盗汗加五味子、芡实。

（3）脾肾两虚型

治法：健脾益肾，固涩止血。

方药：归脾汤合二至丸加减。常用药物有党参、炒白术、黄芪、当归、云苓、木香、龙眼肉、甘草、墨旱莲、女贞子、仙鹤草。

气虚下陷者加柴胡、升麻；头晕耳鸣、记忆力减退者加紫河车（冲服）。

（4）瘀血阻滞型

治法：活血化瘀，行气止血。

方药：桃红四物汤加减。常用药物有桃仁、红花、当归、赤芍、川芎、生地黄、生蒲黄、炒蒲黄。

血精色暗明显者加三七粉（冲）；血瘀夹湿热者加龙胆草。

2. 外治疗法

（1）中药灌肠　以清热解毒、活血化瘀类中药（金黄散等）适量，加水200ml，调煮成薄糊状。温度适宜时，做保留灌肠，30分钟后臀部抬高，卧床1小时，每日1次。

（2）针刺疗法　取会阴、肾俞。采用泻法，重刺激，不留针，每日或隔日1次，10次为1个疗程。阴虚火旺型加太冲、照海、太溪、曲骨穴，平补平泻；湿热下注加阴陵泉、三阴交、太冲、行间、中极穴，

用泻法；外伤血瘀型加次髎、委中、照海、中极穴，用泻法；脾肾气虚型加肾俞、脾俞、三阴交、太溪、足三里、气海穴，用补法。

3. 成药应用

（1）龙胆泻肝丸　清肝胆，利湿热。适用于湿热下注型患者。每次3~6g，每日2次，口服。

（2）当归龙荟丸　泻火通便。适用于湿热下注型患者。每次6g，每日2次，口服。

（3）大补阴丸　滋阴降火。适用于阴虚火旺型患者。每次6~9g，每日2~3次，口服。

（4）知柏地黄丸　滋阴清热。适用于阴虚火旺型患者。每次8粒，每日2次，口服。

（5）桂枝茯苓胶囊　活血，化瘀，消癥。适用于气滞血瘀型患者。每次3粒，每日2次，口服。

（6）大黄䗪虫丸　活血破瘀，通经消症。适用于气滞血瘀型患者。每次3~6g，每日2次，口服。

4. 单方验方

（1）龙仙汤　鱼腥草、仙鹤草、地龙、蒲公英、牛膝各30g，知母、黄柏、川楝子各15g，覆盆子20g，猪肾1具。每日1付，30天为1个疗程。适用于慢性精囊炎。若病程长伴有肾阴虚者，加生地黄、何首乌、山茱萸；若精液夹血较多者，加墨旱莲、三七粉。[孙自学，庞保珍. 中医生殖医学. 北京：人民卫生出版社，2017]

（2）紫草200g，研细粉末，每服6g，每日2次，温开水送服，15天为1个疗程；或用紫草25g，水煎，日服2次，同时配合坐浴。用生大黄50g，煎水坐浴，将会阴浸入药液中15~30分钟，每日1次。[孙自学. 男科病诊疗与康复. 北京：中国协和医科大学出版社，2018]

（3）清精汤　黄柏10g，赤芍10g，车前子15g，金银花炭10g，牡丹皮炭10g，牛膝12g，白茅根30g，焦栀子10g，小蓟10g，甘草6g。适用于湿热下注型。阴虚火旺者加龟甲20g，鳖甲20g，生地黄30g；脾肾两虚者加杜仲15g。［孙自学．男科病诊疗与康复．北京：中国协和医科大学出版社，2018］

（4）加味三妙丸　苍术9g，黄柏9g，牛膝9g，地锦草30g，马鞭草30g，一枝黄花20g，甘草6g。适用于湿热下注型。［孙自学，庞保珍．中医生殖医学．北京：人民卫生出版社，2017］

（5）血精汤　枸杞子15g，菟丝子20g，金樱子20g，女贞子15g，五味子15g，栀子15g，生地黄15g，侧柏叶15g，生艾叶15g，黑芥穗15g，生荷叶15g，车前子25g。根据血精多少，酌加血余炭、阿胶、小蓟、白茅根。每日1剂。适用于阴虚火旺型。［孙自学．男科病诊疗与康复．北京：中国协和医科大学出版社，2018］

（四）医家经验

1. 金保方

金保方以水牛角片30g，女贞子10g，墨旱莲10g，生地黄10g，山茱萸10g，山药15g，茯苓10g，泽泻10g，牡丹皮炭10g，芦根20g，白茅根20g，茜草炭10g，炒黄芩10g，栀子10g，仙鹤草10g，车前子10g，马鞭草20g组方。主治血精，因迁延不愈，肝郁不舒，气机不调，忧思伤脾，运化不畅，渐成诸症，病理产物长期瘀积精室者。［薛宇阳，叶佳，孙大林，等．金保方男科医案举隅及禁欲观念浅析．吉林中医药，2010，30（12）：1081-1082］

2. 常德贵

常德贵以生地黄58g，赤芍14g，牡丹皮14g，熟大黄9g，当归尾14g，桃仁14g，红花14g，穿山甲14g，三七粉（冲服）9g，水牛角14g，生蒲黄（包煎）14g，藕节14g，路路通17g，仙鹤草14g组方。治疗因络破血溢，瘀血内阻而致血精者。［金星，彭成华，潘俊杰，等．常德贵教授治疗血精验案．光明中医，2012，27（7）：1423-1424］

3. 郭军

郭军以盐知母10g，盐黄柏10g，怀牛膝15g，仙鹤草12g，牡丹皮12g，三七粉3g，柴胡15g，大蓟、小蓟各10g，白茅根30g，蒲公英30g，川楝子10g，地榆炭10g，蒲黄炭10g，桃仁9g，甘草6g组方。主治气血瘀滞型血精。［朱大云，高庆和，王福，等．郭军治疗血精经验探析．北京中医药，2014，33（6）：419-421］

五、预防调护

本病的发生与纵欲过度、不注意个人卫生以及过食辛辣燥热之品有直接关系。有报道指出，合理的生活调理可使本病自愈，因此日常生活饮食及精神调理对本病的康复有重要意义。

（一）预防

（1）注意外阴部清洁。包皮过长及包茎者应及时手术治疗。

（2）积极治疗泌尿生殖系统或其他部位感染。

（3）禁食辛辣厚味。

（4）性生活要有规律，戒除手淫。

（5）加强锻炼，增强体质。

（6）避免长时间对会阴部的压迫，如勿长时间骑自行车、久坐等。

（二）调护

1. 饮食调护

应以清淡饮食为主，忌食肥甘厚味、辛辣燥热之品。可科学配合食疗，常用食疗方如下。

（1）桃仁粥　桃仁10g，粳米50g，白糖适量。先将桃仁洗净，除去皮尖，捣烂如泥备用；粳米淘洗干净，放在不锈钢锅内，加清水适量，用中火煮后，再用文火慢煎，待粥将成时，再加桃仁泥、白糖适量，煮沸即可食用。具有活血通络之功能。适用于瘀血阻滞型。［孙自学. 男科病诊疗与康复. 北京：中国协和医科大学出版社，2018］

（2）白茅芥藕汤　芥菜30g，白茅根30g，藕节60g，白糖适量。藕节洗净，切成小块，同芥菜、白茅根放在一起，加清水适量，用中火煮沸后，再加白糖适量，稍煮即可食用。适用于下焦湿热型。［孙自学，庞保珍. 中医生殖医学. 北京：人民卫生出版社，2017］

（3）马兰莲子汤　鲜马兰头20g，鲜白茅根120g，莲子（去心）12g，白糖适量。先将马兰头、鲜白茅根加清水适量，火煮取汁，再加水发莲子、红枣及清水适量，用文火煮1小时左右，食时加白糖调味，饮汤食莲子、红枣。具有清热利湿之功效。适用于湿热下注型。［孙自学，庞保珍. 中医生殖医学. 北京：人民卫生出版社，2017］

（4）红枸黄花煲蛋　枸杞子15g，黄花15g，鸡蛋2只。将鸡蛋加枸杞子、黄芪煮熟后，除去蛋壳，再煮片刻即可食用。适用于脾肾两虚型。［孙自学. 男科病诊疗与康复. 北京：中国协和医科大学出版社，2018］

2. 精神调护

劝导患者应克服紧张焦虑的情绪，以科学的态度对待本病。一方面不能讳疾忌医，应积极配合医生治疗，避免延误治疗时机；另一方面不要过于担心，以平常的心态从事日常的工作学习，培养广泛的兴趣和爱好，转移注意力，保持乐观的情绪，争取早日康复。

六、专方选要

1. 益肾降火汤

治以滋阴降火。组成为女贞子、墨旱莲各20g，山药、山茱萸、熟地黄各15g，牡丹皮、玄参、赤芍各12g，当归、小蓟、地榆炭各10g，三七（冲服）3g，甘草6g。每日1剂，水煎2次，共取汁400ml，2煎混合，分早、晚温服，每次各200ml。［张孝旭，陈小敏，孙大林，等. 益肾降火汤加减治疗血精症40例临床观察. 中国中医药科技，2019，26（2）：225-226］

2. 补阳还五汤合抵当汤加减

治以补元气，兼破血逐瘀。组成为黄芪，当归，川芎，桃仁，红花，赤芍，地龙，水蛭，虻虫，酒大黄，每日1剂，水煎2次，共取汁300ml，2煎混合，分早、晚温服，每次各150ml。［王小龙，臧大伟，郑连文. "大补元气，破血逐瘀"之法治疗慢性精囊炎性血精症临床研究. 中国性科学，2018，27（12）：120-122］

主要参考文献

［1］秦国政. 中医男科学［M］. 北京：科学出版社，2017.

［2］孙自学. 男科病诊疗与康复［M］. 北京：中国协和医科大学出版社，2018

［3］刘慧英，闵杰，贺慧娥，等. 名医群体辨治血精（精囊炎）方药规律探析［J］. 湖南中医药大学学报，2019，39（12）：1470-1475.

［4］刘庆华，方腾铎，崔云，等. 中医药治疗血精症研究进展［J］. 新中医，2019，51（7）：28-31.

［5］朱勇，葛晓东，卞廷松，等. 中医药治疗血精症专家共识［J］. 中医药信息，2019，36（1）：99-101.

第九节　慢性前列腺炎

慢性前列腺炎是青壮年男性的一种常见病，好发于20~50岁之间，据有关资料统计发生率为10%。是引起精液液化不良，或精子质量低下的常见原因。

据其表现，可概属于中医学"肾虚腰痛""淋浊""精浊"等范畴。

一、病因病机

（一）西医学认识

慢性前列腺炎的病因病理较为复杂，许多病因尚未明了，目前一般将该病分为细菌性前列腺炎和非细菌性前列腺炎两类。

慢性细菌性前列腺炎多由急性前列腺炎未彻底治愈而转为慢性，或身体其他部位的感染灶经血行播散到前列腺，或后尿道感染、尿道器械的应用及上尿路感染使细菌经尿道进入前列腺，或前列腺内尿液反流，或邻近器官感染，如结肠炎等直接或经淋巴播散到前列腺所致。慢性细菌性前列腺炎的致病菌，目前公认的是大肠杆菌，其他如变形杆菌属、克雷伯菌属等，则较少见。

慢性非细菌性前列腺炎，一般认为，各种原因所致的前列腺经常反复充血、水肿是其发生的重要因素。

慢性细菌性前列腺炎的病理改变为腺泡、腺泡间质呈炎性反应，有多核细胞、淋巴细胞、浆细胞和巨噬细胞浸润和结缔组织增生，坏死灶纤维化，腺管管腔变窄，或小管被脓细胞和上皮细胞堵塞引起腺泡扩张，腺泡扩张则腺体呈现柔韧感，最后腺体结构破坏皱缩而成纤维化。前列腺因纤维性变而质地变硬或缩小，严重时纤维化可波及后尿道，使膀胱颈硬化。无菌性前列腺炎前列腺组织虽也呈炎症表现，但不似细菌感染所致的前列腺炎有大量炎性细胞浸润，前列腺纤维化现象少见。

（二）中医学认识

中医学认为肝肾同源，肾藏精，司二便，腰为肾府，肝藏血，主疏泄，且与气血运行关系密切。足厥阴肝经绕阴器，抵少腹，如果肝肾亏损，功能失调，便会出现腰骶酸痛，尿频尿急，尿余沥不尽；肝气郁滞，血脉不畅，则可见少腹、会阴或睾丸坠胀不适甚则疼痛；若湿热毒邪内侵，膀胱气化失司，可见尿频，尿急，尿痛。以上这些症状均是慢性前列腺炎的主要临床表现。具体病因病机有如下几点。

1. 湿热蕴结

嗜食辛辣、肥甘厚味，或烟酒太过，蕴湿生热，下注精室，或湿热毒邪内侵前列腺而为病。

2. 瘀阻精道

长时间骑自行车、久坐，或忍精不泄，或情志所伤，气血运行受阻，引起瘀血内生，阻滞精道，而患本病。

3. 阴虚火旺

手淫过度，或恣情纵欲，或过食温燥之品，肾精亏乏，阴虚火旺，性事易举，前列腺反复充血、水肿而致病。

4. 肝肾亏虚

平素体质虚弱，或房事不节，损伤肝肾，肝虚则影响气血运行，肾虚则膀胱气化失司，从而引起前列腺炎的发生。

二、临床诊断

（一）辨病诊断

1. 临床诊断

（1）详问病史　急性前列腺炎迁延未愈，可转为慢性，但大多数慢性前列腺炎患者并无急性感染过程。

（2）症状　常表现为尿频、尿急、尿

痛、尿余沥不尽、尿等待等。会阴部、肛门，或少腹部、腹股沟部、睾丸坠胀疼痛或不适。尿道口有滴白，常在小便末或大便后发生。有时可表现为尿道灼热。生殖系统症状主要为性欲下降，勃起障碍，甚则血精等。全身症状有精神抑郁、失眠多梦、神疲乏力、腰膝酸软等。

（3）体征　肛诊前列腺可有轻度压痛，前列腺大小不等，质地各异，表面可有小结节。前列腺大者，质地较软，前列腺小者，质地较硬，也有大小、质地均正常者。

2. 相关检查

（1）前列腺液检查　按摩前列腺所得前列腺液镜检，若白细胞 ≥ 10/HP 或白细胞有成堆现象，即可诊断；卵磷脂小体减少或消失。

（2）前列腺液培养　对慢性前列腺炎的诊断，尤其对慢性细菌性前列腺炎和非细菌性前列腺炎的鉴别诊断，具有重要参考价值。

（3）细菌学定位检查（四段培养）　可将前列腺炎、尿道炎或尿路感染加以区别。因该方法比较繁琐，推荐使用两杯法或按摩前后试验（PPMT），后者的诊断准确率大于 96%。

（4）前列腺液 pH 值测定　一般认为，在正常情况下，前列腺液的 pH 值为 6.5 左右，慢性前列腺炎时，pH 值则明显升高。前列腺液 pH 值的测定不仅可作为该病诊断的参考，而且也可作为疗效判定的一个指标。

（5）前列腺液免疫球蛋白测定　在慢性前列腺炎的前列腺液中，3 种免疫球蛋白均有不同程度的增加，其中 IgA 最明显，其次为 IgG，而且这种增加在慢性细菌性前列腺炎中更为明显。

（6）前列腺 B 超测定　对慢性前列腺炎的诊断具有重要参考价值。

（7）前列腺穿刺活检　对慢性前列腺

炎的诊断有决定性意义。但对区分细菌性或非细菌性前列腺炎价值不大，再加上具有一定创伤，故临床较少应用。

（二）辨证诊断

慢性前列腺炎患者常伴尿频，尿急，尿余沥不尽，精神抑郁，腰膝酸软，神疲乏力，头晕耳鸣，少腹、会阴、睾丸等处坠胀疼痛，舌质红，苔黄腻，或舌淡，苔薄白，质暗，有瘀点、瘀斑，脉濡数，或沉细，或涩等。

1. 湿热蕴结型

临床证候：尿频，尿急，尿痛，尿余沥不尽，尿道有灼热感，小便黄，或尿道口滴白，睾丸、会阴、少腹等处坠胀疼痛，阴囊潮湿，口苦，口干黏腻，舌质红，苔黄腻，脉滑数或濡数。

辨证要点：尿频，尿急，尿余沥不尽，尿道灼热，睾丸、会阴、少腹等处坠胀疼痛，尿道口滴白，阴囊潮湿，舌质红，苔黄腻，脉濡数。

2. 阴虚火旺型

临床证候：尿频，尿急，尿道口灼热，会阴及少腹隐痛，失眠多梦，阳事易举，腰膝酸软，头晕耳鸣，潮热盗汗，小便短少，舌红，少苔，脉细数。

辨证要点：尿频，尿急，尿道口灼热，会阴及睾丸、少腹隐痛，腰膝酸软，头晕耳鸣，五心烦热，盗汗，舌红，少苔，脉细数。

3. 脾肾两虚型

临床证候：尿频，尿急，尿余沥不尽，排尿困难，尿等待，少腹、睾丸坠胀不适，尿道口滴白，纳差，腹胀，腰膝酸软，神疲乏力，形寒肢冷，性欲下降，舌淡，苔白，脉沉细。

辨证要点：尿频，尿急，尿余沥不尽，尿等待，少腹、睾丸坠胀不适，甚则疼痛，尿道口滴白，腰膝酸软，形寒肢冷，纳差，腹胀，神疲乏力，舌淡，苔白，脉沉细。

4.气滞血瘀型

临床证候：尿频，尿余沥不尽，尿等待，会阴及小腹、睾丸胀痛或刺痛，前列腺指诊质地较硬或有结节，舌质暗，有瘀点、瘀斑，脉涩。

辨证要点：尿频，尿余沥不尽，尿等待，会阴及小腹、睾丸胀痛或刺痛，舌质暗，脉涩。

三、鉴别诊断

1.前列腺痛

会阴部和耻骨上区疼痛或压痛，有排尿异常等症状，但前列腺触诊正常，培养无菌。

2.精囊炎

多同时合并慢性前列腺炎，临床表现相似，血精是精囊炎的主要特征，B超或CT检查可发现精囊增大，呈炎症改变。

3.肉芽肿性前列腺炎

可有尿频、尿急、尿痛、发热、会阴部疼痛不适等症状，但病情发展较快，可迅速发生尿潴留。经前列腺穿刺活检、组织学检查表现肉芽肿性反应。

4.前列腺增生症

多发生于50岁以上老年男性，以夜尿频多、排尿困难为其主要临床表现。肛诊或B超、CT检查可助鉴别。

5.前列腺癌

晚期可出现尿频、尿痛、排尿困难等症状，但全身情况较差。肛诊前列腺质地坚硬，表面高低不平。前列腺特异性抗原（PSA）升高，前列腺穿刺活组织检查可以发现癌细胞。B超或CT检查可资鉴别。

6.前列腺结石

可出现腰骶部、会阴部疼痛等症状。骨盆X线平片或前列腺B超检查可助鉴别。

7.前列腺结核

症状与前列腺炎相似，但具有泌尿系统结核及其他部位结核病史。肛诊前列腺呈不规则结节状。附睾肿大变硬，输精管有串珠状硬结。精液直接涂片或结核杆菌培养可以查到结核杆菌。前列腺活体组织检查可见结核结节或干酪坏死。

四、临床治疗

（一）提高临床疗效的要素

1.明确诊断

慢性前列腺炎尽管病因复杂，但目前一般分为细菌性前列腺炎和非细菌性前列腺炎两类，在条件许可的情况下，尽可能予以区分，这对采取针对性治疗、提高临床疗效十分重要。

2.分清寒热虚实

本病证有寒热之别，寒者为寒凝血脉，阳虚内寒，血脉瘀阻；热者为湿热下注，阴虚内热；或以虚为主，或以实为主，或虚实兼杂。临证当详细区分，以防犯虚虚实实之戒。

3.结合局部辨证

在治疗时，除全身整体辨证外，应结合前列腺指诊和各种理化检查进行局部辨证。湿热下注证，肛诊前列腺多肿大，压痛明显，可有灼热感，前列腺液常规检查白细胞多成堆；脾肾虚弱证，前列腺虽肿大，但质地较软，前列腺液易按出，白细胞并不多，卵磷脂小体明显减少；瘀血内阻证，前列腺质地偏硬，可有结节，但光滑，前列腺液按出困难，卵磷脂小体减少明显。另外，应根据慢性前列腺炎的基本病理特点，无论何种证型均应适当加入一些活血化瘀、通络散结消肿之品，如炒穿山甲、王不留行、路路通、蜈蚣、水蛭、土鳖虫等。

4.综合施治

由于对慢性前列腺炎目前尚无较好疗法，每一种治法均有一定的优势和不足，故应两种或两种以上疗法综合应用，以取长补短。如中西医结合治疗、内服药物与外用药物相结合、各种理疗器械的运用等，以提高疗效。

（二）辨病治疗

1.抗生素

选用一些能够透过前列腺包膜，在前列腺组织内浓度较高的抗生素，目前常选用喹诺酮类，如环丙沙星片，每次0.2g，每日4次口服，或氟罗沙星片，每次0.2g，每日1次口服，连用15天为1个疗程。根据情况也可选用大环内酯类如红霉素，或四环素，或增效联磺片等。治疗时间应足够长，一般为2~3个月。

2.输精管中注射药物

用针头穿刺阴囊皮下浅部的输精管，然后注入抗菌药物如1%的新霉素，1%卡那霉素，或其他敏感抗生素，每次4~6ml，每周1~2次，4次为1个疗程。

3.前列腺局部注射抗菌药物

选用头孢曲松钠、头孢噻肟、庆大霉素、卡那霉素等单独或联合应用，经会阴或直肠做前列腺两侧叶注射，每次注入2ml，每周1~2次，10次为1个疗程，两侧叶可交替注射。具体方法：患者取截石位，臀部垫高，常规消毒，用18号腰麻针或8号心内注射针取1%普鲁卡因4~6ml，于肛门前方12点位置上1cm处局麻后直刺入5~6cm。可用左食指在直肠引导下注入。自觉有落空松弛感，则针进入前列腺内，抽吸无回血，更换有抗生素的注射器，注入药物。要严格掌握适应证，非特殊病例，目前该疗法使用较少。

4.前列腺周围药物注射

以四环素0.25g、0.25%普鲁卡因20ml，经会阴注入前列腺周围。若前列腺有纤维化表现，可改用四环素0.1g、0.25%普鲁卡因20ml、可的松10mg，每周注射1~2次。

5.理疗

可在前列腺局部采用5%新霉素溶液2ml加0.5%醋酸泼尼松1ml做离子透入，每次20分钟，隔日1次，10次为1个疗程。或直肠内超声波透入抗生素、氦-氖激光会阴穴照射、磁疗等均可配合应用。抗生素一般仅用于慢性细菌性前列腺炎，对非细菌性前列腺炎原则上不予应用。

6.前列腺按摩

每周按摩前列腺1次，对畅通腺管、改善局部微循环、促使疾病早日康复具有一定帮助，但务必做到手法"轻，柔，缓"。

7.抗胆碱药物

尿频、尿急、尿痛明显者，可用溴丙胺太林片30mg，每日3次口服。疼痛较重者，可用吲哚美辛片25mg或双氯芬酸钠肠溶片25mg口服，以缓解疼痛。

8.α受体阻滞剂

盐酸坦索罗辛胶囊，每次0.2mg，每晚1次口服；甲磺酸多沙唑嗪缓释片4mg，每天1次口服。

（三）辨证治疗

1.辨证论治

（1）湿热蕴结型

治法：清热利湿，解毒排浊。

方药：程氏萆薢分清饮合八正散加减。常用药物有萆薢、滑石、黄柏、瞿麦、扁蓄、车前子（另包）、虎杖、败酱草、红藤、石菖蒲、赤芍、丹参、王不留行、路路通。

大便干者，加生大黄；湿热较重者，加龙胆草、生薏苡仁。

（2）阴虚火旺型

治法：滋阴清热，利湿导浊。

方药：知柏地黄汤加减。常用药物有知母、黄柏、生地黄、熟地黄、生山药、山茱萸、牡丹皮、泽泻、川楝子、泽兰、赤芍、女贞子、墨旱莲。

尿道滴白者，加萆薢。

（3）脾肾两虚型

治法：补脾益肾。

方药：五子衍宗丸合四君子汤加味。常用药物有菟丝子、枸杞子、覆盆子、五味子、车前子（另包）、黄芪、党参、白术、丹参、荔枝核、熟地黄、山茱萸。

肛门、会阴坠胀较重者，加柴胡、升麻、红参；尿道滴白频繁者，加金樱子、芡实、煅牡蛎。

（4）气滞血瘀型

治法：活血化瘀，行气导滞。

方药：少腹逐瘀汤加减。常用药物有桃仁、红花、当归、川芎、丹参、荔枝核、柴胡、青皮、炒穿山甲、红藤、败酱草、白花蛇舌草。

前列腺质地较硬，有结节者，加三棱、莪术；会阴、睾丸等处疼痛较甚者，加三七、醋延胡索；尿道刺痛者，加琥珀粉。

2.外治疗法

（1）针刺疗法

①肾阳虚型取肾俞、膀胱俞、关元、三阴交、中极，针刺用平补平泻手法，每日或隔日1次，10~15次为1个疗程。

②肾气虚型取腰阳关、关元、气海、中极、肾俞、命门、志室、三阴交、足三里，以上穴分组交替使用，每日或隔日1次，采用中弱刺激，可配合艾条灸法。

（2）中药坐浴

①红藤40g，生大黄30g，苏木40g，红花30g，败酱草30g，川楝子15g。加适量水，煎煮取汁，放入大盆中，先熏后坐浴，每次20~30分钟，每日1~2次。适用于湿热兼瘀型慢性前列腺炎。

②苦参30g，金银花30g，蒲公英30g，黄柏20g，赤芍30g，红花20g。加适量水煎煮取汁，先熏洗，后坐浴，每次15~30分钟，每日1~2次。适用于湿热型慢性前列腺炎。

（3）中药外敷

①白胡椒7粒，麝香0.15g。先将白胡椒研为细末，备用。将白胡椒粉盖在神阙穴上面，再用胶布固定，每隔7天换药1次，连用10天为1个疗程。该方具有清热止痛、通利小便之功能，可用于各型慢性前列腺炎。

②乳香、没药各30g，血竭2g，冰片0.5g。先将乳香、没药醇提取，干燥后入血竭混匀，备用。取适量药粉，以老陈醋调和，并加入冰片，拌匀后外敷神阙、关元、会阴，外用胶布固定。适用于瘀血内阻型慢性前列腺炎。

（4）中药灌肠

①黄柏15g，毛冬青30g，赤芍30g，三棱15g，莪术15g，红藤30g，生甘草15g，野菊花30g。加适量水，煎煮取汁150ml，温度控制在40℃左右，保留灌肠1~2小时，每天1次，10天为1个疗程。适用于湿热下注型前列腺炎。

②制乳香、没药各15g，苏木30g，红花30g，川楝子20g，金银花20g，蒲公英20g。加适量水煎煮取汁150ml，温度控制在40℃左右，保留灌肠1~2小时，每天1次，10天为1个疗程。适用于湿热蕴结型前列腺炎。

（5）中药离子导入

①用前列腺灌肠液、黄柏液或毛冬青灌肠液，使用直流感应电流机等电子定向流动原理的离子导入仪器，在负极套垫上浸泡药液，输入电流，每次治疗时间20分钟，隔日1次，10次为1个疗程。套垫于腹侧覆盖于耻骨联合及部分小腹，包括关元、中极、曲骨、横骨（双侧）、大赫（双侧）等穴位，背侧覆盖于骶骨及次髎（双侧）、膀胱俞（双侧）、中膂（双侧）等穴位。其治疗原理为通电流使电极板下浸有中药药液的纱布垫释放中药离子，根据经络传变的原理直接或间接导入病变部位。

②湿热蕴结型用三棱 15g，莪术 15g，黄柏 20g，败酱草 30g，穿山甲 15g，皂角刺 15g，制成药液 100ml，温度约 40℃，吸取 50ml 保留灌肠。灌肠后在体表腰骶部、耻骨联合部分别放置直流感应电疗机的两个电极，主极放在腰骶部，辅极放在耻骨联合部，接通直流电。主、辅极极性交替使用，电流强度以患者能耐受为度。通电时间为每次 25 分钟，每日或隔日 1 次，10 次为 1 个疗程。

3. 成药应用

（1）翁沥通胶囊　清热利湿，散结祛瘀。适用于湿热瘀阻型慢性前列腺炎。每日 2 次，每次 3 粒，口服。

（2）前列舒通胶囊　清热利湿，化瘀散结。适用于瘀血兼湿热型慢性前列腺炎。每次 4 粒，每日 3 次，口服。

（3）宁泌泰胶囊　清热解毒，利湿通淋。适用于湿热瘀阻型慢性前列腺炎。每日 3 次，每次 4 粒，口服。

（4）知柏地黄丸　滋阴清热。适用于阴虚火旺型慢性前列腺炎。每次 8 粒，每日 2 次，口服。

4. 单方验方

（1）三七粉 3g，每日 2 次，口服。适用于瘀血型慢性前列腺炎。[孙自学，庞保珍. 中医生殖医学. 北京：人民卫生出版社，2017]

（2）琥珀 3g，每日 2 次，口服。适用于湿热兼瘀型慢性前列腺炎。[孙自学. 男科病诊疗与康复. 北京：中国协和医科大学出版社，2018]

（3）当归 10g，浙贝母 10g，苦参 10g，滑石 15g。每日 1 剂，水煎，分 2 次服用。适用于尿道灼热、滴白频繁的湿热型慢性前列腺炎。[孙自学. 男科病诊疗与康复. 北京：中国协和医科大学出版社，2018]

（四）医家经验

1. 罗元恺

罗老认为慢性前列腺炎或无症状，或尿频，尿涩痛，阴囊坠胀，舌红，苔黄腻，脉弦滑。宜清利湿热，方用八正散加减。若病程日久，或失治误治，气阴两伤者，应在清利之中，佐以益气养阴，活血化瘀。罗老曾拟二参汤，以苦参、川萆薢，滑石、甘草清利湿热，太子参、山药、茯苓健脾益气，生地黄养阴清热，桃仁活血化瘀，使邪去而不苦寒伤阴。如面色晦暗，或虚浮，舌暗而淡胖，苔白腻者，为湿浊内困，脾阳不振，气分已伤，更不宜苦寒峻利，以防伤正气，宜健脾益气渗湿，可用四君子汤加泽泻、川萆薢、山药、车前子之类；如脾肾两虚，酌加巴戟天、菟丝子、肉苁蓉之类平补阴阳、补而不燥的补肾药，以固其本。并强调临证之时，既要辨病，更要辨证，标本兼顾，祛邪而不伤正，固本而不留邪。[罗颂平. 罗元恺治疗盆腔炎和前列腺炎的经验. 中医杂志，1998，39（9）：523]

2. 王琦

王琦根据慢性前列腺炎的中医病机，在清热解毒杀灭微生物及活血化瘀改善前列腺供血的基础上，遵中医"腑以通为用"的原则，选用排浊之品，保证瘀积之物排出，常用排浊药物为浙贝母、天花粉、石菖蒲、薏苡仁、冬瓜仁等。主张分期以基础方论治。初、中期以湿热为患的寒热夹杂证为主，瘀浊阻滞症状为次，湿热为病则见热证，且秽浊之物较多，病久湿易郁遏阳气，则又见寒证，故呈寒热兼杂。后期以瘀浊互结症状为主，湿热表现为次。治疗以基础方分期加减，基础方清热解毒，祛瘀排浊，浊去则湿清药物组成为当归、浙贝母、苦参、黄柏、蒲公英、石菖蒲、牡丹皮、水蛭、乌药。初、中期（寒热夹杂）合薏苡附子败酱散加减，后期（瘀浊互结）合桂枝茯苓丸加减。在治疗思路上王琦教授指出以下几点：①注重慢性前列腺炎的基本病理，即前列腺组织有炎性细胞浸润和腺叶中纤维组织增生、变性，在治疗过程中应抓住这一基本特点。②辨证论治与分期治疗相结合，以加强治疗的针对性，提高临床疗效。③宏观辨证与微观辨证相结合。西医学检测手段使中医传统四诊触角延伸到微观世界，故辨证应把宏观与微观结合起来，以探讨前列腺各种实验检测指标的临床辨证意义。④基本方的确定与运用，应围绕慢性前列腺炎的基本病理和中医对本病的病机认识来定，在治疗过程中针对体质、并发症等辨证加减。⑤忌一味苦寒清热解毒，以防苦寒伤阳。临床上许多治疗慢性前列腺炎的方剂和用药，如桂枝茯苓丸之桂枝、黄柏配乌药、薏苡附子败酱散用附子、引火归元之肉桂等即是启迪。［王琦. 王琦男科学. 第2版. 郑州：河南科学技术出版社，2007］

3. 崔学教

崔学教在治疗上主张如下。①辨证分型，知常达变，对一些难治性慢性前列腺炎，辨证分型以气虚夹瘀阻型或实热夹阴虚型为主，用化瘀消肿、通络散结之法，方用自拟泽兰通淋汤，药物为土茯苓、王不留行、路路通、三棱、莪术之属；或以清热利湿、祛痰通淋为则，方用自拟土茯苓饮，药用野菊花、蒲公英、珍珠草、黄柏之类，佐以黄芪、党参补中益气，权衡补泻，以达祛邪不伤正、补益不留邪的目的。②用药力专，配伍协调。崔氏在治疗上施法果断，用药力专，辨证立法，善抓主要矛盾，强调围绕病证的主要矛盾来处方论治，不仅在药物选择上突出体现治法特色，且药量亦显偏重，如补益多用黄芪、党参、肉苁蓉各30g，化瘀则多以三棱、莪术各15g，泽兰30g，清热利湿多以土茯苓、蒲公英、珍珠草各30g等。另外，在药物配伍上，也注意辨证周全，协调用药，尤其重视药对的应用，如牛大力与党参，前者为土黄芪，补气而无黄芪燥之弊，土茯苓与蒲公英，清热解毒利湿，无寒凉伤胃之虑，丹参与槐花，取槐榆散治疗肛痔疾病中应用之义，凉血活血，促进血液回流，毛冬青与凌霄花，清瘀热于微络，以防瘀热伏络，邪恋复发，其他如龙胆草与栀子、扁蓄与瞿麦、滑石与甘草等经典配伍亦多应用。③内外用药，全面治疗。在内服药物治疗的同时，注意配用外治法，如崔氏开发研制的"前列安栓"，是针对湿、瘀、热病机而设，由黄柏、虎杖、栀子、大黄、泽兰、石菖蒲等组成，制成栓剂，直肠给药，具有较好的抗炎、镇痛和改善局部循环的作用。④药语同疗，身心共调。针对慢性前列腺炎病因复杂、缠绵难愈、多伴有不同程度的心理障碍这一特点，崔氏还十分重视患者的心理调治。［徐发彬. 崔学教教授治疗慢性前列腺炎的特色. 新中医，1999，31（5）：12-13］

4. 刘猷枋

刘猷枋认为（1）别病情轻重，首先根据患者的病史、临床症状、前列腺触诊及理化检查等进行综合分析，将慢性前列腺炎分成3类。①轻证：病程不长，前列腺触诊一般尚正常，前列腺液中白细胞数稍增多（20~50个/高倍镜视野），卵磷脂小体显著减少。②重证：病程较长，前列腺腺体变硬，有压痛，前列腺液中脓细胞满视野或成堆，卵磷脂小体显著减少。③顽固证：病程数年到数十年，疼痛症状持续较重，前列腺腺体硬韧，纤维化明显，多可触及硬韧的精囊，前列腺液不易取出或有成堆脓细胞。刘猷枋重瘀血阻滞，其通过长期的临床观察，指出慢性前列腺炎的本质问题是瘀阻经脉，瘀结成块的血瘀证，临床上最为常见，包括重型及顽固性中的大部分病例，其病程较长，症状以疼痛为主，前列腺腺体硬韧而缩小，不规则，前列腺液不易取出，或有成堆脓细胞。而其他证型较为少见，如肾虚型、湿热下注型。在治疗上以活血化瘀导滞为主要方法，以丹参、红花等为主组方。瘀滞重者加祛瘀药，如泽兰、赤芍、桃仁、王不留行、穿山甲等。适当配合理气药如青皮、香附、木香、川楝子以行气止痛。再据病情的寒热虚实进行加减。兼虚寒者加温经散寒药，如乌药、益智仁、巴戟天；瘀血化热者配以荡涤瘀热、解毒药如蒲公英、败酱草等；逐瘀过猛易于伤正，瘀久正虚者配以补养气血药，如黄芪、当归、党参、何首乌等，使瘀消而正不伤；兼有膀胱湿热下注者加清热利湿药，如滑石、扁蓄、瞿麦、赤小豆等；肾虚者加补肾药，如淫羊藿、巴戟天、肉苁蓉、女贞子等。对慢性前列腺炎的治疗不应依赖单一药物，而应从祛除病因、改善慢性充血、促进引流及炎症、纤维化的吸收和调整患者整体功能等方面综合考虑，总结出以活血化瘀为主，辅以行气，酌加解毒、补肾的中药制剂"前列腺蜜丸"（1963年制：丹参、泽兰、赤芍、桃仁泥、红花、王不留行、败酱草、蒲公英、穿山甲片、没药、石韦、枸杞子各9g。1969年制：上方去蒲公英、穿山甲片、石韦、枸杞子，加白芷、乳香、川楝子、青皮、小茴香各9g。每丸9g，每日2次，每次2丸，也可作水煎剂服用）。本方应用20余年，疗效满意。[史宇广. 当代名医临证精华：男科专辑. 北京：中医古籍出版社，1992]

五、预后转归

慢性前列腺炎并不直接影响患者生命，但由于其病情复杂，缠绵难愈，给患者的身心健康造成极大伤害。一般而言，大部分慢性前列腺炎患者，若经正确施治，综合调理，均能获得明显好转或痊愈，预后良好。少数患者可致不育。有些患者可伴有性功能障碍，多因心理障碍所致，与本病无直接联系，目前尚缺乏确凿证据。

六、预防调护

（一）预防

（1）加强锻炼，增强体质。

（2）不宜长时间骑自行车、骑马、久坐。

（3）积极治疗各种感染，尤其是泌尿生殖系统感染，如尿道炎、膀胱炎、肾盂肾炎等。

（4）饮食要清淡而富有营养。要禁食辛辣厚味，戒烟酒，以减少前列腺充血。

（5）戒手淫，节房事。

（二）调护

（1）由于本病病程较长，一般为3~6个月，故患者要严格遵守医嘱，坚持治疗。

（2）注意情志调节，保持良好心态，对本病的康复具有积极作用。

（3）重视心理调护。由于慢性前列腺炎患者多伴有不同程度的心理障碍，如抑郁、焦虑、悲观失望、紧张、恐惧，对治疗缺乏信心等，作为医护人员应倾听患者的诉说，与患者做真挚的朋友，在生活上予以关心，在精神上给予鼓励，让患者树立战胜疾病的信心，这对疾病的早日康复十分重要。

（4）科学配合食疗，以提高疗效，缩短疗程。常用食疗方如下。

①生地黄蒸鸡：乌鸡1只，生地黄250g，饴糖150g。先将鸡去毛、肠肚，洗净，再将生地黄切成细丝与饴糖混合均匀，放入鸡腹中缝固。置盆中用蒸锅蒸熟，不加佐料，但食其肉。适用于肾精亏虚型慢性前列腺炎。[孙自学. 男科病诊疗与康复.

北京：中国协和医科大学出版社，2018］

②赤小豆鲫鱼粥：鲫鱼1~2条，赤小豆50g。先煮鱼取汁，另水煮赤小豆做粥，待熟入鱼汁调匀，随意食用。适用于湿浊下注型慢性前列腺炎。［孙自学，庞保珍.中医生殖医学.北京：人民卫生出版社，2017］

③白果冬瓜子饮：白果10枚，冬瓜子30g，莲子肉15g，胡椒1.5g，白糖少许。用水煮熬后去渣，入白糖少许。1日饮2~3次，每次100~200ml。适用于肾气亏虚型慢性前列腺炎。［孙自学，庞保珍.中医生殖医学.北京：人民卫生出版社，2017］

④芦荟淡瓜子饮：芦荟汁6~7匙，淡瓜子仁30枚。上2味，稍炖温，饭前饮，每日2次。适用于湿热下注型慢性前列腺炎。［孙自学，庞保珍.中医生殖医学.北京：人民卫生出版社，2017］

⑤黄陈粥：黄芪30~60g，粳米60g，陈皮末1g，红糖适量。先将黄芪煎汤，去渣入粳米、红糖煮粥，后入陈皮末稍沸即可。分早、晚食用。适用于脾气亏虚型慢性前列腺炎。［孙自学.男科病诊疗与康复.北京：中国协和医科大学出版社，2018］

⑥丝瓜粥：鲜丝瓜嫩者1条，白米50g，白糖适量。先煮米做粥，未熟时放入鲜丝瓜（洗净，切成粗段），待粥熟去丝瓜，加糖调匀。早餐食之。适用于湿热下注型慢性前列腺炎。［孙自学.男科病诊疗与康复.北京：中国协和医科大学出版社，2018］

⑦芡实粉粥：芡实粉、核桃仁、红枣肉适量。把核桃仁研碎，与红枣肉、芡实粉一起同煮。每日1餐。适用于肾虚型慢性前列腺炎。［孙自学，庞保珍.中医生殖医学.北京：人民卫生出版社，2017］

⑧腰花杜仲汤：羊腰子（或猪腰子）1对，杜仲15g，盐、葱适量。先把腰子切开，去膜，切成腰花，放入调料，与杜仲同炖，炖熟猪腰花。可喝汤吃腰花。适用于肾虚型慢性前列腺炎。［孙自学.男科病诊疗与康复.北京：中国协和医科大学出版社，2018］

七、专方选要

1. 淋舒汤

治法：清热利湿。

组成：车前子15g，萹蓄15g，瞿麦10g，栀子10g，滑石10g，川木通3g，葛根10g，天花粉15g，炙甘草3g，每日1剂，水煎2次，共取汁400ml，两煎混合，分早、晚温服，每次各200ml。［秦远，宋宁宏，叶和松，等.淋舒汤联合左氧氟沙星治疗以下尿路症状为主的ⅢA型前列腺炎湿热下注证的疗效观察.中华男科学杂志，2020，26（11）：1025-1029］

2. 益肾通络方

治法：益肾填精，活血通络。

组成：菟丝子20g，淫羊藿15g，熟地黄10g，黄芪20g，丹参30g，水蛭6g，川牛膝15g，荔枝核12g，白芷10g，醋延胡索15g。疼痛明显者，加乳香6g，没药6g，醋延胡索加量至30g；夜尿多者，加益智仁15g，生山药15g，乌药6g。每日1剂，水煎2次，共取汁400ml，两煎混合，分早、晚温服，每次各200ml。［孙自学，张珈铭，陈建设，等.益肾通络方治疗Ⅲ型前列腺炎肾虚络阻型患者的疗效评价.中国中西医结合杂志，2020，40（11）：1345-1349］

3. 清热利湿活血方

治法：清热利湿，活血化瘀。

组成：萆薢、金钱草、女贞子各15g，菟丝子、丹参、虎杖、枸杞子、石菖蒲、茯苓各10g，五味子6g，甘草3g。每日1剂，水煎2次，共取汁400ml，两煎混合，分早、晚温服，每次各200ml，4周为1个疗程。［施田力，黄小惠，肖鑫，等.清热利湿活血方对慢性非细菌性前列腺炎患者前列腺液中炎性因子，TGF-β_1，MCP-1及 PDGF-BB 水平的影响. 新中医，2020，52（14）：88-91]

主要参考文献

[1] 秦国政. 中医男科学 [M]. 北京：科学出版社，2017.

[2] 孙自学. 男科病诊疗与康复 [M]. 北京：中国协和医科大学出版社，2018.

[3] 郭雪梅，朱艳，陈柯村，等. 中医药治疗慢性前列腺炎研究概述 [J]. 山东中医杂志，2020，39（10）：1130-1134.

[4] 王永，高庆和，王福，等. 中医药治疗慢性前列腺炎的研究进展 [J]. 中国医学创新，2021，18（4）：171-175.

[5] 刘胜京，郭军，王福，等. 基于网络药理学当归黄柏治疗慢性前列腺炎的作用机制研究 [J]. 中国中医基础医学杂志，2021，27（1）：186-190.

[6] 俞旭君，高庆和. 慢性前列腺炎中西医结合多学科诊疗指南 [J]. 中华男科学杂志，2020，26（4）：369-376.

[7] 孙自学. 一本书读懂前列腺病 [M]. 郑州：中原农民出版社，2020.

附

录

临床常用检查参考值

一、血液学检查

指标			标本类型	参考区间
红细胞（RBC）	男			$(4.0\sim5.5)\times10^{12}/L$
	女			$(3.5\sim5.0)\times10^{12}/L$
血红蛋白（Hb）	新生儿			170~200g/L
	成人	男		120~160g/L
		女		110~150g/L
平均红细胞血红蛋白（MCV）				80~100fl
平均红细胞血红蛋白（MCH）				27~34pg
平均红细胞血红蛋白浓度（MCHC）				320~360g/L
红细胞比容（Hct）（温氏法）	男		全血	0.40~0.50L/L
	女			0.37~0.48L/L
红细胞沉降率（ESR）（Westergren 法）	男			0~15mm/h
	女			0~20mm/h
网织红细胞百分数（Ret%）	新生儿			3%~6%
	儿童及成人			0.5%~1.5%
白细胞（WBC）	新生儿			$(15.0\sim20.0)\times10^{9}/L$
	6个月至2岁时			$(11.0\sim12.0)\times10^{9}/L$
	成人			$(4.0\sim10.0)\times10^{9}/L$
白细胞分类计数百分率	嗜中性粒细胞			50%~70%
	嗜酸性粒细胞（EOS%）			0.5%~5%
	嗜碱性粒细胞（BASO%）			0~1%
	淋巴细胞（LYMPH%）			20%~40%
	单核细胞（MONO%）			3%~8%
血小板计数（PLT）				$(100\sim300)\times10^{9}/L$

二、电解质

指标		标本类型	参考区间
二氧化碳结合力（CO_2-CP）	成人	血清	22~31mmol/L
钾（K）			3.5~5.5mmol/L
钠（Na）			135~145mmol/L
氯（Cl）			95~105mmol/L
钙（Ca）			2.25~2.58mmol/L
无机磷（P）			0.97~1.61mmol/L

三、血脂血糖

指标		标本类型	参考区间
血清总胆固醇（TC）	成人	血清	2.9~6.0mmol/L
低密度脂蛋白胆固醇（LDL-C）（沉淀法）			2.07~3.12mmol/L
血清三酰甘油（TG）			0.56~1.70mmol/L
高密度脂蛋白胆固醇（HDL-C）（沉淀法）			0.94~2.0mmol/L
血清磷脂			1.4~2.7mmol/L
α-脂蛋白			男性（517±106）mg/L
			女性（547±125）mg/L
血清总脂			4~7g/L
血糖（空腹）（葡萄糖氧化酶法）			3.9~6.1mmol/L
口服葡萄糖耐量试验服糖后2小时血糖			＜7.8mmol/L

四、肝功能检查

指标		标本类型	参考区间
总脂酸		血清	1.9~4.2g/L
胆碱酯酶测定（ChE）（比色法）	乙酰胆碱酯酶（AChE）		80000~120000U/L
	假性胆碱酯酶（PChE）		30000~80000U/L
铜蓝蛋白（成人）			0.2~0.6g/L
丙酮酸（成人）			0.06~0.1mmol/L
酸性磷酸酶（ACP）			0.9~1.90U/L
γ-谷氨酰转移酶（γ-GGT）	男		11~50U/L
	女		7~32U/L

指标			标本类型	参考区间
蛋白质类	蛋白组分	清蛋白（A）	血清	40~55g/L
		球蛋白（G）		20~30g/L
		清蛋白/球蛋白比值		（1.5~2.5）：1
	总蛋白（TP）	新生儿		46.0~70.0g/L
		＞3岁		62.0~76.0g/L
		成人		60.0~80.0g/L
	蛋白电泳（醋酸纤维膜法）	α_1球蛋白		3%~4%
		α_2球蛋白		6%~10%
		β球蛋白		7%~11%
		γ球蛋白		9%~18%
乳酸脱氢酶同工酶（LDiso）（圆盘电泳法）		LD_1		（32.7±4.60）%
		LD_2		（45.1±3.53）%
		LD_3		（18.5±2.96）%
		LD_4		（2.90±0.89）%
		LD_5		（0.85±0.55）%
肌酸激酶（CK）（速率法）		男		50~310U/L
		女		40~200U/L
肌酸激酶同工酶		CK-BB		阴性或微量
		CK-MB		＜0.05（5%）
		CK-MM		0.94~0.96（94%~96%）
		CK-MT		阴性或微量

五、血清学检查

指标	标本类型	参考区间
甲胎蛋白（AFP，αFP）	血清	＜25ng/ml（25μg/L）
小儿（3周~6个月）		＜39ng/ml（39μg/L）
包囊虫病补体结合试验		阴性
嗜异性凝集反应		（0~1）：7
布鲁斯凝集试验		（0~1）：40
冷凝集素试验		（0~1）：10
梅毒补体结合反应		阴性

指标		标本类型	参考区间
补体	总补体活性（CH50）（试管法）	血浆	50~100kU/L
补体经典途径成分	C1q（ELISA 法）	血清	0.18~0.19g/L
	C3（成人）		0.8~1.5g/L
	C4（成人）		0.2~0.6g/L
免疫球蛋白	成人		700~3500mg/L
IgD（ELISA 法）	成人		0.6~1.2mg/L
IgE（ELISA 法）			0.1~0.9mg/L
IgG	成人		7~16.6g/L
IgG/ 白蛋白比值			0.3~0.7
IgG/ 合成率			-9.9~3.3mg/24h
IgM	成人		500~2600mg/L
E- 玫瑰花环形成率		淋巴细胞	0.40~0.70
EAC- 玫瑰花环形成率			0.15~0.30
红斑狼疮细胞（LEC）		全血	阴性
类风湿因子（RF）（乳胶凝集法或浊度分析法）		血清	< 20U/ml
外斐反应	OX19		低于 1∶160
Widal 反应（直接凝集法）	O		低于 1∶80
	H		低于 1∶160
	A		低于 1∶80
	B		低于 1∶80
	C		低于 1∶80
结核抗体（TB-G）			阴性
抗酸性核蛋白抗体和抗核糖核蛋白抗体			阴性
抗干燥综合征 A 抗体和抗干燥综合征 B 抗体			阴性
甲状腺胶体和微粒体胶原自身抗体			阴性
骨骼肌自身抗体（ASA）			阴性
乙型肝炎病毒表面抗原（HBsAg）			阴性
乙型肝炎病毒表面抗体（HBsAb）			阴性
乙型肝炎病毒核心抗原（HBcAg）			阴性

指标	标本类型	参考区间
乙型肝炎病毒 e 抗原（HBeAg）	血清	阴性
乙型肝炎病毒 e 抗体（HBeAb）		阴性
免疫扩散法		阴性
植物血凝素皮内试验（PHA）		阴性
平滑肌自身抗体（SMA）		阴性
结核菌素皮内试验（PPD）		阴性

六、骨髓细胞的正常值

指标		标本类型	参考区间
增生程度		骨髓	增生活跃（即成熟红细胞与有核细胞之比约为 20∶1）
粒系细胞分类	原始粒细胞		0~1.8%
	早幼粒细胞		0.4%~3.9%
	中性中幼粒细胞		2.2%~12.2%
	中性晚幼粒细胞		3.5%~13.2%
	中性杆状核粒细胞		16.4%~32.1%
	中性分叶核粒细胞		4.2%~21.2%
	嗜酸性中幼粒细胞		0~1.4%
	嗜酸性晚幼粒细胞		0~1.8%
	嗜酸性杆状核粒细胞		0.2%~3.9%
	嗜酸性分叶核粒细胞		0~4.2%
	嗜碱性中幼粒细胞		0~0.2%
	嗜碱性晚幼粒细胞		0~0.3%
	嗜碱性杆状核粒细胞		0~0.4%
	嗜碱性分叶核粒细胞		0~0.2%
红细胞分类	原始红细胞		0~1.9%
	早幼红细胞		0.2%~2.6%
	中幼红细胞		2.6%~10.7%
	晚幼红细胞		5.2%~17.5%

指标		标本类型	参考区间
淋巴细胞分类	原始淋巴细胞	骨髓	0~0.4%
	幼稚淋巴细胞		0~2.1%
	淋巴细胞		10.7%~43.1%
单核细胞分类	原始单核细胞		0~0.3%
	幼稚单核细胞		0~0.6%
	单核细胞		0~6.2%
浆细胞分类	原始浆细胞		0~0.1%
	幼稚浆细胞		0~0.7%
	浆细胞		0~2.1%
其他细胞	巨核细胞		0~0.3%
	网状细胞		0~1.0%
	内皮细胞		0~0.4%
	吞噬细胞		0~0.4%
	组织嗜碱细胞		0~0.5%
	组织嗜酸细胞		0~0.2%
	脂肪细胞		0~0.1%
分类不明细胞			0~0.1%

七、血小板功能检查

指标		标本类型	参考区间
血小板聚集试验（PAgT）	连续稀释法	血浆	第五管及以上凝聚
	简易法		10~15s 内出现大聚集颗粒
血小板黏附试验（PAdT）	转动法	全血	58%~75%
	玻璃珠法		53.9%~71.1%
血小板第 3 因子		血浆	33~57s

八、凝血机制检查

指标		标本类型	参考区间
凝血活酶生成试验		全血	9~14s
简易凝血活酶生成试验（STGT）			10~14s
凝血酶时间延长的纠正试验		血浆	加甲苯胺蓝后，延长的凝血时间恢复正常或缩短5s以上
凝血酶原时间（PT）		全血	30~42s
凝血酶原消耗时间（PCT）	儿童		＞35s
	成人		＞20s
出血时间（BT）		刺皮血	（6.9±2.1）min，超过9min为异常
凝血时间（CT）	毛细管法（室温）	全血	3~7min
	玻璃试管法（室温）		4~12min
	塑料管法		10~19min
	硅试管法（37℃）		15~32min
纤维蛋白原（FIB）		血浆	2~4g/L
纤维蛋白原降解产物（PDP）（乳胶凝聚法）			0~5mg/L
活化部分凝血活酶时间（APTT）			30~42s

九、溶血性贫血的检查

指标		标本类型	参考区间
酸化溶血试验（Ham试验）		全血	阴性
蔗糖水试验			阴性
抗人球蛋白试验（Coombs试验）	直接法	血清	阴性
	间接法		阴性
游离血红蛋白			＜0.05g/L
红细胞脆性试验	开始溶血	全血	4.2~4.6g/L NaCl溶液
	完全溶血		2.8~3.4g/L NaCl溶液
热变性试验（HIT）		Hb液	＜0.005
异丙醇沉淀试验		全血	30min内不沉淀
自身溶血试验			阴性
高铁血红蛋白（MetHb）			0.3~1.3g/L
血红蛋白溶解度试验			0.88~1.02

十、其他检查

指标		标本类型	参考区间
溶菌酶（lysozyme）		血清	0~2mg/L
铁（Fe）	男（成人）	血清	10.6~36.7μmol/L
	女（成人）		7.8~32.2μmol/L
铁蛋白（FER）	男（成人）		15~200μg/L
	女（成人）		12~150μg/L
淀粉酶（AMY）（麦芽七糖法）			35~135U/L
		尿	80~300U/L
尿卟啉		24h 尿	0~36nmol/24h
维生素 B_{12}（VitB$_{12}$）		血清	180~914pmol/L
叶酸（FOL）			5.21~20ng/ml

十一、尿液检查

指标			标本类型	参考区间
比重（SG）			尿	1.015~1.025
蛋白定性	磺基水杨酸			阴性
	加热乙酸法			阴性
蛋白定量（PRO）	儿童		24h 尿	< 40mg/24h
	成人			0~80mg/24h
尿沉渣检查	白细胞（LEU）		尿	< 5 个 /HP
	红细胞（RBC）			0~3 个 /HP
	扁平或大圆上皮细胞（EC）			少量 /HP
	透明管型（CAST）			偶见 /HP
尿沉渣 3h 计数	白细胞（WBC）	男	3h 尿	< 7 万 /h
		女		< 14 万 /h
	红细胞（RBC）	男		< 3 万 /h
		女		< 4 万 /h
	管型			0/h

指标				标本类型	参考区间
尿沉渣 12h 计数	白细胞及上皮细胞			12h 尿	< 100 万
	红细胞（RBC）				< 50 万
	透明管型（CAST）				< 5 千
	酸度（pH）				4.5~8.0
中段尿细菌培养计数				尿	< 10^6 菌落 /L
尿胆红素定性					阴性
尿胆素定性					阴性
尿胆原定性（UBG）					阴性或弱阳性
尿胆原定量				24h 尿	0.84~4.2μmol/（L · 24h）
肌酐（CREA）	成人	男			7~18mmol/24h
		女			5.3~16mmol/24h
肌酸（creatine）	成人	男			0~304μmol/24h
		女			0~456μmol/24h
尿素氮（BUN）					357~535mmol/24h
尿酸（UA）					2.4~5.9 mmol/24h
氯化物（Cl）	成人	以 Cl⁻ 计			170~255mmol/24h
		以 NaCl 计			170~255mmol/24h
钾（K）	成人				51~102mmol/24h
钠（Na）	成人				130~260mmol/24h
钙（Ca）	成人				2.5~7.5mmol/24h
磷（P）	成人				22~48mmol/24h
氨氮					20~70mmol/24h
淀粉酶（Somogyi 法）				尿	< 1000U/L

十二、肾功能检查

指标			标本类型	参考区间
尿素（UREA）			血清	1.7~8.3mmol/L
尿酸（UA）（成人酶法）	成人	男		150~416μmol/L
		女		89~357μmol/L

指标			标本类型	参考区间
肌酐（CREA）	成人	男	血清	53~106μmol/L
		女		44~97μmol/L
浓缩试验	成人		尿	禁止饮水 12h 内每次尿量 20~25ml，尿比重迅速增至 1.026~1.035
	儿童			至少有一次比重在 1.018 或以上
稀释试验				4h 排出所饮水量的 0.8~1.0，而尿的比重降至 1.003 或以下
尿比重 3 小时试验			尿	最高尿比重应达 1.025 或以上，最低比重达 1.003，白天尿量占 24 小时总尿量的 2/3~3/4
昼夜尿比重试验				最高比重＞1.018，最高与最低比重差≥0.009，夜尿量＜750ml，日尿量与夜尿量之比为（3~4）：1
酚磺肽（酚红）试验（FH 试验）	静脉滴注法			15min 排出量＞0.25
				120min 排出量＞0.55
	肌内注射法			15min 排出量＞0.25
				120min 排出量＞0.05
内生肌酐清除率（Ccr）	成人		24h 尿	80~120ml/min
	新生儿			40~65ml/min

十三、妇产科妊娠检查

指标			标本类型	参考区间
绒毛膜促性腺激素（hCG）			尿或血清	阴性
绒毛膜促性腺激素（HCG STAT）（快速法）	男（成人）		血清，血浆	无发现
	女（成人）	妊娠 3 周		5.4~7.2IU/L
		妊娠 4 周		10.2~708IU/L
		妊娠 7 周		4059~153767IU/L
		妊娠 10 周		44186~170409IU/L
		妊娠 12 周		27107~201615IU/L
		妊娠 14 月		24302~93646IU/L
		妊娠 15 周		12540~69747IU/L
		妊娠 16 周		8904~55332IU/L
		妊娠 17 周		8240~51793IU/L
		妊娠 18 周		9649~55271IU/L

十四、粪便检查

指标	标本类型	参考区间
胆红素（IBL）	粪便	阴性
氮总量		< 1.7g/24h
蛋白质定量（PRO）		极少
粪胆素		阳性
粪胆原定量	粪便	68~473μmol/24h
粪重量		100~300g/24h
细胞		上皮细胞或白细胞偶见 /HP
潜血		阴性

十五、胃液分析

指标		标本类型	参考区间
胃液分泌总量（空腹）		胃液	1.5~2.5L/24h
胃液酸度（pH）			0.9~1.8
五肽胃泌素胃液分析	空腹胃液量		0.01~0.10L
	空腹排酸量		0~5mmol/h
	最大排酸量		3~23mmol/L
细胞			白细胞和上皮细胞少量
细菌			阴性
性状			清晰无色，有轻度酸味含少量黏液
潜血			阴性
乳酸（LACT）			阴性

十六、脑脊液检查

指标		标本类型	参考区间
压力（卧位）	成人	脑脊液	80~180mmH$_2$O
	儿童		40~100mmH$_2$O
性状			无色或淡黄色
细胞计数			（0~8）×10^6/L（成人）
葡萄糖（GLU）			2.5~4.4mmol/L
蛋白定性（PRO）			阴性

指标		标本类型	参考区间
蛋白定量（腰椎穿刺）		脑脊液	0.2~0.4g/L
氯化物（以氯化钠计）	成人		120~130mmol/L
	儿童		111~123mmol/L
细菌			阴性

十七、内分泌腺体功能检查

指标			标本类型	参考区间
血促甲状腺激素（TSH）（放免法）			血清	2~10mU/L
促甲状腺激素释放激素（TRH）				14~168pmol/L
促卵泡成熟激素（FSH）	男		24h尿	3~25mU/L
	女	卵泡期		5~20IU/24h
		排卵期		15~16IU/24h
		黄体期		5~15IU/24h
		月经期		50~100IU/24h
促卵泡成熟激素（FSH）	男		血清	1.27~19.26IU/L
	女	卵泡期		3.85~8.78IU/L
		排卵期		4.54~22.51IU/L
		黄体期		1.79~5.12IU/L
		绝经期		16.74~113.59IU/L
促肾上腺皮质激素（ACTH）	上午8:00		血浆	25~100ng/L
	下午18:00			10~80ng/L
催乳激素（PRL）	男		血清	2.64~13.13μg/L
	女	绝经前（＜50岁）		3.34~26.72μg/L
		黄体期（＞50岁）		2.74~19.64μg/L
黄体生成素（LH）	男		血清	1.24~8.62IU/L
	女	卵泡期		2.12~10.89IU/L
		排卵期		19.18~103.03IU/L
		黄体期		1.2~12.86IU/L
		绝经期		10.87~58.64IU/L

指标			标本类型	参考区间
抗利尿激素（ADH）（放免）			血浆	1.4~5.6pmol/L
生长激素（GH）（放免法）	成人	男	血清	< 2.0μg/L
		女		< 10.0μg/L
	儿童			< 20.0μg/L
反三碘甲腺原氨酸（rT$_3$）（放免法）				0.2~0.8nmol/L
基础代谢率（BMR）			—	-0.10~+0.10（-10%~+10%）
甲状旁腺激素（PTH）（免疫化学发光法）			血浆	12~88ng/L
甲状腺 ^{131}I 吸收率	3h ^{131}I 吸收率		—	5.7%~24.5%
	24h ^{131}I 吸收率			15.1%~47.1%
总三碘甲腺原氨酸（TT$_3$）			血清	1.6~3.0nmol/L
血游离三碘甲腺原氨酸（FT$_3$）				6.0~11.4pmol/L
总甲状腺素（TT$_4$）				65~155nmol/L
游离甲状腺素（FT$_4$）（放免法）				10.3~25.7pmol/L
儿茶酚胺总量			24h 尿	71.0~229.5nmol/24h
香草扁桃酸	成人			5~45μmol/24h
游离儿茶酚胺	多巴胺		血浆	血浆中很少被检测到
	去甲肾上腺素（NE）			0.177~2.36pmol/L
	肾上腺素（AD）			0.164~0.546pmol/L
血皮质醇总量	上午 8:00			140~630nmol/L
	下午 16:00			80~410nmol/L
5- 羟吲哚乙酸（5-HIAA）	定性		新鲜尿	阴性
	定量		24h 尿	10.5~42μmol/24h
尿醛固酮（ALD）				普通饮食：9.4~35.2nmol/24h
血醛固酮（ALD）	普通饮食（早6时）	卧位	血浆	（238.6 ± 104.0）pmol/L
		立位		（418.9 ± 245.0）pmol/L
	低钠饮食	卧位		（646.6 ± 333.4）pmol/L
		立位		（945.6 ± 491.0）pmol/L
肾小管磷重吸收率			血清 / 尿	0.84~0.96
肾素	普通饮食	立位	血浆	0.30~1.90ng/（ml·h）
		卧位		0.05~0.79ng/（ml·h）
	低钠饮食	卧位		1.14~6.13ng/（ml·h）

指标			标本类型	参考区间
17- 生酮类固醇	成人	男	24h 尿	34.7~69.4μmol/24h
		女		17.5~52.5μmol/24h
17- 酮类固醇总量（17-KS）	成人	男		34.7~69.4μmol/24h
		女		17.5~52.5μmol/24h
血管紧张素Ⅱ（AT-Ⅱ）	立位		血浆	10~99ng/L
	卧位			9~39ng/L
血清素（5- 羟色胺）（5-HT）			血清	0.22~2.06μmol/L
游离皮质醇			尿	36~137μg/24h
（肠）促胰液素			血清、血浆	（4.4±0.38）mg/L
胰高血糖素	空腹		血浆	空腹：17.2~31.6pmol/L
葡萄糖耐量试验（OGTT）	口服法	空腹	血清	3.9~6.1mmol/L
		60min		7.8~9.0mmol/L
		120min		＜ 7.8mmol/L
		180min		3.9~6.1mmol/L
C 肽（C-P）	空腹			1.1~5.0ng/ml
胃泌素			血浆空腹	15~105ng/L

十八、肺功能

指标		参考区间
潮气量（TC）	成人	500ml
深吸气量（IC）	男性	2600ml
	女性	1900ml
补呼气容积（ERV）	男性	910ml
	女性	560ml
肺活量（VC）	男性	3470ml
	女性	2440ml
功能残气量（FRC）	男性	（2270±809）ml
	女性	（1858±552）ml
残气容积（RV）	男性	（1380±631）ml
	女性	（1301±486）ml

指标			参考区间
静息通气量（VE）		男性	（6663±200）ml/min
		女性	（4217±160）ml/min
最大通气量（MVV）		男性	（104±2.71）L/min
		女性	（82.5±2.17）L/min
肺泡通气量（VA）			4L/min
肺血流量			5L/min
通气/血流（V/Q）比值			0.8
无效腔气/潮气容积（VD/VT）			0.3~0.4
弥散功能（CO吸入法）			198.5~276.9ml/（kPa·min）
气道阻力			1~3cmH$_2$O/（L·s）

十九、前列腺液及前列腺素

指标			标本类型	参考区间
性状			前列腺液	淡乳白色，半透明，稀薄液状
细胞	白细胞（WBC）			＜10个/HP
	红细胞（RBC）			＜5个/HP
	上皮细胞			少量
淀粉样小体				老年人易见到，约为白细胞的10倍
卵磷脂小体				多量，或可布满视野
量				数滴至1ml
前列腺素（PG）（放射免疫法）	PGA	男	血清	13.3±2.8nmol/L
		女		11.5±2.1nmol/L
	PGE	男		4.0±0.77nmol/L
		女		3.3±0.38nmol/L
	PGF	男		0.8±0.16nmol/L
		女		1.6±0.36nmol/L

二十、精液

指标	标本类型	参考区间
白细胞	精液	< 5 个 /HP
活动精子百分率		射精后 30~60min 内精子活动率为 80%~90%，至少 > 60%
精子数		39×10^6/ 次
正常形态精子		> 4%
量		每次 1.5~6.0ml
黏稠度		呈胶冻状，30min 后完全液化呈半透明状
色		灰白色或乳白色，久未排精液者可为淡黄色
酸碱度（pH）		7.2~8.0

《当代中医专科专病诊疗大系》
参 编 单 位

总主编单位

开封市中医院

广州中医药大学第一附属医院

海南省中医院

广东省中医院

河南中医药大学

四川省第二中医医院

执行总主编单位

首都医科大学附属北京中医医院

北京中医药大学深圳医院（龙岗）

中国中医科学院广安门医院

北京中医药大学

安阳职业技术学院

云南省中医医院

常务副总主编单位

中国中医科学院西苑医院

沈阳药科大学

吉林省辽源市中医院

中国中医科学院望京医院

江苏省中西医结合医院

河南中医药大学第一附属医院

中国中医科学院眼科医院

山东中医药大学第二附属医院

北京中医药大学东方医院

四川省中医药科学院中医研究所

山西省中医院

北京中医药大学厦门医院

副总主编单位

辽宁中医药大学附属第二医院

包头市蒙医中医医院

河南大学中医院

重庆中医药学院

浙江中医药大学附属第三医院

天水市中医医院

新疆哈密市中医院（维吾尔医医院）

中国中医科学院西苑医院济宁医院

河南省中医糖尿病医院

黄冈市中医医院

贵州中医药大学

广西中医药大学第一附属医院

辽宁中医药大学第一附属医院

南京中医药大学

三亚市中医院

辽宁中医药大学

辽宁省中医药科学院

青海大学

黑龙江省中医药科学院

湖北中医药大学附属医院

湖北省中医院

安徽中医药大学第一附属医院

汝州市中西医结合医院

湖南中医药大学附属醴陵医院

湖南医药学院

湖南中医药大学

咸宁市中医医院

中国中医科学院

南阳理工学院张仲景国医国药学院

长垣中西医结合医院

成都中医药大学附属医院

成都中医药大学第二附属医院

兰州市中医医院

扬州市中医院

高安市中医医院

馆陶县中医医院

江西中医药大学

辽宁中医药大学附属第三医院

盐城市中医院

河南省人民医院

云南中医药大学

常务编委单位
（按首字拼音排序）

安钢职工总医院

安徽中医药大学第二附属医院

安阳市中西医结合医院

安阳市中医院

安阳市肿瘤医院

百色市中医医院

北海市中医医院

北京市昌平区中西医结合医院

北京市平谷区中医医院

北京中医药大学第三附属医院

澄迈县中医院

赤水市中医医院

重庆市北碚区中医院

重庆市中医院

重庆医科大学中医药学院

重庆医药高等专科学校

重庆中医药学院第一临床学院

德江县民族中医医院

防城港市中医医院

福建中医药大学附属康复医院

广西中医药大学

广西中医药大学第一附属医院（仙葫院区）

广元市中医医院

桂林市中医医院

海口市中医医院

河南省骨科医院

河南省洛阳正骨医院

河南省中西医结合儿童医院

河南省中医药研究院

河南省中医院

河南中医药大学第二附属医院

河南中医药大学第三附属医院

南昌市洪都中医院

南京市中医院

黑龙江省中医医院

湖北省妇幼保健院

湖北省中医院

湖南中医药大学第一附属医院

黄河科技学院附属医院

江苏省中西医结合医院

焦作市中医院

开封市第二中医院

开封市儿童医院

开封市光明医院

开封市中心医院

来宾市中医医院

兰州市西固区中医院

梨树县中医院

辽宁省肛肠医院

聊城市中医医院

洛阳市中医院

南京市溧水区中医院

南京中医药大学苏州附属医院

南阳市骨科医院

南阳张仲景健康养生研究院

南阳仲景书院

内蒙古医科大学

宁波市中医院

宁夏回族自治区中医医院暨中医研究院

宁夏医科大学附属银川市中医医院

平顶山市第二人民医院

平顶山市中医医院

钦州市中医医院

青海大学医学院

山西中医药大学

陕西省中医药研究院

陕西省中医医院

陕西中医药大学第二附属医院

上海市浦东新区光明中医医院

上海中医药大学附属岳阳中西医结合医院

上海中医药大学附属上海市中西医结合医院

上海中医药大学针灸推拿学院

深圳市中医院

沈阳市第二中医医院

苏州市中西医结合医院

天津市中医药研究院附属医院

天津武清泉达医院

天津医科大学总医院

田东县中医医院

温州市中西医结合医院

梧州市中医医院

武穴市中医医院

徐州市中医院

义乌市中医医院

银川市中医医院

英山县人民医院

张家港市中医医院

长春中医药大学附属医院
浙江省中医药研究院基础研究所
镇江市中医院
郑州大学第二附属医院
郑州大学第三附属医院

郑州大学第一附属医院
郑州市中医院
中国疾病预防控制中心传染病预防控制所
中国中医科学院针灸研究所

编委单位
（按首字拼音排序）

安阳市人民医院
鞍山市中医院
白城中医院
北海市人民医院
北京市海淀区医疗资源统筹服务中心
重庆两江新区中医院
重庆市江津区中医院
东港市中医院
福建省立医院
福建中医药大学附属第三人民医院
福建中医药大学附属人民医院
福建中医药大学国医堂
福建中医药大学中医学院
广西中医药大学第一附属医院仁爱分院
广西中医药大学附属国际壮医医院
贵州省第二人民医院
合浦县中医医院
河南科技大学第一附属医院
河南省立眼科医院
河南省眼科研究所
河南省职业病医院
河南医药健康技师学院
鹤壁职业技术学院医学院
滑县中医院

滑县第三人民医院
焦作市儿童医院
焦作市妇女儿童医院
焦作市妇幼保健院
开封市妇幼保健院
开封市苹果园卫生服务中心
开封市中医肛肠病医院
林州市中医院
灵山县中医医院
隆安县中医医院
那坡县中医医院
南乐县中医院
南乐益民医院
南乐中医肛肠医院
南宁市武鸣区中医医院
南阳名仁中医院
南阳市中医院
宁夏回族自治区中医医院
平顶山市第一人民医院
平南县中医医院
濮阳市第五人民医院
濮阳市中医医院
日照市中医医院
融安县中医医院

三门峡市中医院 邢台市中医院
厦门市中医院 兴安界首骨伤医院
陕西省中医药研究院 兴化市人民医院
商水县中医院 沂源县中医医院
上海仁爱医院 长治市上党区中医院
石家庄市中医院 昭通市中医医院
天门市中医医院 郑州大学第五附属医院
尉氏县中医院 郑州市金水区总医院
温县中医院 郑州澍青医学高等专科学校
温州市中医院 中国人民解放军陆军第 83 集团军医院
湘潭市中医医院 中国中医科学院中医临床基础医学研究所
新乡市中医院 珠海市中西医结合医院
新乡医学院第三附属医院